Manual de OBSTETRÍCIA da SOGESP

Volume 3

Manual de OBSTETRÍCIA da SOGESP

Rossana Pulcineli Vieira Francisco
Rosiane Mattar
Silvana Maria Quintana

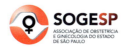

Manual de Obstetrícia da SOGESP - Vol. 3

Colaboradoras: Cristiane Muniz Leal
Danielle Ramos Bastiglia
Fernanda de O. Tanaka
Luciana Silva Primo

Produção editorial: Marco Murta - Farol Editora

Revisão: Fernando Alves

Diagramação: Farol Editora

Capa: Roberta Bassanetto - Farol editora

Impresso no Brasil
Printed in Brazil
1ª impressão – 2022

© 2021 Editora dos Editores

Todos os direitos reservados. Nenhuma parte deste livro poderá ser reproduzida, sejam quais forem os meios empregados, sem a permissão, por escrito, das editoras. Aos infratores aplicam-se as sanções previstas nos artigos 102, 104, 106 e 107 da Lei nº 9.610, de 19 de fevereiro de 1998.

ISBN 978-65-86098-75-4

Editora dos Editores
São Paulo: Rua Marquês de Itu, 408 - sala 104 – Centro.
(11) 2538-3117
Rio de Janeiro: Rua Visconde de Pirajá, 547 - sala 1121 – Ipanema.
www.editoradoseditores.com.br

Este livro foi criteriosamente selecionado e aprovado por um editor científico da área em que se inclui. A Editora dos Editores assume o compromisso de delegar a decisão da publicação de seus livros a professores e formadores de opinião com notório saber em suas respectivas áreas de atuação profissional e acadêmica, sem a interferência de seus controladores e gestores, cujo objetivo é lhe entregar o melhor conteúdo para sua formação e atualização profissional.
Desejamos-lhe uma boa leitura!

Dados Internacionais de Catalogação na Publicação (CIP)
(Câmara Brasileira do Livro, SP, Brasil)

Francisco, Rossana Pulcineli Vieira
 Manual de obstetrícia da SOGESP : volume 3 / Rossana Pulcineli Vieira Francisco, Rosiane Mattar, Silvana Maria Quintana. – – São Paulo, SP : Editora dos Editores Eireli, 2022.

 Bibliografia
 ISBN 978-65-86098-75-4

 1. Ginecologia – Manuais 2. Obstetrícia 3. Obstetrícia – Manuais I. Mattar, Rosiane. II. Quintana, Silvana Maria. III. Título.

22-109578	CDD-618
	NLM-WQ 018

Índices para catálogo sistemático:
1. Ginecologia e obstetrícia 618
Eliete Marques da Silva – Bibliotecária – CRB-8/9380

Sobre as Editoras

Rossana Pulcineli Vieira Francisco
- Presidente da SOGESP; Professora Associada, Livre-docente da Disciplina de Obstetrícia do Departamento de Obstetrícia e Ginecologia da FMUSP; Presidente da Comissão de Pesquisa da FMUSP.

Rosiane Mattar
- Professora Titular do Departamento de Obstetrícia da EPM-UNIFESP; Diretora Científica da SOGESP; Presidente da CNE de Gestação de Alto Risco da FEBRASGO.

Silvana Maria Quintana
- Coordenadora Científica de Obstetrícia da SOGESP; Professora Associada do Departamento de Ginecologia e Obstetrícia da FMRP-USP; Membro da CNE de Trato Genital Inferior da FEBRASGO.

Sobre os Colaboradores

Adriana Dias

Enfermeira Especialista em Gestão de Saúde; Vice-Presidente do Comitê Estadual de Vigilância à Morte Materna Infantil e Fetal da Secretaria de Estado da Saúde de São Paulo; Responsável pelo Grupo de Enfrentamento a Morte Materna Infantil e Fetal; Membro do Grupo Condutor Estadual da Rede Cegonha do Estado de São Paulo.

Adriana Gomes Luz

Mestrado e Doutorado em Tocoginecologia na UNICAMP; Docente da divisão de Obstetrícia do Departamento de Tocoginecologia na UNICAMP; Secretária da CNE Pré-natal FEBRASGO.

Alan Roberto Hatanaka

Professor Adjunto do Departamento de Obstetrícia da Escola Paulista de Medicina – Universidade Federal de São Paulo.

Albertina Duarte Takiuti

Médica Ginecologista e Obstetra, Mestrado e Doutorado pela FMUSP; Médica Sanitarista na Faculdade de Saúde Pública pela FMUSP; Responsável pelo Ambulatório de Ginecologia da Adolescência do HC-FMUSP; Coordenadora do Programa Saúde do Adolescente da Secretaria de Estado da Saúde.

Alberto Carlos Moreno Zaconeta

Mestre e doutor em Ciências da Saúde. Professor Adjunto de Obstetrícia da Faculdade de Medicina da Universidade de Brasília - UnB. Vice-Presidente da CNE de Gestação de Alto Risco da FEBRASGO. Membro da CNE de Residência Médica da FEBRASGO.

Alessandra Cristina Marcolin

Docente Associada do Departamento de Ginecologia e Obstetrícia da FMRP-USP; Coordenadora do Setor de Medicina Fetal do Hospital das Clínicas da FMRP-USP; Doutorado no Kings College Hospital em Medicina Fetal – Londres – Inglaterra; Membro da CNE de Aborto, Parto e Puerpério da FEBRASGO.

Ana Maria Kondo Igai

Doutora em Obstetrícia e Ginecologia pela FMUSP. Médica Assistente da Clínica Obstétrica do HCFMUSP. Atua nos Setores de Hemopatias e Tromboses e Trombofilias.

Andre Luiz Malavasi Longo de Oliveira

Diretor da Ginecologia do Centro de Referência da Saúde da Mulher do Hospital Pérola Byington; Coordenador dos Representantes Credenciados da Capital na SOGESP.

Angelo Pereira da Silva

Graduação em Medicina pela Universidade Federal do Triângulo Mineiro (UFTM). Residência Médica em Ginecologia e Obstetrícia pelo Hospital Universitário de Brasília/HUB (HUB/UNB). Especialista pela FEBRASGO. Preceptor de Obstetrícia na Enfermaria de Gestação de Alto Risco do HUB.

Carla Betina Andreucci Polido

Médica Obstetra, Pós-doutorado em Epidemiologia pela London School of Hygiene and Tropical Medicine; Doutora e Mestre em Tocoginecologia pela UNICAMP; Professora Adjunta pelo Departamento de Medicina da Universidade Federal de São Carlos.

Carolina de Freitas Alves Amaral Moreira

Formada em Medicina pela UNICAMP em 2016, Residência médica em ginecologia e Obstetricia pelo CAISM-UNICAMP de 2018-2021, Mestranda em ciências aplicadas à qualificação médica pela FCM-UNICAMP 2020. Extensão em Ultrassonografia Geral pelo CAISM – UNICAMP 2021.

Cecilia Maria Roteli Martins

Doutora em Medicina pela UNICAMP; Pesquisadora da FMABC; Presidente da CNE Vacinas da FEBRASGO.

Claudio Barsanti

Doutor em Medicina pela Faculdade de Ciências Médicas da Santa Casa de Misericórdia de São Paulo. Sócio do Escritório Barsanti, Vazquez Advogados.

Conrado Milani Coutinho

Médico assistente do Hospital das Clínicas da Faculdade de Medicina de Ribeirão Preto da Universidade de São Paulo (HCFMRP-USP). Mestrado e Doutorado em Tocoginecologia pela FMRP-USP. Pós-doutorado em Medicina Fetal pela St. George's University of London.

Conrado Sávio Ragazini

Médico Assistente do Departamento de Ginecologia e Obstetrícia do Hospital das Clínicas de Ribeirão Preto – FMRP-USP; Instrutor Nacional da Estratégia Zero Morte Materna por Hemorragia do Ministério da Saúde e OPAS/OMS.

Cristiane de Freitas Paganoti

Médica assistente da Clínica Obstétrica do Hospital das Clínicas da Faculdade de Medicina da Universidade de São Paulo (HCFMUSP). Mestre em Ciências pela Faculdade de Medicina da Universidade de São Paulo.

Daisy Martins Rodrigues

Mestrado em Saúde da Mulher pela UFMG 2018. Professora/Coordenadora do Núcleo de Saúde da Mulher – UNIBH. Professora Adjunta de Ginecologia da FAMINAS-MG.

Daniela Dias Chead

Enfermeira intensivista neonatal e especialista em saúde da criança.

Danielle Domingues Mangabeira Albernaz

Médica assistente da Clínica Obstétrica do Hospital das Clínicas da Faculdade de Medicina da Universidade de São Paulo (HCFMUSP).

David Baptista da Silva Pares

Diretor do serviço e médico associado da Medicina Fetal – RDO; Professor Adjunto da Disciplina de Medicina Fetal na UNIFESP-EPM (1988); Chefe do Serviço de atendimento à Gestante e do Setor de Rastreamento de Aneuploidias da UNIFESP-EPM (1988-atual).

Eduardo Augusto Brosco Fama
Mestre em Ciências da Saúde pela Faculdade de Medicina do ABC (FMABC); Doutorando em Ciências da Saúde pela Faculdade de Medicina do ABC (FMABC); Docente da Universidade de São Caetano do Sul.

Eduardo de Souza
Professor Associado e Livre-docente do Departamento de Obstetrícia da Universidade Federal de São Paulo – EPM-UNIFESP; Coordenador Médico da Maternidade do Hospital São Luiz – Anália Franco.

Egle Cristina Couto de Carvalho
Mestra e Doutora pela Universidade Estadual de Campinas. Ex-coordenadora do Ambulatório de Perdas Gestacionais do CAISM-UNICAMP. Professora de Obstetrícia da Faculdade de Medicina da PUC Campinas. Membro da Comissão Nacional Especializada de Tromboembolismo Venoso e Hemorragia na Mulher da FEBRASGO.

Elaine Christine Dantas Moises
Professora Associada do Departamento de Ginecologia e Obstetrícia da Faculdade de Medicina de Ribeirão Preto da Universidade de São Paulo. Diretora Geral do Centro de Referência da Saúde da Mulher de Ribeirão Preto – MATER (CRSMRP-MATER). Presidente da Comissão Nacional Especializada em Hiperglicemia e Gestação da FEBRASGO.

Enio Luis Damaso
Professor do Curso de Medicina da Faculdade de Odontologia de Bauru – USP. Professor do Curso de Medicina do Centro Universitário Estácio de Ribeirão Preto.

Erica Rades
Residência Médica, Mestrado e Doutorado pela Universidade de São Paulo.

Evelyn Traina
Professora Adjunta do Departamento de Obstetrícia da Escola Paulista de Medicina/Universidade Federal de São Paulo.

Fabio Roberto Cabar
Professor do Departamento de Obstetrícia e Ginecologia da Faculdade de Medicina da USP. Livre-Docente, Doutor e Mestre pela Universidade de São Paulo.

Fabricio da Silva Costa

Pós-doutorado em Medicina Materno-fetal pela Royal Women's Hospital, University of Melbourne, Australia; Diploma em Medicina Fetal pela Fetal Medicine Foundation (London, UK); Doutor em Ginecologia e Obstetrícia pela FMRP-USP; Radicado na Austrália por mais de 10 anos, onde atualmente é Consultant, Maternal Fetal Medicine Unit, Gold Coast University Hospital e Professor of Obstetrics and Gynecology, School of Medicine, Griffith University.

Felipe Favorette Campanharo

Médico do Departamento de Obstetrícia da UNIFESP; Ambulatório Cardiopatias na Gestação; Médico Materno Infantil do Hospital Israelita Albert Einstein.

Fernanda Garanhani de Castro Surita

Professora Associada e Chefe do Departamento de Tocoginecologia da FCM-UNICAMP; Professora do Programa de Pós-Graduação em Tocoginecologia da UNICAMP; Bolsista Produtividade em Pesquisa pelo CNPq; Coordenadora do Grupo de Pesquisa SARHAS - Saúde Reprodutiva e Hábitos Saudáveis; Presidente da CNE de Assistência Pré-natal da FEBRASGO; Diretora de Eventos da SOGESP Regional Campinas.

Fernanda Spadotto Baptista

Coordenadora do Ambulatório de Alto Risco da Clínica Obstétrica do HCFMUSP. Assistente do Grupo de Hipertensão na gestação e do grupo de Tromboses na gestação da Clínica Obstétrica do HCFMUSP. Mestrado em Ginecologia e Obstetrícia pela Faculdade de Medicina da USP.

Francisco Lazaro Pereira de Sousa

Mestre e Doutor pelo Departamento de Obstetrícia da UNIFESP; Estadia de Pesquisa na Universidade Friedrich-Schiller de Jena / Alemanha; Professor do Departamento de Tocoginecologia do Centro Universitário Lusíada/ UNILUS-Santos-SP; Membro da Rede Brasileira para estudos da hipertensão na gravidez.

Gabriel Costa Osanan

Professor Adjunto do Departamento de Ginecologia/Obstetrícia – UFMG. Membro da Diretoria – SOGIMIG. Vice-Presidente da CNE de Urgências Obstétricas – FEBRASGO. Instrutor Nacional da Estratégia Zero Morte Materna por HPP – MS/OPAS – BRASIL.

Geraldo Duarte

Professor Titular do Departamento de Ginecologia e Obstetrícia da Faculdade de Medicina da FMRP-USP; Chefe da Divisão de Obstetrícia do Hospital das Clínicas da FMRP-USP; Presidente da CNE de Doenças Infectocontagiosas da FEBRASGO e Membro Titular do Conselho de Ética e Conduta da SOGESP.

Giuliane Jesus Lajos

Professora Assistente do Departamento de Tocoginecologia da FCM/UNICAMP pela Divisão de Obstetrícia; Responsável pelo Ambulatório de Pré-Natal Especializado em Infecções do CAISM/UNICAMP; Membro da CNE em Vacinas da FEBRASGO.

Helaine Maria Besteti Pires Mayer Milanez

Professora Assistente Doutora da Disciplina de Obstetrícia do DTG/FCM/UNICAMP; Diretora da Divisão de Obstetrícia do Hospital da Mulher/CAISM/UNICAMP; Membro do Comitê de Transmissão Vertical do Ministério da Saúde.

Jacinta Pereira Matias

Professora Adjunta do Departamento de Tocoginecologia, Faculdade de Medicina de Jundiaí (FMJ), SP. Graduação, Residência Médica e Pós-Graduação pela Faculdade de Ciências Médicas da Universidade Estadual de Campinas (FCM - UNICAMP).

Jacqueline Kobayashi Cippiciani

Obstetra e Ginecologista pelo Hospital das Clínicas da Faculdade de Medicina da Universidade de São Paulo (HCFMUSP). Ex-preceptora de Obstetrícia da residência de Obstetrícia e Ginecologia do Hospital das Clínicas da Faculdade de Medicina da Universidade de São Paulo (HCFMUSP).

Jose Guilherme Cecatti

Professor Titular de Obstetrícia da Universidade Estadual de Campinas.

Julio Cesar Teixeira

Professor Livre-Docente do Departamento de Tocoginecologia da FCM/UNICAMP.

Julio Elito Junior

Professor Associado Livre-Docente do Departamento de Obstetrícia da UNIFESP; Chefe do Setor de Gravidez Múltipla e Gravidez Ectópica da UNIFESP.

Jurandir Piassi Passos

Médico Assistente do Departamento de Obstetrícia da EPM-UNIFESP; Mestre em Ciências pela EPM-UNIFESP; Coordenador Médico do Setor de Medicina Fetal da DASA, Regional São Paulo; Responsável pelo setor de Medicina Fetal do Hospital Vitória na Unidade Anália Franco.

Karayna Gil Fernandes

Professora Adjunta da Faculdade de Medicina de Jundiaí; Coordenadora do Programa de Residência Médica em Tocoginecologia da FMJ; Responsável pelos Ambulatórios de Gestação Múltipla e Gestação Ectópica e pelo Centro de Referência em Doença Trofoblástica Gestacional da FMJ; Mestrado em Ciências da Saúde – FMJ; Doutorado em Tocoginecologia – UNICAMP.

Marcelo Santucci França

Médico assistente do Setor de Predição e Prevenção do Parto Pré-termo do Depto. de Obstetrícia da Universidade Federal de São Paulo. Médico Especialista em Medicina Fetal (AMB/FEBRASGO). Mestre em Obstetrícia pela UNIFESP/EPM.

Marco Antonio Borges Lopes

Professor Associado Faculdade de Medicina da USP.

Mario Macoto Kondo

Doutor em Obstetrícia e Ginecologia pela FMUSP; Diretor Científico do Departamento de Obstetrícia do Hospital e Maternidade Santa Joana; Médico Assistente da Clínica Obstétrica do Hospital das Clínicas da FMUSP.

Marisa Ferreira da Silva Lima

Enfermeira; Coordenadora da Área Técnica da Saúde da Mulher da Secretaria de Estado da Saúde do Estado de São Paulo; Mestre em Enfermagem pela UNG, Especialista em Administração de Serviços de Saúde pela Faculdade de Saúde Pública da USP.

Mauro Sancovski

Professor Titular de Obstetrícia da Faculdade de Medicina do ABC; Membro do CNE FEBRASGO - Hiperglicemia na Gestação.

Monica Lopez Vazquez

Professora Assistente da Faculdade de Ciências Médicas da Santa Casa de São Paulo Advogada, Sócia do Escritório Barsanti, Vazquez Advogados.

Patricia Moretti Rehder

Professora Doutora do Departamento de Tocoginecologia da Faculdade de Ciências Médicas da Universidade.

Patricia Pereira dos Santos Melli

Doutora pela FMRP-USP e Médica Assistente do Departamento de Ginecologia e Obstetrícia do Hospital das Clínicas da Faculdade de Medicina de Ribeirão Preto da Universidade de São Paulo. Diretora Técnica pela Obstetrícia do HC-Criança do HCFMRP-USP. Membro da Comissão Nacional de Especialistas – Doenças Infectocontagiosas da FEBRASGO.

Paulo Sergio dos Reis Junior

Médico Residente de Ginecologia e Obstetrícia do segundo ano do Departamento de Tocoginecologia do Centro de Atenção Integral à Saúde da Mulher - DTG/CAISM/UNICAMP. Campinas-SP.

Pedro Paulo Pereira

Diretor do Pronto-socorro de Obstetrícia da Cínica Obstétrica do Hospital das Clínicas da Faculdade de Medicina da Universidade de São Paulo. Doutorado em Obstetrícia e Ginecologia pela Faculdade de Medicina da Universidade de São Paulo.

Rafaela Alkmin da Costa

Doutora em Ciências pela Faculdade de Medicina da Universidade de São Paulo; Supervisora Técnica de Serviço e Médica Assistente na Clínica Obstétrica do HC FMUSP, com ênfase no Setor de Endocrinopatias na Gestação.

Renato Passini Junior

Professor Associado do Departamento de Tocoginecologia da Faculdade de Ciências Médicas da Universidade Estadual de Campinas (UNICAMP).

Renato Teixeira Souza

Mestrado e Doutorado pela Universidade Estadual de Campinas – UNICAMP; Pesquisador Colaborador Voluntário e Professor da Pós-Graduação em Tocoginecologia da FCM-UNICAMP.

Ricardo Porto Tedesco

Professor Livre-docente pela UNICAMP; Professor Associado da Disciplina de Obstetrícia da Faculdade de Medicina de Jundiaí.

Rodolfo Delfini Cancado

Professor Adjunto da F.C.M. da Santa Casa de São Paulo. Médico Hematologista do Serviço de Hematologia da Santa Casa de São Paulo e do Hospital Samaritano – SP. Membro do Comitê de Glóbulos Vermelhos e do Ferro da Associação Brasileira de Hematologia e Hemoterapia.

Rogerio Gomes dos Reis Guidoni

Professor da Disciplina de Obstetrícia da Faculdade de Ciências Médicas de Santos – UNILUS, Santos, SP. Mestre em Obstetrícia pela UNIFESP, São Paulo, SP. Diretor Clínico Conceptus Medicina Fetal ABC, Santo André, SP. Responsável pela Medicina Fetal Hospital Brasil – Rede D'Or.

Romulo Negrini

Professor Doutor da Faculdade de Ciências Médicas da Santa Casa de São Paulo; Coordenador Médico de Obstetrícia do Hospital Israelita Albert Einstein.

Roney Cesar Signorini Filho

Doutor em Ginecologia Oncológica pela EPM-UNIFESP; Assistente do Departamento de Obstetrícia da EPM-UNIFESP; Diretor da Oncologia Cirúrgica do Hospital Pérola Byington.

Roseli Mieko Yamamoto Nomura

Professora Adjunta do Departamento de Obstetrícia da Escola Paulista de Medicina – Universidade Federal de São Paulo – UNIFESP. Professora Associada Livre-docente da Faculdade de Medicina da USP. Presidente da Comissão Nacional do TEGO e Presidente da CNE de Medicina Fetal da Febrasgo. Advogada especialista em Direito Médico e Direito Administrativo e Constitucional. Membro da Câmara Técnica de Ginecologia e Obstetrícia do CREMESP. Membro titular da Comissão Nacional de Ética em Pesquisa.

Rosiane Mattar
Professora Titular do Departamento de Obstetrícia da EPM-UNIFESP; Diretora Científica da SOGESP; Presidente da CNE de Gestação de Alto Risco da FEBRASGO.

Rossana Pulcineli Vieira Francisco
Presidente da SOGESP; Professora Associada, Livre-docente da Disciplina de Obstetrícia do Departamento de Obstetrícia e Ginecologia da FMUSP; Presidente da Comissão de Pesquisa da FMUSP.

Roxana Knobel
Residência médica em GO (1996) pela UNICAMP, especialização em medicina chinesa e acupuntura pela Escola Paulista de Medicina (1996); mestrado (1997) e doutorado (2002) em Ciências Médicas pela UNICAMP, pós-doutorado em enfermagem pela Universidade Federal de Santa Catarina (2005) e especialização em educação para as profissões da saúde pela Universidade Federal do Ceará (2014). Professora do curso de medicina da UFSC e na residência médica de GO no Hospital Universitário de Florianópolis.

Sandra Dircinha Teixeira de Araujo Moraes
Médica Ginecologista e Obstetra – Mestrado e Doutorado pela Faculdade de Saúde Pública da Universidade de São Paulo – FMUSP. Pós-Doutorado pela Faculdade de Medicina da Universidade de São Paulo – FMUSP. Coordenadora do Programa de Residência Médica em Ginecologia e Obstetrícia da Secretaria Municipal de Saúde de Osasco-Hospital Municipal e Maternidade Amador Aguiar-SP.

Sara Toassa Gomes Solha
Experiência assistencial em Gestação de Alto Risco (SUS e Saúde Suplementar). Coordenadora das maternidades do Hospital Modelo e Samaritano em Sorocaba. Membro da comissão nacional especializada em gestação de alto risco da FEBRASGO. Instrutora do curso de Emergências Obstétricas da SOGESP. MBA em Gestão Estratégica em Saúde pela Universidade São Camilo.

Sergio Floriano de Toledo
Professor Mestre da Disciplina de Obstetrícia da Faculdade de Ciências Médicas de Santos – UNILUS; Coordenador do Setor de Endocrinopatias e Gestação do Hospital Escola Guilherme Álvaro em Santos.

Silvana Maria Quintana

Coordenadora Científica de Obstetrícia da SOGESP; Professora Associada do Departamento de Ginecologia e Obstetrícia da FMRP-USP; Membro da CNE de Trato Genital Inferior da FEBRASGO.

Sue Yazaki Sun

Professora Adjunta do Departamento de Obstetrícia da EPM-UNIFESP; Pós-doutorado na Harvard Medical School; Coordenadora do Centro de Referência em Doença Trofoblástica Gestacional do Hospital São Paulo.

Tatiana Assuncao Zaccara

Médica assistente da Clínica Obstétrica do Hospital das Clínicas da Faculdade de Medicina da Universidade de São Paulo – HCFMUSP, São Paulo, SP.

Tatiana Emy Nishimoto Kawanami Hamamoto

Médica Assistente do Ambulatório de Abortamento Espontâneo de Repetição da UNIFESP-EPM.

Thais Alquezar Facca

Pós-doutorado em Nefrologia pela Universidade Federal de São Paulo - UNIFESP (2020), Doutora (2017) e Mestre (2011) em Ciências pelo Departamento de Obstetrícia no setor de Hipertensão Arterial e Nefropatias na Gestação da UNIFESP.

Ursula Trovato Gomez

Médica Assistente da Clínica Obstétrica do Hospital das Clínicas da Faculdade de Medicina da USP (HCFMUSP), São Paulo – SP. Mestra em Ciências pela Faculdade de Medicina da USP (FMUSP).

Venina Isabel Poço Viana Leme de Barros

Presidente da Comissão Nacional Especializada em tromboembolismo na mulher da FEBRASGO. Médica Assistente do setor de trombose e Trombofilias na gravidez da Clínica Obstétrica do HC-FMUSP. Mestre e Doutora em Medicina pela FMUSP.

Vera Therezinha Medeiros Borges

Professora Associada do Departamento de Ginecologia e Obstetrícia da Faculdade de Medicina de Botucatu; Responsável pelo Serviço de Cardiopatia e Gravidez do HC da Faculdade de Medicina de Botucatu; Responsável pelo Serviço de Atendimento a gestantes usuárias de Álcool e Drogas do HC da Faculdade de Medicina de Botucatu; Diretora Técnica da Maternidade Santa Isabel em Bauru.

Wagner Rodrigues Hernandez

Mestre em Ciências pela Faculdade de Medicina da Universidade de São Paulo (FMUSP).

Prefácio

O sucesso dos dois primeiros Manuais de Obstetrícia da SOGESP publicados em 2020 e 2021 estimulou a Comissão Científica a continuar com este projeto e, neste ano de 2022, temos grande satisfação em entregar aos ginecologistas e obstetras o terceiro Manual.

Neste momento, gostaríamos de homenagear e agradecer ao Professor Manoel João Batista Castello Girão que, como diretor científico da SOGESP, foi o idealizador deste projeto e declarar que todos nós sentiremos muitas saudades e falta de suas boas ideias.

Seguindo a mesma filosofia das edições anteriores, selecionamos entre os top temas apresentados no Congresso Paulista de GO – SOGESP, 11 temas que poderão auxiliar os GO em suas atividades profissionais.

O manual permite que parte importante do conteúdo científico do evento possa ser acessado, garantindo informações relevantes à assistência obstétrica. Nosso objetivo é oferecer aos colegas material atualizado, baseado nas melhores evidências científicas e escrito por profissionais com grande experiência no assunto.

Esperamos que este manual possa contribuir no processo de educação continuada e atualização dos ginecologistas e obstetras, auxiliando-os no cuidado à saúde das gestantes.

Rosiane Mattar
Diretora Científica da SOGESP;
Professora Titular do Departamento de Obstetrícia da EPM-UNIFESP;
Presidente da CNE de Gestação de Alto Risco da FEBRASGO

Rossana Pulcineli Vieira Francisco
Presidente da SOGESP (2019-2021), Professora Associada, Livre-docente
da Disciplina de Obstetrícia do Departamento de Obstetrícia e Ginecologia
da FMUSP; Presidente da Comissão de Pesquisa da FMUSP

Silvana Maria Quintana
Coordenadora Científica de Obstetrícia da SOGESP; Professora Associada
do Departamento de Ginecologia e Obstetrícia da FMRP-USP;
Membro da CNE de Trato Genital Inferior da FEBRASGO

Sumário

Seção 1

TROMBOEMBOLISMO NO CICLO GRAVÍDICO-PUERPERAL 27
- Andre Luiz Malavasi Longo de Oliveira
- Venina Isabel Poço Viana Leme de Barros

Capítulo 1   Abordagem da gestante além da medicação 31
- Erica Rades

Capítulo 2   Como identificamos a grávida de risco para tromboembolismo venoso 39
- Andre Luiz Malavasi Longo de Oliveira
- Venina Isabel Poço Viana Leme de Barros

Capítulo 3   Como manejar na gestação e puerpério 49
- Fernanda Spadotto Baptista
- Ana Maria Kondo Igai

Capítulo 4   Em quem investigar trombofilias 55
- Venina Isabel Poço Viana Leme de Barros
- Andre Luiz Malavasi Longo de Oliveira

Capítulo 5   Tromboembolismo e "near miss" 65
- Egle Cristina Couto de Carvalho

Seção 2

ABORTAMENTO E GRAVIDEZ ECTÓPICA 77
- Julio Elito Junior

Capítulo 6   Diagnóstico ultrassonográfico e hormonal de gravidez não evolutiva 81
- Conrado Savio Ragazini

Capítulo 7   Gestação de localização desconhecida: o que é e como conduzir? 89
- Pedro Paulo Pereira
- Fabio Roberto Cabar
- Ursula Trovato Gomez

Capítulo 8 Gravidez em cicatriz de cesária 99
▶ Julio Elito Junior

Capítulo 9 Manejo do abortamento inevitável: expectante, medicamentoso e cirúrgico 107
▶ Evelyn Traina
▶ Tatiana Emy Nishimoto Kawanami Hamamoto

Capítulo 10 Tratamento clínico da gravidez ectópica tubária 117
▶ Fabio Roberto Cabar
▶ Pedro Paulo Pereira

Seção 3

ABORDAGEM PERSONALIZADA DO DIABETES MELLITUS NA GESTAÇÃO 125
▶ Elaine Christine Dantas Moises

Capítulo 11 Hiperglicemia grave e cetoacidose diabética: diagnóstico e conduta 127
▶ Cristiane de Freitas Paganoti
▶ Rafaela Alkmin da Costa
▶ Tatiana Assuncao Zaccara

Capítulo 12 Hipoglicemia: sinais de alerta e como conduzir 139
▶ Elaine Christine Dantas Moises
▶ Enio Luis Damaso

Capítulo 13 Malformações fetais: como e quando avaliar? 149
▶ Conrado Milani Coutinho
▶ Fabricio da Silva Costa

Capítulo 14 Sinais de alerta da hipoxia fetal 157
▶ Rafaela Alkmin da Costa
▶ Tatiana Assuncao Zaccara
▶ Cristiane de Freitas Paganoti

Seção 4

HEMORRAGIAS NA SEGUNDA METADE DA GRAVIDEZ 167
▶ Mario Macoto Kondo

Capítulo 15 Vasa prévia: como diagnosticar e quando fazer o parto? 171
▶ Alberto Carlos Moreno Zaconeta
▶ Angelo Pereira da Silva

Capítulo 16 Conduta obstétrica na placenta prévia com e sem acretismo 177
▶ Mario Macoto Kondo

Capítulo 17	Diagnóstico pré-natal do acretismo placentário: fatores clínicos e exames de imagem	189
	▶ Jurandir Piassi Passos	
	▶ Roney Cesar Signorini Filho	
	▶ Sue Yazaki Sun	
Capítulo 18	Indicações da radiologia intervencionista em obstetrícia	199
	▶ Sue Yazaki Sun	
	▶ Roney Cesar Signorini Filho	
Capítulo 19	Manejo obstétrico do descolamento prematuro de placenta com feto morto ou inviável	205
	▶ Sara Toassa Gomes Solha	

Seção 5

HEMORRAGIA PÓS-PARTO: ASPECTOS PRÁTICOS DO MANEJO 213
   ▶ Romulo Negrini

Capítulo 20	Tratamento da anemia no puerpério pós-hemorragia	221
	▶ Rodolfo Delfini Cancado	
Capítulo 21	Tratamento medicamentoso da hemorragia pós-parto	233
	▶ Felipe Favorette Campanharo	
Capítulo 22	Atonia uterina tardia: prevenção e tratamento	239
	▶ Mario Macoto Kondo	
Capítulo 23	Manejo não medicamentoso da hemorragia pós-parto	247
	▶ Romulo Negrini	
Capítulo 24	Prevenindo a hemorragia pós-parto: manejo da dequitação e da primeira hora pós-parto	257
	▶ Gabriel Costa Osanan	
	▶ Daisy Martins Rodrigues	

Seção 6

RASTREAMENTO E MANEJO DAS INFECÇÕES NA GESTANTE 265
   ▶ Helaine Maria Besteti Pires Mayer Milanez

Capítulo 25	Hepatite B e C	267
	▶ Patricia Pereira dos Santos Melli	
	▶ Silvana Maria Quintana	
	▶ Geraldo Duarte	

Capítulo 26 Infecção do trato urinário na gravidez 281
▶ Geraldo Duarte
▶ Silvana Maria Quintana
▶ Alessandra Cristina Marcolin

Capítulo 27 Rastreio sorológico básico no pré-natal 293
▶ Evelyn Traina

Capítulo 28 Sífilis 303
▶ Helaine Maria Besteti Pires Mayer Milanez

Capítulo 29 Vulvovaginites 315
▶ Silvana Maria Quintana

Seção 7

NEAR MISS E MORTE MATERNA NO CONTEXTO DA PANDEMIA DE COVID-19 327
▶ Jose Guilherme Cecatti

Capítulo 30 A pandemia de COVID-19 entre gestantes – epidemiologia e apresentação clínica 331
▶ Alan Roberto Hatanaka
▶ Marcelo Santucci Franca
▶ Rosiane Mattar

Capítulo 31 Medidas de enfrentamento e lições aprendidas 339
▶ Adriana Dias
▶ Daniela Dias Chead
▶ Marisa Ferreira da Silva Lima

Capítulo 32 Triagem dos casos graves e critérios de UTI 347
▶ Adriana Gomes Luz
▶ Paulo Sergio dos Reis Junior

Capítulo 33 Vitalidade fetal e resolução da gestação nos casos críticos 357
▶ Fernanda Spadotto Baptista
▶ Rossana Pulcineli Vieira Francisco

Seção 8

PREVENÇÃO QUATERNÁRIA EM SALA DE PARTO: ESTAMOS PREPARADOS? ... 365
▶ Francisco Lazaro Pereira de Sousa

Capítulo 34 Definindo prevenção quaternária e o impacto sobre a mortalidade materna e neonatal 369
▶ Roxana Knobel
▶ Carla Betina Andreucci Polido

Capítulo 35 Estratégias para prevenção de danos no 1º período do trabalho de parto..379
- Wagner Rodrigues Hernandez
- Danielle Domingues Mangabeira Albernaz
- Jacqueline Kobayashi Cippiciani

Capítulo 36 Estratégias para prevenção de danos no 2º período do trabalho de parto..387
- Carla Betina Andreucci Polido
- Roxana Knobel

Capítulo 37 Estratégias para prevenção de danos no 3º e 4º período 397
- Vera Therezinha Medeiros Borges

Capítulo 38 Prevenção quaternária e judicialização da assistência obstetrícia.....401
- Roseli Mieko Yamamoto Nomura

Seção 9

ASSISTÊNCIA À MULHER COM ROTURA PREMATURA DE MEMBRANAS PRÉ-TERMO 407
- Eduardo de Souza

Capítulo 39 Antibioticoterapia na rotura prematura pré-termo.......................411
- Eduardo Augusto Brosco Fama
- Thais Alquezar Facca
- Mauro Sancovski

Capítulo 40 Aspectos específicos da assistência ao parto pré-termo na gestação com rotura prematura de membranas 415
- Sergio Floriano de Toledo
- Francisco Lazaro Pereira de Sousa
- Rogerio Gomes dos Reis Guidoni

Capítulo 41 Fatores de risco, diagnóstico e tratamento de rotura prematura de membranas...423
- Marcelo Santucci França
- Alan Roberto Hatanaka
- David Baptista da Silva Pares

Capítulo 42 Tocólise e corticoide: quando e por que fazer? 433
- Vera Therezinha Medeiros Borges

Capítulo 43 Viabilidade fetal e manejo clínico da mulher com rotura prematura de membranas pré-termo (internação vs. acompanhamento ambulatorial) 437
- Renato Passini Junior
- Monica Lopez Vazquez
- Claudio Barsanti

Seção 10

ASSISTÊNCIA PRÉ-NATAL: ABORDAGEM DE RISCO EM SITUAÇÕES ESPECIAIS **449**
  ▶ Fernanda Garanhani de Castro Surita

Capítulo 44 Gestante adolescente 453
  ▶ Albertina Duarte Takiuti
  ▶ Sandra Dircinha Teixeira de Araujo Moraes

Capítulo 45 Gestante após cirurgia bariátrica 463
  ▶ Patricia Moretti Rehder
  ▶ Carolina de Freitas Alves Amaral Moreira

Capítulo 46 Gestante atleta 475
  ▶ Marco Antonio Borges Lopes

Capítulo 47 Gestante com obesidade 483
  ▶ Karayna Gil Fernandes
  ▶ Renato Teixeira Souza
  ▶ Ricardo Porto Tedesco

Capítulo 48 Gestante e as infecções virais emergentes 493
  ▶ Jacinta Pereira Matias

Seção 11

IMUNIZAÇÕES **503**
  ▶ Giuliane Jesus Lajos
  ▶ Julio Cesar Teixeira
  ▶ Cecilia Maria Roteli Martins

Capítulo 49 Imunizações 505
  ▶ Giuliane Jesus Lajos
  ▶ Julio Cesar Teixeira
  ▶ Cecilia Maria Roteli Martins

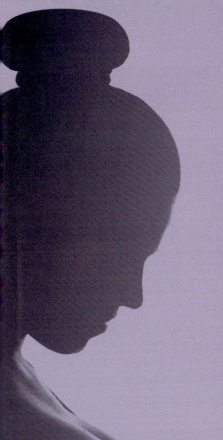

Seção 1

TROMBOEMBOLISMO NO CICLO GRAVÍDICO-PUERPERAL

1	Abordagem da gestante além da medicação	31
2	Como identificamos a grávida de risco para tromboembolismo venoso	39
3	Como manejar na gestação e puerpério	49
4	Em quem investigar trombofilias	55
5	Tromboembolismo e "near miss"	65

TROMBOEMBOLISMO NO CICLO GRAVÍDICO-PUERPERAL

▸ Andre Luiz Malavasi Longo de Oliveira*
▸ Venina Isabel Poço Viana Leme de Barros**

O tromboembolismo pulmonar situa-se entre as principais causas de mortalidade materna no mundo. Nos Estados Unidos, corresponde a 20% da mortalidade materna. O tromboembolismo venoso (TEV) é 10 vezes mais comum em mulheres grávidas do que em mulheres não grávidas da mesma idade, ocorrendo no ciclo gravídico puerperal com frequência de 0,29% a 1,4%.

O estado gravídico dificulta o diagnóstico de tromboembolismo pela ocorrência de sintomas próprios da gestação semelhantes aos de trombose venosa profunda (TVP) e tromboembolismo pulmonar (TEP) e pela restrição do arsenal diagnóstico decorrente da presença do feto. A incidência global de TEP em gestantes foi de 32/100.000 e foi de 421/100.000 nos primeiros 15 dias de puerpério em estudos recentes. Em outro levantamento, 70% das TEP ocorreram pós-parto.

Na gestação, estão presentes os fatores predisponentes para a trombose intravascular: hipercoagulabilidade, estase e lesões vasculares.

A TVP e o TEP são duas diferentes manifestações de uma mesma doença, o tromboembolismo venoso. O risco de TVP ou TEP aumenta quando há associação de outros fatores de risco. O risco de TEV está aumentado em até 20 vezes em pacientes internados e a análise dos fatores de risco pode direcionar a tromboprofilaxia. Assim, todas as gestantes, quando hospitalizadas, devem ser avaliadas para o risco de TEV. Idealmente, todas as gestantes devem ser avaliadas para o risco de TEV na primeira consulta pré-natal e serem reavaliadas se surgirem novas intercorrências.

A doença pelo Covid-19 é uma das mais trombogênicas que surgiram nos últimos anos. A taxa de mortalidade materna por Covid-19 no Brasil é a maior do mundo, de 12,7%. Entre os fatores complicadores está a TEP. Assim, todos os casos graves hospitalizados de Covid-19 devem receber anticoagulação profilática, e os casos moderados devem ser avaliados para o risco de TEV.

O TEP apresenta alta letalidade, com índice de mortalidade de 30% fora da gestação, sendo que o diagnóstico e tratamento adequados reduzem a letalidade para 2% a 10%. A

---

* Diretor da Ginecologia do Centro de Referência da Saúde da Mulher do Hospital Pérola Byington; Coordenador dos Representantes Credenciados da Capital na SOGESP.
** Presidente da Comissão Nacional Especializada em tromboembolismo na mulher da Febrasgo. Médica Assistente do setor de trombose e Trombofilias na gravidez da Clínica Obstétrica do HC-FMUSP. Mestre e Doutora em Medicina pela FMUSP.

maioria dos casos de TEP é consequente à TVP. O tratamento da TVP reduz o risco de embolia pulmonar de 15% para 1%. Além do risco de TEP, a TVP também pode evoluir com síndrome pós-flebítica, que se manifesta com edema persistente ou mesmo ulcerações cutâneas do membro afetado. Nas gestantes, o tratamento dos fenômenos tromboembólicos não é isento de riscos, e todas as pacientes devem ser avaliadas previamente para o risco de hemorragia. No diagnóstico diferencial do TEP estão: insuficiência cardíaca ou outras cardiopatias, pneumotórax e pneumonia.

O tratamento anticoagulante do TEV aqui descrito vale tanto para os casos de TVP quanto para os de TEP. Consiste em medidas gerais como repouso, elevação dos membros, uso de meias elásticas de alta compressão e deambulação assim que diminuírem os sinais flogísticos. Nos casos de TEP, devem ser utilizadas as medidas de suporte e o tratamento das insuficiências cardíacas e respiratórias. As pacientes em estado mais grave devem ser tratadas com cuidados de terapia intensiva. A anticoagulação terapêutica na fase aguda deve ser realizada com heparina de baixo peso molecular (HBPM) nas seguintes doses: enoxaparina 1 mg/kg, de 12 em 12 horas, ou dalteparina 100 UI/kg, de 12 em 12 horas. Em pacientes hemodinamicamente instáveis, o tratamento fibrinolítico deve ser iniciado. As pacientes com TVP ou TEP na gestação devem permanecer anticoaguladas durante toda a gestação até seis semanas de puerpério. Caso o fenômeno tromboembólico tenha ocorrido no final da gestação ou puerpério, o período mínimo de anticoagulação é de três a seis meses. No puerpério, pode-se manter a dose de HBPM utilizada na gestação ou realizar sua substituição por warfarina, mantendo-se a HBPM até se atingir nível terapêutico do anticoagulante oral (relação internacional normalizada- RIN) de 2 a 3, suspendendo-se, assim, a HBPM.

Para possibilitar a suspensão temporária da HBPM, o parto deve ser programado entre 38 e 40 semanas. A HBPM é suspensa 24 horas antes do parto em caso de dose terapêutica e 12 horas antes quando em uso de dose profilática, medida que permitirá a raquianestesia ou peridural. A via de parto é obstétrica, não havendo contraindicação à maturação artificial do colo nem à indução do trabalho de parto. Sendo parto vaginal ou cesárea, a paciente deve permanecer com uso de meias elásticas durante o procedimento. Pacientes em uso de heparina devem ser orientadas a não administrar a dose do fármaco caso apresentem contrações ou perda de líquido, dirigindo-se ao hospital ao qual estão referenciadas.

Todas as pacientes devem ser avaliadas quanto aos riscos de TEV no pós-parto. A heparina, quando indicada, deve ser reintroduzida após oito a doze horas do parto, tanto vaginal como cesárea. Deve-se sempre estimular a deambulação precoce.

capítulo 1

Abordagem da gestante além da medicação

▶ Erica Rades*

INTRODUÇÃO

O tromboembolismo venoso (TEV) continua sendo importante causa de morbimortalidade materna. A gravidez e o puerpério aumentam o risco de trombose venosa profunda (TVP) e embolia pulmonar (EP). O risco aumenta devido à estase venosa, injúria endotelial e ao estado de hipercoagulabilidade sanguínea que acontece durante a gravidez.

Fatores de risco adicionais incluem o antecedente de TEV, hospitalização por uma doença aguda e presença de trombofilia hereditária ou adquirida. O tipo de trombofilia e o histórico materno e familiar levam a diferentes riscos de TEV na gestação, conforme Tabela 1. O risco de TEV é maior nas portadoras de trombofilia com história pessoal ou familiar de TEV.

O risco tromboembólico deve ser avaliado nos períodos anteparto e pós-parto. Uma vez indicada a tromboprofilaxia, esta pode ser farmacológica (anticoagulação) e/ou mecânica (compressão pneumática e/ou meias de compressão graduadas.

Todas as gestantes e puérperas devem ser submetidas a rigorosa vigilância clínica para os sintomas e os sinais da doença tromboembólica para que o diagnóstico e o tratamento sejam instituídos com a maior brevidade.

A profilaxia farmacológica durante a gestação deve ficar restrita às gestantes de alto risco, sempre pesando os benefícios da prevenção da TEV contra os riscos de sangramento e complicações fetais.

---

* Residência Médica, Mestrado e Doutorado pela Universidade de São Paulo.

São consideradas de alto risco as mulheres com história de TEV idiopática associada a gravidez ou de terapia com estrógenos; com história de TEV múltiplo idiopático; naquelas com trombofilias de alto risco e nas com fatores de risco persistentes e história prévia de TEV.

Lembrando que no puerpério o risco de EP é 2 a 5 vezes mais frequente do que na gestação, a profilaxia farmacológica estaria indicada naquelas mulheres com antecedente pessoal de TEV ou com trombofilia de alto risco sem história pessoal ou familiar de TEV.

Pelo fato de a cesariana ser considerada fator de risco adicional para TEV, devem ser adotados protocolos institucionais regulamentando as terapêuticas para a prevenção da TEV no puerpério de todas as pacientes.

Tabela 1 - Trombofilias e risco de TEV na gestação

Trombofilia	Prevalência	RR TEV inicial	RR TEV recorrência	RR TEV anticoncepcional	RR TEV usuárias TH	Risco absoluto na gestação
Fator V Leiden Heterozigoto	2-7%	3,4-5,5 (0,05-0,2%)	1,1-1,8	2,47-15 (0,05-02%)	1,4-13 (1,6-5,97%)	0,5% - idade < 35anos; 0,7% - idade ≥ 35 anos
Fator V Leiden Homozigoto	0,06-0,25%	6,79-19,29 (0,8%)	1,6	indeterminado	indeterminado	2,2% - idade < 35anos; 3,4% - idade ≥ 35 anos
Mutação protrombina Heterozigoto	1-2%	2,25-3,48 (0,13%)	0,7-2,3	36-8,63	2,85%	0,4% - idade < 35anos; 0,6% - idade ≥ 35 anos
Mutação protrombina homozigoto	rara	2,19-20,72	indeterminado	indeterminado	indeterminado	Não avaliado
Fator V Leiden e mutação protrombina	0,1%	1,13-5,04 (0,42%)	2,7	3 79-76,47 (0,17%)	indeterminado	5,5% - idade < 35anos; 8,2% - idade ≥ 35 anos
Deficiência da proteína C	0 2-0,5%	10	1,8	1,7-23,9 (1,7-7,1%)	(2,96%)	0,7% - idade < 35anos; 1,1% - idade ≥ 35 anos
Deficiência da proteína S	0,1-0,7%	9,6 (07-32%)	1,0	1,4-17,1 (1,3-24%)	(2,3%)	0,7% - idade < 35anos; 1% - idade ≥ 35 anos
Deficiência da antitrombina	0,02%	10-30 (1,2-4,4%)	26	1,4-115,8 (2,5-51%)	(5,73%)	6,1% - idade < 35anos; 9% - idade ≥ 35 anos
Síndrome Antifosfolípide	2%	7	1,5-6,8	0,3-3,1	(1,05-2,63%)	15,88

DIAGNÓSTICO

Trombose Venosa Profunda

Uma peculiaridade da TVP durante a gestação é o acometimento das veias iliofemorais (trombose proximal) sem envolvimento da panturrilha em 70% dos casos. A trombose é mais comum na perna esquerda (> 78% dos casos) pela compressão da veia ilíaca esquerda pela artéria ilíaca direita e ovárica esquerda (ambas cruzam a veia pelo lado esquerdo).

O quadro clínico é abrupto, com dor e edema na perna e/ou coxa. A dor provocada pela dorsiflexão do pé (Sinal de Homans) é característica. Em 30 a 60% dos casos, ocorre uma EP assintomática. A trombose associada a EP geralmente se origina nas veias ilíacas.

O diagnóstico pode ser difícil, pois achados normais na USG doppler nem sempre excluem embolia pulmonar. Além disso, existem outras condições não trombóticas associadas, tais como celulite, miosite, edema, hematomas e flebite superficial.

Em gestantes com suspeita de TVP, O American College of Obstetricians and Gynecologists (ACOG) em 2017[1] recomenda ultrassonografia de compressão das veias proximais, sendo o teste de primeira linha mais usado para detectar TVP. O diagnóstico baseia-se na não compressibilidade e ecoarquitetura típica de uma veia com trombose. De acordo com o American College of Chest Physicians, foi possível realizar um algoritmo para avaliação de suspeita de TVP na gravidez[2], como pode-se observar na Figura 1. A ressonância magnética permite um excelente delineamento do detalhe anatômico acima do ligamento inguinal. Assim, torna-se muito útil para o diagnóstico de trombose das veias iliofemoral e ilíaca, apresentando sensibilidade de 100% e especificidade de

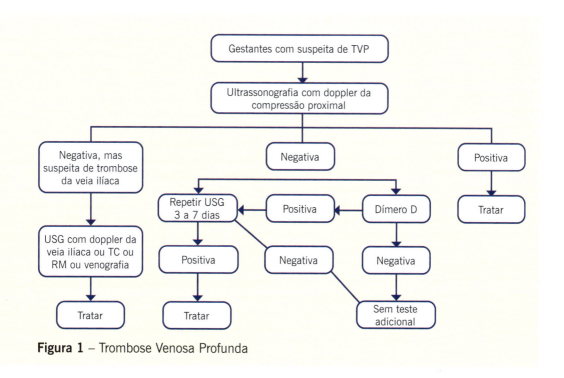

Figura 1 – Trombose Venosa Profunda

90% para a detecção da TVP em não gestantes. É importante ressaltar que algum grau de defeito de preenchimento intraluminal da veia ilíaca pode ser achado normal no período pós-parto[3].

Com relação ao Dímero D, a avaliação é problemática pois os níveis séricos aumentam com o avanço da idade gestacional, também sendo afetados pela gestação múltipla, cesariana, DPP, DHEG e sepse; seu uso permanece incerto, mas o resultado negativo (< 500 ng/ml) deve ser considerado tranquilizador[4].

O tratamento da TVP além da anticoagulação inclui o repouso e, após redução da dor, indica-se a deambulação gradual. As meias elásticas de compressão graduada são adequadas e devem ser mantidas por dois anos após o diagnóstico de modo a reduzir a síndrome pós-trombótica que inclui parestesia ou dor crônica, edema intratável, alterações cutâneas e úlcera na perna[5].

Tromboflebite superficial (TS)

Ocorre se a trombose é limitada às veias safenas superficiais. As manifestações cutâneas são inflamatórias, devendo-se tratar com analgesia, calor local e repouso com as pernas elevadas. A deambulação precoce é recomendada assim que possível (ativar "bomba" da panturrilha, aumentando a velocidade de fluxo venoso), assim como o uso de meias elásticas. Se os sintomas não melhorarem, deve-se prosseguir com a investigação, pois a TS aumenta em 4 a 6 vezes o risco da TVP e a anticoagulação está indicada apenas se houver acometimento das veias profundas[6].

Embolia pulmonar

Embora seja causa de morte materna em 10% dos casos, ela é extremamente rara, ocorrendo em uma a cada 7.000 gestações. Em 70% das vezes, há associação com TVP e é importante lembrar que das pacientes com TVP, 30 a 60% apresentam embolia pulmonar silenciosa coexistente.

Os sintomas em não gestantes incluem dispneia (82%), dor torácica (49%), tosse (20%), síncope (14%), hemoptise (7%). Outros achados incluem taquipneia, apreensão e taquicardia. Em alguns casos, ouve-se uma bulha de fechamento pulmonar acentuada, estertores e/ou atrito de fricção. O desvio de eixo direito e a inversão de onda T no tórax anterior podem ser evidentes no ECG e a maioria das mulheres se encontrarão hipoxêmicas, mas a gasometria normal não exclui EP.

A investigação deve ter como objetivo a certeza do diagnóstico e a American Thoracic Society e a Society of Thoracic Radiology desenvolveram um algoritmo para o diagnóstico da EP durante a gravidez (Figura 2). Além da ultrassonografia de compressão, o algoritmo inclui a angiografia pulmonar por tomografia computadorizada (APTC) e a cintilografia de ventilação/perfusão[7].

Com a tomografia multislice de nova geração, o papel da angiografia pulmonar invasiva tem sido questionado especialmente pela maior exposição à radiação para o feto.

O tratamento da EP é a anticoagulação plena. Os filtros de veia cava podem ser indicados nas pacientes com falha da terapêutica com heparina ou após embolia massiva, sendo inserido através da veia jugular ou femoral. A colocação rotineira de filtro não apresenta vantagem adicional à heparina isolada. As complicações na gestação são as mesmas que para pacientes não gestantes[8].

TRATAMENTO

Prevenção de tromboembolismo no parto

O risco de TVP e tromboembolismo fatal pode quadruplicar em mulheres após cesariana em comparação ao parto vaginal. De qualquer forma, esse risco é muito baixo

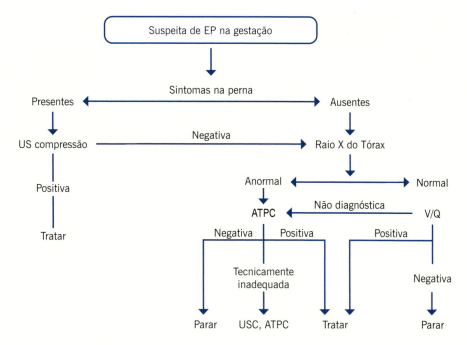

Figura 2 – Suspeita de EP na gestação

em pacientes sem fatores de risco adicionais (aproximadamente 3 em cada 1.000 pacientes)[9].

Nas pacientes submetidas a cesariana com fatores de risco adicionais para tromboembolismo, os dispositivos de compressão pneumática e a heparina devem ser recomendados. Os fatores clínicos de risco para TEV na gestação e pós-parto encontram-se na Figura 3.

Para aquelas pacientes submetidas a cesariana e que não receberão heparina, o ACOG desde 2011 recomenda o uso de compressão pneumática rotineira[10]. A compressão pneumática é um recurso efetivo e de baixo custo, devendo-se associá-la às meias antitrombo por 48 a 72 horas. É uma solução válida para o pós-operatório de puérperas com risco elevado de TEV com contraindicação ao uso de anticoagulantes ou como adjuvante.

Vigilância fetal

Ainda não há dados que confirmem maior risco de natimortos em mulheres com TEV na gestação e/ou trombofilias, recebendo ou não profilaxia medicamentosa. Estudos inicialmente relataram maiores complicações gestacionais nas portadoras de trombofilias, mas o risco absoluto é pequeno e muito variável. Estudos prospectivos falharam em estabelecer associação consistente entre trombofilias hereditárias e resultados adversos gestacionais.

Na ausência de complicações obstétricas, tais como pré-eclâmpsia, descolamento prematuro de placenta (DPP) ou restrição do crescimento fetal, recomenda-se perfil biofísico fetal semanalmente a partir da 36ª semana e parto preferencialmente por via baixa a partir da 39ª semana de gestação[11].

Fatores de risco na gestação	Fatores de risco pós-parto
Gestação múltipla	Cesárea, especialmente emergência
Varizes	Comorbidades médicas
Doença inflamatória intestinal	IMC > 25
ITU	Idade gestacional no parto (< 36 semanas)
Diabetes	Hemorragia obstétrica
	Natimorto
Hospitalização > 3 dias	Idade materna > 35 anos
IMC > 30	Hipertensão
	Eclâmpsia/ Pré-eclâmpsia
Idade materna > 35 anos	Tabagismo
Infecção pós-parto	

Figura 3 – Fatores clínicos de risco para TEV na gestação e pós-parto

CONSIDERAÇÕES FINAIS

O risco de trombomboembolismo está aumentado na gestação, especialmente no pós-parto.

Na maioria das mulheres, não está indicada a tromboprofilaxia, apenas naquelas consideradas de alto risco. A vigilância clínica deverá ser realizada durante toda a gestação e pós-parto em todas as pacientes. O diagnóstico da TVP e EP deve ser preciso para a redução da morbimortalidade maternal.

Quanto às evidências científicas:

Para a maioria das gestantes e puérperas, está indicada a observação clínica mais do que terapia farmacológica (Grau 2C). A terapia farmacológica será indicada na gestação se houver antecedente de TVP associada a gravidez ou uso de estrogênio e naquelas com história pessoal de trombose recorrente sem causa ou trombofilias de alto risco (Grau 2C). A terapia farmacológica no puerpério será indicada em pacientes com história prévia de TVP (única ou múltipla) com ou sem trombofilia e nas portadoras de trombofilias de alto risco (Grau 2C). Em cesariana sem fatores de risco adicionais, iniciar deambulação precoce ou uso de compressores mecânicos e na presença de fatores de risco adicionais associar terapia farmacológica (Grau 2C).

REFERÊNCIAS BIBLIOGRÁFICAS

1. American College of Obstetricians and Gynecologists: Inherited thorombophilias in pregnancy,. Practice Bulletin No 138, September 2013, Reaffirmed 2017c.

2. Guyatt GH, Alk EA, Crowter M. Executive summary: Antithrombotic therapy and prevention of thrombosis, 9th ed.: American College of Chest Physicians evidence-based clinical practice guidelines. Chest 141:7S-47S, 2012.
3. Khalil H, Avruk L Olivier A. The natural history of pelvic vein thrombosis on magnetic ressonance venography after vaginal delivery. Am J Obstet Gynecol 206:356, 2012.
4. Lockwood C: Thrombosis, thrombophilia, and thromboembolism: clinical updates in women's health care. American College of Obstetricians and Gynecologists Vol VI, No 4, October 2007, Reaffirmed 2012.
5. Brandjes DP, Buller HR, Heijiboer H, et al: Randomised trial of effect os compression stockings inpatients with symptomatic proximal-vein thrombosis. Lancet 349:759, 1997.
6. Roach RE, Lifering WM, van Hylckama Vlieg A.The risk of venous thrombosis in individuals with a history of superficial veinthrombosis and acquired venous thrombotic risk factors. Blood 122(26)24064, 2013.
7. Leung AN, Bull TM, Jaeschke R, et al: An Official American Thoracic Society/Society of Thoracic Radiology Clinical Practice Guideline: evaluation of suspected pulmonar embolism in pregnancy. Am J Respir Crit Care Med 184:1200, 2011.
8. Harris SA, Velineli R, Davies AH: Inferior vena cava filters in pregnancy: a systematic review. J Vasc Interv Radiol 27(3):354, 2016.
9. Blondon M, Casini A, Hoppe KK, Bohelen F. Risk of venous thromboembolismo after cesarean sections: a meta-analysis. Chest 2016; 150:572-96.
10. American College of Obstetricians and Gynecologists: Thromboembolism ins pregnancy. Practice Bulletin No 138, September 2013, Reaffirmed 2017c.
11. Lockwood CJ & Bauer KA. Inherited thrombophilias in pregnancy [updated 2021 Mar]. Available from: < http: // www.uptodate.com >.

capítulo 2

Como identificamos a grávida de risco para tromboembolismo venoso

▶ Andre Luiz Malavasi Longo de Oliveira*
▶ Venina Isabel Poco Viana Leme de Barros**

INTRODUÇÃO

A hospitalização como principal fator de risco para TEV na gravidez

O tromboembolismo venoso (TEV) continua sendo uma preocupação significativa de saúde pública[1,2]. A embolia pulmonar (EP) tem sido chamada de "a principal causa de morte evitável em pacientes hospitalizados" e de "a prioridade número 1 para melhorar a segurança do paciente em hospitais"[1,2].

As mortes maternas por EP estão entre as dez principais causas de morte materna em todo o mundo. Os países desenvolvidos têm uma participação de 9% a 12% do total e os países em desenvolvimento uma participação em redor de 3% a 4%[3,4]. No Brasil, considerado um país em desenvolvimento, existe grande disparidade dos índices de mortalidade materna. Segundo o boletim epidemiológico de mortes maternas do Ministério da Saúde de 2020, no período de 1996 a 2018 ocorreram 39.000 óbitos maternos[5]. Dentre eles, as causas obstétricas diretas prevaleceram: hipertensão (8.186 óbitos), hemorragia (5.160 óbitos) e infecção puerperal (2.624 óbitos)[5]. As causas obstétricas indiretas que se destacaram foram doenças do aparelho

---

* Diretor da Ginecologia do Centro de Referência da Saúde da Mulher do Hospital Pérola Byington; Coordenador dos Representantes Credenciados da Capital na SOGESP.

** Presidente da Comissão Nacional Especializada em tromboembolismo na mulher da Febrasgo. Médica Assistente do setor de trombose e Trombofilias na gravidez da Clínica Obstétrica do HC-FMUSP. Mestre e Doutora em Medicina pela FMUSP.

circulatório (2.848 óbitos, 7,3%), incluindo-se cardiopatias e tromboembolismo, que já superam as causas de óbito materno por infecção puerperal[5]. Considerando-se o fato de que muitos óbitos maternos não recebem necropsia, esse número pode ser superior[6].

Assim, em todo o mundo surgiram protocolos de prevenção de TEV baseados na opinião de especialistas, e os mais conhecidos são o do Royal College of Obstetricians and Gynaecologists (RCOG)[7], o do American College of Chest Physicians (ACCP)[8], o do American Congress of Gynecologists and Obstetricians (ACOG)[9] e os de diversas outras sociedades de obstetrícia e/ou de hematologia[10,11]. Ainda não há validação nem consenso sobre qual seria o melhor protocolo, e existe marcada diferença entre eles[12]. Por exemplo, um estudo transversal com pacientes após cesariana demonstrou que 1% delas teria indicação de profilaxia farmacológica conforme o ACOG, 34% teriam indicação conforme o ACCP e 85% conforme o RCOG[12]. A crítica a alguns protocolos é a de que a indicação de tromboprofilaxia farmacológica é muito alta, com custos elevados e aumento de morbidade hemorrágica, sem melhora significativa da incidência de TEV, ou seja, haveria elevado número de pacientes com necessidade de tratamento (NNT) para prevenir uma morte materna[12].

Em nosso meio, na Maternidade do Hospital das Clínicas da Universidade de São Paulo, foi desenvolvido um escore de risco de TEV adaptado dos múltiplos protocolos desde 2014[13,14]. A população estudada foi, na maioria, de gestantes de alto risco por se tratar de serviço terciário de referência na área de patologias obstétricas[13,14]. Desde a instituição desse escore de risco, não ocorreram mais mortes maternas por EP durante a hospitalização em até três meses de pós-parto[13,14]. Entre as pacientes que receberam profilaxia medicamentosa com enoxaparina, a proporção de 0,4% apresentou TEV (falha de tratamento); no grupo não tratado (ou seja, de baixo risco), ocorreu a proporção de 0,06% de TEV[13,14]. Nessa população referendada de alto risco, houve indicação de anticoagulação farmacológica em 15% do pool total de pacientes hospitalizadas (dados em publicação)[13].

Recomendou-se que a profilaxia anticoagulante fosse oferecida a mulheres grávidas com risco maior que 2% de TEV no período de nove meses antes do parto e risco maior que 1% de TEV no período de seis semanas do pós-parto[11,14]. Esse "limite de risco" foi determinado por um painel de especialistas, considerando-se custo, desconforto e potenciais danos da profilaxia anticoagulante subcutânea, inclusive aumento do risco de sangramento maior que até 1% entre aquelas que recebem profilaxia farmacológica[11,14-16].

capítulo 2 — Como identificamos a grávida de risco para tromboembolismo venoso

A Comissão Nacional Especializada de Tromboembolismo da Febrasgo (CNE-TEV), baseada nessa experiência nacional e nas demais publicações, propõe o escore de risco para gestantes e puérperas hospitalizadas exposto na Tabela 1.

Tabela 1 – Fatores de risco de TEV na hospitalização de gestantes e puérperas (CNE-TEV, Febrasgo, 2021)[14]

FATORES DE ALTO RISCO (OR > 6) 3 pontos	FATORES DE MÉDIO RISCO (OR > 2 e < 6) 2 pontos	FATORES DE BAIXO RISCO (OR ≥ 1,7 e ≤ 2) 1 ponto
TEV prévio: Na gestação ou pós-parto; Em uso de hormônios; Sem fator desencadeante	**TEV prévio** Associado a fator desencadeante*	**Morbidades clínicas ou cirúrgicas:** Desidratação/hiperêmese; Qualquer procedimento cirúrgico; Varizes de grosso calibre; Fumante > 10 cig/dia
Trombofilias de alto risco Síndrome antifosfolípide; Homozigose fator V Leiden; Homozigose protrombina mutante; Deficiência de antitrombina	**Trombofilias de baixo risco:** Deficiência de proteína S; Deficiência de proteína C; Heterozigose protrombina mutante; Heterozigoze fator V Leiden; Anticorpos antifosfolípides	**Condições clínicas:** Gestação múltipla; Multiparidade (≥ 3 partos prévios); Pré-eclâmpsia grave; Natimorto sem causa aparente‡; Cesárea de urgência
Morbidades clínicas: Covid-19: casos graves e moderados; Anemia falciforme; Proteinúria nefrótica (≥ 3,5g/24 h); Algumas cardiopatias; Doenças reumatológicas ou intestinais inflamatórias em atividade com necessidade de internação; Neoplasias malignas (pâncreas, estômago, pulmão)	**Morbidades clínicas:** Câncer (nos últimos 6 meses); Quimioterapia (nos últimos 6 meses); Infecções graves; Patologias cianóticas específicas	
Condições clínicas: Imobilidade no leito por período superior a 4 dias com IMC ≥ 30 kg/m²	**Condições clínicas:** Idade ≥ 40 anos; IMC ≥ 40kg/m²; Imobilidade no leito superior a 4 dias (IMC < 30 kg/m²); Hemorragia superior a 1 litro/necessidade de transfusão	

* No puerpério, TEV associado a fator desencadeante é considerado fator de alto risco.

Adaptada de: Barros VIPV et al Thromboprophylaxis in Pregnant Women in Hospital: A Prospective Clinical Trial. https://clinicaltrials.gov/ct2/show/NCT02600260, Last updated: April 28.

DIAGNÓSTICO

Como funciona o escore de risco?

Os diversos fatores de risco foram divididos em alto, médio e baixo risco e apontam, respectivamente, 3, 2 ou 1 pontos[14]. O escore final se dá pelo somatório dos valores atribuídos a cada fator presente na paciente (Tabela 1)[14]. A anticoagulação farmacológica com heparina de baixo peso molecular (HBPM) é indicada para as pacientes com escore de risco de TEV maior ou igual a 3. Ou seja, um risco estimado de TEV de no mínimo 3%[14]. A heparina não fracionada (HNF) pode ser utilizada quando não houver disponibilidade de HBPM[14].

O risco de sangramento sempre deve ser avaliado e pode contraindicar a tromboprofilaxia medicamentosa[14,17]. Nesses casos, os métodos mecânicos de profilaxia devem ser utilizados[14].

TRATAMENTO

O escore do RCOG traz uma proposta de pontuação não somente para a hospitalização na gravidez, como também para o período de gestação[6,18]. O escore da Febrasgo avalia os riscos de TEV durante a hospitalização de gestantes ou puérperas[14]. Na hospitalização o risco de TEV é elevado, e os fatores de risco devem ser identificados[14].

O escore do RCOG encontra-se na Tabela 2. Na Tabela 3, estão discriminadas as principais diferenças entre o escore de risco da Febrasgo e o do RCOG.

Em resumo, o escore de risco da Febrasgo otimiza o uso de tromboprofilaxia farmacológica, reconhecendo as particularidades da sociedade brasileira, como o elevado número de partos operatórios, e constitui um escore que atende às necessidades nacionais e pontua os riscos individuais das gestantes e puérperas brasileiras de ocorrência de tromboembolismo venoso.

Avaliação antenatal e no pré-natal dos principais fatores de risco para TEV

A avaliação do risco de TEV deve idealmente ser realizada numa consulta antenatal. Uma vez identificada a gestante de alto risco para TEV, esta será orientada para seguimento em pré-natal de alto risco, informada sobre quais os riscos e benefícios da anticoagulação e como ter acesso a heparina de baixo peso. Trata-se de medicação de alto custo, porém nos últimos anos houve disponibilização do medicamento em nível municipal, estadual e federal. O relatório da Conitec de 2021 descreve os principais fatores de risco que indicariam profilaxia farmacológica no pré-natal (Figura 1)[19]. As pacientes com Síndrome antifosfolípide devem utilizar aspirina 100 mg/dia associada a enoxaparina sódica, atualmente a única heparina de baixo peso disponível em nosso meio[14,18,19].

CONSIDERAÇÕES FINAIS / CONCLUSÕES

Pontos-chave

- Todas as gestantes devem ter uma avaliação do risco de TEV numa consulta antenatal ou no início do pré-natal.

- O TEV é uma das principais causas de morte materna no mundo, bem como em nosso meio.

- A hospitalização é o principal fator de risco evitável de morte materna por TEV.

- Todas as maternidades precisam adotar um escore de risco para TEV na hospitalização. O escore de risco da Febrasgo está disponível para todos os associados.

Tabela 2 – Fatores de risco para prevenção de TEV em gestantes e puérperas do RCOG (para pacientes ambulatoriais e hospitalizadas)

Fatores de risco de TEV

Fatores de risco preexistentes	Marcar	Pontos
TEV anterior (exceto um único evento relativo a cirurgia de grande porte)	☐	4
TEV prévio provocado por cirurgia de grande porte	☐	3
Trombofilia conhecida de alto risco	☐	3
Comorbidades médicas como câncer, insuficiência cardíaca, lúpus eritematoso sistêmico ativo, poliartropatia inflamatória ou doença intestinal inflamatória, nefrose, diabetes *mellitus* tipo 1 com nefropatia, doença falciforme, uso atual de drogas intravenosas.	☐	3
História familiar de TEV não provocado ou relacionado a estrogênio em parente de primeiro grau	☐	1
Trombofilia de baixo risco conhecida (sem TEV)	☐	1[a]
Idade (>35 anos)	☐	1
Obesidade	☐	1 ou 2[b]
Paridade ≥3	☐	1
Hábito de fumar	☐	1
Veias varicosas grossas	☐	1

Fatores de risco obstétricos	Marcar	Pontos
Pré-eclampsia na gravidez atual	☐	1
TRA/FIV (somente pré-natais)	☐	1
Gravidez múltipla	☐	1
Cesariana em trabalho de parto	☐	2
Cesariana eletiva	☐	1
Parto cirúrgico com rotação ou na cavidade mediana	☐	1
Trabalho de parto prolongado (>24 horas)	☐	1
HPP (>1 L ou transfusão)	☐	1
Nascimento pré-termo <37+0 semanas na gravidez atual	☐	1
Natimorto na gravidez atual	☐	1

Fatores de risco transitórios	Marcar	Pontos
Qualquer procedimento cirúrgico durante a gravidez ou o puerpério, exceto reparação imediata do períneo, como apendicectomia ou esterilização pós-parto	☐	3
Hiperêmese	☐	3
SHO (apenas no primeiro trimestre)	☐	4
Infecção sistêmica atual	☐	1
Imobilidade, desidratação	☐	1
TOTAL	☐	

Avaliação do risco de tromboembolismo venoso (TEV)

- Se a pontuação total pré-natal for ≥4, considere realizar tromboprofilaxia a partir do primeiro trimestre.
- Se a pontuação total pré-natal for 3, considere a tromboprofilaxia a partir de 28 semanas.
- Se a pontuação total pós-parto for ≥2, considere a tromboprofilaxia durante pelo menos 10 dias.
- Se a paciente foi hospitalizada pré-parto, considere a tromboprofilaxia.
- Se a hospitalização foi prolongada (≥3 dias) ou a paciente voltou ao hospital durante o puerpério, considere a tromboprofilaxia.

a. Se a trombofilia de baixo risco conhecida ocorrer em paciente com histórico familiar de TEV em parentes de primeiro grau, a tromboprofilaxia pós-parto deve ser mantida por 6 semanas. b. IMC ≥ 30 = 1; IMC ≥ 40 = 2.

Adaptada de: Royal College of Obstetricians & Gynecologists – RCOG. Reducing the risk of venous thromboembolism during pregnancy and the puerperium. RCOG Green Top Guideline No. 37a. 2015b [acesso em 18 jun 2021]. Disponível em: https://www.rcog.org.uk/globalassets/documents/guidelines/gtg-37a.pdf.[18]

Tabela 3 – Principais diferenças entre o escore de risco do RCOG (2015) e o da Febrasgo (2021)

Fator de risco	RCOG	Febrasgo	Observação
Hospitalização	Sim	Sim	
Covid-19	Não	Sim	O protocolo RCOG é de 2015
Gravidez em ambulatório	Sim	Não	
Cesariana eletiva	Sim	Não	
Cesariana de urgência	Sim	Sim	
Toda cesariana de urgência indica profilaxia medicamentosa	Sim	Não	No protocolo da Febrasgo, a cesariana de urgência é fator de risco leve
Idade ≥ 35 anos e < 40 anos	Sim	Não	
Fórcipe médio	Sim	Não	
Qualquer pré-eclâmpsia	Sim	Não	
Pré-eclâmpsia grave	Sim	Sim	* Fator de risco leve no protocolo da Febrasgo
Parto prematuro	Sim	Não	
Idade ≥ 40 anos	Sim	Sim	* Fator de risco moderado no protocolo da Febrasgo
IMC ≥ 30 kg/m² e < 40	Sim	Não	
2 pontos indicam profilaxia pós-parto	Sim	Não	Pontuação de 3 pontos indica profilaxia no protocolo Fegrasgo
Hábito de fumar	Sim	Não*	* Acima de 10 cig./dia

Elaborado pelos autores com base em: Federação Brasileira das Associações de Ginecologia e Obstetrícia – Febrasgo. Prevenção do tromboembolismo na gestante hospitalizada e no puerpério: Protocolos Febrasgo. São Paulo: Febrasgo, 2021.[14] Royal College of Obstetricians & Gynecologists – RCOG. Reducing the risk of venous thromboembolism during pregnancy and the puerperium. RCOG Green Top Guideline No. 37a. 2015b.[18]

capítulo 2 — Como identificamos a grávida de risco para tromboembolismo venoso

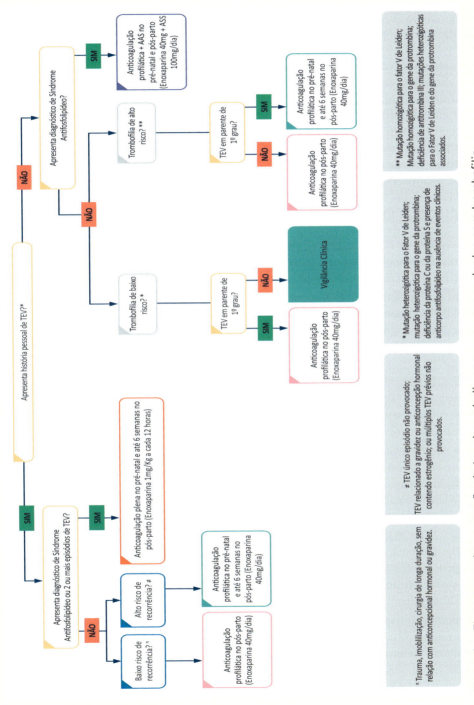

Figura 1 – Fluxograma da prevenção de tromboembolismo venoso em gestantes com trombofilia.
Fonte: http://conitec.gov.br/images/Consultas/Relatorios/2021/20210422_Relatorio_Eno-xaparina60mg_Trombofilia_CP_26.pdf, p.11, acessado em 06/07/2021

- Pacientes de alto risco para trombose na gestação são aquelas que já apresentaram TEV prévio.

- Pacientes portadoras de trombofilias de alto risco, como Síndrome antifosfolípide, homozigoze para gene mutante da protrombina e fator V de Leiden, bem como deficiência de antitrombina e associação de trombofilias, são de alto risco para TEV e/ou recidiva do TEV na gravidez.

REFERÊNCIAS BIBLIOGRÁFICAS

1. Nicholson M, Chan N, Bhagirath V, Ginsberg J. Prevention of venous thromboembolism in 2020 and beyond. J Clin Med. 2020;9(8):2467.
2. Maynard G. Preventing hospital-associated venous thromboembolism: a guide for effective quality improvement. 2. ed. Rockville: Agency for Healthcare Research and Quality; 2016.
3. Say L, Chou D, Gemmill A, Tunçalp Ö, Moller AB, Daniels J, et al. Global causes of maternal death: A WHO systematic analysis. Lancet Glob Heal. 2014;2(6):323–33.
4. Creanga AA, Berg CJ, Ko JY, Farr SL, Tong VT, Bruce FC, et al. Maternal mortality and morbidity in the United States: Where are we now? J Women's Healh.
5. Ministério da Saúde. Boletim epidemiológico Nº 20 – Maio 2020. 2020 [acesso em 17 jun 2021]. Disponível em: https://portaldeboaspraticas.iff.fiocruz.br/wp-content/uploads/2020/06/Boletim-epidemiologico-SVS-20-aa.pdf.
6. https://portaldeboaspraticas.iff.fiocruz.br/atencao-mulher/principais-questoes-vigilancia-morte-materna-brasil/. Acesso em 17 jun 2021.
7. Royal College of Obstetricians & Gynecologists – RCOG. Thromboembolic disease in pregnancy and the puerperium: acute management. RCOG Green Top Guideline No. 37b. 2015a [acesso em 18 jun 2021. Disponível em: https://www.rcog.org.uk/globalassets/documents/guidelines/gtg-37b.pdf.
8. Bates SM, Greer IA, Middeldorp S, Veenstra DL, Prabulos AM, Vandvik PO. VTE, thrombophilia, antithrombotic therapy, and pregnancy: antithrombotic therapy and prevention of thrombosis, 9th ed: American College of Chest Physicians evidence- based clinical practice guidelines. Chest. 2012;141(2 Suppl):e691S-e736S.
9. The American College of Obstetricians and Gynecologists – ACOG. Practice bulletin no. 123: thromboembolism in pregnancy. Obstet Gynecol. 2011;118(3):718-29.
10. Reid R; Clinical Practice Gynaecology Committee. SOGC clinical practice guideline. No. 252, December 2010. Oral contraceptives and the risk of venous thromboembolism: an update. J Obstet Gynaecol Can. 2010;32(12):1192-7.
11. Bates SM, Rajasekhar A, Middeldorp S, McLintock C, Rodger MA, James AH, et al. American Society of Hematology 2018 guidelines for management of venous thromboembolism: venous thromboembolism in the context of pregnancy. Blood Adv. 2018;2(22):3317-59.
12. Palmerola KL, D'Alton ME, Brock CO, Friedman AM. A comparison of recommendations for pharmacologic thromboembolism prophylaxis after caesarean delivery from three major guidelines. BJOG. 2016;123(13):2157-62.
13. Barros V, Igai A, Fernanda B, Bortolotto M, Francisco R, Zugaib M. Preventing maternal death and morbidity from venous thromboembolism (VTE): results from a VTE risk score trial during hospitalization. Res Pract Thromb Haemost. 2020;4(Suppl 1):PB2380.
14. Federação Brasileira das Associações de Ginecologia e Obstetrícia – Febrasgo. Prevenção

do tromboembolismo na gestante hospitalizada e no puerpério: Protocolos Febrasgo. São Paulo: Febrasgo, 2021. (Protocolo FEBRASGO-Obstetrícia, n. 58/Comissão Nacional Especializada em Tromboembolismo Venoso.

15. Greer IA, Nelson-Piercy C. Low-molecular-weight heparins for thromboprophylaxis and treatment of venous thromboembolism in pregnancy: a systematic review of safety and efficacy. Blood. 2005;106(2):401-7.

16. Kourlaba G, Relakis J, Kontodimas S, Holm MV, Maniadakis N. A systematic review and meta-analysis of the epidemiology and burden of venous thromboembolism among pregnant women. Int J Gynaecol Obstet. 2016;132(1):4-10.

17. Áinle FN, Kevane B. Which patients are at high risk of recurrent venous thromboembolism (deep vein thrombosis and pulmonary embolism)? Blood Adv. 2020;4(21):5595-606.

18. Royal College of Obstetricians & Gynecologists – RCOG. Reducing the risk of venous thromboembolism during pregnancy and the puerperium. RCOG Green Top Guideline No. 37a. 2015b [acesso em 18 jun 2021]. Disponível em: https://www.rcog.org.uk/globalassets/documents/guidelines/gtg-37a.pdf.

19. http://conitec.gov.br/images/ Consultas/Relatorios/2021/20210422_Relatorio_Enoxaparina60mg_Trombofilia_CP_26.pdf., acessado em 06/07/2021.

capítulo 3

Como manejar na gestação e puerpério

▶ Fernanda Spadotto Baptista*
▶ Ana Maria Kondo Igai**

INTRODUÇÃO

Trombose venosa profunda (75 a 80% dos casos) e Tromboembolismo pulmonar (20 a 25% dos casos) são duas faces da mesma doença: Tromboembolismo venoso[1]. Assim, se fizermos o diagnóstico de qualquer uma das duas situações na gestação, o manejo clínico será o mesmo[2].

DIAGNÓSTICO

Como diagnosticar o Tromboembolismo venoso na gestação?
Para o diagnóstico do TEV, seguimos o descrito no fluxograma abaixo (Figura 1).

Trombose venosa profunda (TVP)

O quadro clínico típico é dor, hiperemia e aumento de calor local no membro acometido. Empastamento da região e assimetria dos membros acometidos também podem ser observados[3-5]. Para a confirmação diagnóstica, o exame mais utilizado, com 97% de sensibilidade, é a Ultrassonografia (USG) de membros inferiores. Caso o primeiro USG seja negativo e a suspeita clínica for muito forte, pode-se repetir em 3 a 7 dias. A Ressonância Magnética

---

* Coordenadora do Ambulatório de Alto Risco da Clínica Obstétrica do HCFMUSP. Assistente do Grupo de Hipertensão na gestação e do grupo de Tromboses na gestação da Clínica Obstétrica do HCFMUSP. Mestrado em Ginecologia e Obstetrícia pela Faculdade de Medicina da USP.
** Doutora em Obstetrícia e Ginecologia pela FMUSP. Médica Assistente da Clínica Obstétrica do HCFMUSP. Atua nos Setores de Hemopatias e Tromboses e Trombofilias.

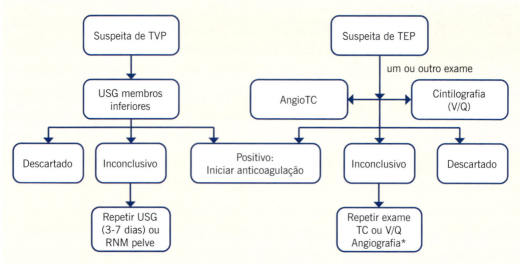

Figura 1 – Diagnóstico do TEV

Adaptado de van Mens TE et al., 2017[6]

* Puérperas

RNM = ressonância magnética; TEP = Tromboembolismo Pulmonar; TEV = Tromboembolismo Venoso; TC = Tomografia; TVP = Trombose Venosa Profunda; USG = Ultrassonografia; V/Q = ventilação-perfusão.

(RNM) de vasos pélvicos pode ser utilizada para o diagnóstico de trombose em vasos proximais, mas com limitação do uso de contraste na gestação[3,6].

Tromboembolismo Pulmonar (TEP)

O quadro clínico é inespecífico e muitas vezes se confunde com as alterações fisiológicas da gestação (dispneia, taquipneia, dor pleurítica, estertoração, tosse, taquicardia e hemoptise). São diagnósticos diferenciais edema agudo de pulmão, miocardiopatia periparto e pneumonia[1,4,5]. Exames gerais para o diagnósico do TEP incluem: RX de tórax, eletrocardiograma e gasometria (ajudam no suporte avançado de vida e no diagnóstico diferencial)[6]. A dosagem do Dímero D se encontra prejudicada no seu papel preditivo negativo no ciclo gravídico-puerperal, uma vez, que devido às alterações fisiológicas gestacionais do sistema hemostático, esse marcador sofre um aumento progressivo durante a gestação[4,6,7]. Para a confirmação do diagnóstico de TEP, os dois exames mais utilizados são a Cintilografia com estudo de ventilação/perfusão (V/Q) ou a Angiotomografia de Tórax (TC), sendo que, ao serem comparados, ambos os exames se mostraram igualmente eficazes na elucidação diagnóstica[6].

Ambos os exames são igualmente seguros em termos de radiação acumulada para o feto, e recomenda-se que cada serviço inicie seu protocolo de investigação do TEP pelo exame que seja de mais fácil acesso naquela instituição[4]. A angiografia tem grande especificidade e é o exame mais usado fora do ciclo gravídico, porém com alta morbiletalidade materna e fetal; seu emprego fica reservado aos casos inconclusivos após TC e cintilografia (V/Q), em pacientes puérperas[4,6].

TRATAMENTO
Como Tratamos o TEV?

Após o diagnóstico, iniciaremos medidas de suporte à vida com internação em unidade de terapia intensiva, se necessário, e a anticoagulação[2].

Para a anticoagulação após um evento agudo de TEV, podemos usar Heparina de baixo peso molecular (HBPM) ou Heparina não fracionada (HNF) com uma dose de ataque em bólus de 5.000 UI e após 1.000 UI em bomba de infusão contínua (BIC), monitorizando o tempo de tromboplastina parcial ativada de 6 em 6 horas até atingir 1,7 a 2,5 vezes o valor do controle. Após 7 dias, substituir por dose terapêutica de HNF via subcutânea (Tabelas 1 e 2). A terapêutica anticoagulante deve ser estabelecida na fase

Tabela 1 – Esquemas de anticoagulação[2,8,9]

	Dose Profilática	Dose Intermediária	Dose terapêutica
HBPM (Enoxparina)	40 mg/dia sc* (correção pelo peso)	1 mg/kg/dia sc*	2 mg/kg/dia sc (dividir em 2 doses diárias)**
HNF	5.000 a 7.500 UI sc 12/12 horas IMC > 40: 10.000 UI sc 12/12 hs	----	10.000 UI sc 8/8 horas***

HBPM = heparina de baixo peso molecular; HF = heparina não fracionada; IMC = índice de massa corpórea; sc = subcutâneo
* não é necessário o controle de anticoagulação
** controle com Fator Anti Xa entre 0,6 a 1,0 UI/ml, 4 horas após a injeção
*** controle com coagulograma, ajustar através do TTPa (manter entre 1,5 a 2,5) 6 horas após a injeção

Tabela 2 – Ajuste de dose profilática de HBM (enoxaparina) pelo peso[8]

Peso (kgs)	Dose
< 50	20 mg/dia
50-90	40 mg/dia
90-130	60 mg/dia
> 130	80 mg/dia

Adaptado de RCOG, 2015

aguda do evento trombótico e se estender até o final do puerpério, ou no mínimo por 6 meses[2,3,8].

Todas as heparinas são proteínas que podem ocasionar eventos imunogênicos nas pacientes em que são administradas, determinando assim os eventos adversos dessas drogas. São eventos adversos das heparinas: osteoporose em uso prolongado (> 1 mês), HIT ("Heparin Induced Thrombocytopenia" – trombocitopenia induzida por heparina), sangramento. A HBPM por ser uma molécula menor que a da HNF, apresenta menor incidência de efeitos imunogênicos, com melhor biodisponibilidade, sendo preferível e mais tolerado seu uso na gestação[9-11].

São contraindicações à anticoagulação: sangramento ativo, alergia ou plaquetopenia induzida por heparina, hipertensão arterial cursando com picos hipertensivos e coagulopatia. Em pacientes nefropatas, a anticoagulação deve ser ajustada, para a função renal[2,4]. Se impossibilidade de anticoagulação, podemos lançar mão da compressão pneumática intermitente[3,4].

Como manejar na gestação e puerpério?

Pacientes com história prévia de trombose

Pacientes com história prévia de trombose sem fator desencadeante deverão receber anticoagulação profilática durante a gestação até o final do puerpério. Se a paciente tiver o diagnóstico de Síndrome Antifosfolípede (com antecedente clínico de trombose), recomenda-se anticoagulação em doses terapêuticas associada a ácido acetilsalicílico (100 mg/dia) durante o ciclo gravídico-puerperal. Para pacientes que têm história prévia de trombose de repetição, ou ainda diagnóstico de trombose associada a trombofilia de alto risco trombótico (homozigose para Fator V de Leiden, homozigose para a mutação da protrombina, associação de trombofilias), devemos considerar o uso de anticoagulação intermediária durante gestação até o final do puerpério[12].

Cuidados no pré-natal

A vigilância da vitalidade fetal através do perfil biofísico fetal e estudo hemodinâmico fetal (doppler e artérias umbilicais, artéria cerebral média e ducto venoso) se faz necessária[4].

A via de parto é de indicação obstétrica, não sendo necessária a realização de parto cesárea para todos os casos. Para tal, os cuidados detalhados na Figura 2 devem ser observados[4]. Devemos suspender o AAS uma semana antes do parto e a anticoagulação pode ser reintroduzida 8 a 12 horas pós-parto após ser descartado sangramento ativo[4,13].

Para as pacientes que fazem uso de anticoagulação perene (SAF com trombose prévia, TEV de repetição associada a trombofilia etc.), a transição de HBPM para Varfarina pode ser iniciada após 72 horas do parto, porém recomenda-se que seja feita após 15 dias do parto, ambulatorialmente, evitando assim atrasar a alta hospitalar (introduz-se Varfarina em dose de 5 mg por dia, com aumentos progressivos até INR ≥ 2,5 quando podemos suspender a HBPM)[13].

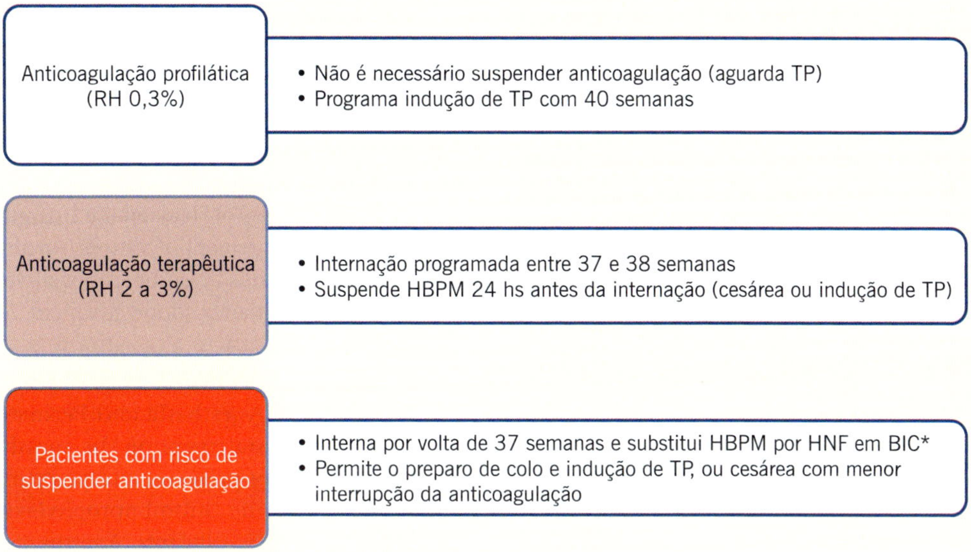

capítulo 3 — Como manejar na gestação e puerpério

```
Anticoagulação profilática    • Não é necessário suspender anticoagulação (aguarda TP)
(RH 0,3%)                     • Programa indução de TP com 40 semanas

Anticoagulação terapêutica    • Internação programada entre 37 e 38 semanas
(RH 2 a 3%)                   • Suspende HBPM 24 hs antes da internação (cesárea ou indução de TP)

Pacientes com risco de        • Interna por volta de 37 semanas e substitui HBPM por HNF em BIC*
suspender anticoagulação      • Permite o preparo de colo e indução de TP, ou cesárea com menor
                                interrupção da anticoagulação
```

Figura 2 – Conduta assistencial para o parto
RH = Risco hemorrágico; TP = Trabalho de parto
* internar antes e transacionar para HNF em BIC 1.000 UI/h (TTPA entre 1,7 e 2,0), normalização do coagulorama 4 horas após a parada da infusão

REFERÊNCIAS BIBLIOGRÁFICAS

1. ACOG Comittee on Practice Obstetrics, James A, Birsner M. ACOG Practice Bulletin No. 196. Thromboembolism in Pregnancy. Obstetrics & Gynecology. 2018.
2. Bates SM, Greer A, Middeldorp S, Veenstra DL, Prabulos AM, Vandvik PO. VTE, thrombophilia, antithrombotic therapy, and pregnancy – Antithrombotic therapy and prevention of thrombosis, 9th ed: American College of Chest Physicians evidence-based clinical practice guidelines. Chest. 2012.
3. European Society of Gynecology (ESG) V, Association for European Paediatric Cardiology (AEPC) CB, German Society for Gender Medicine (DGesGM) C, Regitz-Zagrosek V, Blomstrom Lundqvist C, Borghi C, et al. ESC Guidelines on the management of cardiovascular diseases during pregnancy: the Task Force on the Management of Cardiovascular Diseases during Pregnancy of the European Society of Cardiology (ESC). European Heart Journal. 2011.
4. Zugaib M, Francisco R. Doenças Tromboembólicas. In: Zugaib Obstetrícia. 4. ed. São Paulo: Manole; 2019.
5. Cunningham F, Leveno K, Bloon S, Dashe J, Hoffman B, Casey B, et al. Thromboembolic disorders. In: Williams' obstetrics. 25th ed. New York: McGraw-Hill; 2018. p. 1004–26.
6. T.E. VM, L.J.J. S, P.G. DJ, M.M.G. L, M. N, S. M. Imaging for the exclusion of pulmonary embolism in pregnancy-a Cochrane Systematic Review of diagnostic test accuracy. Thrombosis Research. 2017.

7. Kawaguchi S, Yamada T, Takeda M, Nishida R, Yamada T, Morikawa M, et al. Changes in d-dimer levels in pregnant women according to gestational week. Pregnancy Hypertension. 2013.
8. RCOG. Reducing the Risk of Venous Thromboembolism during Pregnancy and the Puerperium Pregnancy and the Puerperium. RCOG Green Top Guidelines. 2015.
9. Garcia DA, Baglin TP, Weitz JI, Samama MM. Parenteral anticoagulants: antithrombotic therapy and prevention of thrombosis. Chest. 2012.
10. Greer IA, Nelson-Piercy C. Low-molecular-weight heparins for thromboprophylaxis and treatment of venous thromboembolism in pregnancy: A systematic review of safety and efficacy. Blood. 2005.
11. Weitz JI, Eikelboom JW, Samama MM. New Antithrombotic Drugs. Chest [Internet]. 2012 Feb [cited 2019 Oct 29];141(2):e120S-e151S. Available from: https://linkinghub.elsevier.com/retrieve/pii/S0012369212601214.
12. Bates SM, Rajasekhar A, Middeldorp S, McLintock C, Rodger MA, James AH, et al. American Society of Hematology 2018 guidelines for management of venous thromboembolism: venous thromboembolism in the context of pregnancy. Blood advances. 2018.
13. Leffert L, Butwick A, Carvalho B, Arendt K, Bates SM, Friedman A, et al. The Society for Obstetric Anesthesia and Perinatology consensus statement on the anesthetic management of pregnant and postpartum women receiving thromboprophylaxis or higher dose anticoagulants. Anesthesia and Analgesia. 2018.

capítulo 4

Em quem investigar trombofilias

▶ Venina Isabel Poco Viana Leme de Barros*
▶ Andre Luiz Malavasi Longo de Oliveira**

INTRODUÇÃO

As trombofilias são condições hereditárias ou adquiridas que podem aumentar o risco de trombose venosa ou arterial. Como a etiologia da trombose é multifatorial, a presença de uma trombofilia é apenas um dos muitos fatores que determinam este risco. Portanto, a utilidade do teste de trombofilia é controversa[1,2]. A pesquisa de trombofilias deve seguir critérios objetivos (Quadro 1)[3].

A gestação por si só é um estado com predisposição à trombose que pode ser potencializado na presença de outras trombofilias. Além disso, cursa com modificações anatômicas, endoteliais e de coagulação com o intuito de atingir o estado de pró-coagulação, para impedir hemorragia maciça no momento do parto. Elevam-se os níveis dos fatores I, II, VII, VIII, IX, X com progressiva redução da proteína S. Resistência à proteína C ativada pode ser observada no 2º e 3º trimestres, assim como maior produção de inibidores da fibrinólise pela placenta. Estas modificações iniciam-se a partir da 10ª semana de gestação, coincidindo com a elevação do estrogênio e da progesterona, possíveis elementos causais[4].

---

* Presidente da Comissão Nacional Especializada em tromboembolismo na mulher da Febrasgo. Médica Assistente do setor de trombose e Trombofilias na gravidez da Clínica Obstétrica do HC-FMUSP. Mestre e Doutora em Medicina pela FMUSP.
** Diretor da Ginecologia do Centro de Referência da Saúde da Mulher do Hospital Pérola Byington; Coordenador dos Representantes Credenciados da Capital na SOGESP.

Quadro 1 – Indicações para pesquisa de trombofilia

TROMBOFILIAS HEREDITÁRIAS	TROMBOFILIAS ADQUIRIDAS
TEV não provocado	TEV não provocado
TEV em pacientes < 50 anos, incluído provocado	Trombose arterial em pacientes < 50 anos
TEV em pacientes com fator de risco fraco (terapia hormonal, por ex.)	TEV em sítios não usuais (veias esplâncnicas, por ex.)
TEV de repetição	Perda fetal tardia
Necrose de pele associada com o uso de antagonistas da vitamina K	Trombose ou morbidade na gravidez e doença autoimune
Purpura fulminans em crianças ou neonatos	Abortamento de repetição
História familiar positiva para TEV recorrente	Teste do TTPA alargado em indivíduos assintomáticos
Antecedente de familiar assintomático com trombofilia de alto risco	TEV provocada em paciente jovem

Abreviações: TEV – tromboembolismo venoso; TTPA – tempo de tromboplastina parcial ativada

Adaptado de: Rybstein, M. D., & Desancho, M. T. (2018). Hypercoagulable States and Thrombophilias : Risks Relating to Recurrent Venous Thromboembolism. Semin Intervent Radiol 35:99–104.

As mudanças na coagulação da gestante são significativas (Quadro 2)[5]. Há moderada diminuição das plaquetas com o progredir da gestação, principalmente a partir do terceiro trimestre, com recuperação no puerpério[6].

Isto se deve, em parte, ao consumo de plaquetas, visto que parece haver certo grau de coagulação intravascular disseminada na circulação uteroplacentária, traduzindo resposta fisiológica[1,5]. A gestação seria, portanto, um estado crônico de coagulação intravascular disseminada, na qual a síntese excederia o consumo. A placenta seria o local de consumo (deposição de fibrina) e funcionaria como um filtro. Isto poderia explicar por que são raras as complicações tromboembólicas durante a gestação. No pós-parto, desaparecendo então este processo, haveria exaltação do sistema de coagulação que, associada à limitação da atividade física, poderia favorecer a ocorrência de complicações tromboembólicas[5,6].

> **Quadro 2** – Sumário de mudanças pró-coagulantes que ocorrem durante a gestação
>
> Fatores II, V, IX e proteína C (=?)
>
> Aumento da concentração dos fatores VII, VIII, X, vWF e aumento pronunciado do fibrinogênio
>
> Diminuição da proteína S
>
> Aumento de cinco vezes no PAI-1
>
> Aumento do PAI-2 produzido pela placenta pronunciadamente no terceiro trimestre
>
> Aumento de marcadores de geração de trombina, como protrombina F1, F2 e complexo trombina-antitrombina
>
> Abreviação: PAI: inibidor do ativador do plasminogênio, na sigla em inglês
>
> Fonte: Adaptado de Simcox LE, Ormesher L, Tower C, Greer IA. Pulmonary thrombo-embolism in pregnancy: diagnosis and management. Breathe (Sheff). 2015;11(4):282-9[4].

Outras situações podem potencializar o risco de trombose na gestação, dentre elas as trombofilias hereditárias e adquiridas (Figura 1).

As trombofilias agem sinergicamente com a gestação, aumentando o risco de tromboembolismo venoso (TEV)[7]. A trombose da microcirculação placentária é um evento que pode estar relacionado à trombofilia, contribuindo para complicações na gestação mediadas pela placenta, que incluem pré-eclâmpsia (PE), restrição de crescimento fetal (RCF), descolamento prematuro de placenta (DPP), aborto e óbito fetal (Tabela 1)[8].

DIAGNÓSTICO

Quais as trombofilias mais estudadas? Quando deve ser realizada a sua investigação? A gravidez interfere com a pesquisa de trombofilias?

As trombofilias hereditárias ou genéticas mais estudadas são: deficiência de antitrombina, deficiência de proteína C, deficiência de proteína S, fator V de Leiden, mutação do gene da protrombina. A hiperomocisteinemia e o aumento do fator VIII podem ser hereditários ou adquiridos[12-16].

A trombofilia adquirida mais estudada é a Síndrome Antifosfolípide (SAF). Na SAF, ocorre a presença persistente de anticorpos antifosfolípides (anticoagulante lúpico e/ou moderados ou altos títulos de anticardiolipina e/ou anticorpos β2-glicoproteína 1), associados a quadro clínico de trombose venosa e/ou arterial ou quadro de morbidade obstétrica (uma ou mais mortes inexplicadas de fetos morfologicamente normais, acima de 10 semanas), ou um ou mais partos prematuros de neonatos morfologicamente normais, anteriores à 34ª semana, devidos a:

Fatores primários de risco para tromboembolismo venoso
Deficiência de antitrombina
Deficiência de proteína C
Deficiência de proteína S
Disfibrinogenemia congênita
Hiper-homocisteinemia
Fator V de Leiden
Síndrome antifosfolípide
Deficiência do fator XII
Mutação G20210A da protrombina

Fatores secundários de risco para tromboembolismo venoso
Fratura
Trauma
Acidente vascular cerebral
Idade avançada
Cateter venoso crônico
Tabagismo
Gravidez e puerpério
Doença de Chron
Síndrome nefrótica
Hiperviscosidade (policitemia, macroglobulinemia de Waldenstrom)
Anomalias plaquetárias
Cirurgia
Imobilização
Neoplasia
Obesidade
Insuficiência cardíaca
Viagens de longa distância
Anticoncepcional oral combinado
Síndrome de hiperestimulação ovariana
Lúpus eritematoso sistêmico
Próteses valvares cardíacas

Figura 1 – Condições que favorecem a ocorrência de tromboembolismo venoso

Trombofilia hereditária	Prevalência na população geral	Prevalência de TEV incidental	Risco relativo (IC 95%)	Prevalência de TEV recorrente	Risco relativo (IC 95%)
Fator V de Leiden G1691A	3%-7%	12%-20%	4,3 (1,9-9,7)	40%-50%	1,3(1,0-3,3)
Mutação protrombina G20210A	1%-3%	3%-8%	1,9 (0,9-4,1)	15%-20%	1,4(0,9-2,0)
Deficiência da proteína S	0,01%-1%	1%-3%	32,4 (16,7-62,9)	5%-10%	2,5
Deficiência da proteína C	0,02%-0,05%	2%-5%	11,3 (5,7-22,3)	5%-10%	2,5
Deficiência de antitrombina	0,0002%-0,002%*	1%-2%	17,5 (9,1-33,8)	2%-5%	2,5

Tabela 1 – Trombofilias hereditárias e risco de tromboembolismo venoso

Fontes: Heit JA. Thrombophilia: common questions on laboratory assessment and management. Hematology Am Soc Hematol Educ Program. 2007;127:35. Review[6].

* Leiden University Medical Center (Inherited Thrombophilia: Past, Present, and Future Research Jorine S. Koenderman and Pieter H. Reitsma Leiden University Medical Center The Netherlands, 9th 2011 DOI: 10.5772/26050)

eclâmpsia ou pré-eclâmpsia grave ou insuficiência placentária, ou três ou mais abortos espontâneos precoces (< 10 semanas), consecutivos e inexplicados, excluídas as causas maternas anatômicas e hormonais, bem como as cromossômicas do casal.

A investigação de trombofilias deve ser indicada em pacientes jovens com antecedente de tromboembolismo venoso e/ou com antecedente familiar de tromboembolismo venoso antes dos 50 anos em parentes de primeiro grau[1,17]. A investigação de trombofilias deve idealmente ser realizada na ausência de gravidez. As provas funcionais para diagnóstico das trombofilias (proteína C, S e antitrombina) podem estar alteradas na gestação e até 12 semanas pós-parto. Já os testes genéticos (Fator V Leiden e gene mutante da protrombina) podem ser realizados no ciclo gravídico puerperal. Os anticorpos antifosfolípides podem estar falsamente positivos na gravidez e devem ser confirmados 12 semanas pós-parto (vide Tabela 2).

Investigação de trombofilias e morbidade obstétrica:

A investigação de anticorpos antifosfolípides deve ser realizada em pacientes com abortamento de repetição, e eventos adversos

Tabela 2 – Situações que interferem com a pesquisa de trombofilias			
	Na gestação?	**Quadro agudo de trombose?**	**Na vigência de anticoagulação?**
Fator V de Leiden	sim	sim	sim
Protrombina Mutante	sim	sim	sim
Deficiência de Proteína C	sim	não	não
Deficiência de Proteína S	Não recomendado	não	não
Deficiência de Antitrombina	sim	não	não
Hiper-homocisteinemia	sim	sim	sim
Síndrome Antifosfolípide	Sim, porém pode haver títulos flutuantes de anticardiolipina	não	Sim, porém pode alterar anticoagulante lúpico

relacionados a placenta, ou seja, pré-eclâmpsia grave, natimorto sem malformação, restrição de crescimento fetal e outras formas de insuficiência placentária[18-22].

A pesquisa das trombofilias hereditárias nos casos de antecedente de morbidade obstétrica é ainda bastante controversa na literatura, pois a tromboprofilaxia, nestes casos, não mostrou ser eficaz para reduzir a recorrência destes eventos adversos[6,7] (vide Tabela 3).

TRATAMENTO

O tratamento das trombofilias vai ser tratado em capítulo a parte.

CONSIDERAÇÕES FINAIS

- Trombofilia corresponde a toda alteração hereditária e adquirida do sistema hemostático que aumenta o risco de trombose.

- As trombofilias hereditárias são menos frequentes e devem ser consideradas em indivíduos jovens (< 50 anos de idade) com evento trombótico idiopático/recorrente ou história familiar positiva.

- Diversas condições clínicas, entidades patológicas e medicações induzem a um estado pró-trombótico, sendo denominadas de *trombofilias adquiridas* ou *secundárias*.

- História clínica e exame físico minuciosos são ferramentas fundamentais e norteiam a investigação complementar.

- Quando indicada, a pesquisa de trombofilia primária deve ser realizada três meses após o evento agudo e evitada durante o ciclo

Tabela 3 – Complicações mediadas pela placenta com relação às diferentes trombofilias

Tipo de Trombofilia	Perda de primeiro trimestre (RR)	Abortamento de repetição (RR)	Perda de segundo trimestre (RR)	Perda de terceiro trimestre (RR)	Pré-eclâmpsia (RR)	DPP (RR)	RCF (RR)
Fator V de Leiden homozigoto	2,71	NA	NA	1,98	1,87	8,43	4,64
Fator V de Leiden heterozigoto	1,68	1,91	4,12	2,06	2,19	4,70	2,68
Mutação G202201A da protrombina heterozigoto	2,49	2,70	8,60	2,66	2,54	7,71	2,92
Mutação da MTHFR C677T homozigoto	1,40	0,86	NA	1,31	1,37	1,47	1,24
Deficiência de antitrombina	0,88	NA	NA	7,63	3,89	1,08	NA
Deficiência de proteína C	2,29	NA	NA	3,05	5,15	5,93	NA
Deficiência de proteína S	3,55	NA	NA	20,09	2,83	2,11	NA
SAF	3,40	5,05	NA	3,30	2,73	1,42	6,91
Hiper-homo-cisteinemia	6,25	4,21	NA	0,98	3,49	2,40	NA

Fonte: Bates SM, Greer IA, Middeldorp S, Veenstra DL, Prabulos AM, Vandvik PO, et al. VTE, thrombophilia, antithrombotic therapy, and pregnancy: Antithrombotic Therapy and Prevention of Thrombosis. 9th ed. American College of Chest Physicians Evidence-Based Clinical Practice Guidelines. Chest. 2012;141(2 Suppl):e691S-736S[1].

Abreviações: RR – risco relativo, DPP – descolamento prematuro de placenta, RCF – restrição de crescimento fetal, SAF – síndrome antifosfolípide, NA – não avaliado

gravídico-puerperal (salvo a pesquisa das mutações).

- O uso de anticoagulantes orais interfere nas dosagens de proteína C e S, assim como a heparina altera os níveis de antitrombina, obtendo-se resultados falso-positivos.

- A prevenção e o tratamento das morbidades relacionadas a placenta (DPP, formas graves de pré-eclâmpsia e natimortos) passam pela avaliação individual dos riscos das pacientes (obesidade, hipertensão, dislipidemias), não somente a presença ou não de trombofilias.

REFERÊNCIAS BIBLIOGRÁFICAS

1. Bates SM, Greer IA, Middeldorp S, Veenstra DL, Prabulos AM, Vandvik PO, et al. VTE, thrombophilia, antithrombotic therapy, and pregnancy: Antithrombotic Therapy and Prevention of Thrombosis. 9th ed. American College of Chest Physicians Evidence-Based Clinical Practice Guidelines. Chest. 2012;141(2 Suppl):e691S-736S.
2. Stevens SM, Woller SC, Bauer KA, Kasthuri R, Cushman M, Streiff M, et al. Guidance for the evaluation and treatment of hereditary and acquired thrombophilia. J Thromb Thrombolysis. 2016;41(1):154-64.
3. Rybstein MD, Desancho, MT. Hypercoagulable States and Thrombophilias : Risks Relating to Recurrent Venous Thromboembolism. Semin Intervent Radiol. 2018;35:99-104.
4. Souza Ariani I, Filho Malaquias B, Ferreira Luiz OC. Alterações hematológicas e gravidez. Rev Bras Hematol Hemoter. 2002;24(1):29-36.
5. Simcox LE, Ormesher L, Tower C, Greer IA. Pulmonary thrombo-embolism in pregnancy: diagnosis and management. Breathe (Sheff). 2015;11(4):282-9.
6. van Pampus MG, Dekker GA, Wolf H, Huijgens PC, Koopman MM, von Blomberg BM, et al. High prevalence of hemostatic abnormalities in women with a history of severe preeclampsia. Am J Obstet Gynecol. 1999;180(5):1146-50.
7. Rodger MA, Hague WM, Kingdom J, Kahn SR, Karovitch A, Sermer M, et al.; TIPPS Investigators. Antepartum dalteparin versus no antepartum dalteparin for the prevention of pregnancy complications in pregnant women with thrombophilia (TIPPS): a multinational open label randomised trial. Lancet. 2014;384(9955):1673-83.
8. Heit JA. Thrombophilia: common questions on laboratory assessment and management. Hematology Am Soc Hematol Educ Program. 2007:127-35.
9. van Rijn BB, Hoeks LB, Bots ML, Franx A, Bruinse HW. Outcomes of subsequent pregnancy after first pregnancy with early-onset preeclampsia. Am J Obstet Gynecol. 2006;195(3):723-8.
10. Jacobsen AF, Skjeldestad FE, Sandset PM. Ante- and postnatal risk factors of venous thrombosis: a hospital-based case-control study. J Thromb Haemost. 2008;6(6):905-12.
11. Pabinger I, Grafenhofer H, Kaider A, Ilic A, Eichinger S, Quehenberger P, et al. Preeclampsia and fetal loss in women with a history of venous thromboembolism. Arterioscler Thromb Vasc Biol. 2001;21(5):874-9.
12. Umerah CO, Momodu II. Anticoagulation [Internet]. StatPearls. 2021. Available from: http://www.ncbi.nlm.nih.gov/pubmed/32809486.
13. Kupferminc MJ, Eldor A, Steinman N, Many A, Bar-Am A, Jaffa A, et al. Increased frequency of genetic thrombophilia in women with complications of pregnancy. N Engl J Med. 1999;340(1):9-13.

14. Battinelli EM, Bauer KA. Thrombophilias in pregnancy [viii.]. Hematol Oncol Clin North Am. 2011;25(2):323-33.
15. Rodger MA, Betancourt MT, Clark P, Lindqvist PG, Dizon-Townson D, Said J, et al. The association of factor V Leiden and prothrombin gene mutation and placenta-mediated pregnancy complications: a systematic review and meta-analysis of prospective cohort studies. PLoS Med. 2010;7(6):e1000292.
16. Corosu R, Salomè E. Inherited thrombophilia in pregnancy: a systematic review. Minerva Ginecol. 2006;58(1):69-73.
17. Royal College of Obstetricians and Gynaecologists (RCOG). Thrombosis and Embolism during Pregnancy and the Puerperium: Acute Management (Green-top Guideline No. 37b) [Internet]. London: RCOG; [Published: 13/04/2015].[cited 2019 Mar 15]. Available from: https://www. rcog.org.uk/en/guidelines-research-services/guidelines/gtg37b/.
18. Arnaud L, Mathian A, Devilliers H, Ruffatti A, Tektonidou M, Forastiero R, et al. Patient-level analysis of five international cohorts further confirms the efficacy of aspirin for the primary prevention of thrombosis in patients with antiphospholipid antibodies. Autoimmun Rev. 2015;14(3):192-200.
19. Tektonidou MG, Andreoli L, Limper M, Tincani A, Ward MM. Management of thrombotic and obstetric antiphospholipid syndrome: a systematic literature review informing the EULAR recommendations for the management of antiphospholipid syndrome in adults. RMD Open. 2019;5(1):e000924.
20. Scifres CM, Macones GA. The utility of thrombophilia testing in pregnant women with thrombosis: fact or fiction? Am J Obstet Gynecol. 2008;199(4):344 e1-7.
21. Miyakis S, Lockshin MD, Atsumi T, Branch DW, Brey RL, Cervera R, et al. International consensus statement on an update of the classification criteria for definite antiphospholipid syndrome (APS). J Thromb Haemost. 2006;4(2):295-306.
22. Cohen H, Cuadrado MJ, Erkan D, Duarte-Garcia A, Isenberg DA, Knight JS, et al. 16th International Congress on Antiphospholipid Antibodies Task Force Report on Antiphospholipid Syndrome Treatment Trends. Lupus. 2020;29(12):1571-1593.

capítulo 5

Tromboembolismo e "near miss"

▶ Egle Cristina Couto de Carvalho*

INTRODUÇÃO

A Obstetrícia, na maioria das vezes, apresenta bons resultados. Entretanto, em algumas circunstâncias, doenças podem aparecer ou se agravar durante a gestação ou após o parto, levando a situações de grande risco para a mãe. Quando há risco de morte materna, tais eventos são chamados *morbidade materna grave* ou *near miss materno*. Assim, a morbidade materna grave corresponde a qualquer evento que tenha impacto na saúde da mulher e que ameace sua vida durante a hospitalização na gravidez e puerpério. A Organização Mundial da Saúde (OMS) reconhece a taxa de morbidade materna grave como potencial instrumento para avaliação da qualidade dos cuidados obstétricos e do impacto das intervenções realizadas[1]. O termo *near miss*, utilizado na aviação para identificar situações de quase colisão, foi trazido para a obstetrícia para designar os casos de morbidade materna grave[2].

A cada 70 casos de morbidade materna grave, ocorre uma morte materna nos Estados Unidos da América[3] (EUA), considerando-se todos os resultados indesejados do processo de trabalho de parto e parto, que resultam em consequências significativas à saúde materna em curto e médio prazo.

---

* Mestra e Doutora pela Universidade Estadual de Campinas. Ex-coordenadora do Ambulatório de Perdas Gestacionais do CAISM-UNICAMP. Professora de Obstetrícia da Faculdade de Medicina da PUC Campinas. Membro da Comissão Nacional Especializada de Tromboembolismo Venoso e Hemorragia na Mulher da FEBRASGO.

DIAGNÓSTICO

Entre 2011 e 2015, mais da metade das mortes maternas ocorreu após o parto, e os cinco indicadores mais comuns de morbidade materna grave foram: necessidade de transfusão sanguínea, coagulação intravascular disseminada, necessidade de histerectomia, insuficiência renal aguda e síndrome da angústia respiratória do adulto[4].

A morbidade materna grave ocorre em 2% de todos os partos, acometendo mais de 50.000 mulheres por ano nos EUA, e apresenta fatores passíveis de prevenção similares aos da mortalidade materna[5].

Os critérios para morbidade materna grave incluem hemorragia que necessita de transfusão de quatro ou mais unidades de sangue, admissão em unidade de terapia intensiva (UTI) para manejo de doença, coagulação intravascular disseminada (CIVD), necessidade de histerectomia ou sepse[6].

Os critérios utilizados pela OMS[7] e pelo The Centers for Disease Control and Prevention[8] (CDC) para definição de *near miss* materno podem ser vistos nas Tabelas 1 e 2.

Os fatores que contribuem para resultados gestacionais adversos podem ser divididos em fatores da paciente, da comunidade

Tabela 1 – Critérios de *near miss* materno da Organização Mundial da Saúde

Clínicos	Laboratoriais	De assistência
Cianose aguda	Saturação O2 < 90 ≥ 60 minutos	Uso de drogas vasoativas
Dispneia	Perda de consciência + glicosúria + cetonúria	Histerectomia por infecção ou hemorragia
FR < 6 ou > 40 por minuto	Creatinina ≥ 3,5 mg/dL	Transfusão ≥ 5 U de hemácias
Choque	Bilirrubina > 6 mg/dL	Intubação e ventilação por ≥ 60 minutos (exceto anestesia)
Oligúria não responsiva	pH < 7,1	Diálise por IRA
Coagulopatia	Lactato > 5	Parada cardiorrespiratória
Perda de consciência ≥ 12 h, coma	Plaquetopenia aguda < 50.000	
Perda de consciência com ausência de pulso, mal epiléptico		
Acidente vascular cerebral		

(continua)

Tabela 1 – Critérios de *near miss* materno da Organização Mundial da Saúde (*continuação*)

Clínicos	Laboratoriais	De assistência
Paralisia completa		
Icterícia na pré-eclâmpsia		

Critério: uma condição listada acima e sobrevivência de complicação ocorrida na gravidez, parto, ou 42 dias pós-parto.

Adaptado de: Evaluating the quality of care for severe pregnancy complications: The WHO near-miss approach for maternal health, World Health Organization, Department of Reproductive Health and Research. Avaliable at: www.who.int/reproductivehealth/publications/monitorinq/9789241502221/en/ (Accessed on June 28, 2021).

Tabela 2 – Critérios de *near miss* materno - CDC

Resultados inesperados do trabalho de parto e parto que resultam em consequências significantes à saúde da mulher, a curto e longo prazo

Infarto agudo do miocárdio	Insuficiência cardíaca aguda
Insuficiência renal aguda	Sepse
SARA	Complicações anestésicas graves
Tromboembolismo	Choque
Embolia gasosa	Crise de falcização
Aneurisma	Traqueostomia temporária
Transfusão sanguínea	Ventilação mecânica
Parada cardíaca ou fibrilação ventricular	Doença cerebrovascular no puerpério
Histerectomia	Edema pulmonar

The Centers for Disease Central and Prevention (CDC). Severe Maternal Morbidity in the United States, https // www.cdc qov/reproduclivehealth/maternalinfanthealth/severematernalmorbidity.html. Accessed on 28 June 2021.

e do sistema de saúde[3]. Dentre os primeiros, destacam-se idade materna avançada[4], obesidade, presença de doenças crônicas, cesariana[9], drogadição e doença mental[10]. São considerados fatores da comunidade falta de acesso a cuidados clínicos, moradia instável, falta de transporte[4] e residência em áreas rurais[11], com limite de acesso a especialistas obstétricos[12]. Os fatores do sistema de saúde incluem a falta de condutas padronizadas para atendimento à emergência obstétrica[4], a demora em responder a tais emergências[13], a necessidade de protocolos de segurança para atendimento a situações como hipertensão grave e tromboembolismo venoso, por exemplo[14], e a falta de atenção devida ao período pós-parto, considerado o "quarto trimestre" da gravidez[15]. Os extremos de idade reprodutiva (menos de 20 anos ou mais de 40 anos) também são considerados fatores de risco para *near miss*, assim como situação socioeconômica comprometida e presença de comorbidades[16].

As doenças crônicas aumentam o risco de resultados maternos adversos, e partos em mulheres com doenças crônicas têm taxa 3,8 vezes maior de morbidade materna grave e mortalidade, quando comparadas com mulheres saudáveis[17]. Assim, o antecedente de doenças crônicas pode ser utilizado como instrumento para auxiliar a predição da morbidade materna grave.

A transfusão sanguínea é considerada indicador de morbidade materna grave. Entretanto, se consideramos a transfusão em qualquer quantidade e em qualquer situação, as taxas de morbidade materna grave podem ser profundamente afetadas.

Em um estudo, a taxa geral de morbidade materna grave foi de 139,7 por 10.000 partos, e a taxa excluindo a transfusão sanguínea foi de 43,9 por 10.000 partos[16]. Assim, os observadores tendem a utilizar diferentes taxas de morbidade materna grave, com e sem a inclusão da transfusão de sangue como critério para *near miss*, ou incluir apenas as transfusões maciças, acima de quatro unidades de concentrado de hemácias.

Fatores identificados como risco para óbito fetal, como descolamento prematuro de placenta, hipertensão na gestação e cor preta foram também identificados como fatores de risco para morbidade materna grave.

Em estudo retrospectivo[18], o risco de morbidade materna grave foi maior durante o parto de óbito fetal com 23 semanas ou mais, quando comparado com parto de nascido vivo. Condições específicas, como doença renal crônica, hipertensão na gestação, doença falciforme e placenta prévia aumentaram significativamente o risco de morbidade materna grave entre mulheres que tiveram óbito fetal. O risco de quase todas as condições do espectro de morbidade materna grave, e não apenas a transfusão sanguínea, foi maior durante o parto de óbito fetal. Comorbidades maternas específicas foram associadas a risco particularmente alto de morbidade materna grave durante o parto de óbito fetal, como hipertensão pulmonar, doença renal crônica e doença isquêmica cardíaca. Assim, aquele que assiste a gestante em trabalho de parto deve ser especialmente vigilante no parto de óbito fetal, pelo maior risco de morbidade materna grave.

Em outro estudo[19], mulheres com morbidade materna grave tinham mais de 35 anos, eram afro-americanas, tinham mais gestações múltiplas, mais cesarianas prévias e partos pré-termo. As causas mais frequentemente detectadas foram hemorragia (56%), hipertensão (19,8%) e doença cardiovascular (1,6%).

Nos EUA, as doenças maternas cardiovasculares suplantaram a hemorragia e hipertensão como causas de morbidade materna grave[20].

No Brasil, as causas de mortalidade materna entre 1996 e 2018[21] podem ser vistas na Tabela 3. Em países que conseguiram controlar as causas clássicas de morte materna direta e morbidade materna grave, como infecção puerperal, eclâmpsia e hemorragia, o tromboembolismo venoso (TEV) desponta como a principal[22-24] delas (Tabela 4).

A gestação é considerada um estado de trombofilia relativa, pois os três componentes da síndrome de Virchow estão presentes: estase, devido à compressão das veias cava e ilíaca comum esquerda pelo útero aumentado e à diminuição do tônus venoso pela ação da progesterona; hipercoagulabilidade, pelo aumento dos fatores da coagulação VII, VIII e X, aumento do fibrinogênio e do inibidor do ativador do plasminogênio, e diminuição da síntese da proteína S; lesão endotelial, que ocorre na nidação, remodelação das artérias espiraladas e dequitação, além da cesariana e lacerações no canal de parto[25].

Assim, o risco de TEV é cinco a dez vezes maior na gestação e vinte vezes maior no puerpério, quando comparado com o risco de mulheres não grávidas da mesma idade[26].

De 1994 a 2009, houve aumento da taxa de hospitalizações por TEV associado à gestação nos EUA. Durante a gravidez, as hospitalizações aumentaram em 17% e, no puerpério, em 47%[27]. De 1998 a 2009, o TEP registrado como morbidade materna grave na gestação aumentou em 72% na gravidez e em 169% no pós-parto[28].

O tromboembolismo pulmonar (TEP) é a principal causa de mortalidade materna em países desenvolvidos. A aplicação de protocolos e diretrizes para a prevenção do TEV e TEP pode levar à redução importante na morbidade materna grave e mortalidade materna por tais ocorrências[29].

A prevenção do TEV na gestação, através da identificação de fatores de risco e realização de profilaxia mecânica e/ou farmacológica, pode reduzir significativamente a incidência de tais complicações e, consequentemente, o *near miss* materno.

Dentre as gestantes com TEP grave e risco de morte, 79% a 89% apresentam pelo menos um fator de risco identificável[30].

Assim, cesariana de urgência[31], TEV prévio[32], presença de trombofilia[33], voos acima de quatro horas de duração[34], obesidade materna, imobilização no leito[35] e admissão hospitalar na gravidez (36) são considerados fatores que aumentam de forma importante o risco de TVP e TEP no ciclo gestacional.

O diagnóstico de trombose venosa profunda (TVP) na gravidez é essencialmente

Tabela 3 – Mortalidade materna no Brasil 1996-2018

Causas obstétricas		Óbitos
Diretas	Hipertensão	8.186
	Hemorragia	5.160
	Infecção puerperal	2.624
	Aborto	1.896
Indiretas	Aparelho circulatório	2.848
	Aparelho respiratório	1.748
	AIDS	1.108
	Infecção	839
	COVID-19 até 10 de abril 2021	815 (9.985 casos)

Ministério da Saúde, 2020. Boletim Epidemiológico n. 20. Disponível em: www.portaldeboaspraticas.iff.fiocruz.br. Acesso em 28 jun. 2021.

Tabela 4 – Morbidade materna grave no Canadá e na Finlândia

Canadá (Wen SW, Huang L, Liston R, Heaman M, Baskett T, Rusen ID, Joseph KS, Kramer MS, Maternal Health Study Group, Canadian Perinatal Surveillance System. Severe maternal morbidrty in Canada, 1991-2001. CMAJ. 2005;173(7):759-64.)

Diagnóstico	Tromboembolismo venoso
	Eclâmpsia
	Complicação anestésica pulmonar, cardíaca ou SWC
	Doença cerebrovascular no puerpério (inclusive trombose de seio venoso)
	Rotura uterina
	SARA IAM, IRA
	Edema pulmonar
	Parada cardíaca ou hipóxia cerebral após procedimento obstétrico
	Hemorragia pós-parto com histerectomia e/ou transfusão sanguínea
Procedimento	Ventilação mecânica
	Transfusão
	Histerectomia abdominal

Finlândia (Pallasmaa N. Ekblad U, Gissler M. Severe maternal morbidity and the mode of delivery Acta Obstet Gynecol Scand, 2008;87(6):662-8.)

Diagnóstico	Doença tromboembólica
	Hemorragia, infecção, obstrução intestinal
	Rotura uterina
	Inversão uterina
Procedimento	Histerectomia
	Reoperação (infecção profunda, hemorragia, falha de anastomose ou sutura, laparotomia exploratória)

clínico. A gestante ou puérpera apresenta edema, rubor, dor e empastamento na extremidade acometida, dor na panturrilha à dorsiflexão do pé (sinal de Homans), diferença de circunferência com o membro contralateral igual ou superior a dois centímetros e, às vezes, é possível palpar um cordão endurecido na região do vaso acometido[25].

A dopplerfluxometria vascular de compressão pode auxiliar no diagnóstico, mas apresenta baixa resolução quando a trombose acomete veias pélvicas. Neste caso, a ressonância magnética pode ser útil[25].

O diagnóstico de TEP na gestante pode ser mais difícil de definir. A sintomatologia é inespecífica, constando de dispneia de início súbito e dor torácica, às vezes com hemoptise e síncope. Ao exame físico, a paciente pode apresentar taquipneia e taquicardia, sinais de insuficiência cardíaca direita e hipotensão.

Os exames laboratoriais podem revelar leucocitose, aumento da velocidade de hemossedimentação e da desidrogenase láctica, gasometria com redução da pressão parcial de oxigênio e retenção de CO_2. O eletrocardiograma mostra taquicardia, inversão de onda T e sinais de sobrecarga cardíaca direita, e a radiografia de tórax pode exibir áreas de infiltrado, atelectasias, elevação diafragmática e derrame pleural[25].

Os níveis de dímero D, produto de degradação da fibrina, aumentam de forma fisiológica durante a gestação e em complicações como hipertensão e descolamento prematuro de placenta. Assim, seu uso para diagnóstico de TEV na gravidez não é recomendado[37].

Dentre os exames de imagem, a ecocardiografia transtorácica pode sugerir sinais indiretos de TEP, como aumento de câmaras direitas. A cintilografia pulmonar com estudo de ventilação/perfusão com baixa radiação pode auxiliar no diagnóstico, assim como a angiotomografia de tórax[38].

A angiografia, padrão-ouro para diagnóstico de TEP, é raramente feita em gestantes, sendo reservada para situações em que outros exames não permitem estabelecer o diagnóstico[25].

TRATAMENTO

Foram sugeridas iniciativas para reduzir a morbidade materna grave, como a análise constante de dados dos serviços e vigilância materna, o uso de telessaúde, o treinamento de equipes de saúde e educação para emergências obstétricas, treinamentos simulados e intervenções na saúde mental para prevenção de depressão perinatal[3].

O uso de protocolos clínicos melhora a qualidade do atendimento e a segurança das maternidades. As condutas devem ser, idealmente, baseadas em evidências e melhores práticas. Sistemas de alerta precoce para doenças que ameaçam a vida da gestante podem auxiliar o diagnóstico e gerar notificações para identificação da mulher com morbidade materna grave.

O TEV é a principal causa de morte evitável em pacientes hospitalizados, e sua prevenção é prioridade para melhorar a segurança nos hospitais. Assim, em todo o mundo surgiram protocolos para profilaxia do tromboembolismo na gestação e puerpério, como o do Royal College of Obstetricians and Gynaecologists[39], do American College of Chest Physicians[40], do American College of Obstetricians and Gynecologists[41] e da American Society of Hematologists[42].

No Brasil, a Comissão Nacional Especializada de Tromboembolismo na Mulher da Federação Brasileira de Ginecologia e Obstetrícia (FEBRASGO) propôs um escore de risco para gestantes e puérperas hospitalizadas[36,43], que pode ser visto no Quadro 1. Os fatores de risco foram divididos em alto, médio e baixo risco, que pontuam 3, 2 ou 1, respectivamente. A anticoagulação farmacológica com heparina de baixo peso molecular (HBPM) ou não fracionada (HNF) é indicada para pacientes com escore de risco maior ou igual a três[36].

Entretanto, algumas pacientes apresentam contraindicação à anticoagulação farmacológica, como aquelas que apresentam sangramento ativo, formas graves de hipertensão, coagulopatia, plaquetopenia pelo uso de heparina, insuficiência renal e metástases hepáticas ou cerebrais. Para essas mulheres, existe a possibilidade de tromboprofilaxia não farmacológica, que inclui a deambulação precoce e hidratação adequada (que devem ser recomendadas para todas as gestantes e puérperas), uso de meias elásticas de compressão graduada e/ou dispositivos de compressão pneumática intermitente no intraoperatório e 24 horas após.

Quadro 1 – Fatores de risco para TEV na hospitalização de gestantes e puérperas (CNE TEV FEBRASGO 2021)

Fatores de alto risco (OR >6) 3 pontos	Fatores de médio risco (OR>2e<6) 2 pontos	Fatores de baixo risco (OR > 1,7 e < 2) 1 ponto
TEV prévio Na gestação ou no pós-parto Em uso de hormônios Sem fator desencadeante	**TEV prévio** Associado a fator desencadeante*	**Morbidades clínicas ou cirúrgicas*** Desidratação/hiperêmese Qualquer procedimento cirúrgico Varizes de grosso calibre Fumante > 10 cigarros/dia
Trombofilias de alto risco Síndrome antifosfolípide Homozigose fator V Leiden Homozigose protrombina mutante Deficiência de antitrombina	**Trombofilias de baixo risco** Deficiência de proteína S Deficiência de proteína C Heterozigose protrombina mutante Heterozigoze fator V Leiden Anticorpos antifosfolípides	**Condições clínicas** Gestação múltipla Multiparidade (> três partos prévios) Pré-eclâmpsia grave Natimorto sem causa aparente* Cesárea de urgência
Morbidades clínicas Covid 19: casos graves e moderados Anemia falciforme Proteinúria nefrótica (≥ 3,5 g/24 h) Algumas cardiopatias Doenças reumatológicas ou intestinais inflamatórias em atividade com necessidade de internação Neoplasias malignas (pâncreas, estômago, pulmão)	**Morbidades clínicas** Câncer (nos últimos 6 meses) Quimioterapia (nos últimos 6 meses) Infecções graves Patologias cianóticas específicas	
Condições clínicas Imobilidade no leito por período superior a quatro dias com índice de massa corporal (IMC) ≥ 30 kg/m²	**Condições clínicas:** Idade ≥ 40 anos IMC ≥ 40 kg/m² Imobilidade no leito superior a quatro dias (IMC < 30 kg/m²) Hemorragia superior a 1 L/ necessidade de transfusão	

Fonte: Adaptado de: Barros VI. Santos RK. Igai AM. Baptista FS, Bortolotto MR, Francisco RP. Zugaib M. Thromboprophylaxis in pregnant women in hospital: a prospective clinical trial. https:// clinicaltrials.gov/ct2/show/NCT02600260. last updated: November 3. 2020[15].

* No puerpério, TEV associado a fator desencadeante é considerado fator de alto risco.

Quando há indicação de tromboprofilaxia farmacológica, as doses da HBPM são determinadas por faixas de peso corporal (Tabela 5). Hoje, a única HBPM disponível no Brasil é a enoxaparina. Em outros países são também encontradas a dalteparina e a tinzaparina. Algumas mulheres com trombofilias mais graves, como a deficiência da antitrombina, ou com TEV prévio, podem requerer anticoagulação em doses terapêuticas para evitar novo episódio tromboembólico. Se a HBPM não estiver disponível, a profilaxia pode ser feita com HNF, na dose de 5.000 UI a cada oito horas ou com doses crescentes[36].

Tabela 5 – Ajuste de dose da enoxaparina pelo peso da paciente

Peso (kg)	Dose de enoxaparina
< 50	20 mg
51-90	40 mg
91-130	60 mg
131-170	80 mg
> 170	0,6 mg/kg/dia

Federação Brasileira das Associações de Ginecologia e Obstetrícia (FEBRASGO). Prevenção do tromboembolismo na gestante hospitalizada e no puerpério. São Paulo: FEBRASGO; 2020. (Protocolo FEBRASGO-Obstetrícia, n. 58/Comissão Nacional Especializada em Tromboembolismo Venoso.)

Desta forma, conseguem-se evitar, em grande parte, as complicações vasculares maternas responsáveis por boa parte da morbidade materna grave ou *near miss*.

CONCLUSÕES

A morbidade materna grave ou *near miss* é um evento que ameaça a vida materna e, muitas vezes, também a vida fetal, durante a hospitalização na gravidez e puerpério. Em países desenvolvidos, o TEV é o principal responsável pelos casos de *near miss* e morte materna. Nos países em desenvolvimento, conforme doenças como hipertensão grave e hemorragia são controladas e prevenidas, os eventos tromboembólicos passam a apresentar maior importância para a ocorrência de maus resultados na gestação e puerpério.

O TEV é, na maior parte das vezes, evento evitável. Para que isso ocorra, faz-se mister utilizar escores de risco para toda gestante e puérpera hospitalizada. O escore deve ser reavaliado diariamente, já que as situações materna e fetal podem se alterar muito rapidamente. A busca de antecedentes familiares e pessoais é de essencial importância, já que a maioria dos eventos tromboembólicos na gravidez é recorrente. A profilaxia não farmacológica da trombose deve ser aplicada para toda gestante e puérpera, na medida do possível. O uso de escores de risco, que atualmente podem ser inseridos por meio da informática, de forma que seja necessário seu preenchimento para que o assistente possa dar continuidade à documentação preenchida diariamente durante a internação, permite a correta aplicação da tromboprofilaxia farmacológica quando indicada. Assim, a prevenção de eventos de evolução grave pode ser realizada de forma ágil e fácil, tornando cada vez menor a ocorrência da morbidade materna grave e a mortalidade materna no nosso país, e evitando uma tragédia familiar.

REFERÊNCIAS BIBLIOGRÁFICAS

1. Say L, Pattinson RC, Gülmezoglu AM. WHO systematic review of maternal morbidity and mortality: the prevalence of severe acute maternal morbidity (near miss). Reprod Health. 2004;1(1):3.
2. Say L, Souza JP, Pattinson RC; WHO working group on Maternal Mortality and Morbidity classifications. Maternal near miss--towards a standard tool for monitoring quality of maternal health care. Best Pract Res Clin Obstet Gynaecol. 2009;23(3):287-96.
3. Ahn R, Gonzalez GP, Anderson B, Vladutiu CJ, Fowler ER, Manning L. Initiatives to Reduce Maternal Mortality and Severe Maternal Morbidity in the United States: A Narrative Review. Ann Intern Med. 2020;173(11 Suppl):S3-S10.
4. Davis NL, Smoots AN, Goodman D. Pregnancy-related deaths: data from 14 U.S. Maternal Mortality Review Committees, 2008- 2017. Centers for Disease Control and Prevention. Accessed at www.cdc.gov/reproductivehealth/maternal-mortality/erase-mm/MMR-Data-Brief_2019-h.pdf on 28 June 2021.
5. Callaghan WM, Creanga AA, Kukline EV. Severe maternal morbidity among delivery and postpartum hospitalizations in the United States. Obstet Gynecol 2012;120:1029-36.
6. Main EK, Abreo A, McNulty J, Gilbert W, McNally C, Poeltler D, Lanner-Cusin K, Fenton D, Gipps T, Melsop K, Greene N, Gould JB, Kilpatrick S. Measuring severe maternal morbidity: validation of potential measures. Am J Obstet Gynecol. 2016 May;214(5):643.e1-643.e10.
7. Evaluating the quality of care for severe pregnancy complications: The WHO near-miss approach for maternal health, World Health Organization, Department of Reproductive Health and Research. Avaliable at: www.who.int/reproductivehealth/publications/monitoring/9789241502221/en/ (Accessed on June 28, 2021).
8. The Centers for Disease Control and Prevention (CDC). Severe Maternal Morbidity in the United States. https://www.cdc.gov/reproductivehealth/maternalinfanthealth/severematernalmorbidity.html. Accessed on 28 June 2021.
9. Agrawal P. Maternal mortality and morbidity in the United States of America. Bull World Health Organ. 2015 Mar 1;93(3):135.
10. Maeda A, Bateman BT, Clancy CR, Creanga AA, Leffert LR. Opioid abuse and dependence during pregnancy: temporal trends and obstetrical outcomes. Anesthesiology. 2014;121(6):1158-65.
11. Kozhimannil KB, Interrante JD, Henning-Smith C, Admon LK. Rural-Urban Differences In Severe Maternal Morbidity And Mortality In The US, 2007-15. Health Aff (Millwood). 2019;38(12):2077-2085.
12. Mann S, Hollier LM, McKay K, Brown H. What We Can Do about Maternal Mortality - And How to Do It Quickly. N Engl J Med. 2018;379(18):1689-1691.
13. Main EK, Cape V, Abreo A, Vasher J, Woods A, Carpenter A, Gould JB. Reduction of severe maternal morbidity from hemorrhage using a state perinatal quality collaborative. Am J Obstet Gynecol. 2017;216(3):298.e1-298.e11.

14. D'Alton ME, Friedman AM, Smiley RM, Montgomery DM, Paidas MJ, D'Oria R, Frost JL, Hameed AB, Karsnitz D, Levy BS, Clark SL. National Partnership for Maternal Safety: Consensus Bundle on Venous Thromboembolism. Anesth Analg. 2016;123(4):942-9.
15. ACOG Committee Opinion no. 736: optimizing postpartum care. Obstet Gynecol. 2018;131:e140-150.
16. Brown CC, Adams CE, George KE, Moore JE. Associations Between Comorbidities and Severe Maternal Morbidity. Obstet Gynecol. 2020;136(5):892-901.
17. Admon LK, Winkelman TN, Zivin K, Terplan M, Mhyre JM, Dalton VK. Racial and ethnic disparities in the incidence of severe maternal morbidity in the United States, 2012–2015. Obstet Gynecol 2018;132:1158–66.
18. Lewkowitz AK, Rosenbloom JI, López JD, Keller M, Macones GA, Olsen MA, Cahill AG. Association Between Stillbirth at 23 Weeks of Gestation or Greater and Severe Maternal Morbidity. Obstet Gynecol. 2019;134(5):964-973.
19. Kilpatrick SJ, Abreo A, Gould J, Greene N, Main EK. Confirmed severe maternal morbidity is associated with high rate of preterm delivery. Am J Obstet Gynecol. 2016;215(2):233.e1-7.
20. Creanga AA, Berg CJ, Syverson C, Seed K, Bruce FC, Callaghan WM. Pregnancy-related mortality in the United States, 2006-2010. Obstet Gynecol. 2015;125(1):5-12.
21. Ministério da Saúde, 2020. Boletim Epidemiológico no. 20. www.portaldeboaspraticas.iff.fiocruz.br – Acessado em 28 de junho de 2021.
22. Wen SW, Huang L, Liston R, Heaman M, Baskett T, Rusen ID, Joseph KS, Kramer MS; Maternal Health Study Group, Canadian Perinatal Surveillance System. Severe maternal morbidity in Canada, 1991-2001. CMAJ. 2005;173(7):759-64.
23. Pallasmaa N, Ekblad U, Gissler M. Severe maternal morbidity and the mode of delivery. Acta Obstet Gynecol Scand. 2008;87(6):662-8.
24. van Roosmalen J, Zwart J. Severe acute maternal morbidity in high-income countries. Best Pract Res Clin Obstet Gynaecol. 2009;23(3):297-304.
25. Federação Brasileira das Associações de Ginecologia e Obstetrícia (FEBRASGO). Tromboembolismo venoso na gestação: diagnóstico e tratamento. São Paulo: FEBRASGO, 2021 (Protocolo FEBRASGO – Obstetrícia, n. 68/Comissão Nacional Especializada em Tromboembolismo Venoso.
26. Simcox LE, Ormesher L, Tower C, Greer IA. Pulmonary thrombo-embolism in pregnancy: diagnosis and management. Breathe (Sheff). 2015;11(4):282-9.
27. Ghaji N, Boulet SL, Tepper N, Hooper WC. Trends in venous thromboembolism among pregnancy-related hospitalizations, United States, 1994-2009. Am J Obstet Gynecol. 2013;209(5):433.e1-8.
28. Callaghan WM, Creanga AA, Kuklina EV. Severe maternal morbidity among delivery and postpartum hospitalizations in the United States. Obstet Gynecol. 2012;120(5):1029-36.
29. Ramsay R, Byrd L, Tower C, James J, Prescott M, Thachil J. The problem of pulmonary embolism diagnosis in pregnancy. Br J Haematol. 2015;170(5):727-8.
30. Knight M, Kenyon S, Brocklehurst P, Neilson J, Shakespeare J, Kurinczuk JJ, editors. Saving lives, improving mothers' care: lessons learned to inform future maternity care from the UK and Ireland confidential enquiries into maternal deaths and morbidity 2009-2012. Oxford: National Perinatal Epidemiology Unit; 2014. [cite 2021 June 28]. Avaliable from: https://ora.ox.ac.uk/objects/uuid:a1f1b734-4167-421d-b824-18a9f170bd6f/download_file?file_format=pdf&safe_filename=NPEU-118%2BSaving%2BLives%-

2BImproving%2BMothers%2BCare %2Breport%2B2014%2BFull.pdf&type_of_work=-Conference+item (2017).

31. Won HS, Kim DY, Yang MS, Lee SJ, Shin HH, Park JB. Pregnancy-induced hypertension, but not gestational diabetes mellitus, is a risk factor for venous thromboembolism in pregnancy. Korean Circ J. 2011;41(1):23-7.

32. Royal College of Obstetricians & Gynecologists. Reducing the Risk of Venous Thromboembolism during Pregnancy and the Puerperium. RCOG Green Top Guideline. 2015;37a:1-40.

33. Kane EV, Calderwood C, Dobbie R, Morris C, Roman E, Greer IA. A population-based study of venous thrombosis in pregnancy in Scotland 1980-2005. Eur J Obstet Gynecol Reprod Biol. 2013;169(2):223-9.

34. Greer I. Air travel and pregnancy. London: Royal College of Obstetricians and Gynaecologists; c2021. [Published 22/05/2013]. [cited 28 Jun 2021]. Available from: https://www.rcog.org.uk/en/guidelines-research-services/guidelines/ sip1/.

35. Jacobsen AF, Skjeldestad FE, Sandset PM. Incidence and risk patterns of venous thromboembolism in pregnancy and puerperium—a register-based case-control study. Am J Obstet Gynecol. 2008;198(2):233.e1-7.

36. Federação Brasileira das Associações de Ginecologia e Obstetrícia (FEBRASGO). Prevenção do tromboembolismo na gestante hospitalizada e no puerpério. São Paulo: FEBRASGO; 2020. (Protocolo FEBRASGO-Obstetrícia, n. 58/Comissão Nacional Especializada em Tromboembolismo Venoso.

37. Holden EL, Ranu H, Sheth A, Shannon MS, Madden BP. Thrombolysis for massive pulmonary embolism in pregnancy—a report of three cases and follow up over a two years period. Thromb Res. 2011;127(1):58-9.

38. Benness G. Intravenous contrast media: use and associated mortality. Med J Aust. 1992;156(3):218-9.

39. Royal College of Obstetricians & Gynecologists. Thromboembolic disease in pregnancy and the puerperium: acute Management. RCOG Green Top Guideline. 2015;37b:1-32.

40. Bates SM, Greer IA, Middeldorp S, Veenstra DL, Prabulos AM, Vandvik PO. VTE, thrombophilia, antithrombotic therapy, and pregnancy: Antithrombotic Therapy and Prevention of Thrombosis, 9th ed: American College of Chest Physicians Evidence-Based Clinical Practice Guidelines. Chest. 2012;141(2 Suppl):e691S-e736S.

41. American College of Obstetricians and Gynecologists' Committee on Practice Bulletins—Obstetrics. ACOG Practice Bulletin No. 196: Thromboembolism in Pregnancy. Obstet Gynecol. 2018 Jul;132(1):e1-e17.

42. Bates SM, Rajasekhar A, Middeldorp S, McLintock C, Rodger MA, James AH, Vazquez SR, Greer IA, Riva JJ, Bhatt M, Schwab N, Barrett D, LaHaye A, Rochwerg B. American Society of Hematology 2018 guidelines for management of venous thromboembolism: venous thromboembolism in the context of pregnancy. Blood Adv. 2018 Nov 27;2(22):3317-3359.

43. Barros VI, Santos RK, Igai AM, Baptista FS, Bortolotto MR, Francisco RP, Zugaib M. Thromboprophylaxis in pregnant women in hospital: a prospective clinical trial. https://clinicaltrials.gov/ct2/show/NCT02600260. Last updated: November 3, 2020.

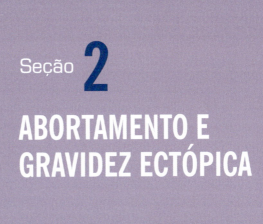

Seção 2
ABORTAMENTO E GRAVIDEZ ECTÓPICA

6	Diagnóstico ultrassonográfico e hormonal de gravidez não evolutiva 81
7	Gestação de localização desconhecida: o que é e como conduzir? 89
8	Gravidez em cicatriz de cesária 99
9	Manejo do abortamento inevitável: expectante, medicamentoso e cirúrgico ... 107
10	Tratamento clínico da gravidez ectópica tubária 117

ABORTAMENTO E GRAVIDEZ ECTÓPICA

▶ Julio Elito Junior*

O abortamento e a gravidez ectópica são as principais causas das síndromes hemorrágicas do primeiro trimestre. O abortamento espontâneo é a complicação mais comum do início da gravidez e ocorre em aproximadamente 15% das gestações[1]. A gravidez ectópica ocorre quando a implantação e o desenvolvimento do óvulo fertilizado acontecem fora da sede normal, ou seja, fora da cavidade endometrial do útero. A sua incidência é de aproximadamente 1,5% a 2,0% das gestações[2]. As gestações ectópicas não tubárias representam 7% a 10% de todas as gestações ectópicas[3]. A incidência está aumentando nos últimos anos, principalmente por causa da fertilização in vitro e das altas taxas de cesarianas[4]. As localizações não tubárias das gestações ectópicas são: colo do útero, cicatriz de cesariana, porção intersticial da trompa de Falópio, cornual, ovário, cavidade abdominal e ligamento largo. Tem se observado aumento da taxa de gravidez ectópica na cicatriz de cesárea nas últimas duas décadas devido às elevadas taxas de cesarianas.

O diagnóstico das síndromes hemorrágicas do primeiro trimestre é realizado pela anamnese, o exame físico e os exames subsidiários. Na elucidação diagnóstica, deve-se lançar mão dos exames subsidiários, como a evolução dos títulos da beta-hCG e a ultrassonografia transvaginal (USTV). Em alguns casos em que o beta-hCG é positivo e a USTV não consegue identificar a localização da gestação, ou seja, não se visibiliza saco gestacional na cavidade uterina nem imagem de gravidez ectópica, define-se como gravidez de localização desconhecida.

Nos casos em que o diagnóstico de gravidez intrauterina inviável é confirmado, a paciente poderá ser submetida a dilatação do colo uterino com curetagem ou aspiração manual intrauterina. No entanto, com o avanço das modalidades diagnósticas e terapêuticas, a conduta expectante ou o tratamento medicamentoso são alternativas terapêuticas não invasivas cada vez mais empregadas.

Em relação ao diagnóstico da gravidez ectópica, este tem sido realizado de forma mais precoce com métodos não invasivos e com mais opções terapêuticas. Entre elas, destaca-se a cirurgia, que pode ser a salpingectomia ou a salpingostomia por via laparotômica ou laparoscópica, e o tratamento clínico, que pode ser feito pela conduta expectante ou pelo tratamento medicamentoso com metotrexato.

---

* Professor Associado Livre-Docente do Departamento de Obstetrícia da UNIFESP; Chefe do Setor de Gravidez Múltipla e Gravidez Ectópica da UNIFESP.

A gravidez ectópica na cicatriz da cesárea é um desafio para os obstetras devido à morbimortalidade materna. A incidência está aumentando e os médicos devem estar cientes dessa situação. O diagnóstico precoce por ultrassom é essencial para um tratamento minimamente invasivo, evitando a perda de fertilidade.

Nesta seção do Manual, iremos discorrer sobre tópicos relevantes em relação ao abortamento e a gravidez ectópica com o objetivo de atualizar aspectos polêmicos dos temas.

REFERÊNCIAS BIBLIOGRÁFICAS

1. Wilcox AJ, Weinberg CR, O'Connor JF, et al. Incidence of early loss of pregnancy. N Engl J Med 1988;319:189-94.
2. Chang J, Elam-Evans LD, Berg CJ, et al. Pregnancy related mortally surveillance — United States, 1991–1999. MMWR Surveill Summ 2003;52:1-9.
3. Cecchino GN, Junior EA (2014) Methotrexate for ectopic pregnancy: when and how. Arch Gynecol Obstet 290:417–423.
4. Shen L, Fu J, Huang W, Zhu H, Wang Q, Yang S, Wu T (2014) Interventions for non-tubal ectopic pregnancy. Cochrane Database of Systematic Reviews 7:CD011174.

capítulo 6

Diagnóstico ultrassonográfico e hormonal de gravidez não evolutiva

▶ Conrado Savio Ragazini*

INTRODUÇÃO

Com a disponibilidade de testes de gravidez cada vez mais sensíveis, tem sido possível o diagnóstico de gestação cada vez mais cedo, com poucos dias (ou mesmo antes) de atraso menstrual. Paralelamente, a disponibilidade de ultrassonografia também aumentou, permitindo realização de exames em idades gestacionais cada vez menores.

Por outro lado, a perda gestacional precoce é evento comum na prática clínica: estima-se que 10%-20% das gestações clinicamente detectáveis evoluam para este desfecho[1]. Sendo assim, na presença de certos achados ultrassonográficos em mulher com teste de gravidez positivo, é de fundamental importância saber diferenciar uma gestação não evolutiva de uma gestação inicial que resultará em feto vivo.

DIAGNÓSTICO

Definição

A gestação não evolutiva é aquela que, no primeiro trimestre, apresenta um saco gestacional que não possui embrião ou um embrião que não possui atividade cardíaca, ambos de forma definitiva[2]. Possui diversas denominações: *perda gestacional precoce, aborto retido, óbito embrionário/fetal, gestação anembrionada, gestação não viável*, entre outras.

---

* Médico Assistente do Departamento de Ginecologia e Obstetrícia do Hospital das Clínicas de Ribeirão Preto – FMRP-USP; Instrutor Nacional da Estratégia Zero Morte Materna por Hemorragia do Ministério da Saúde e OPAS/OMS.

Ultrassonografia

Uma vez que o conceito de gestação não evolutiva seja conhecido, resta saber como identificar. As duas medidas mais importantes para diagnóstico de gestação não evolutiva são o diâmetro médio do saco gestacional (SG) e o comprimento crânio-nádegas (CCN). Assim, devem ser identificadas as medidas do SG e do CCN a partir das quais pode-se dizer que não há embrião no saco gestacional ou não há batimento cardíaco no embrião, respectivamente

Há três considerações a se fazer sobre estas medidas:

1. Especificidade

Como todo teste, os pontos de corte para diagnóstico devem levar em consideração as taxas de detecção. No caso de testes que busquem diagnosticar gestações não evolutivas, há que se considerar que:

- um teste falso positivo significa considerar "não evolutiva" uma gestação que é, em realidade, saudável. Isto pode gerar possível malefício irreparável ao embrião vivo, devido às opções de manejo: medicamentoso (misoprostol, metotrexato) e/ou cirúrgico (esvaziamento uterino);

- um teste falso negativo incorre em seguir sem intervir em uma gestação que não está evoluindo.

Ao se considerar estes cenários, fica claro que qualquer teste que se preze a diagnosticar gestações não evolutivas deve prezar por uma especificidade (porcentagem de pessoas sem a doença que apresentam o teste negativo) de 100%; em outras palavras, deve ter uma taxa de 0% de falsos positivos[3].

Idealmente, este teste também deveria detectar todas as gestações não evolutivas (sensibilidade elevada); contudo, sabe-se que, ao se elevar a especificidade, a sensibilidade é reduzida; desta forma, algumas gestações não evolutivas deixarão de ser diagnosticadas com os pontos de corte propostos. Novamente, entre os dois tipos de erros possíveis, ainda que este último possa gerar ansiedade e sofrimento aos pais, também é o mais aceitável.

2. Técnica

As medidas aqui apresentadas – o diâmetro médio do saco gestacional e o comprimento crânio-nádegas – devem ser realizadas por profissional treinado e seguindo os protocolos existentes[4]. Ressalta-se a importância da realização do exame idealmente pela via transvaginal, que permite melhor resolução e, portanto, a mensuração mais acurada do saco gestacional e embrião no início da gravidez.

O diâmetro médio do saco gestacional, ou apenas SG, deve ser obtido pela média simples dos 3 diâmetros ortogonais do saco gestacional[4]. Mede-se o espaço interno da cavidade nos três planos, como mostra a Figura 1.

Já o comprimento crânio-nádegas deve respeitar alguns critérios, demonstrados na Figura 2:

- corte sagital do embrião/feto inteiro;

- definição clara das extremidades do embrião/feto;

- orientação do maior eixo embrião/feto perpendicular ao feixe de ultrassom;

- posição neutra: excluir hiperextensão e hiperflexão do feto; em idades gestacionais precoces, isto pode não ser possível;

capítulo 6 — Diagnóstico ultrassonográfico e hormonal de gravidez não evolutiva

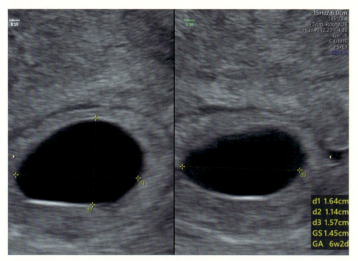

Figura 1 – Medida do diâmetro médio do saco gestacional (SG, ou em inglês GS); SG = (d1+d2+d3)/3. Acervo Pessoal

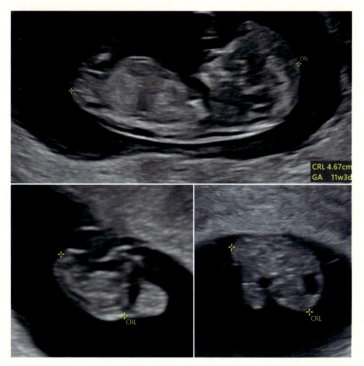

Figura 2 – Medidas de Comprimento Crânio-Nádegas (CCN, ou CRL, em inglês) em diferentes idades gestacionais. Nas figuras inferiores, nota-se que não são inseridas estruturas extraembrionárias. Acervo Pessoal

- se não for possível diferenciar entre os polos cefálico e caudal do feto, medir o maior diâmetro

Nota: Sugere-se a leitura do protocolo da Sociedade Internacional de Ultrassonografia em Obstetrícia e Ginecologia (ISUOG) para Exames do Primeiro Trimestre[4].

3. Variabilidade Intra e Interobservador

A ultrassonografia é método que depende de treinamento e que possui variação de medidas quando realizadas mais de uma vez pela mesma pessoa (variabilidade intraobservador) ou quando realizadas por pessoas diferentes (variabilidade interobservador). Sabe-se que estas variabilidades são relativamente altas para as medidas de SG e CCN, alcançando até 15% a 20%[5].

Isto significa que um saco gestacional que possui na realidade um diâmetro médio de 20 mm pode ser medido como 16,8 mm a 24,5 mm.

Desde sua implementação clínica na década de 1960, a ultrassonografia vem evoluindo consideravelmente, incluindo maior resolução de imagem e desenvolvimento de novos métodos, como, por exemplo, a ultrassonografia transvaginal. Com tal evolução, os critérios para o diagnóstico de uma gestação que parou de evoluir, inicialmente baseados em exames realizados por aparelhos com pouca resolução e apenas sondas transabdominais, foram sendo substituídos por critérios mais novos, que utilizam aparelhos mais modernos e pela via transvaginal[3].

Contudo, estes critérios variavam entre as sociedades especializadas e se baseavam em estudos com poucas pacientes[6]. Adicionalmente, relatos de gestações viáveis após o diagnóstico ultrassonográfico de inviabilidade foram se formando[7], o que motivou o questionamento da especificidade dos pontos de corte de SG e CCN utilizados.

Assim, em 2011, Abdallah et al. publicaram um estudo que seguiu 1.060 mulheres com gestações de viabilidade incerta[6], de forma a atualizar os critérios para diagnóstico de gestação não evolutiva e alcançar a especificidade de 100% e levando em consideração a variabilidade interobservadores. Contudo, estes critérios não possuem sensibilidade de 100%, ou seja, não são capazes de detectar todas as gestações não evolutivas. Portanto faz-se necessário seguir e repetir a ultrassonografia em alguns casos. De maneira semelhante, não havia consenso na literatura sobre quando repetir as avaliações. Para isto, em 2015, dando seguimento ao trabalho publicado por Abdallah et al., Preisler et al. publicaram novo estudo que seguiu 2.845 mulheres[8], atualizando não só os critérios definitivos, mas também os de seguimento, os quais estão resumidos na Tabela 1.

Critérios Definitivos

São os pontos de corte da medida do SG e do CCN com os quais, ao se realizar um único exame, pode-se diagnosticar uma gestação não evolutiva. Quando não se sabe ou não se tem certeza da idade da gestação, considerar inviável a gestação que apresentar:

- Diâmetro médio do saco gestacional maior ou igual a 25 mm sem embrião ou vesícula vitelínica.

- Embrião com comprimento crânio-nádegas maior ou igual a 7 mm sem batimentos cardíacos.

Caso haja certeza da data da última menstruação (e/ou idade gestacional), por exemplo, nos casos de reprodução assistida, o diagnóstico de gestação não evolutiva pode utilizar pontos de corte mais baixos quando a idade gestacional for de 10 semanas ou mais:

Tabela 1 – Critérios ultrassonográficos para diagnóstico de gestação não evolutiva	
Critérios Definitivos	Critérios em US de Seguimento
SG ≥ 25 mm sem embrião ou VV	Ausência de embrião com atividade cardíaca 7 dias após US que demonstrou SG ≥ 12 mm (± VV)
CCN ≥ 7 mm sem atividade cardíaca	SG menor que o dobro e ausência de embrião com atividade cardíaca 14 dias após US que demonstrou SG < 12 mm sem embrião (± VV)
SG ≥ 18 mm sem embrião 10 semanas ou mais após a DUM*	Embrião sem atividade cardíaca 7 dias após US que demonstrou embrião sem atividade cardíaca (independente do CCN)
CCN ≥ 3 mm sem atividade cardíaca 10 semanas ou mais após a DUM*	

SG = diâmetro médio do saco gestacional; CCN = comprimento crânio-nádegas; VV = vesícula vitelínica; DUM = data da última menstruação; US = ultrassonografia; *quando houver certeza da DUM e idade gestacional. Vide nota no texto. Adaptado de Preisler et al.[8].

- Diâmetro médio do saco gestacional maior ou igual a 18 mm sem embrião ou vesícula vitelínica.

- Embrião com comprimento crânio-nádegas maior ou igual a 3 mm sem batimento cardíaco.

Atenção: Deve-se ter certeza da idade gestacional (IG) de 10 semanas ou mais quando se utilizar os dois pontos de corte acima. Quando houver dúvida sobre a IG, utilizar os critérios apresentados anteriormente!

Critérios na Ultrassonografia de Seguimento

Como o crescimento do embrião segue um padrão determinado, observável à ultrassonografia transvaginal[3], pode-se dizer que, caso não haja a progressão esperada da gestação, esta não é evolutiva. Sendo assim, há três critérios:

- Quando a primeira ultrassonografia demonstra um saco gestacional com diâmetro médio maior ou igual a 12 mm sem embrião, havendo vesícula vitelínica (VV) ou não, deve-se realizar nova ultrassonografia após 7 dias ou mais. Nesta nova ultrassonografia, a ausência de embrião com atividade cardíaca determina a inviabilidade da gestação.

- Quando o primeiro exame apresenta um diâmetro médio de saco gestacional menor que 12 mm sem embrião, com ou sem VV, deve-se repetir a ultrassonografia em 14 dias ou mais. Neste novo exame, espera-se que o saco gestacional tenha dobrado de tamanho e que haja um embrião com batimento cardíaco. Assim, se o diâmetro médio for menor que o dobro e não houver embrião com atividade cardíaca, a gestação é considerada inviável.

Atenção: Caso o diâmetro médio tenha dobrado, mas não se visualize embrião, trata-se de um exame com SG ≥ 12 mm sem embrião. Assim, para confirmar a inviabilidade da gestação, novo exame deverá ser realizado em 7 dias ou mais, conforme preconiza o primeiro critério de ultrassonografia de seguimento.

- Quando se visualiza um embrião sem atividade cardíaca e este é menor que 7 mm (obedecendo os critérios definitivos), nova ultrassonografia deve ser realizada após 7 dias ou mais. A ausência de batimentos cardíacos no segundo exame, independente do CCN, confirma o diagnóstico de gestação não evolutiva.

Beta-hCG

Há muito se deseja definir um valor da fração beta da gonadotrofina coriônica humana que defina se há viabilidade da gestação. Contudo, existe grande sobreposição dos valores observados em gestações intrauterinas viáveis, não viáveis e de gestações ectópicas[3]. Por este motivo, uma única medida do beta-hCG não tem valor para definir gestação não evolutiva[3,9].

De modo similar, busca-se também definir o valor de beta-hCG com o qual se espera ver uma imagem intrauterina à ultrassonografia. A este valor dá-se o nome de *zona discriminatória* (ZD)[3]. É especialmente útil em casos com diagnóstico hormonal de gravidez sem visualização de imagem sugestiva de gravidez intrauterina ou em anexos – ocasião esta que se denomina *gestação de localização desconhecida* (vide capítulo referente a este tema). A ZD, em teoria, poderia ajudar a guiar o diagnóstico e manejo destes casos[9].

Porém, em casos de gestação de localização desconhecida, as chances de gravidez intrauterina viável variam conforme a dosagem de gonadotrofina coriônica: para valores entre 2.000-3.000 mUI/mL, há 2% de chance, e para valores acima de 3.000 mUI/mL, 0,5%[3].

Nota-se, portanto, que nenhum destes pontos de corte possui especificidade de 100%. Conforme discutido no diagnóstico ultrassonográfico, é preferível ter certeza de que não haverá uma intervenção lesiva a uma gestação intrauterina evolutiva. Neste sentido, faz-se necessário o seguimento destes casos.

Para isso, recomenda-se dosar o beta-hCG 48 h após a primeira dosagem, e calcular a razão de beta-hCG (Rbeta-hCG), dividindo-se o valor de 48 h pelo valor inicial:

Rbeta-hCG = beta-hCG (48 h)/beta-hCG (0 h)

Bignardi et al.[10] seguiram 940 mulheres com gestações de localização desconhecida ou gestações intrauterinas de viabilidade indeterminada e demonstraram que uma Rbeta-hCG > 2,0 é altamente sugestiva de gestação viável; há, contudo, o risco de se tratar de gestação ectópica ou mesmo de gestação não evolutiva, conforme demonstra a Tabela 2. Por outro lado, com Rbeta-hCG < 0,87, não houve gestações viáveis no estudo, havendo, contudo, risco de gestação ectópica. Por este motivo, não se pode confiar apenas na razão de gonadotrofina coriônica; deve-se confirmar a localização e viabilidade da gestação com ultrassonografia transvaginal minuciosa 7 dias após.

Tabela 2 – Distribuição das razões de ß-hCG conforme os desfechos de gestações de localização desconhecida

Desfecho	Rß-hCG ≤ 0,87	Rß-hCG 0,87 - < 1,66	Rß-hCG 1,66 - < 2,0	Rß-hCG ≥ 2,0
GLD não viável	89,3%	9,2%	0	1,5%
GIU viável	0	6,5%	16,3%	77,2%
GIU não viável	0	27,6%	39,6%	32,8%
Ectópica	15,1%	69,9%	6,8%	8,2%

GLD = gestação de localização desconhecida; GIU = gestação intrauterina; Rß-hCG = ß-hCG(48 h)/ß-hCG(0 h). Traduzido e adaptado de Bignardi et al.[10]

Assim sendo, a dosagem seriada do beta-hCG, utilizada no contexto de gestação de localização desconhecida, exige monitorização cuidadosa de sinais e sintomas de gestação ectópica e reavaliações ultrassonográficas e laboratoriais conforme necessário. Quando realizada em cenários com fácil acesso da paciente a serviço com capacidade de cirurgia de emergência, é método seguro para manejar os casos de gestações de localização indeterminada que possam evoluir para gestação viável.

Progesterona

Em 2012, foi publicada uma metanálise[1] que demonstrou que uma dosagem única de progesterona poderia confirmar ou afastar a viabilidade da gestação mediante achados ultrassonográficos inconclusivos. Este estudo, porém, não foi capaz de definir qual ponto de corte exato deveria ser utilizado, tampouco falhou em garantir especificidade de 100% para o diagnóstico de gestação não evolutiva.

Adicionalmente, casos de gestações evolutivas com níveis baixos de progesterona foram relatados[9], motivo pelo qual não se deve utilizar uma única dosagem de progesterona para concluir a viabilidade de uma gestação.

CONSIDERAÇÕES FINAIS / CONCLUSÕES

O diagnóstico de gestação não evolutiva depende, como visto, pouco dos exames hormonais e largamente dos achados ultrassonográficos. Cabe ressaltar que, havendo dúvidas sobre as medidas, é prudente solicitar auxílio de profissionais mais experientes e/ou repetir o exame após alguns dias. Estas condutas, ainda que possam gerar mais ansiedade por postergar o diagnóstico definitivo, permitem que erros não sejam cometidos com gestações viáveis.

REFERÊNCIAS BIBLIOGRÁFICAS

1. Verhaegen J, Gallos ID, van Mello NM, Abdel-Aziz M, Takwoingi Y, Harb H, et al. Accuracy of single progesterone test to predict early pregnancy outcome in women with pain or bleeding: meta-analysis of cohort studies. BMJ. 27 de setembro de 2012;345:e6077.

2. American College of Obstetricians and Gynecologists' Committee on Practice Bulletins—Gynecology. ACOG Practice Bulletin No. 200: Early Pregnancy Loss. Obstet Gynecol. novembro de 2018;132(5):e197–207.

3. Doubilet PM, Benson CB, Bourne T, Blaivas M, Society of Radiologists in Ultrasound Multispecialty Panel on Early First Trimester Diagnosis of Miscarriage and Exclusion of a Viable Intrauterine Pregnancy, Barnhart KT, et al. Diagnostic criteria for nonviable pregnancy early in the first trimester. N Engl J Med. 10 de outubro de 2013;369(15):1443–51.

4. Salomon LJ, Alfirevic Z, Bilardo CM, Chalouhi GE, Ghi T, Kagan KO, et al. ISUOG practice guidelines: performance of first-trimester fetal ultrasound scan. Ultrasound Obstet Gynecol Off J Int Soc Ultrasound Obstet Gynecol. janeiro de 2013;41(1):102–13.

5. Pexsters A, Luts J, Van Schoubroeck D, Bottomley C, Van Calster B, Van Huffel S, et al. Clinical implications of intra- and interobserver reproducibility of transvaginal sonographic measurement of gestational sac and crown-rump length at 6-9 weeks' gestation. Ultrasound Obstet Gynecol Off J Int Soc Ultrasound Obstet Gynecol. novembro de 2011;38(5):510–5.

6. Abdallah Y, Daemen A, Kirk E, Pexsters A, Naji O, Stalder C, et al. Limitations of current definitions of miscarriage using mean gestational sac diameter and crown-rump length measurements: a multicenter observational study. Ultrasound Obstet Gynecol Off J Int Soc Ultrasound Obstet Gynecol. novembro de 2011;38(5):497–502.

7. Elson J, Salim R, Tailor A, Banerjee S, Zosmer N, Jurkovic D. Prediction of early pregnancy viability in the absence of an ultrasonically detectable embryo. Ultrasound Obstet Gynecol Off J Int Soc Ultrasound Obstet Gynecol. janeiro de 2003;21(1):57–61.

8. Preisler J, Kopeika J, Ismail L, Vathanan V, Farren J, Abdallah Y, et al. Defining safe criteria to diagnose miscarriage: prospective observational multicentre study. BMJ. 23 de setembro de 2015;351:h4579.

9. Jurkovic D, Overton C, Bender-Atik R. Diagnosis and management of first trimester miscarriage. BMJ. 19 de junho de 2013;346:f3676.

10. Bignardi T, Condous G, Alhamdan D, Kirk E, Van Calster B, Van Huffel S, et al. The hCG ratio can predict the ultimate viability of the intrauterine pregnancies of uncertain viability in the pregnancy of unknown location population. Hum Reprod Oxf Engl. setembro de 2008;23(9):1964–7.

capítulo 7

Gestação de localização desconhecida: o que é e como conduzir?

▶ Pedro Paulo Pereira*
▶ Fabio Roberto Cabar**
▶ Ursula Trovato Gomez***

INTRODUÇÃO

Gravidez de Localização Desconhecida (GLD) é um termo usado para descrever uma situação em que se tem um teste de gravidez positivo, porém a USTV não evidencia gestação tópica ou ectópica ou retenção de produtos da concepção[1]. A incidência de GLD em centros especializados no seguimento de gestação inicial varia de 8% a 10%[2,3] e depende fundamentalmente da qualidade do exame ultrassonográfico realizado, que, por sua vez, resulta da experiência do examinador e do grau de resolução do aparelho utilizado. Consenso Internacional de Ultrassonografia em Obstetrícia e Ginecologia determinou que as unidades especializadas em gestação inicial deveriam se esforçar para manter uma taxa de GLD abaixo de 15%[4].

A ultrassonografia é o melhor exame para identificar a localização de uma gestação inicial. Estudo realizado em Londres em unidade especializada em gestação inicial evidenciou que em 91,3% das gestantes foi possível identificar por meio da ultrassonografia transvaginal (USTV) a localização da gravidez. Destas, 89,6% foram diagnosticadas como gestações intrauterinas

---

* Diretor do Pronto-socorro de Obstetrícia da Cínica Obstétrica do Hospital das Clínicas da Faculdade de Medicina da Universidade de São Paulo. Doutorado em Obstetrícia e Ginecologia pela Faculdade de Medicina da Universidade de São Paulo.
** Professor do Departamento de Obstetrícia e Ginecologia da Faculdade de Medicina da USP. Livre-Docente, Doutor e Mestre pela Universidade de São Paulo.
*** Médica Assistente da Clínica Obstétrica do Hospital das Clínicas da Faculdade de Medicina da USP (HCFMUSP), São Paulo – SP. Mestra em Ciências pela Faculdade de Medicina da USP (FMUSP).

(GIU), 1,7% dos casos foram diagnosticados como gestações ectópicas (GE) e 8,7% como GLD[5]. A grande preocupação frente a um caso de GLD é que se trate de gestação ectópica e seu diagnóstico possa ser postergado. A USTV é capaz de identificar uma GE com sensibilidade de 87% a 94% e especificidade de 94% a 99% se realizados vários exames. Em um único exame, a USTV identifica uma GE com sensibilidade de 73,9% e especificidade de 98,3%[6]. Frente a um caso de GLD, um erro comum é de se realizar somente a USTV. Existe a possibilidade de o anexo estar localizado em região mais alta e somente a ultrassonografia pélvica abdominal ser capaz de visibilizá-lo e identificar uma imagem sugestiva ou de certeza de GE[7].

Com o intuito de unificar os critérios ultrassonográficos de GIU e GE, uma vez que em consequência dos diferentes critérios empregados em vários centros mundiais as taxas de GLD e resultados finais variam muito, em 2011 especialistas do Reino Unido, EUA, Bélgica, Holanda e Austrália realizaram um consenso para uniformizar estes conceitos[8]. Frente a um teste positivo de gravidez, uma mulher pode ser classificada em uma das cinco categorias com base nos achados ultrassonográficos:

1. GE definida: saco gestacional extrauterino com vesícula vitelínica e/ou embrião com ou sem atividade cardíaca;
2. GE provável: massa anexial heterogênea ou estrutura semelhante a saco gestacional;
3. GLD: ausência de imagem de GIU e GE;
4. Provável GIU: presença de saco gestacional ecogênico intrauterino;
5. GIU definida: saco gestacional intrauterino com vesícula vitelínica e/ou embrião com ou sem atividade cardíaca.

Classificação

Uma paciente com GLD deverá ser seguida até que um resultado final seja obtido. Existem quatro principais possibilidades no seguimento de uma paciente com GLD[8]:

1. GIU: Neste caso, o exame ultrassonográfico foi realizado muito precocemente e uma gestação tópica não pode ser identificada;
2. GLD Falhada (GLDF): Neste caso, ocorre a resolução espontânea da gestação com negativação da gonadotrofina coriônica humana (hCG), porém a localização exata da gestação se tópica ou ectópica nunca será identificada. Entre 50% e 70% das GLD serão classificadas como GLDF. Dessa forma, as GIU e GLDF representam formas de GLD consideradas de baixo risco para complicações;
3. GE: GLD não deve ser considerada sinônimo de GE ou ser considerada como GE até prova em contrário. Entre 6% e 20% das GLD serão classificadas como GE;

4. GLD Persistente (GLDP): Cerca de 2% das pacientes com GLD são classificadas como GLDP. Nestes casos, a hCG não declina espontaneamente e ocorre um aumento anormal ou *plateau* da hCG (variação inferior a 15% na titulação de hCG em três dosagens consecutivas em intervalo de 48 horas) e a USTV não evidencia uma gestação tópica ou ectópica. Estes casos, geralmente, são GE muito pequenas que não são visualizadas ao ultrassom ou representam retenção de produtos da concepção na cavidade endometrial com trofoblasto ativo. GE e GLDP são consideradas como de alto risco para complicações.

DIAGNÓSTICO
Seguimento

Apesar de existir consenso a respeito de definições e classificação de GLD, infelizmente não há protocolos mundialmente aceitos no seguimento de uma GLD, o que acarreta estresse e realização de vários exames até que o resultado final seja estabelecido. No seguimento de uma GLD, os biomarcadores são muito úteis, uma vez que são capazes de auxiliar na localização e na viabilidade da gestação. Um biomarcador ideal deve apresentar as seguintes características: baixo custo, preciso, reprodutível e seguro. Os biomarcadores podem ser classificados em subgrupos que irão refletir a função do trofoblasto, do corpo lúteo, do endométrio e da angiogênese. A maioria dos biomarcadores está em fase de pesquisa e, ainda, não foram testados em estudos clínicos. Os únicos biomarcadores com validação e com aplicação clínica são as dosagens séricas da gonadotrofina coriônica humana e da progesterona[9].

Gonadotrofina coriônica humana (hCG)

A hCG é o biomarcador mais utilizado no seguimento de uma GLD. A dosagem sérica única da hCG não é capaz de predizer o resultado de uma GLD, sendo utilizada somente com o intuito de se saber se o valor obtido encontra-se acima ou abaixo da zona discriminatória. A zona discriminatória ou valor discriminatório indica o valor de hCG sérica acima do qual se deveria visibilizar um saco gestacional intrauterino à ultrassonografia[10]. Este valor varia nos diversos centros e depende fundamentalmente do grau de resolução do aparelho de ultrassonografia, da experiência do examinador e do kit de hCG utilizado pelo laboratório. Atualmente, com a utilização da USTV, a maioria dos serviços consideram uma zona discriminatória entre 1.500 e 2.000/2.500 mUI/mL de hCG[11,12]. Quando o valor de hCG está acima da zona discriminatória e não se visibiliza uma gestação intrauterina à USTV deve-se suspeitar de uma GE, contudo é possível que se tenha uma GIU viável, mesmo que a ultrassonografia não evidencie GIU e o valor de hCG esteja acima da zona discriminatória. Estudo que utilizou modelo de regressão logística para cálculo de probabilidade para visibilizar saco gestacional à USTV, avaliou 651 gestantes com sangramento vaginal e/ou dor abdominal, sendo 366 gestações viáveis. Para que se tivesse uma probabilidade de 99% de visibilizar um saco gestacional intrauterino à USTV, o valor discriminatório de hCG deveria atingir 3.510 mUI/mL. Se utilizados valores de hCG de 1.500 mUI/mL e 2.000 mUI/ml, a probabilidade de visibilizar um saco gestacional é, respectivamente, de 80,4% e 91,2%[13]. Outras causas de não visibilização de saco gestacional com valores de hCG acima da zona discriminatória são: gestação múltipla, experiência do examinador, grau de resolução do aparelho de ultrassom, obesidade, mioma uterino, pólipo uterino e padronização da hCG utilizada pelo laboratório.

Para que se evite o risco de erro diagnóstico e consequentemente leve a interrupção de uma gestação viável, ou malformações com uso de MTX, nenhuma conduta intervencionista deve ser instituída, com base na dosagem única de hCG em pacientes com GLD e hemodinamicamente estáveis. Para uma mulher com GLD e valores de hCG acima de 2.000 mUI/mL, o diagnóstico mais provável é de GIU inviável, sendo duas vezes mais frequente que GE. Por sua vez, GE ocorre 19 vezes mais frequentemente que uma GIU viável se os títulos de hCG se encontram entre 2.000 e 3.000 mUI/mL e 70 vezes mais frequentemente que GIU viável se os títulos de hCG estão acima de 3.000 mUI/mL. Em GLD com valores de hCG entre 2.000 a 3.000 mUI/mL para cada GIU viável, haverá 19 GE e 38 GIU não viáveis. Portanto, a probabilidade de uma GIU viável nesta situação é [1 ÷ (1 + 19 + 38)], aproximadamente 2%. Da mesma forma, se o valor de hCG for superior a 3.000 mUI/mL para cada GIU viável existirá 70 GE e 140 GIU inviáveis e nesta situação a probabilidade de GIU viável será [1 ÷ (1 + 70 + 140)], aproximadamente 0,5%[14].

O método mais utilizado no seguimento de uma GLD é a dosagem seriada de hCG sérica. Sabe-se que:

1. 85% das GIU evolutivas aumentam em pelo menos 66% os títulos de hCG em 48 horas[15];

2. 99,9% das GIU evolutivas aumentam em pelo menos 35% os títulos de hCG em 48 horas[16];

3. queda nos títulos de hCG em 48 horas de pelo menos 15% é indicativa de gestação não evolutiva (tópica ou ectópica)[17].

A variação entre os títulos séricos de hCG 48 horas/hCG 0 hora é chamada de *razão de hCG* e constitui a principal forma de seguimento frente a um caso de GLD:

- hCG 48/hCG 0 h (Razão de hCG)

- Aumento de hCG em 48 horas ≥ 66%-razão de hCG ≥ 1,66: provável de GIU

- Aumento de hCG em 48 horas < 66%-razão de hCG < 1,66 : sugere GE

- Diminuição de hCG ≥ 15%-razão de hCG ≤ 0,85: provável GLDF

- Diminuição de hCG < 15%-razão de hCG > 0,85 sugere GLDP

Lamentavelmente, o padrão de variação nos títulos de hCG em 48 horas não é capaz de diagnosticar com certeza os casos de GLD que evoluirão para uma GE. Em casos de GE, os títulos de hCG podem aumentar, diminuir ou ocorrer estabilização. A maioria das GE apresenta uma variação nos títulos de hCG em 48 horas que aumenta mais lentamente do que uma GIU viável ou diminui mais lentamente que uma GIU inviável. Cerca de 15% a 20% das GE podem aumentar os títulos de hCG em 48 horas de forma semelhante a uma GIU evolutiva, enquanto 10% das GE terão um comportamento de hCG em 48 horas semelhante a uma GLDF[18].

Progesterona

A progesterona (P) é um progestagênio natural produzido pelo corpo lúteo, pela placenta e pelas glândulas adrenais, cuja função primordial é a manutenção da gravidez. A dosagem sérica única de P tem sido utilizada em conjunto com a dosagem sérica de hCG no seguimento de uma GLD. A dosagem sérica de P parece ser um bom marcador de viabilidade de gravidez, porém é incapaz de predizer a localização de uma GLD. Valores de P abaixo de 5 ng/mL estão associados com gestação inviável, enquanto valores acima de 20 ng/mL correlacionam-se com GIU viável. Porém, uma porção considerável de GE apresenta dosagem de P entre 5 e 20 ng/mL, limitando seu uso na prática clínica com o intuito de se descartar a possibilidade de GE[11]. A utilidade da dosagem sérica de P em casos de GLD é identificar aquelas pacientes com GLDF e dessa forma minimizar os exames e dias de seguimento, uma vez que são consideradas como de baixo risco independente da localização da gravidez. Estudo prospectivo que avaliou 252 casos de GLD com P ≤ 10 nmol/L encontrou um valor preditivo positivo para GLDF de 98,2%[3].

Modelos Matemáticos

Com a finalidade de melhorar a assistência às mulheres com GLD desenvolveram-se modelos matemáticos de regressão logística polinomial com o intuito de predizer o resultado final de uma GLD e minimizar os exames e retornos das pacientes ao classificá-las como de baixo risco ou alto risco. Recentemente, modelo matemático denominado *M6-P*[19] foi desenvolvido e envolve duas etapas. Inicialmente, realiza-se uma dosagem de P sérica. Se os títulos de P forem ≤ a 2 nmol/L, a paciente é considerada de baixo risco e o seguimento será feito com um teste urinário de hCG em duas semanas. Nos casos de P > 2 nmol/L, as pacientes são submetidas a uma segunda etapa em que se aplica a razão de hCG (hCG em 48 horas/hCG 0 hora). O modelo M6-P permite aplicar o valor sérico de P na fórmula e ainda utiliza uma variável caso a paciente faça uso de suplementação de progesterona. Caso o risco GE seja ≥ a 5%, o caso é considerado de alto risco e a paciente realizará dosagens séricas de hCG e USTV a cada 48 horas. Por outro lado, se o risco de GE for < 5%, o seguimento será feito com um teste urinário de hCG em duas semanas (risco de GLDF > risco de GIU) ou com USTV em uma semana (risco de GIU > risco de GLDF). O desenvolvimento do modelo M6-P envolveu 2.753 casos de GLD e evidenciou que a etapa inicial, somente com uma dosagem sérica de P, foi capaz de identificar 16,6% dos casos como de baixo risco, porém houve 2,9% de GE que foram classificadas inicialmente como baixo risco. Com a aplicação das duas etapas, o modelo M6-P foi capaz de identificar 62,1% dos casos como de baixo risco com um valor preditivo negativo de 98,6% e uma sensibilidade de 92%. Houve 7,9% de GE que inicialmente foram classificadas com GLD de baixo risco. A possibilidade de erro ao classificar uma GLD como baixo risco e, na verdade, se tratar de uma GE, reforça a necessidade de se orientar a paciente para os sinais de alarme quanto a possíveis complicações. O emprego de modelos matemáticos com o intuito de predizer o resultado de uma GLD e minimizar o seguimento e exames laboratoriais parece promissor, contudo para que esses modelos matemáticos sejam validados clinicamente, ainda é necessário que sejam testados de forma multicêntrica em diferentes populações. Estes modelos matemáticos encontram-se disponíveis no site: http://www.earlypregnancycare.co.uk/.

Cirurgia

A ausência de visibilização de saco gestacional intrauterino à USTV associada a valores de hCG acima da zona discriminatória foi considerada como indicação de laparoscopia. Atualmente, a indicação de laparoscopia fica reservada para os casos de GLD com a paciente sintomática ou com sinais de hemoperitônio[1]. O esvaziamento uterino por curetagem (D&C) ou por aspiração manual intrauterina (AMIU) têm sido utilizado, principalmente nos Estados Unidos, com o intuito de diferenciar GE de GIU inviável. Os que preconizam esta conduta acreditam que a diferenciação entre GE e GIU inviável é importante no aconselhamento futuro de nova gravidez, uma vez que o antecedente de GE aumenta o risco de repetição do evento numa futura gestação e, se for uma GIU inviável, esta pode estar associada a abortamento recorrente com necessidade de investigação. Outro ponto favorável ao esvaziamento uterino é que desta forma se evitaria o uso desnecessário de MTX em até 50% dos casos[20]. A obtenção de vilosidade coriônica no material proveniente do esvaziamento uterino diagnostica uma GIU inviável. Deve-se realizar dosagem sérica de hCG imediatamente antes do esvaziamento uterino e 24 horas após. Caso ocorra queda dos títulos de hCG em pelo menos 15% após o esvaziamento uterino, o diagnóstico será de GIU inviável; por outro lado, se houver estabilização ou elevação nos níveis séricos de hCG, o diagnóstico será de GE e a paciente será tratada com MTX[21,22]. O esvaziamento uterino em casos de GLD deve ser uma conduta de exceção e após se ter afastado a possibilidade de GIU viável.

Metotrexato

O MTX tem sido utilizado em casos de GLD com pacientes clinicamente estáveis e diagnóstico de presunção de GE. A depender da preferência da paciente, o MTX pode ser oferecido como alternativa ao esvaziamento uterino. Este medicamento é um quimioterápico antagonista do ácido fólico e apresenta alta taxa de sucesso em casos selecionados de gravidez ectópica. A dose empregada de MTX é de 50 mg/m2 por via intramuscular, e se não houver queda de hCG de pelo menos 15% entre o dia 4 e o dia 7, pode-se repetir a mesma dose de MTX[23]. Antes de se iniciar o tratamento com MTX, é fundamental que a paciente apresente normalidade dos seguintes exames: hemograma completo, ureia, creatinina e enzimas hepáticas. Como consequência do potencial teratogênico do MTX, após tratamento com este quimioterápico, a paciente deverá esperar pelo menos três meses para tentar uma nova gravidez. Semelhante ao esvaziamento uterino, antes de se administrar MTX deve-se ter certeza de não se tratar de uma GIU evolutiva. Estudo multicêntrico e prospectivo randomizou 73 pacientes hemodinamicamente estáveis com diagnóstico de GE com hCG < 1.500 mUI/mL ou GLD com hCG < 2.000 mUI/mL e que apresentavam hCG em *plateau* (elevação ou diminuição dos títulos de hCG entre o dia do diagnóstico e quatro dias após < 50%). Quarenta e uma pacientes receberam MTX (1 mg/Kg intramuscular) e 32 mulheres foram conduzidas de modo expectante. Considerou-se sucesso a queda de hCG até atingir níveis indetectáveis seguindo a intervenção inicial. Não houve necessidade de nova intervenção em 76% do grupo MTX e 59% do grupo seguido de forma expectante (RR 1,3; IC 95% 0,9-1,8). No grupo MTX, houve necessidade de nova dose de MTX em nove pacientes (22%) e no grupo expectante o MTX foi administrado em nove mulheres (28%) (RR 0,8; IC95% 0,4-1,7). Neste estudo, o MTX não se mostrou superior ao tratamento expectante em casos de GE ou GLD com títulos de hCG baixos e em *plateau*[24].

Recentemente, foram descritos casos de pacientes classificadas como GLD e, inicialmente, tratadas com MTX e que na verdade apresentavam tumores produtores de hCG (coriocarcinomas gestacionais e não gestacionais)[25,26]. Ainda que rara, deve-se ter em mente esta possibilidade, uma vez que o diagnóstico errado pode postergar o tratamento adequado e criar resistência ao quimioterápico. Outra possibilidade de erro diagnóstico diz respeito a presença de anticorpos heterófilos. Indivíduos com anticorpos heterófilos produzem anticorpos contra antígenos de outra espécie, por exemplo, camundongos. Atualmente, na dosagem sérica de hCG, utiliza-se enzima imunoensaio com anticorpo monoclonal de camundongo. Dessa forma, o teste é positivo, porém não há produção de hCG. Este tipo de alteração já prejudicou várias mulheres que, por apresentarem hCG sérico positivo, foram erroneamente diagnosticadas como GE ou portadoras de neoplasia produtora de hCG e submetidas a laparoscopia, histerectomia e tratamento quimioterápico. Os anticorpos heterófilos são moléculas grandes e não estão presentes na urina, portanto deve-se pensar na possibilidade de anticorpo heterofílico se o teste de hCG for positivo no sangue e negativo na urina. Entretanto, a dosagem sérica na urina pode ser negativa em função da pequena quantidade de hCG e não atingir a sensibilidade do exame. Nestes casos, para que se faça o diagnóstico correto de anticorpo heterófilo é necessário usar um bloqueador deste tipo de anticorpo ou fazer dosagens diluídas da amostra[27,28].

TRATAMENTO

As pacientes devem estar cientes da possibilidade de se tratar de GE e rapidamente procurarem atendimento caso ocorram sinais e sintomas denunciadores de GE rota. Além da USTV, deve-se realizar rotineiramente a ultrassonografia pélvica abdominal para completa visualização dos anexos em casos de GLD. Nosso algoritmo se baseia no valor discriminatório de hCG de 3.500 mUI/mL e na variação dos títulos de hCG em 48 horas com dosagem de progesterona sérica. Desde que possível, optamos pela conduta expectante até que a hCG atinja o valor discriminatório de 3.500mUI/mL e a paciente esteja assintomática ou oligossintomática. Contudo, pela possibilidade de se estar diante de uma GE, doença com alta taxa de morbiletalidade no primeiro trimestre da gravidez, a nosso ver, existem situações em que se deva tomar uma conduta ativa com o intuito de não se postergar o diagnóstico de GE. Com o objetivo de minimizar erro diagnóstico e intervir em uma gestação tópica evolutiva, preconizamos conduta ativa somente em situações de certeza de não se tratar de GIU evolutiva e alta possibilidade de se tratar de GE. Caso ocorra *plateau* dos títulos de hCG (variação inferior a 15% dos títulos de hCG em três dosagens consecutivas com intervalo de 48 horas) com valores de hCG inferiores a 2.000 mUI/mL optamos por conduta expectante Por outro lado, realizamos conduta ativa se ocorrer *plateau* com títulos de hCG acima de 2.000 mUI/mL ou concentrações de hCG acima de 3.500 mUI/mL com elevação inferior a 35% em 48 horas. Ao adotarmos conduta ativa, com o intuito de se evitar o uso desnecessário de MTX, atualmente, preferimos a realização de AMIU de forma ambulatorial com anestesia local por meio de bloqueio paracervical e aspiração com cânula de 4 mm. O material obtido pelo esvaziamento uterino é enviado para estudo anatomopatológico. Caso não ocorra queda de pelo menos 15% na concentração de hCG após esvaziamento uterino, o diagnóstico provável será de GE e então prescrevemos MTX intramuscular na dose de 50 mg/m². Caso ocorra insucesso após o ciclo inicial de MTX, antes de se iniciar um segundo ciclo preconizamos a realização de exames de imagens de tórax, abdômen e pelve por tomografia computadorizada ou ressonância magnética com o intuito de se afastar a possibilidade de se estar diante de um tumor produtor de hCG[29].

CONSIDERAÇÕES FINAIS / CONCLUSÕES

Infelizmente, não há consenso quanto ao seguimento e momento de se fazer alguma intervenção em casos de GLD. Mulheres com GLD devem ser seguidas até que um diagnóstico final seja estabelecido. Dizer que toda GLD é igual a GE até prova em contrário não é verdade. A maioria dos casos de GLD é de baixo risco e representa casos de GIU que ainda não foram visibilizados ao ultrassom ou de GLDF cujo seguimento evidenciará negativação dos títulos de hCG e não ficará claro se era GIU não evolutiva ou de GE com resolução espontânea. Como não há consenso no seguimento de pacientes com GLD, acreditamos que mais estudos sejam necessários para elaboração de algoritmos com o intuito de minimizar os exames laboratoriais e retornos de pacientes, diminuindo os custos e o estresse envolvidos no seguimento de casos de GLD. Modelos matemáticos, antes de empregados de forma universal, devem ser avaliados em vários centros para que sejam testados em diferentes populações.

REFERÊNCIAS BIBLIOGRÁFICAS

1. Kirk E, Bottomley C, Bourne T. Diagnosing ectopic pregnancy and current concepts in the management of pregnancy of unknown location. Hum Reprod Update. 2014;20(2):250-61.
2. Kirk E, Condous G, Van Calster B, Van Huffel S, Timmerman D, Bourne T. Rationalizing the follow-up of pregnancies of unknown location. Hum Reprod. 2007;22(6):1744-50.
3. Cordina M, Schramm-Gajraj K, Ross JA, Lautman K, Jurkovic D. Introduction of a single visit protocol in the management of selected patients with pregnancy of unknown location: a prospective study. BJOG. 2011;118(6):693-7.
4. Condous G, Timmerman D, Goldstein S, Valentin L, Jurkovic D, Bourne T. Pregnancies of unknown location: consensus statement. Ultrasound Obstet Gynecol. 2006;28(2):121-2.
5. Kirk E, Papageorghiou AT, Condous G, Tan L, Bora S, Bourne T. The diagnostic effectiveness of an initial transvaginal scan in detecting ectopic pregnancy. Hum Reprod. 2007;22(11):2824-8.
6. Kirk E, Bourne T. Diagnosis of ectopic pregnancy with ultrasound. Best Pract Res Clin Obstet Gynaecol. 2009;23(4):501-8.
7. Mausner Geffen E, Slywotzky C, Bennett G. Pitfalls and tips in the diagnosis of ectopic pregnancy. Abdom Radiol (NY). 2017;42(5):1524-42.
8. Barnhart K, van Mello NM, Bourne T, Kirk E, Van Calster B, Bottomley C, et al. Pregnancy of unknown location: a consensus statement of nomenclature, definitions, and outcome. Fertil Steril. 2011;95(3):857-66.
9. Senapati S, Barnhart KT. Biomarkers for ectopic pregnancy and pregnancy of unknown location. Fertil Steril. 2013;99(4):1107-16.
10. Kadar N, DeVore G, Romero R. Discriminatory hCG zone: its use in the sonographic evaluation for ectopic pregnancy. Obstet Gynecol. 1981;58(2):156-61.
11. American College of Obstetricians and Gynecologists . ACOG Practice Bulletin No. 94: Medical management of ectopic pregnancy. Obstet Gynecol. 2008;111(6):1479-85.
12. Practice Committee of American Society for Reproductive Medcine PCoASfR. Medical treatment of ectopic pregnancy: a committee opinion. Fertil Steril. 2013;100(3):638-44.
13. Connolly A, Ryan DH, Stuebe AM, Wolfe HM. Reevaluation of discriminatory and threshold levels for serum β-hCG in early pregnancy. Obstet Gynecol. 2013;121(1):65-70.
14. Doubilet PM, Benson CB, Bourne T, Blaivas M, Barnhart KT, Benacerraf BR, et al. Diagnostic criteria for nonviable pregnancy early in the first trimester. N Engl J Med. 2013;369(15):1443-51

15. Kadar N, Caldwell BV, Romero R. A method of screening for ectopic pregnancy and its indications. Obstet Gynecol. 1981;58(2):162-6.
16. Seeber BE, Sammel MD, Guo W Zhou L, Hummel A, Barnhart KT. Application of redefined human chorionic gonadotropin curves for the diagnosis of women at risk for ectopic pregnancy.Fertil Steril. 2006; 86 (2): 454-9.
17. Condous G, Kirk E, Van Calster B, Van Huffel S, Timmerman D, Bourne T. Failing pregnancies of unknown location: a prospective evaluation of the human chorionic gonadotrophin ratio. BJOG. 2006;113(5):521-7.
18. Silva C, Sammel MD, Zhou L, Gracia C, Hummel AC, Barnhart K. Human chorionic gonadotropin profile for women with ectopic pregnancy. Obstet Gynecol. 2006;107(3):605-10.
19. Van Calster B, Bobdiwala S, Guha S, Van Hoorde K, Al-Memar M, Harvey R, et al. Managing pregnancy of unknown location based on initial serum progesterone and serial serum hCG levels: development and validation of a two-step triage protocol. Ultrasound Obstet Gynecol. 2016;48(5):642-9.
20. Rubal L, Chung K. Do you need to definitively diagnose the location of a pregnancy of unknown location? The case for "yes". Fertil Steril. 2012;98(5):1078-84.
21. Brady P, Imudia AN, Awonuga AO, Wright DL, Styer AK, Toth TL. Pregnancies of unknown location after in vitro fertilization: minimally invasive management with Karman cannula aspiration. Fertil Steril. 2014;101(2):420-6.
22. Insogna IG, Farland LV, Missmer SA, Ginsburg ES, Brady PC. Outpatient endometrial aspiration: an alternative to methotrexate for pregnancy of unknown location. Am J Obstet Gynecol. 2017;217(2):185.e1-.e9.
23. Stovall TG, Ling FW, Gray LA. Single-dose methotrexate for treatment of ectopic pregnancy. Obstet Gynecol. 1991;77(5):754-7.
24. van Mello NM, Mol F, Verhoeve HR, van Wely M, Adriaanse AH, Boss EA, et al. Methotrexate or expectant management in women with an ectopic pregnancy or pregnancy of unknown location and low serum hCG concentrations? A randomized comparison. Hum Reprod. 2013;28(1):60-7.
25. Larish A, Kumar A, Kerr S, Langstraat C. Primary Gastric Choriocarcinoma Presenting as a Pregnancy of Unknown Location. Obstet Gynecol. 2017;129(2):281-4.
26. McCarthy CM, Unterscheider J, Burke C, Coulter J. Metastatic gestational choriocarcinoma: a masquerader in obstetrics. Ir J Med Sci. 2017.
27. Committee on Gynecologic Practice The American College of Obstetricians and Gynecologists. ACOG. Committee opinion: number 278, November 2002. Avoiding inappropriate clinical decisions based on false-positive human chorionic gonadotropin test results. Obstet Gynecol. 2002;100(5 Pt 1):1057-9.
28. Cole LA, Laidler LL, Muller CY. USA hCG reference service, 10-year report. Clin Biochem. 2010;43(12):1013-22.
29. Pereira PP, Cabar FR, Gomez UT, Francisco RPV. Pregnancy of unknown location. Clinics. 2019;74:e111.

capítulo 8

Gravidez em cicatriz de cesária

▶ Julio Elito Junior*

INTRODUÇÃO

A gravidez na cicatriz de cesariana é uma forma rara de gravidez ectópica. Do primeiro caso descrito em 1978[1] a 2001, houve apenas 19 casos relatados[2]. Em 2006, houve 155 casos e em 2011 o número de casos descritos na literatura foi de 751, e desde então houve rápido aumento na incidência desse tipo de gravidez. A incidência estimada é de 1 em 1.800 a 1 em 2.216 gestações, com uma taxa de 6,1% de todas as gestações ectópicas em mulheres com histórico de cesariana anterior[3].

A base da fisiopatologia é a invasão do blastocisto no miométrio através de pequenas fístulas entre a cicatriz da cesariana anterior e a cavidade endometrial.

Os fatores de risco são: cesarianas anteriores, pouco tempo entre a cesariana e a gravidez atual, tratamento de fertilização in vitro e útero retrovertido, o que pode levar a maior deiscência da cicatriz da cesariana, aumentando a chance de implantação do saco gestacional nessa região.

A gravidez ectópica da cicatriz de cesariana tende a se comportar de forma mais agressiva devido ao risco de ruptura uterina e sangramento no primeiro e no segundo trimestre da gravidez.

---

* Professor Associado Livre-Docente do Departamento de Obstetrícia da UNIFESP; Chefe do Setor de Gravidez Múltipla e Gravidez Ectópica da UNIFESP.

DIAGNÓSTICO

O ultrassom transvaginal permite o diagnóstico precoce da doença antes desses resultados trágicos e possibilita tratamento conservador, em vez de cirurgias mutiladoras, como a histerectomia, preservando a fertilidade. Também permite um diagnóstico diferencial com o aborto em curso, a gravidez molar e a gravidez cervical ectópica.

O diagnóstico pode ser feito por ultrassonografia (Figura 1) e ressonância magnética (Figura 2).

Os achados ultrassonográficos transvaginais para o diagnóstico de gravidez na cicatriz de cesárea incluem: cavidade uterina vazia, reação decidual e trofoblasto localizado no sítio da cicatriz de cesariana anterior, ausência ou diminuição da espessura do miométrio entre a bexiga e o saco gestacional.

Existem dois tipos de gravidez ectópica na cicatriz de cesariana: endógena e exógena. No tipo endógeno, o implante do saco gestacional ocorre na cicatriz da cesariana, com o desenvolvimento da gravidez em direção à cavidade uterina. O tipo exógeno ocorre com o implante mais profundo do saco gestacional na cicatriz de cesariana; à medida que a gravidez se desenvolve, ela vai na direção da bexiga, aumenta o risco de ruptura e hemorragia no primeiro trimestre da gravidez.

A relação entre o saco gestacional de uma gravidez na cicatriz da cesárea e a linha endometrial é definida como sinal de cruzamento (COS). Nesse sinal ultrassonográfico, foi traçada uma linha reta conectando o orifício cervical interno e o fundo uterino através do endométrio (linha endometrial). O saco gestacional foi identificado e seu diâmetro, perpendicular à linha endometrial, foi traçado. Os pacientes foram categorizados de acordo com a relação entre a linha endometrial e o diâmetro do saco gestacional em dois grupos: (1) COS-1, em que o saco gestacional foi implantado na cicatriz de cesariana e pelo menos dois terços do diâmetro do saco gestacional estava acima da linha endometrial, em direção à parede uterina anterior;

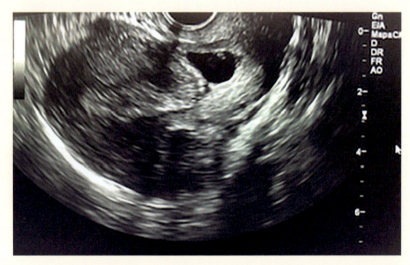

Figura 1 – Gravidez na cicatriz de cesariana na região ístmica com presença de saco gestacional com embrião (arquivo de imagem do autor)

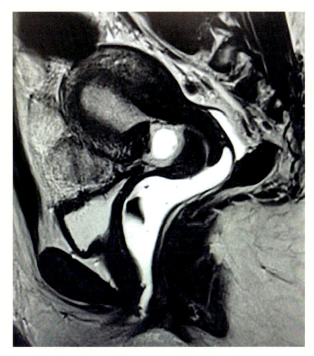

Figura 2 – RM do útero demonstrando útero vazio, canal cervical vazio, o saco gestacional localizado na parte anterior da porção ístmica do útero, com uma camada miometrial diminuída e uma descontinuidade na parede anterior do útero

e (2) COS-2, em que o saco gestacional foi implantado na cicatriz de cesariana e menos de dois terços do saco gestacional estavam acima da linha endometrial[4].

Esse sinal de cruzamento pode ajudar a determinar se uma gravidez com cicatriz de cesariana progride para ruptura no primeiro trimestre (COS-1) ou, em um caso de COS-2, a gravidez pode continuar até a viabilidade fetal, podendo correr o risco de placenta acreta e histerectomia cesárea[4].

TRATAMENTO

As abordagens são divididas em tratamento cirúrgico e não cirúrgico. O tratamento cirúrgico pode incluir curetagem uterina ou histerectomia e embolização da artéria uterina. O tratamento não cirúrgico pode ser expectante ou tratamento medicamentoso com metotrexato sistêmico ou local.

Ainda não há consenso sobre o melhor tratamento em caso de gravidez ectópica em cesariana.

A intervenção cirúrgica é realizada na presença de sangramento importante e, nessas circunstâncias, se possível, tentar a embolização das artérias uterinas antes da curetagem ou histerectomia.

A dilatação e curetagem (D&C) com subsequente inserção intrauterina do cateter de Foley podem ser uma opção devido à simplicidade. No entanto, o risco desse tratamento é a hemorragia e a necessidade de histerectomia secundária. Este tratamento deve ser usado apenas em casos selecionados.

A excisão por histeroscopia é outra opção. Durante o procedimento, o ultrassom pélvico pode ajudar a evitar complicações.

A excisão por laparotomia ou laparoscopia pode ser tentada. Esses procedimentos geralmente são realizados se o tratamento local com MTX falhar ou após a ruptura uterina.

A histerectomia geralmente é realizada mediante a falha dos outros tratamentos para controlar o sangramento (Figura 3). Este procedimento não é a primeira linha para a maioria dos ginecologistas

Quando a paciente apresenta uma gravidez de cicatriz de cesariana COS-2 ou tipo endógeno e sendo uma gravidez viável, ela deve ser aconselhada sobre os riscos de continuar com a gravidez. A maioria dos casos de gravidez na cicatriz de cesárea onde se opta pela conduta expectante evolui para uma placenta acreta. Os riscos de continuidade da gravidez são: hemorragia (13% no primeiro e segundo trimestres; e 39% no terceiro trimestre), ruptura uterina (9,9% no primeiro e segundo trimestres; e 10,2% no terceiro trimestre), placenta acreta (75%) e histerectomia (15,2% no primeiro e segundo trimestres; e 60,6% no terceiro trimestre)[5]. O médico deve discutir esses riscos e aconselhar o paciente. É necessária uma reflexão profunda da situação antes de tomar a decisão de manter ou não a gravidez, uma vez que o casal geralmente já tem um filho. Quando a decisão é continuar com a gravidez, alguns critérios devem ser avaliados. Nos casos em que há sinal de cruzamento (COS-1) ou tipo exógeno e a ressonância magnética mostra miométrio menor que 5 mm, a gravidez deve ser interrompida. Na outra situação, COS-2 ou tipo endógeno e espessura do miométrio

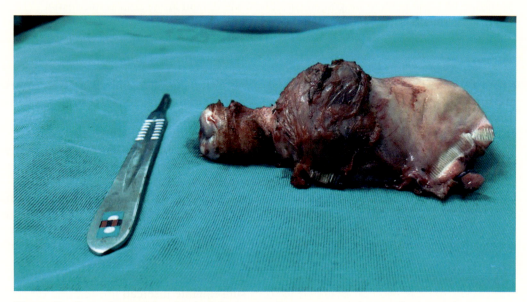

Figura 3 – Caso de gravidez de cicatriz de cesariana que evoluiu para hemorragia e a paciente foi submetida a histerectomia

> 5 mm, se a paciente optar por continuar com a gravidez, ela deve ser avisada sobre o risco de placenta acreta e histerectomia cesárea; e deve ser assistida em um hospital com radiologia intervencionista e terapia intensiva neonatal.

O tratamento sistêmico com metotrexato não é eficaz nos casos em que o embrião apresenta batimentos cardíacos. Este tratamento deve ser evitado nessa condição, pois atrasa um tratamento mais eficaz.

Na gravidez com cicatriz de cesariana, quando o embrião apresenta batimentos cardíacos, o tratamento local com metotrexato (1 mg/kg) guiado por ultrassonografia transvaginal deve ser a primeira opção[6]. As evidências científicas atuais demonstram que o tratamento local com MTX traz melhores resultados. Este tipo de tratamento é amplamente utilizado, porque além de ser eficaz é simples e tem baixo custo.

Nos casos em que o embrião/feto não tem batimentos cardíacos, é importante verificar os títulos de beta-hCG em um intervalo de 24/48 horas. Se os níveis forem baixos e em declínio, a melhor abordagem é a conduta expectante. No entanto, se os títulos forem altos e crescentes, o paciente deve ser submetido ao tratamento sistêmico com MTX. Se os níveis de beta-hCG forem baixos (menos de 5.000 mUI/ml), recomenda-se a dose única de MTX 50 mg/m² (mesmo tratamento para gravidez tubária). Por outro lado, se os níveis forem maiores (> 5.000 mUI/ml), recomenda-se o protocolo de doses múltiplas de MTX (1 mg/kg) nos dias 1, 3, 5 e 7 e ácido folínico 15 mg via oral nos dias 2, 4, 6 e 8.

No tratamento com MTX, o acompanhamento é ambulatorial com exames semanais de β-hCG até a resolução. Durante o acompanhamento, a ultrassonografia não é realizada rotineiramente. Ela deve ser realizada após 3 meses de quando o β-hCG atingir um valor negativo. O ultrassom deve ser repetido durante o tratamento em qualquer caso de suspeita de complicação. Em geral, após 3 a 6 meses, a imagem da gravidez ectópica desaparece; é recomendável realizar histerossalpingografia e histeroscopia para melhor avaliação da cavidade uterina e planejamento reprodutivo adequado para essas pacientes[3].

Nos casos em que a resolução demora muito tempo, outros tratamentos podem ser oferecidos, como aspiração manual do saco gestacional sob visão ultrassonográfica ou histeroscopia para remover o tecido gestacional com coagulação do local de implantação.

Nos casos em que o tratamento local com metotrexato falha, deve-se considerar a embolização da artéria uterina[7], ou a laparoscópica ou laparotômica com ressecção em cunha da gravidez e posterior correção cirúrgica da cicatriz da cesariana.

Birch et al.[8], em uma revisão sistemática sobre tratamentos para a gravidez de cicatriz de cesariana, mostraram que a embolização da artéria uterina (EAU) combinada com D&C teve bons resultados, pois apresentava baixo risco de sangramento e histerectomia.

O procedimento pode ser realizado sob raquianestesia e sedação com profilaxia antibiótica padrão. Após a assepsia da região da virilha, a artéria femoral comum direita ou esquerda é puncionada pela técnica de Seldinger, introdutor 5F, e o procedimento continua como na embolização do mioma uterino, com cateterização da artéria uterina esquerda e subsequentemente na artéria uterina direita. O metotrexato é injetado transarterialmente antes da embolização com micropartículas oclusas, sempre maiores que 500 μ, para evitar embolização do ovário[9]. Apesar da oclusão arterial, o risco de sangramento grave não é desprezível por causa da restauração gradual da circulação normal em aproximadamente 3 semanas. A dilatação e curetagem com aspiração a vácuo 6 a 8 horas após a quimioembolização intra-arterial reduzem a incidência de sangramento[8].

Existe uma falta de consenso sobre as diretrizes para o tratamento da gravidez com cicatriz de cesariana e várias opções de tratamento são propostas na literatura (isoladas ou combinadas)[10]. Por esse motivo, o autor elaborou um protocolo para o manejo da gravidez na cicatriz de cesárea, com base em sua experiência e das evidências científicas até o momento[11] (Figura 4).

Tratamento não cirúrgico

O tratamento não cirúrgico surgiu como uma alternativa importante para essas situações, evitando cirurgias que comprometam o futuro reprodutivo. Quando o embrião tem batimentos cardíacos, o tratamento local guiado pela USTV com injeção de MTX no saco gestacional na dose de 1 mg/kg é o

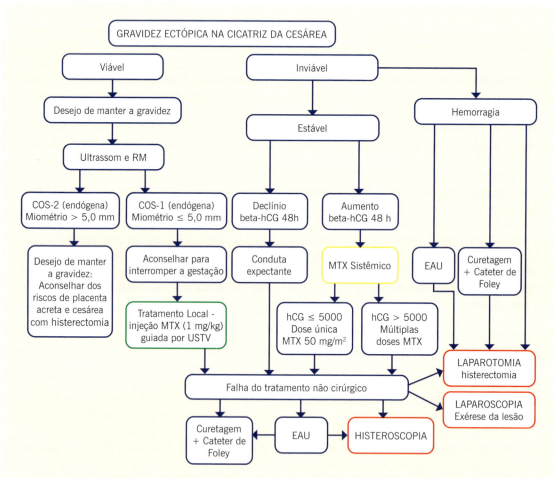

Figura 4 – Protocolo de conduta da gravidez na cicatriz de cesárea (ELITO, 2020)

tratamento de primeira linha. Quando os títulos de beta-hCG são maiores que 5.000 mUI/ml, o tratamento local é complementado com o protocolo sistêmico de doses múltiplas, começando no dia seguinte à punção. O tratamento sistêmico com MTX é realizado nos casos em que o embrião não apresenta batimentos cardíacos. O tratamento medicamentoso dependerá do título inicial de beta-hCG. Para títulos abaixo de 5.000 mUI/ml, recomenda-se a dose única de MTX 50 mg/m^2 IM. Por outro lado, se os títulos de beta-hCG forem maiores que 5.000 mUI/ml, recomenda-se o protocolo de MTX com múltiplas doses. A dose de MTX é de 1 mg/kg IM nos dias 1, 3, 5 e 7, alternando com ácido folínico 15 mg via oral nos dias 2, 4, 6 e 8.

CONSIDERAÇÕES FINAIS / CONCLUSÕES

A gravidez ectópica na cicatriz da cesárea é um desafio para os obstetras devido à morbimortalidade materna. A incidência está aumentando e os médicos devem estar cientes dessa situação. O diagnóstico precoce por ultrassom é essencial para um tratamento minimamente invasivo, evitando a perda de fertilidade. Existem várias opções para o tratamento e não há consenso na literatura médica. Neste capítulo, foram apresentadas as condutas cirúrgicas e não cirúrgicas, bem como uma tentativa de apresentar o protocolo para o tratamento de gravidez não tubária com base nas evidências científicas atuais.

REFERÊNCIAS BIBLIOGRÁFICAS

1. Larsen JV, Solomon MH. Pregnancy in a uterine scar sacculus--an unusual cause of postabortal haemorrhage. A case report. S Afr Med J. 1978 Jan 28;53(4):142-3.
2. Ash A, Smith A, Maxwell D. Caesarean scar pregnancy. BJOG. 2007 Mar;114(3):253-63.
3. Cecchino GN, Junior EA (2014) Methotrexate for ectopic pregnancy: when and how. Arch Gynecol Obstet 290:417–423.
4. Cali G, Forlani F, Timor-Tritsch IE, Palacios-Jaraquemada J, Minneci G, D'Antonio F. Natural history of Cesarean scar pregnancy on prenatal ultrasound:the crossover sign. Ultrasound Obstet Gynecol. 2017 Jul;50(1):100-104.
5. Calì G, Timor-Tritsch IE, Palacios-Jaraquemada J, Monteaugudo A, Buca D, Forlani F, Familiari A, Scambia G, Acharya G, D'Antonio F. Outcome of Cesarean scar pregnancy managed expectantly: systematic review and meta-analysis. Ultrasound Obstet Gynecol. 2018 Feb;51(2):169-175.
6. Leite F, Fraietta R, Elito Júnior J. Local management with methotrexate of cesarean scar ectopic pregnancy with live embryo guided by transvaginal ultrasound: A case report. Rev Assoc Med Bras (1992). 2016 Apr;62(2):184-5.
7. Fornazari VA, Szejnfeld D, Elito Júnior J, Goldman SM. Interventional radiology and endovascular surgery in the treatment of ectopic pregnancies. Einstein (Sao Paulo). 2015 Jan-Mar;13(1):167-9.
8. Birch Petersen K, Hoffmann E, Rifbjerg Larsen C, Svarre Nielsen H. Cesarean scar pregnancy: a systematic review of treatment studies. Fertil Steril. 2016 Apr;105(4):958-67.
9. Elito Jr J, Araujo Júnior E, Martins Santana EF, Szejnfeld D, Helfer TM, Nardozza LM, Moron AF. Uterine artery embolization with methotrexate infusion as treatment for cesarean scar pregnancy. Case report. Med Ultrason. 2013 Sep;15(3):240-3.
10. Timor-Tritsch IE, Monteagudo A, Calì G, D'Antonio F, Agten AK. Cesarean Scar Pregnancy: Patient Counseling and Management.

Obstet Gynecol Clin North Am. 2019 Dec;46(4):813-828.

11. Elito Jr J. An Overview of the Diagnosis and Treatment of Non-tubal Ectopic Pregnancy. In: Elito Jr., editor. Non-tubal Ectopic Pregnancy. 1st edition. United Kingdom: Intechopen, 2020. Chapter 1, p. 3-18.

capítulo 9

Manejo do abortamento inevitável: expectante, medicamentoso e cirúrgico

▶ Evelyn Traina*
▶ Tatiana Emy Nishimoto Kawanami Hamamoto**

INTRODUÇÃO

A perda gestacional é classicamente definida como a interrupção da gravidez até a 20ª semana de gestação ou com fetos de até 500 gramas. Apesar de não haver consenso quanto à terminologia, geralmente considera-se aborto precoce quando a perda acontece até 12 semanas e 6 dias a partir da data da última menstruação e tardia de 13 a 20 semanas[1,2].

A perda gestacional precoce é a intercorrência mais comum da gravidez, com incidência que varia de 10% até mais de 50% a depender, principalmente, da idade da mulher[3]. À medida em que avança a idade gestacional, o risco de aborto diminui, sendo menor que 1% após a 13ª semana. A maioria das mulheres que vivencia a perda gestacional irá ter uma gestação subsequente normal e essa informação deve fazer parte da orientação após o abortamento.

Este capítulo trata especificamente do manejo frente ao diagnóstico de gestação inviável até a 20ª semana de gestação.

São três as opções de conduta: expectante, medicamentosa e cirúrgica. A conduta expectante consiste em aguardar a eliminação espontânea do produto conceptual, sem nenhuma intervenção. Na conduta medicamentosa, são usados apenas medicamentos e a conduta cirúrgica inclui, obviamente,

---

* Professora Adjunta do Departamento de Obstetrícia da Escola Paulista de Medicina/Universidade Federal de São Paulo.
** Médica Assistente do Ambulatório de Abortamento Espontâneo de Repetição da UNIFESP-EPM.

a finalização da gravidez por esvaziamento uterino. Qualquer uma das três pode ser uma opção para o manejo do aborto incompleto.

Apesar de frequente, a perda gestacional é relacionada a grande sofrimento e ansiedade do casal, sendo fundamental que o médico assistente conheça com detalhes as particularidades de cada uma das opões, para que possa aconselhar sua paciente de forma que ela opte pelo que mais se adequar às suas expectativas, dentro, logicamente, dos limites de segurança da assistência médica. Capacitar a paciente para que ela faça uma escolha consciente faz parte da assistência ao aborto inevitável e a literatura mostra que mulheres que participam da decisão e são estimuladas a isso se sentem mais satisfeitas e confiantes quanto à resolução do processo[4].

Alguns pontos a abordar com a paciente são[5]:

- prioridades pessoais: se a mulher prefere uma eliminação natural ou o menor risco de mudar de conduta e precisar complementar com procedimento cirúrgico; previsibilidade; necessidade de cuidados pessoais ou com familiares;
- fatores relacionados à medicação ou ao procedimento: efeitos colaterais, necessidade de internação, uso de sedação;
- se o tempo para resolução da perda e retorno às atividades e fertilidade é um fator importante ou não para a paciente;
- sintomas: se a intensidade da dor e do sangramento são uma preocupação;
- antecedente de perda gestacional: abordar se a mulher já passou por um abortamento, qual foi a decisão tomada e se acha que fez a escolha certa.

Em mulheres sem comorbidades e sem sintomas que indiquem necessidade de esvaziamento uterino imediato, o planejamento terapêutico pode seguramente respeitar as preferências da paciente.

DIAGNÓSTICO

Este capítulo não tratará do diagnóstico, apenas do manejo.

TRATAMENTO

Conduta expectante

A conduta expectante consiste em aguardar a eliminação espontânea do produto conceptual. As questões a serem abordadas com a paciente na escolha da conduta expectante são:

- Manejo da dor: a eliminação da gestação pode causar dor moderada a intensa. As pacientes devem ser orientadas a usar anti-inflamatórios não hormonais. Em alguns casos, pode ser necessária analgesia com opioides via oral.

- Frequência de seguimento: não há consenso quanto à necessidade de seguimento médico. Questões como ansiedade da paciente, acesso ao serviço de emergência, idade gestacional e quadro clínico devem ser levadas em consideração e a conduta deve ser individualizada.

As pacientes que optarem por conduta expectante devem ser orientadas sobre a possibilidade de ser necessário esvaziamento cirúrgico, ou por complicações como sangramento e infecção ou por eliminação incompleta da gestação. A literatura também não é unânime na definição de eliminação completa. Geralmente, utilizam-se parâmetros clínicos e ultrassonográficos: melhora ou parada da dor e sangramento e ausência do saco gestacional ao ultrassom com espessura endometrial menor que 30 mm. No entanto, não há evidências de que mulheres assintomáticas com espessura endometrial maior tenham maior morbidade, sendo que não se recomenda o tratamento cirúrgico em pacientes clinicamente bem e sem sintomas de esvaziamento incompleto baseado apenas na espessura endometrial[6].

O tempo até a eliminação é variável. A taxa de eliminação completa espontânea pode ser alta, com tempo de espera adequado. Luise et al.[7], em seguimento de 451 gestantes com diagnóstico de gestação inviável, documentaram taxa global de eliminação completa de 81% após 8 semanas, sendo maior para o abortamento incompleto (91%), depois retido (76%) e menor para as gestações anembrionadas (66%). Cerca de metade das pacientes com aborto incompleto tinham eliminado a gestação em 1 semana e mais que 84% em 2 semanas de seguimento. Os autores enfatizam que a classificação do aborto é importante na orientação da paciente quanto a probabilidade e tempo de eliminação e que o aconselhamento adequado é fundamental para o sucesso da conduta expectante. Complicações ocorreram em apenas 1% dos casos, sendo principalmente hemorragia com necessidade de cirurgia de urgência. O tempo de sangramento também tende a ser mais prolongado com a conduta expectante, mas não há diferença quanto a depressão, ansiedade e recuperação pós-aborto[8]. O tempo de sangramento é variável, mas a literatura reporta uma duração média de 8 dias[9], sendo que o aumento do volume do sangramento é um dos fatores que prediz a probabilidade de eliminação mais rápida. A intensidade da dor e do sangramento costuma ser maior nos primeiros dias, diminuindo progressivamente 8 a 10 dias após o início do quadro. O risco de infecção também é pequeno, sendo maior quanto maior o tempo de espera, mas, no geral, não ultrapassa 1%[8]. Vale ressaltar que não é necessário o uso de antibiótico profilático.

As mulheres que optarem por conduta expectante devem ser orientadas sobre o que esperar durante o processo de expulsão do produto conceptual, quais sinais e sintomas indicam que deva procurar serviço médico e o que significa sangramento aumentado. Uma referência fácil e prática para isso é trocar dois absorventes por hora por duas horas consecutivas

Sugere-se reavaliação clínica e subsidiária após 4 semanas, apesar de algumas vezes a eliminação espontânea poder levar mais tempo. Para abortos de primeiro trimestre (até 12 semanas e 6 dias), a mulher pode optar por manter a conduta expectante desde que não tenha sinais de infecção e sangramento. A paciente deve ser orientada que esses riscos aumentam com a demora da resolução, bem como diminui a probabilidade de eliminação espontânea. Na vigência de sinais de hemorragia ou infecção, a conduta deve ser o esvaziamento uterino imediato, mesmo que o desejo da paciente seja por mínima intervenção.

A conduta expectante é bem estabelecida e pode ser uma opção para abortos menores que 13 semanas. No entanto, as perdas de segundo trimestre estão mais associadas a riscos, inclusive a situações ameaçadoras à vida, como a CIVD. Dessa forma, deve ser desencorajada nesse contexto, exceto em situações de carência de recursos e após criteriosa orientação e possibilidade de seguimento da paciente.

Conduta medicamentosa

A conduta medicamentosa consiste no uso de medicações que estimulem a eliminação do produto conceptual. É indicada principalmente para pacientes que querem encurtar o tempo de resolução do processo, mas querem evitar o procedimento cirúrgico.

Há duas medicações possíveis: a Mifepristone, que é uma antagonista da progesterona e compete com o hormônio na ligação ao receptor, impedindo a continuidade da gravidez, e o misoprostol, que é um inibidor da prostaglandina E2, agindo como uterotônico. Os regimes terapêuticos geralmente utilizam 200 mg de Mifepristone via oral, seguido, 24 h depois, por 800 mcg de Misoprostol via vaginal (10). No entanto, nos países onde a Mifepristone não está disponível, como no nosso caso, protocolos que incluem apenas o Misoprostol podem ser utilizados.

A conduta medicamentosa oferece à paciente maior controle sobre o tempo de eliminação, é altamente efetiva e evita o procedimento cirúrgico. Além disso, pode ser a opção de escolha nos casos de defeitos uterinos congênitos ou adquiridos que distorçam a cavidade uterina. Geralmente é associada a dor moderada ou intensa. Devem ser prescritos anti-inflamatórios não hormonais antes e após o uso da medicação e alguma vezes pode ser necessário o uso de opioides. Não é necessário o uso de antibiótico profilático.

Há poucas contraindicações ao Misoprostol, exceto alergia ao medicamento. Os efeitos colaterais mais comuns são náusea (53%), diarreia (24%), dor abdominal (99%) e hipertermia (3%)[11]. No caso de náuseas e vômitos, recomenda-se uso de antieméticos, sendo o ondansetron uma boa opção.

O Misoprostol é geralmente usado via vaginal, mas pode ser usado via oral ou sublingual, nesses casos associado a efeitos colaterais mais intensos. As doses recomendadas são de 800 mcg de Misoprostol via vaginal, seguido de 400 mcg via vaginal a cada 3 horas, se necessário, com o máximo de 5 doses[1,12].

O maior trial que comparou a conduta medicamentosa à cirúrgica incluiu 652 mulheres com gestação não evolutiva de primeiro trimestre, sendo que 491 receberam 800 mcg de Misoprostol via vaginal. As que não eliminaram 3 dias após a primeira dose receberam dose adicional na mesma posologia. Após 8 dias, a taxa de eliminação foi de 71% após a primeira dose e 84% após a segunda, resultando numa falha geral de 16%, sendo essa porcentagem maior para as gestações anembrionadas. A idade gestacional da perda não influenciou a taxa de expulsão. As complicações foram raras (1%) e não superiores às da curetagem uterina.

No geral, o risco de complicações, bem como a probabilidade de eliminação incompleta, aumenta com a idade gestacional. Para gestações entre 13 e 20 semanas e cicatriz uterina prévia, a conduta medicamentosa deve ser tomada com cautela. No caso de apenas uma cicatriz prévia, podem ser mantidas as doses habituais, mas no caso de duas ou mais cicatrizes sugere-se fazer metade da dose (200 mcg via vaginal a cada 3 horas) e evitar dose de ataque[13].

Da mesma forma que para conduta expectante, a definição de eliminação completa não é unânime. Como em nosso meio o Misoprostol é uma medicação de uso exclusivo hospitalar, sugerimos avaliação clínica e ultrassonográfica antes da alta. Considerar complementar com curetagem uterina nos casos de pacientes sintomáticas (sangramento importante e dor) e com ausência de eliminação do saco gestacional ou espessura endometrial maior que 30 mm[13].

Conduta cirúrgica

A conduta cirúrgica consiste no esvaziamento da cavidade uterina por curetagem ou aspiração manual ou elétrica e é o tratamento clássico para o aborto inevitável. A aspiração manual intrauterina (AMIU), quando disponível, é preferível à cureta fenestrada, por ser mais segura, altamente efetiva e mais bem tolerada. A aspiração elétrica geralmente é reservada para úteros maiores ou esvaziamento de gestação molar, uma vez que tem a capacidade para aspirar volumes de até 2.000 ml.

As vantagens da conduta cirúrgica são: ser previsível, altamente eficaz e oferecer resolução rápida do processo. Pacientes com sinais de hemorragia, instabilidade hemodinâmica ou infecção devem ser prontamente tratadas com esvaziamento uterino cirúrgico. A conduta cirúrgica também é o tratamento de escolha nos casos de pacientes com comorbidades, como anemia severa, coagulopatias ou doença cardiovascular.

O procedimento é rápido e pode ser realizado em ambiente hospitalar ou hospital dia, o que facilita a administração de analgésicos e sedativos. A dor durante o procedimento costuma ser de moderada a intensa, sendo que a escolha da analgesia deve levar em conta preferências individuais, local do procedimento e disponibilidade da medicação. Pode ser feito bloqueio paracervical associado a anti-inflamatórios não hormonais, mas, se disponível, a sedação endovenosa oferece maior conforto à paciente. A alta deve ser precoce e o retorno às atividades habituais costuma ser rápido.

No caso da AMIU, o tamanho da cânula costuma corresponder à idade gestacional em semanas ou 1 mm menor. Recomenda-se que a cânula mínima seja número 6 ou 7, mesmo para idades gestacionais menores, a fim de minimizar o risco de esvaziamento incompleto.

O preparo cervical consiste no uso de medicação previamente à curetagem para promover ou facilitar a dilatação cervical. Os protocolos variam de acordo, principalmente, com a idade gestacional. Para gestações menores que 12 semanas o preparo cervical não é obrigatório, podendo-se partir direto para a dilatação mecânica da cérvice[14]. O uso do Misoprostol geralmente atrasa o procedimento, está associado a mais efeitos colaterais, como dor abdominal e náuseas, e não diminui, necessariamente, a incidência de laceração cervical e perfuração uterina. No entanto, aumenta o diâmetro do colo, evita a necessidade de dilatação mecânica em alguns casos e pode permitir o uso de cânulas maiores, o que facilita a aspiração cirúrgica. Portanto, apesar de não ser obrigatório, pode ser uma boa opção, principalmente em mulheres jovens, nulíparas e com gestação entre 9 e 12 semanas[15]. Acima de 12 semanas, ao contrário, o preparo cervical é sempre recomendado. Para gestações de até 12 semanas, recomenda-se uma dose de 400 mcg de Misoprostol via vaginal 3 horas antes do procedimento, não sendo necessária repetição da dose. Caso a cérvice já esteja dilatada, não é necessária dilatação mecânica adicional. Sugere-se cânula número 10 para dilatação de cerca de 1 cm. Caso não tenha ocorrido dilatação do colo após a medicação, finaliza-se com a dilatação mecânica com vela de Hegar. Para gestações acima de 12 semanas também se inicia com 400 mcg via vaginal, mas repete-se a mesma dose de 3/3h, até expulsão do produto conceptual, após o que se finaliza a curetagem ou aspiração[16]. Isso pelo fato de que o concepto já possui partes ósseas nesta idade gestacional e a realização do procedimento cirúrgico pode levar a aumento de risco de perfuração uterina.

Geralmente não se recomenda o uso de antibióticos profiláticos, apesar de alguns autores e sociedades sugerirem uma dose antes do procedimento, a depender principalmente do tipo de dilatação usada e dos fatores de risco. Os regimes recomendados são: doxiciclina 200 mg, metronidazol 500 mg ou azitromicina 500 mg, todos dados por via oral e 1 hora antes do procedimento[17,18].

A conduta cirúrgica é altamente efetiva, apesar de o esvaziamento incompleto com necessidade de novo procedimento ocorrer em algumas situações[11]. Outras complicações como infecção, sangramento, laceração cervical, perfuração uterina e hematômetra também são infrequentes. O risco de hemorragia é menor que 1% e está associado a atonia uterina, placentação anormal e perfuração. No caso de atonia, a conduta é a mesma da hemorragia pós-parto: metilergonovina 0,2 mg via intramuscular, Misoprostol 800 mcg via retal e/ou ácido tranexâmico 1.000 mg via endovenosa. A laceração cervical está associada a tração do colo, idade gestacional avançada, dilatação mecânica do colo e nuliparidade. A conduta é sutura e reparo da laceração. O risco de perfuração gira ao redor de 1% e está associado principalmente à dilatação cervical inadequada. É fundamental o pronto reconhecimento da lesão para se evitar riscos associados. Os sinais incluem a capacidade repentina em avançar os instrumentos cirúrgicos, hemorragia ou sinais indiretos, como hematoma ligamentar. Para perfurações uterinas com paciente estável sugere-se finalizar o procedimento sob visão ultrassonográfica se necessário e monitorização rigorosa quanto a sinais de hemorragia ou lesão visceral. Para pacientes instáveis, com sinais de sangramento ou lesão de vasos ou órgãos, deve-se proceder à exploração cirúrgica. A hematômetra está associada à retenção de coágulo após fechamento do colo. Geralmente, cursa com dor e náuseas e costuma ocorrer nas primeiras quatro horas. Indica-se metilergonovina ou nova dilatação cervical.

Após a alta, sugere-se seguimento clínico precoce apenas para verificar recuperação física e também psicológica. Não são necessários exames adicionais, exceto avaliação anátomo-patológica do produto de curetagem.

CONSIDERAÇÕES FINAIS

O abortamento é a intercorrência mais comum da gestação, podendo ser conduzido de forma expectante, medicamentosa e cirúrgica. Pacientes com hemorragia, instabilidade hemodinâmica, sinais de infecção ou comorbidades são candidatas à conduta cirúrgica imediata, independente das preferências individuais, devido aos riscos de complicações. Nos demais casos, a conduta pode se basear fundamentalmente na preferência da paciente, após orientação e aconselhamento adequados. Pacientes que são motivadas a participar da decisão sentem-se mais seguras e satisfeitas quanto à resolução do quadro.

No caso de conduta expectante, é importante que a paciente seja informada sobre sinais de agravo e motivo de procura do serviço médico, além de prescrição de analgésicos e orientações quanto ao seguimento. A probabilidade de eliminação espontânea depende principalmente do tipo de abortamento (se incompleto, retido ou anembrionado) e do tempo de espera, mas a paciente precisa saber que há risco de esvaziamento incompleto com necessidade de complementação por curetagem. Para o aborto tardio, no entanto, a conduta expectante deve ser desencorajada, devido a riscos maiores, inclusive de situações ameaçadoras à vida, devendo ser reservada a situações excepcionais.

A conduta medicamentosa consiste no uso do Misoprostol, medicação análoga de prostaglandina, que tem como efeito desencadear contrações uterinas com consequente expulsão do produto conceptual. Ela oferece maior previsibilidade quanto à eliminação e tem taxas de sucesso altas, mas também há risco de eliminação incompleta. Apesar de em nosso meio o Misoprostol ser uma medicação de uso exclusivo hospitalar, isso não deve ser motivo para contraindicar a conduta se for da preferência da paciente, mas é importante ressaltar que a eliminação pode não ocorrer após a primeira dose e pode levar alguns dias para acontecer. A conduta medicamentosa pode ser a opção de escolha, por exemplo, na presença de defeitos uterinos que distorçam a cavidade.

Os critérios que definem eliminação completa não são um consenso na literatura. No geral, adotam-se parâmetros clínicos e ultrassonográficos, como a melhora do sangramento e da dor e a ausência do saco gestacional ao ultrassom. A espessura endometrial também costuma ser citada, adotando-se o limite de 30 mm, mas a literatura não recomenda procedimento cirúrgico em pacientes assintomáticas mesmo que o eco endometrial esteja um pouco superior a isso.

Para as pacientes que forem submetidas à conduta expectante e medicamentosa espera-se melhora clínica e restabelecimento dos fluxos menstruais. Como nesses casos a análise anátomo-patológica do produto de abortamento geralmente não é possível, sugerimos a realização de um beta-hCG cerca de 1 mês após a perda a fim de documentar negativação e descartar uma gestação ectópica ou molar que porventura possa ter passado despercebida.

A conduta cirúrgica consiste no esvaziamento uterino por curetagem ou aspiração, sendo esta última a opção de escolha, sempre que disponível. É o tratamento clássico da perda gestacional, com taxas de sucesso extremamente altas e pouca probabilidade de complicações. Deve ser a opção de escolha se há evidência de hemorragia, infecção ou presença de comorbidades. O preparo do colo com medicação previamente ao procedimento é obrigatório para perdas acima de 12 semanas. Para perdas precoces pode ou não ser utilizado, devendo ser individualizado, mas geralmente facilita a dilatação do colo em pacientes nulíparas e com perdas entre 9 e 12 semanas.

Em todos os casos, não esquecer da profilaxia com imunoglobulina humana específica anti-D para pacientes Rh negativo logo ao realizar o diagnóstico de abortamento, principalmente nas pacientes que irão realizar conduta expectante.

Em suma, as três opções de conduta são efetivas na imensa maioria dos casos, sendo que o médico deve encorajar a paciente na tomada da decisão, evitando colocar preferências individuais, exceto em situações específicas. O aconselhamento, a empatia e o acolhimento perante a perda gestacional se fazem fundamentais na assistência à paciente, de forma que ela passe de forma segura e ao mesmo tempo tranquila por esse processo tão frequente, mas ao mesmo tempo tão doloroso.

REFERÊNCIAS BIBLIOGRÁFICAS

1. ACOG Practice Bulletin No. 200 Summary: Early Pregnancy Loss. Obstet Gynecol [Internet]. 1 de novembro de 2018 [citado 18 de junho de 2021];132(5):1311–3. Available at: https://pubmed.ncbi.nlm.nih.gov/30157093/.
2. van den Berg MMJ, Dancet EAF, Erlikh T, van der Veen F, Goddijn M, Hajenius PJ. Patient-centered early pregnancy care: A systematic review of quantitative and qualitative studies on the perspectives of women and their partners. Hum Reprod Update. 1 de janeiro de 2018;24(1):106–18.
3. Magnus MC, Wilcox AJ, Morken NH, Weinberg CR, Håberg SE. Role of maternal age and pregnancy history in risk of miscarriage:

Prospective register based study. BMJ [Internet]. 2019 [citado 18 de junho de 2021];364. Available at: https://pubmed.ncbi.nlm.nih.gov/30894356/.

4. Schreiber CA, Chavez V, Whittaker PG, Ratcliffe SJ, Easley E, Barg FK. Treatment Decisions at the Time of Miscarriage Diagnosis. Obstet Gynecol [Internet]. 1 de dezembro de 2016 [citado 20 de junho de 2021];128(6):1347–56. Available at: https://pubmed.ncbi.nlm.nih.gov/27824749/.

5. Wallace R, DiLaura A, Dehlendorf C. "Every Person's Just Different": Women's Experiences with Counseling for Early Pregnancy Loss Management. Women's Heal Issues [Internet]. 1 de julho de 2017 [citado 20 de junho de 2021];27(4):456–62. Available at: https://pubmed.ncbi.nlm.nih.gov/28372936/.

6. Creinin MD, Harwood B, Guido RS, Fox MC, Zhang J. Endometrial thickness after misoprostol use for early pregnancy failure.

7. Luise C, Jermy K, May C, Costello G, Collins WP, Bourne TH. Outcome of expectant management of spontaneous first trimester miscarriage: Observational study. Br Med J [Internet]. 13 de abril de 2002 [citado 19 de junho de 2021];324(7342):873–5. Available at: https://pubmed.ncbi.nlm.nih.gov/11950733/.

8. Shelley JM, Healy D, Grover S. A randomised trial of surgical, medical and expectant management of first trimester spontaneous miscarriage. Aust New Zeal J Obstet Gynaecol. abril de 2005;45(2):122–7.

9. Wieringa-de Waard M, Ankum WM, Bonsel GJ, Vos J, Biewenga P, Bindels PJE. The natural course of spontaneous miscarriage: Analysis of signs and symptoms in 188 expectantly managed women. Br J Gen Pract. 1 de setembro de 2003;53(494):704–8.

10. Sonalkar S, Koelper N, Creinin MD, Atrio JM, Sammel MD, McAllister A, et al. Management of early pregnancy loss with mifepristone and misoprostol: clinical predictors of treatment success from a randomized trial. In: American Journal of Obstetrics and Gynecology [Internet]. Mosby Inc.; 2020 [citado 19 de junho de 2021]. p. 551.e1-551.e7. Available at: https://pubmed.ncbi.nlm.nih.gov/32305259/.

11. Zhang J, Gilles JM, Barnhart K, Creinin MD, Westhoff C, Frederick MM. A Comparison of Medical Management with Misoprostol and Surgical Management for Early Pregnancy Failure. N Engl J Med. 25 de agosto de 2005;353(8):761–9.

12. World Health Organization. Medical Management of Abortion [Internet]. Geneve; 2018. Available at: https://www.who.int/reproductivehealth/publications/medical-management-abortion/en/.

13. Sarah Prager, Elizabeth Mickis VKD. Pregnancy loss (miscarriage): Management techniques [Internet]. UpToDate.com; 2020. Available at: https://www.uptodate.com/contents/pregnancy-loss-miscarriage-management-techniques?search=miscarriage&source=search_result&selectedTitle=3~150&usage_type=default&display_rank=3#H1403944555.

14. Allen RH, Goldberg AB. Cervical dilation before first-trimester surgical abortion (< 14 weeks' gestation) [Internet]. Vol. 93, Contraception. Elsevier USA; 2016 [citado 20 de junho de 2021]. p. 277–91. Available at: https://pubmed.ncbi.nlm.nih.gov/26683499/.

15. Meirik O, Huong NTM, Piaggio G, Bergel E, Von Hertzen H. Complications of first-trimester abortion by vacuum aspiration after cervical preparation with and without misoprostol: A multicentre randomised trial. Lancet [Internet]. 2012 [citado 20 de junho de 2021];379(9828):1817–24. Available at: https://pubmed.ncbi.nlm.nih.gov/22405255/.

16. FIGO. Misoprostol sozinho. Regimes recomendados 2017 [Internet]. 2017. Available at: https://www.figo.org/sites/default/files/2020-03/Misoprostol_Card_2017_PT.pdf.

17. ACOG Practice Bulletin No. 195 Summary: Prevention of Infection After Gynecologic Procedures. Obstet Gynecol. 1 de junho de 2018;131(6):1177–9.

18. Royal College of Obstetricians and Gynaecologists. Best practice in comprehensive abortion care.

capítulo 10

Tratamento clínico da gravidez ectópica tubária

▶ Fabio Roberto Cabar*
▶ Pedro Paulo Pereira**

INTRODUÇÃO

Gestação ectópica é aquela em que a implantação e o desenvolvimento do produto conceptual acontecem fora da cavidade corporal do útero. A tuba uterina é o lugar mais frequentemente acometido, sendo o local onde ocorrem até 98% dos casos. Nas gestações tubárias, a implantação se dá na ampola em cerca de 70% a 80% das vezes.

O desenvolvimento de testes mais sensíveis para a detecção de beta-hCG e, especialmente, o aperfeiçoamento dos aparelhos de ultrassonografia tornaram possível o diagnóstico precoce das gestações tubárias. A combinação da dosagem sérica de beta-hCG com o exame ultrassonográfico realizado por via transvaginal permite o diagnóstico de praticamente 100% dos casos. Desse modo, com as gestações tubárias sendo diagnosticadas precocemente, existe a possibilidade de realização de tratamentos conservadores para aquelas mulheres sem prole constituída e com desejo de engravidar no futuro.

Os tratamentos conservadores, que têm como objetivo principal a preservação do futuro reprodutivo de mulheres acometidas por gestação tubária, podem ser cirúrgico (salpingostomia) ou clínico (medicamentoso

---

* Professor do Departamento de Obstetrícia e Ginecologia da Faculdade de Medicina da USP. Livre-Docente, Doutor e Mestre pela Universidade de São Paulo.
** Diretor do Pronto-socorro de Obstetrícia da Clínica Obstétrica do Hospital das Clínicas da Faculdade de Medicina da Universidade de São Paulo. Doutorado em Obstetrícia e Ginecologia pela Faculdade de Medicina da Universidade de São Paulo.

ou expectante), sendo que a escolha do tipo de abordagem terapêutica deve sempre ser individualizada, levando-se em conta os critérios clínicos, a experiência do médico com a conduta a ser utilizada e a preferência da paciente.

DIAGNÓSTICO

O capítulo não contempla tópico de diagnóstico, mas tratamento.

TRATAMENTO
A) Tratamento Medicamentoso

O prognóstico de gestação subsequente nas pacientes que experimentaram episódio de gravidez tubária é mais dependente dos seus antecedentes pessoais e do estado da tuba contralateral do que do tipo de tratamento que será oferecido. Dessa forma, no momento de se decidir pelo tratamento conservador, deve-se atentar ao fato de que tubas extensamente danificadas não devem ser preservadas, uma vez que grandes danos teciduais levam a grande comprometimento da função tubária, aumentando o risco de novo episódio de gravidez ectópica e não contribuindo para o futuro reprodutivo das pacientes. Assim, conhecer a extensão do dano tubário por meio de fatores preditores dessa lesão é de extrema importância no momento da decisão pelo tratamento conservador.

Acredita-se que a lesão tubária e, consequentemente, o comprometimento da sua função, dependem da profundidade da penetração do tecido trofoblástico na parede da tuba. Estudo prospectivo, em que foi feita a análise anatomopatológica de tubas uterinas resultantes de salpingectomia, demonstrou que a profundidade de invasão do trofoblasto na parede tubária está relacionada com as concentrações séricas de beta-hCG e de VEGF e com o tipo de imagem ultrassonográfica identificada. Concentrações séricas de beta-hCG maiores que 5.990 mUI/mL e imagem de embrião com atividade cardíaca são preditores de invasão completa do tecido trofoblástico na parede tubária, ou seja, de extenso dano à função da tuba uterina. Nesses casos, portanto, a preservação da tuba acometida por gestação ectópica por meio de tratamento conservador não deve ser realizada. Dentre os tratamentos clínicos conservadores disponíveis, estão o tratamento medicamentoso e o tratamento expectante.

O metotrexato (MTX), droga quimioterápica com reconhecida atividade antitrofoblástica, é a droga mais utilizada no tratamento medicamentoso da gestação tubária íntegra. Por não ter ação específica no trofoblasto (podendo causar dano a outras células e tecidos), é relatada possível toxicidade que está relacionada à dose utilizada, tempo de tratamento e via de administração. Efeitos tóxicos podem acometer a função da medula óssea, as funções renal e hepática, também podendo causar estomatites, dermatites, serosites, pneumonite intersticial, alopecia, além de náuseas, vômitos e enterorragia.

A principal via de administração do metotrexato é a intramuscular; a administração de dose única de 50 mg/m² de metotrexato é a forma de tratamento mais empregada, sendo segura e eficaz na maioria dos casos. Entretanto, por existir o risco de ocorrência dos efeitos colaterais já descritos, o acompanhamento das mulheres submetidas a esse tratamento é mandatório. Assim, a impossibilidade de acompanhamento médico posterior é contraindicação à realização dessa terapia. Outras contraindicações à utilização de metotrexato são: recidiva de gravidez tubária ipsilateral, amamentação, úlcera péptica ou doença pulmonar ativa, imunodeficiência ou sensibilidade prévia ao medicamento.

Acima de tudo, a correta seleção das pacientes que podem ser submetidas ao tratamento medicamentoso com metotrexato é obrigatória. A primeira coisa a ser lembrada é que deve haver a concordância da paciente em realizar esse tratamento, atestada por meio de assinatura de termo de consentimento livre e esclarecido (TCLE); também é importante lembrar que só faz sentido a preservação das tubas uterinas de mulheres com desejo reprodutivo (do contrário, a tuba deve ser removida); por conta do possível prejuízo às funções medular, hepática e renal, só podem receber essa droga aquelas pacientes com hemograma, creatinina sérica e enzimas hepáticas normais; ainda, são consideradas elegíveis para essa conduta as mulheres em que existam sinais de integridade tubária (presença de estabilidade hemodinâmica e pequena quantidade de líquido livre na pelve). Pelas questões já apontadas e relacionadas a provável lesão do órgão, só devem receber metotrexato as pacientes em que a dosagem sérica de beta-hCG for inferior a 5.000 mUI/ml e em que não houver atividade cardíaca embrionária. Importante lembrar que esses critérios também se impõem porque a eficácia da droga é maior nessas situações. Os títulos hormonais devem ser ascendentes em intervalos de 24 a 48 horas, pois, do contrário, pode-se inferir que não mais existe atividade de tecido trofoblástico viável e não haveria sentido em se utilizar uma droga quimioterápica para interromper o desenvolvimento de células que já não estão mais viáveis. Por fim, pelo maior risco de ruptura de massas de maiores dimensões, justifica-se o tratamento conservador medicamentoso em casos em que o diâmetro da massa tubária tenha até 4 cm. O Quadro 1 resume os critérios necessários para utilização de metotrexato em dose única por via intramuscular em casos de gestação tubária.

Após o tratamento com metotrexato, é comum algumas mulheres apresentarem dor abdominal transitória durante a primeira semana, decorrente de processo inflamatório local ou de abortamento tubário. Algumas vezes, é necessária a internação hospitalar para se distinguir dor transitória daquela resultante de rotura tubária. Indica-se intervenção cirúrgica se a dor abdominal for acompanhada de hipotensão ortostática, queda de hematócrito e visualização, por

Quadro 1 – Critérios necessários para tratamento clínico com metotrexato

Desejo reprodutivo

Normalidade de hemograma completo, creatinina e enzimas hepáticas

Integridade tubária (estabilidade hemodinâmica e líquido livre limitado à pelve)

Beta-hCG sérica ≤ 5.000 mUI/mL e crescente em duas dosagens consecutivas

Ausência de atividade cardíaca do produto conceptual

Imagem tubária de até 4 cm de maior diâmetro

Concordância da paciente em realizar o tratamento (TCLE)

ultrassonografia, de líquido livre na pelve em quantidade moderada ou grande.

Após a seleção de pacientes acometidas por gestação tubária e que poderiam ser submetidas a tratamento com o metotrexato, deve-se calcular a dose total a ser utilizada, que será 50 mg por área corporal (metro quadrado). No dia da administração da droga (Dia 1), deve-se coletar exames de beta-hCG sérico, TGO/TGP, creatinina e hemograma. Nova dosagem de beta-hCG sérico é calculada no dia 4 e, finalmente, no dia 7 são repetidos os exames realizados no D1. A interpretação dos resultados deve ser feita da seguinte forma:

- Se houver queda de 15% (ou mais) nas concentrações de beta-hCG entre os dias 4 e 7, considera-se sucesso de tratamento e, a partir daí, é feito acompanhamento clínico e de concentração sérica do hormônio até sua negativação. Esse acompanhamento se faz necessário pois, mesmo havendo queda nos títulos séricos de beta-hCG, ruptura da tuba ainda pode ser observada, o que demandaria a realização de tratamento cirúrgico (a distensão da tuba uterina, derivada do descolamento do tecido trofoblástico com consequente sangramento intratubário e formação de coágulo, justifica a ruptura do órgão mesmo após queda hormonal).

- Caso não seja observada essa queda de 15% nos títulos, atesta-se que o tratamento não foi eficaz até aquele momento e nova dose de MTX deverá ser administrada desde que os exames de hemograma, enzimas hepáticas e função renal estejam normais e a monitorização de resposta é feita da mesma forma que foi descrita para a primeira dose.

Também deve-se levar em consideração, na interpretação da resposta ao tratamento, que: (i) pode haver aumento das concentrações séricas de beta-hCG entre os dias 1 e 4; isso se justifica pela destruição de células trofoblásticas e liberação do hormônio na circulação sanguínea; (ii) não havendo queda de pelo menos 15% nas concentrações séricas de beta-hCG (entre os dias 4 e 7) após a administração da segunda dose de MTX, considera-se insucesso de tratamento e a paciente deve ser submetida à salpingectomia.

Na Divisão de Clínica Obstétrica do Hospital das Clínicas da Faculdade de Medicina da USP, nos casos de gestação tubária, não se emprega tratamento com múltiplas doses de MTX, nem se utilizam outras vias de administração que não seja a intramuscular, a despeito de haver estudos que mostram que a injeção desse quimioterápico diretamente na massa ectópica pode ser eficaz no tratamento desses casos. Da mesma forma, não são utilizadas outras substâncias como prostaglandinas, glicose hipertônica, cloreto de potássio ou gefitinibe.

B) Tratamento Expectante

A partir da observação de que na evolução natural da gravidez tubária pode ocorrer aborto tubário e reabsorção completa do trofoblasto, tratamento clínico expectante pode ser oferecido a algumas pacientes. Para isso, alguns critérios devem ser observados, como: tamanho da massa (até 3,5 – 4,0 cm), concentrações séricas de beta-hCG de até 5.000 mUI/ml e em declínio, ausência de atividade cardíaca do produto conceptual, desejo reprodutivo e sinais de integridade tubária (estabilidade hemodinâmica e líquido livre restrito à pelve). A despeito de ser possível a realização de tratamento expectante nos casos de título sérico de beta-hCG de até 5.000 mUI/ml, os melhores resultados são alcançados quando os valores séricos de beta-hCG estiverem menores que 1.000 mUI/mL

Quando se optar pela utilização de tratamento expectante, a mulher com gestação tubária deve ser acompanhada com dosagens semanais da beta-hCG sérica até que ocorra a negativação dos títulos hormonais.

O Quadro 2 sintetiza as condições necessárias para adoção de conduta clínica expectante nos casos de gestação tubária.

Além dessas condições apresentadas, são consideradas contraindicações a essa abordagem terapêutica: (i) antecedente de gestação ectópica na mesma tuba e impossibilidade de acompanhamento clínico posterior

Tratamento complementar com MTX ou com remoção da tuba uterina (salpingectomia) se não houver diminuição esperada nas concentrações séricas de beta-hCG ou quando há sinais de ruptura do órgão.

CONSIDERAÇÕES FINAIS / CONCLUSÕES

A gestação tubária é uma condição mórbida que tem real potencial de evolução para sequelas definitivas ou morte, devendo receber tratamento atento e especializado.

Em casos selecionados, visando à preservação da tuba uterina acometida e à manutenção do potencial reprodutivo das pacientes, tratamento clínico conservador com drogas (especialmente com metotrexato) ou por meio de conduta expectante pode ser oferecido. Para isso, condições clínicas, ultrassonográficas e laboratoriais devem ser observadas.

Acompanhamento clínico posterior é fundamental nesses casos e, havendo evolução desfavorável após adoção de conduta inicial, medidas terapêuticas adicionais podem ser necessárias.

Quadro 2 – Condições necessárias para tratamento clínico expectante

Desejo reprodutivo

Integridade tubária (estabilidade hemodinâmica e líquido livre limitado à pelve)

Beta-hCG sérica ≤ 5.000 mUI/mL e decrescente em duas dosagens consecutivas

Ausência de atividade cardíaca do produto conceptual

Imagem tubária de até 4 cm de maior diâmetro

Concordância da paciente em realizar o tratamento (TCLE)

REFERÊNCIAS BIBLIOGRÁFICAS

1. Pisarska M, Carson S. Incidence and risk factors for ectopic pregnancy. Clin Obstet Gynecol 1999; 42(1): 2-8.
2. Bakken IJ. Chlamydia trachomatis and ectopic pregnancy: recent epidemiological findings. Curr Opin Infect Dis 2008; 21(1): 77-82.
3. Balasch J, Barri PN. Treatment of ectopic pregnancy: the new gynaecological dilemma. Hum Reprod 1994; 9(3): 547-58.
4. Barnhart K, Esposito M, Coutifaris C. An update on the medical treatment of ectopic pregnancy. Obstet Gynecol Clin North Am 2000; 27: 653-67.
5. Buster JE, Pisarska MD. Medical management of ectopic pregnancy. Clin Obstet Gynecol 1999; 42: 23-30.
6. Fylstra DL. Tubal pregnancy: a review of current diagnosis and treatment. Obstet Gynecol Surv 1998; 53(5): 320-8.
7. Lipscomb GH, Stovall TG, Ling FW. Non-surgical treatment of ectopic pregnancy. N Engl J Med 2000; 343(18): 1325-9.
8. Cabar FR, Pereira PP, Schultz R, Francisco RP, Zugaib M. Vascular endothelial growth factor and beta-human chorionic gonadotropin are associated with trophoblastic invasion into the tubal wall in ectopic pregnancy. Fertil Steril 2010; 94(5): 1595-600.
9. Cabar FR, Pereira PP, Schultz R, Zugaib M. Predictive factors of trophoblastic invasion into the ampullary region of the tubal wall in ectopic pregnancy. Hum Reprod 2006; 21(9): 2426-31.
10. Cabar FR, Pereira PP, Zugaib M. Intrauterine pregnancy after salpingectomy for tubal pregnancy due to emergency contraception: a case report. Clinics 2007; 62(5): 641-2.
11. Glock JL, Johnson JV, Brumsted J. Efficacy and safety of single-dose systemic methotrexate in the treatment of ectopic pregnancy. Fertil Steril 1994; 62: 716-21.
12. Gretz E, Quagliarello J. Declining serum concentrations of the b-subunit of human chorionic gonadotropin and ruptured ectopic pregnancy. Am J Obstet Gynecol 1987; 156: 940-1.
13. Miyazaki Y. Non-surgical therapy of ectopic pregnancy. Hokkaido Igaku Zasshi 1983; 58: 132-43.
14. Mol F, van Mello NM, Strandell A et al.; European Surgery in Ectopic Pregnancy (ESEP) Study Group. Salpingotomy versus salpingectomy in women with tubal pregnancy (ESEP study): an open-label, multicentre, randomised controlled trial. Lancet 2014; 383(9927): 1483-9.
15. Pereira PP, Cabar FR, Raiza LC, Roncaglia MT, Zugaib M. Emergency contraception and ectopic pregnancy: report of 2 cases. Clinics 2005; 60(6): 497-500.
16. Pereira PP, Cabar FR, Schultz R, Zugaib M. Association between ultrasound findings and extent of trophoblastic invasion into the tubal wall in ampullary pregnancy. Ultrasound Obstet Gynecol 2009; 33(4): 472-6.
17. Sauer MV, Gorrill MJ, Rodi IA. Nonsurgical management of unruptured ectopic pregnancy: an extended clinical trial. Fertil Steril 1987; 48(5): 752-5.
18. Elito J Jr, Ferreira DF, Araujo Júnior E, Stavale JN, Camano L. Values of beta-human chorionic gonadotrofin as a risk factor for tubal pregnancy rupture evaluated by histopathology. J Matern Fetal Neonatal Med. 2014 Apr;27(6):637-9.
19. Elito J Jr, Reichmann AP, Uchiyama MN, Camano L. Predictive score for the systemic treatment of unruptured ectopic pregnancy with a single dose of methotrexate. Int J Gynaecol Obstet. 1999 Nov;67(2):75-9.
20. da Costa Soares R, Elito J Jr, Camano L. Increment in beta-hCG in the 48-h period prior to treatment: a new variable predictive of therapeutic success in the treatment of

ectopic pregnancy with methotrexate. Arch Gynecol Obstet. 2008 Oct;278(4):319-24.

21. Shalev E, Peleg D, Tsabari A, Romano S, Bustan M. Spontaneous resolution of ectopic tubal pregnancy: natural history. Fertil Steril 1995; 63(1): 15-9.

22. Stovall TG, Ling FW, Gray LA, Carson SA, Buster JE. Methotrexate treatment of unruptured ectopic pregnancy: a report of 100 cases. Obstet Gynecol 1991; 77(5): 749-53.

23. Zugaib M, Barros ACSD, Cha SC, Neme B. Gravidez ectópica: estudo de 5.122 casos consecutivos. J Bras Ginec 1985; 95: 17-21.

24. Barnhart KT, Gosman G, Ashby R, Sammel M. The medical management of ectopic pregnancy: a meta-analysis comparing "single dose" and "multidose" regimens. Obstet Gynecol 2003; 101: 778.

25. Pereira PP. Tratamento da gravidez tubária íntegra por injeção única de metotrexato no saco gestacional ectópico. Tese (Doutorado). São Paulo: FMUSP; 1996.

26. Zugaib M, Francisco RPV. Zugaib Obstetrícia. 4ª ed. Barueri: Manole; 2020.

Seção **3**

ABORDAGEM PERSONALIZADA DO DIABETES MELLITUS NA GESTAÇÃO

11 Hiperglicemia grave e cetoacidose diabética: diagnóstico e conduta 127
12 Hipoglicemia: sinais de alerta e como conduzir 139
13 Malformações fetais: como e quando avaliar? 149
14 Sinais de alerta da hipoxia fetal 157

ABORDAGEM PERSONALIZADA DO DIABETES MELLITUS NA GESTAÇÃO

▶ Elaine Christine Dantas Moises*

O Diabetes Mellitus (DM) caracteriza-se como um grupo heterogêneo de distúrbios relacionados ao metabolismo de carboidratos, lipídios e proteínas, que culminam com hiperglicemia decorrente de alterações na produção e/ou secreção de insulina ou pela diminuição da sensibilidade dos tecidos ao seu efeito.

A hiperglicemia durante o ciclo gravídico-puerperal pode ser classificada como Diabetes Mellitus na gestação e Diabetes Mellitus Gestacional (DMG). O primeiro grupo corresponde aos casos de DM sabidamente existentes antes da gravidez e àqueles cujo diagnóstico for realizado pela primeira vez na gestação, cumprindo critérios diagnósticos estabelecidos no estado não gravídico (do inglês *Overt Diabetes*). Por sua vez, DMG deve ser considerado como a hiperglicemia detectada pela primeira vez durante a gestação e que não cumpre critérios diagnósticos para diabetes pré-gestacional.

Considerando os possíveis agravos maternos, fetais e perinatais decorrentes da hiperglicemia, o *Manual de Obstetrícia SOGESP* apresenta de forma prática a temática "abordagem personalizada do Diabetes Mellitus na gestação".

---

* Professora Associada do Departamento de Ginecologia e Obstetrícia da Faculdade de Medicina de Ribeirão Preto da Universidade de São Paulo. Diretora Geral do Centro de Referência da Saúde da Mulher de Ribeirão Preto – MATER (CRSMRP-MATER). Presidente da Comissão Nacional Especializada em Hiperglicemia e Gestação da FEBRASGO.

capítulo 11

Hiperglicemia grave e cetoacidose diabética: diagnóstico e conduta

▶ Cristiane de Freitas Paganoti*
▶ Rafaela Alkmin da Costa**
▶ Tatiana Assuncao Zaccara***

INTRODUÇÃO

A cetoacidose diabética (CAD) é uma complicação metabólica aguda grave, caracterizada pela tríade hiperglicemia não controlada associada a acidose metabólica e aumento de corpos cetônicos, que acomete indivíduos com diabetes, sobretudo aqueles com diabetes mellitus tipo 1 (DM1), agregando alta taxa de morbidade e mortalidade, além de custos elevados nos cuidados e tratamento da afecção, com valor anual de até US$ 2,4 bilhões[1-3].

Na gestação, a incidência de CAD é baixa, podendo acometer de 0,5% a 3% das gestantes, sendo mais frequentes nas gestantes com DM1 (1% a 10%)[4,5]. Entretanto, é uma complicação considerada grave, com óbito fetal ocorrendo em torno de 9% a 35% dos casos[1], quando o manejo não é adequado.

O período gestacional requer vigilância constante à identificação dos sinais e sintomas clínicos associados ao diagnóstico deste distúrbio metabólico, uma vez que determinadas modificações fisiológicas gravídicas podem predispor ao surgimento de CAD[1-3,5], como exemplificadas na Tabela 1.

Além disso, entre 10% e 30%[1] dos casos de CAD na gestação ocorrem em níveis glicêmicos inferiores ao ponto de corte classicamente utilizado para o diagnóstico, ou até

---

* Médica assistente da Clínica Obstétrica do Hospital das Clínicas da Faculdade de Medicina da Universidade de São Paulo (HCFMUSP). Mestre em Ciências pela Faculdade de Medicina da Universidade de São Paulo.
** Doutora em Ciências pela Faculdade de Medicina da Universidade de São Paulo; Supervisora Técnica de Serviço e Médica Assistente na Clínica Obstétrica do HC FMUSP, com ênfase no Setor de Endocrinopatias na Gestação.
*** Médica assistente da Clínica Obstétrica do Hospital das Clínicas da Faculdade de Medicina da Universidade de São Paulo – HCFMUSP, São Paulo, SP.

Tabela 1 – Modificações fisiológicas gravídicas que podem predispor a ocorrência de CAD

- Estado de alcalose respiratória e perda compensatória HCO_3^-
- Estado de resistência insulínica relativa associado ao aumento da lipólise e de ácidos graxos livres
- Aumento dos hormônios lactogênio placentário, progesterona e cortisol que determinam diminuição da sensibilidade periférica à insulina
- Estado cetogênico que predispõe a CAD em níveis glicêmicos inferiores ao estado não gravídico

HCO_3^- – bicarbonato de sódio; CAD – cetoacidose diabética.

mesmo em níveis glicêmicos normais, situação denominada de *CAD euglicêmica*[2,5-7]. Os prováveis mecanismos fisiopatológicos[2,5] da CAD euglicêmica na gestação estão descritos na Tabela 2.

Tabela 2 – Mecanismos prováveis para ocorrência de CAD euglicêmica na gestação

- Maior captação de glicose pela unidade fetoplacentária

    *Aumento em 5 vezes da ação do GLUT-1; necessidade de glicose maior que 150 g/d no 3º trimestre
- Redução da glicogenólise e glicogênese materna
- Aumento do fluxo sanguíneo renal, que determina aumento da TFG, consequentemente, maior perda renal de glicose sem aumento da reabsorção tubular de glicose
- Elevação do estrógeno/progesterona, causando aumento da utilização materna de glicose
- Efeito dilucional pelo aumento do volume plasmático
- Estado cetogênico e, consequentemente, consumo do glicogênio

↑ – aumento; GLUT-1 – transportador de glicose tipo 1; g/d – gramas/dia; ↓ – redução; TFG – taxa de filtração glomerular.

Fisiopatologia

A CAD é decorrente do desequilíbrio metabólico devido à deficiência absoluta ou relativa de insulina em contraposição ao aumento de hormônios contrarregulatórios, sobretudo glucagon, cortisol, catecolaminas e hormônio do crescimento (GH – *growth hormone*). Isso leva a alterações no metabolismo de carboidratos, lipídeos e proteínas, além de interferir nos principais locais responsáveis pelo armazenamento de energia e atividade metabólica (fígado, músculo e tecido adiposo)[3,5,8].

No tecido adiposo, a deficiência de insulina leva ao aumento da lipólise, com consequente liberação de glicerol e ácidos graxos livres (AGL), ambos captados pelo fígado. No fígado, o glicerol serve de substrato para o aumento da gliconeogênese, enquanto os AGL são oxidados em AcetilCoA, com consequente aumento da cetogênese e liberação de corpos cetônicos na corrente sanguínea, sobretudo beta-hidroxibutirato, acetoacetato e acetona (cetoacidose)[5,8,9].

Como consequência do aumento da glicogenólise (pela ação dos hormônios contrarreguladores) e da gliconeogênese hepáticas, tem-se hiperglicemia, com consequente hiperosmolaridade e glicosúria, esta última acarretando aumento da diurese osmótica e desidratação. A desidratação, por sua vez, reduz a filtração glomerular, a qual piora o estado de hiperglicemia[5,8,9].

No tecido muscular, ocorre aumento da proteólise com aumento da liberação de aminoácidos que, assim como o glicerol, vão servir de substrato para a gliconeogênese hepática[5,8,9].

Fatores Precipitantes

Os principais fatores desencadeantes[1-3,5,8-10] de CAD estão exemplificados na Figura 1.

DIAGNÓSTICO

O diagnóstico da CAD é feito mediante avaliação de história clínica, principalmente no que diz respeito à identificação de fatores precipitantes, sinais e sintomas, exame físico e exames laboratoriais.

História Clínica

Na anamnese, deve-se avaliar atentamente as queixas da paciente, tempo desde o início dos sintomas e, principalmente, buscar ativamente algum fator que possa ter

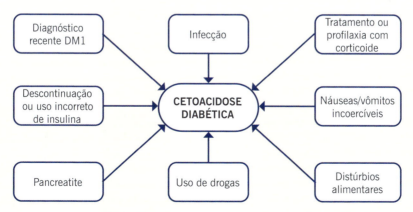

Figura 1 – Fatores precipitantes de CAD
DM1 – diabetes mellitus tipo 1.

desencadeado a afecção, conforme demonstrado na Figura 1.

Sinais e sintomas

Os principais sinais e sintomas da CAD[1-3,5,8-10] estão listados a seguir:

- poliúria, polidipsia;
- perda de peso;
- náuseas e vômitos;
- desidratação;
- dor abdominal difusa;
- fraqueza, cansaço;
- sonolência;
- alteração do estado mental.

Exame Físico

Os principais achados do exame físico de pacientes com CAD[1-3,5,8-10] são:

1. diminuição do turgor da pele;
2. aumento da frequência cardíaca;
3. redução da pressão arterial;
4. respiração de kussmaul($);
5. hálito cetônico;
6. náuseas e vômitos;
7. dor abdominal difusa;
8. alerta/letárgico(#);
9. neurológicos focais (hemianopsia, hemiparesia)(#);
10. convulsão (focal ou generalizada)(#).

$ – Respiração de Kussmaul[11]: padrão respiratório associado a quadros de acidose metabólica, sobretudo à CAD, decorrente da depressão do centro respiratório pelo acúmulo de gás carbônico. Caracteriza-se por 4 padrões (Figura 2): inspiração lenta e profunda, apneia, expiração rápida e breve, apneia.

– As alterações no estado de consciência de pacientes com CAD podem ser decorrentes dos seguintes mecanismos fisiopatológicos[1-3]:

1. depressão do sistema nervoso central pela acidose em associação ao efeito direto do acetoacetato, resultando em redução do consumo de oxigênio;
2. aumento da osmolaridade pela hiperglicemia;
3. tecido cerebral é mais dependente e mais sensível às variações glicêmicas.

Achados laboratoriais

A CAD caracteriza-se, laboratorialmente, pelos seguintes achados[1-3,8]:

1. hiperglicemia ≥ 200 mg/dl(*);
2. acidose metabólica a pH menor que 7,3($);
3. bicarbonato menor que 15 mEq/L;
4. corpos cetônicos presentes na urina+++;
5. ânion gap (AG) maior que 10(#).

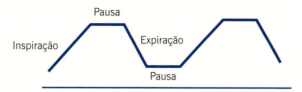

Figura 2 – Representação esquemática de respiração de Kussmaul

* – Embora a CAD se manifeste, tradicionalmente, com valores de glicemia acima de 250 mg/dL, devido às modificações fisiológicas gravídicas que predispõem a gestante à CAD, conforme já mencionado, valores de glicemia iguais ou superiores a 200 mg/dl podem estar associados à cetoacidose. Por isso, nessa situação, maior cuidado é exigido, conforme exposto no Fluxograma 1.

$ – Apesar de a referência do pH para o diagnóstico de acidose metabólica ser inferior a 7,3, deve-se ter cuidado ao analisar e interpretar os resultados da gasometria, uma vez que o pH pode encontrar-se dentro da faixa normal devido a acidose metabólica compensada por alcalose respiratória. Dessa forma, analisar, também, os valores de bicarbonato e pressão parcial de gás carbônico (pCO_2) para adequada interpretação do exame (atenção aos valores de referência da gasometria na gestação (Tabela 3)) e posterior diagnóstico da condição metabólica.

– Corresponde à diferença entre cátions e ânions não mensuráveis e é calculado pela seguinte fórmula: $AG = Na^+ - (HCO_3^- + Cl^-)$

Na^+ – sódio; HCO_3^- – bicarbonato de sódio; Cl^- – cloreto. Valor de referência = 7 – 9 mEq/L.

Seu cálculo é fundamental para o estudo dos diferentes tipos de acidose metabólica. Independente do pH, para que o equilíbrio eletrolítico seja mantido, o total de cátions deve ser igual ao de ânions. O principal cátion é o sódio e os principais ânions são o bicarbonato e o cloreto; os demais íons são ditos não mensuráveis por sua baixa concentração plasmática.

Logo, o AG aumenta quando houver aumento de ânions não mensuráveis ou redução de cátions não mensuráveis e vice-versa. O principal ânion não mensurável é a albumina, sendo também importantes o fosfato, sulfato, lactato e cetoânions. A hipoalbuminemia é uma importante causa de AG reduzido e, portanto, seu valor deve ser sempre corrigido para albumina. Os principais cátions não mensuráveis são cálcio, magnésio, potássio e gamaglobulinas. Logo, o aumento desses íons são causas clássicas de AG reduzido.

Outros achados laboratoriais

Além dos achados clássicos acima escritos, outras alterações laboratoriais[1-3,8] também podem ser encontradas na CAD, tais como:

1. Leucocitose: os valores de leucócitos podem chegar até 24.000/mm^3 e os mecanismos responsáveis por esse aumento são:

a) Estado pró-inflamatório – aumento de Fator de Necrose Tumoral- α (TNF-α), de interleucinas 6, 8 e beta, de proteína C reativa (PCR).

b) Aumento de cortisol e norepinefrina.

c) Secundária à desidratação.

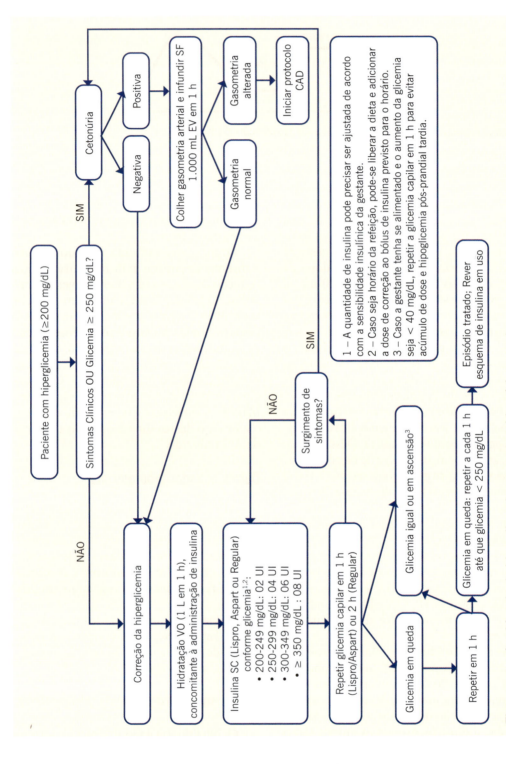

Fluxograma 1 – Manejo da hiperglicemia sem cetoacidose14–no prelo

Tabela 3 – Valores de referência da gasometria na gestação	
Parâmetros	Valores de referência
pH	7,39-7,45
Pressão parcial de oxigênio no sangue arterial (PaO_2)	100-110 mmHg
Pressão parcial de dióxido de carbono no sangue arterial ($PaCO_2$)	27-32 mmHg
Bicarbonato	16-22 mEq/L

2. Hiponatremia (redução dos valores de sódio): mecanismos responsáveis – fluxo osmótico de água do intracelular para o extracelular.

3. Potássio: valores podem estar normal, aumentado ou reduzido:

a) aumento – transferência do intracelular para o extracelular devido à ausência de insulina, hiperosmolaridade e acidemia;

b) redução – perda renal (hiperaldosteronismo secundário + cetoácidos de carga negativa no lúmen tubular renal).

4. Redução de bicarbonato de sódio: consumo para neutralizar cetoácidos, levando ao aumento do AG.

TRATAMENTO

O tratamento da CAD na gestação tem por objetivos[1-3,5]:

1. Vigilância materna e fetal.

2. Identificação e tratamento dos fatores precipitantes.

3. Reposição de fluídos e correção da osmolaridade.

4. Insulinoterapia e correção da glicemia.

5. Balanço hidroeletrolítico e acido-básico.

Considerando-se que a CAD é uma condição aguda grave, deve ter abordagem multidisciplinar[12,13]. Dessa forma, frente ao diagnóstico, é preciso mobilizar a equipe de emergência, chamar ajuda qualificada e comunicar paciente e familiares a respeito do diagnóstico e dos cuidados a serem tomados.

Vigilância materna e fetal

Durante o tratamento da CAD, e até sua resolução, deve-se ter intensa vigilância do bem-estar materno e fetal, uma vez que a condição impõe aumento da morbimortalidade ao binômio. Os seguintes cuidados devem ser tomados:

1) Cuidados maternos:

a) Cuidados gerais[1-3,5,12,13]:

- posicionamento da paciente em decúbito elevado a 45°;

- jejum;
- monitoração da glicemia capilar;
- monitoração de padrões hemodinâmicos – frequência cardíaca, pressão arterial, saturação de oxigênio;
- obtenção de acesso venoso de grande calibre (jelco 14 ou 16);
- oxigenação com máscara facial (cinco litros por minuto);
- sondagem vesical de demora para quantificação de diurese.

b) Exames laboratoriais para avaliação de repercussões sistêmicas:

- sódio;
- potássio;
- ureia;
- creatinina;
- gasometria.

c) Investigação de quadros infecciosos:

- hemograma;
- urina do tipo I;
- urocultura;
- radiografia de tórax.

d) Outros exames complementares:

- eletrocardiograma.

2) Cuidados fetais:

Considerando-se as altas taxas de mortalidade fetal durante o evento agudo, quando a idade gestacional estiver no período de viabilidade fetal, recomenda-se manter cardiotocografia contínua para vigilância fetal até a resolução do quadro.

Os principais efeitos fetais da CAD[1-3,5] são:

1. o estado materno de desidratação e de acidemia levam à redução da perfusão uteroplacentária;
2. os distúrbios do potássio podem ocasionar arritmia cardíaca fetal;
3. a redução do fosfato leva à redução da enzima 2,3-difosfoglicerato, com consequente redução dissociação do oxigênio da hemoglobina e posterior hipoxemia;
4. acidose materna determina acidose fetal, que se manifesta no traçado cardiotocográfico como desacelerações de repetição. A normalização do traçado ocorre após 4 a 8 horas da correção da CAD.

A maior morbidade fetal da CAD pode ocorrer pelos seguintes mecanismos[1-3,5]:

1. aumento do 3β-hidroxibutirato e do lactato acarretam redução da captação de glicose pelo cérebro fetal, com consequente lesão cerebral, podendo levar a efeitos em longo prazo no desenvolvimento.
2. acúmulo do 3β-hidroxibutirato nos gânglios da base gera ambiente cerebral acidótico que proporciona pior mielinização e conectividade cortical, além de alterações em neurônios do hipocampo.

Identificação e tratamento dos fatores precipitantes

Conforme mencionado anteriormente, deve-se realizar anamnese cuidadosa a fim de identificar algum fator que possa ter desencadeado o quadro para realizar tratamento dirigido à causa. Além disso, realizar exame físico completo para identificação dos sinais e sintomas associados ao quadro.

Reposição de fluidos e correção da osmolaridade

A reposição hídrica no tratamento da CAD tem por objetivos[1-3,5,13]:

1. expandir volumes intravascular, intersticial e intracelular;

2. restaurar perfusão renal;

3. controlar glicemia;

4. facilitar a eliminação de corpos cetônicos;

5. reduzir a concentração dos hormônios contrarreguladores;

6. melhorar a sensibilidade à insulina.

O déficit de fluidos é de, aproximadamente, 100 ml/kg e a reposição deve ser individualizada, com atenção maior, principalmente, em gestantes cardiopatas e nefropatas. Além disso, deve-se evitar a hidratação excessiva pelo risco de associação com acidose metabólica hiperclorêmica com AG normal, que pode levar a redução ainda maior dos níveis de bicarbonato.

O tipo de reposição volêmica depende dos valores de sódio corrigido, uma vez que seu valor pode estar subestimado pelo aumento da osmolaridade, e deve ser feito como demonstrado no Fluxograma 2.

Reposição de potássio

Antes de iniciar o tratamento, deve-se avaliar os níveis de potássio e iniciar a insulinoterapia somente com valores de potássio acima de 3,3 mEq/L[1-3,13]. Caso seja necessária reposição deste eletrólito, deve-se seguir o esquema proposto no Fluxograma 2.

Insulinoterapia e correção da glicemia

Para o tratamento da CAD, a insulina é administrada pela via endovenosa, utilizando-se insulinas de ação rápida no esquema bólus e infusão contínua, a qual deve ser mantida até a resolução do quadro[1-3].

A insulinoterapia na CAD[1-3] é demonstrada no Fluxograma 2.

Balanço hidroeletrolítico e acidobásico

A reposição de bicarbonato deve ser feita somente se o pH apresentar valor menor ou igual a 6,9 e em ambiente de terapia intensiva[1-3]. A reposição inadvertida de bicarbonato pode acarretar alguns potenciais malefícios, tais como:

1. inibe hiperventilação compensatória, acarretando aumento da pressão parcial de gás carbônico (pCO_2) e posterior redução da oferta oxigênio para o feto;

2. acidose cerebral paradoxal devido à difusão de CO_2 pela barreira hematoencefálica;

3. reduz a eliminação de cetoácidos;

4. promove piora da hipocalemia.

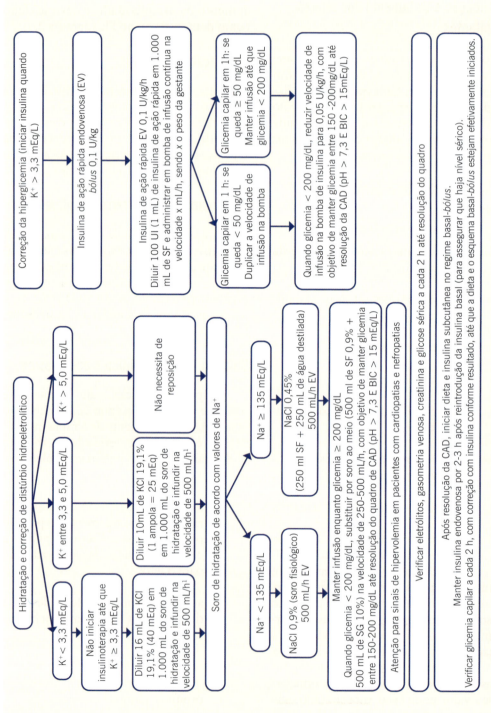

Fluxograma 2 – Manejo da cetoacidose diabética14 – no prelo

O esquema completo para tratamento da CAD é demonstrado no Fluxograma 2.

Critérios de resolução da CAD

A CAD será considerada revertida quando atingir os seguintes critérios laboratoriais[1-3,5,13]:

1. glicemia inferior a 200 mg/dL;
2. pH maior que 7,3;
3. bicarbonato maior ou igual a 15 mEq/L;
4. AG menor ou igual a 10 mEq/L.

Vale lembrar que a avaliação de sinais e sintomas também tem sua importância para a resolução da CAD, assim como o registro cardiotocográfico do bem-estar fetal.

Após a resolução do quadro, deve-se ter os seguintes cuidados[1-3]:

1. iniciar dieta e insulina subcutânea no regime basal-bólus;
2. manter insulina endovenosa por 2-3 horas após reintrodução da insulina basal (para assegurar que haja nível sérico);
3. verificar glicemia capilar a cada 2 horas, com correção com insulina conforme resultado, até que a dieta e o esquema basal-bólus estejam efetivamente iniciados.

CONSIDERAÇÕES FINAIS / CONCLUSÕES

A CAD é condição aguda grave que impõe altas taxas de morbimortalidade ao binômio materno-fetal, devendo ser rapidamente identificada e adequadamente tratada. A pesquisa de fatores precipitantes, sobretudo em gestantes diabéticas com sinais e sintomas clássicos, é etapa fundamental do cuidado e, assim que feito o diagnóstico, a abordagem deve ser multidisciplinar.

Equipes de saúde bem treinadas no manejo e estabelecimento de protocolos de condutas bem definidos favorecem o desfecho positivo, com reversão do quadro. Sempre manter intensa vigilância materna e fetal.

REFERÊNCIAS BIBLIOGRÁFICAS

1. Sibai BM, Viteri OA. Diabetic ketoacidosis in pregnancy. Obstet Gynecol. 2014;123(1):167-78.
2. Mohan M, Baagar KAM, Lindow S. management of diabetic ketoacidosis in pregnancy. The Obstetrician & Gynaecologist 2017;19:55–62.
3. Kitabchi AE, Umpierrez GE, Miles JM, Fisher JN. Hyperglycemic crises in adult patients with diabetes. Diabetes Care, 2009;32(7):1335-43.
4. Morton-Eggleston EB, Seely EW. Pregestational diabetes: Preconception counseling, evaluation and management. Barss VA, ed. UpToDate Inc. https://www.uptodate.com (Accessed on June 11, 2019).
5. Dalfra MG, Burlina S, Sartore G, Lapolla A. Ketoacidosis in diabectic pregnancy. J Matern Fetal Neonatal Med., 2016;29(17):2889-95.
6. Guo R-X, Yang L-Z, Li L-X, Zhao X-P. Diabetic ketoacidosis in pregnancy tends to occur at lower blood glucose levels: Case–control study and a case report of euglycemic diabetic ketoacidosis in pregnancy. J. Obstet. Gynaecol. Res., 2008;34(3):324-30.
7. Chico M, Levine SN, Lewis DF. Normoglycemic diabetic ketoacidosis in pregnancy. Journal of Perinatology, 2008; 28:310–12.

8. Barone B, Rodacki M, Cenci MCP, Zajdenverg L, Milech A, de Oliveira JEP. Cetoacidose diabética em adultos – Atualização de uma complicação antiga. Arq Bras Endocrinol Metab, 2007;51(9):1434-47.

9. Hamdy O. Diabetic ketoacidosis. Khardori R, ed. Medscape. Updated: Feb 08, 2018. Disponível em https://emedicine.medscape.com/article/118361-print. Acesso em 05 de Março de 2019.

10. Hirsch IB, Emmett M. Diabetic ketoacidosis and hyperosmolar hyperglycemic state in adults: Clinical features, evaluation, and diagnosis. Mulder JE, ed. UpToDate Inc. https://www.uptodate.com (Accessed on March 3, 2019).

11. Gallo de Moraes A, Surani S. Effects of diabetic ketoacidosis in the respiratory system. World J Diabetes 2019;10(1):16-22.

12. Pollock F, Funk DC. Acute Diabetes Management - Adult patients with hyperglycemic crises and hypoglycemia. AACN Advanced Critical Care, 2013;24(3):314-24.

13. Dhatariya K, Savage M. The Management of Diabetic Ketoacidosis in Adults. Joint British Diabetes Societies Inpatient Care Group guidelines. Second Edition. Update: September 2013. http://www.diabetologists-abcd.org.uk/JBDS/JBDS.htm (Acessado em 08 de Março de 2019).

14. Paganoti CF, Costa RA. Hipoglicemia e cetoacidose diabética. In: Zugaib M, Bittar RE, Francisco RPV, editors. Protocolos Assistenciais da Clínica Obstétrica FMUSP. 6 ed. São Paulo: Editora Atheneu; No prelo.

capítulo 12

Hipoglicemia: sinais de alerta e como conduzir

▶ Elaine Christine Dantas Moises*
▶ Enio Luis Damaso**

INTRODUÇÃO

Definição de hipoglicemia

Embora seja esperado que a definição de hipoglicemia devesse apontar para um número absoluto fixo a partir do qual os hormônios contrarreguladores da insulina seriam liberados, os portadores de diabetes mellitus (DM) têm sintomas sob concentrações glicêmicas diversas. Além disso, grande parte das hipoglicemias percebidas e tratadas no cotidiano não chegam a ser medidas ou registradas. Neste contexto, a síndrome clínica da hipoglicemia é mais convincentemente documentada pela tríade de Whipple[1]: sintomas consistentes com hipoglicemia, baixa concentração de glicose plasmática e alívio desses sintomas quando a concentração de glicose plasmática é elevada.

O grupo de trabalho da Associação Americana de Diabetes (ADA) tem adotado, como conceito de hipoglicemia, o nível de glicemia plasmática menor que 70 mg/dl, independentemente da faixa etária[2,3]. Em 2017, foi sugerida uma nova classificação de hipoglicemia dividida em níveis, sendo[3,4]:

- nível 1 (valor de glicose de alerta): glicemia menor ou igual a 70 mg/dl e maior ou igual a 54 mg/dl;

---

* Professora Associada do Departamento de Ginecologia e Obstetrícia da Faculdade de Medicina de Ribeirão Preto da Universidade de São Paulo. Diretora Geral do Centro de Referência da Saúde da Mulher de Ribeirão Preto – MATER (CRSMRP-MATER). Presidente da Comissão Nacional Especializada em Hiperglicemia e Gestação da FEBRASGO.
** Professor do Curso de Medicina da Faculdade de Odontologia de Bauru – USP. Professor do Curso de Medicina do Centro Universitário Estácio de Ribeirão Preto.

- nível 2 (hipoglicemia clinicamente significante): glicemia menor que 54 mg/dl, com aparecimento de sintomas neuroglicopênicos;
- nível 3 (hipoglicemia severa, associada a prejuízo cognitivo e/ou físico e necessidade de auxílio de terceiros): sem valor específico de glicemia.

Os sinais e sintomas da hipoglicemia podem ser divididos em neuroautonômicos (causados pela resposta autonômica) e neuroglicopênicos (causados pela concentração reduzida de glicose no sistema nervoso central)[3,5] e estão listados no Quadro 1.

A hipoglicemia iatrogênica acomete até 90% das pessoas tratadas com insulina[5], tendo sua frequência aumentada com a intensificação do controle metabólico. Configura-se como um fator limitante para a adequação terapêutica em DM tipo 1 e tipo 2[3].

Resposta fisiológica à hipoglicemia

A tendência de queda progressiva e expressiva dos níveis de glicemia é prontamente identificada pelas células pancreáticas e por sensores do sistema nervoso central que, por mecanismos de regulação pancreática direta,

Quadro 1 – Sinais e sintomas de hipoglicemia[5]

Sintomas neuroautonômicos	Sintomas neuroglicopênicos
Tremores	Irritabilidade
Ansiedade	Confusão mental
Nervosismo	Dificuldade de raciocínio
Palpitações	Dificuldade de fala
Sudorese	Visão borrada
Pele pegajosa	Ataxia
Boca seca	Parestesias
Fome	Dor de cabeça
Palidez	Convulsão
Dilatação da pupila	Coma
	Morte

estimulação de liberação de mediadores adrenérgicos pela glândula adrenal e por ação simpática sistêmica, desencadeiam as principais respostas fisiológicas[6-8] (Quadro 2):

- inibição da secreção de insulina, visando redução de captação periférica de glicose e estímulo à glicogenólise e neoglicogênese;
- estimulação de secreção de glucagon para ativação da glicogenólise e neoglicogênese, com consequente aumento da disponibilidade sérica de glicose;
- liberação em tecidos periféricos de substratos precursores (lactato, aminoácidos e glicerol) para neoglicogenese;
- sinais e sintomas neuroautonômicos que incitam a pessoa a alimentar-se.

Quadro 2 – Resposta fisiológica à hipoglicemia (adaptado de Cryer PE em Williams Textbook of Endocrinology 11th, 2008)[8]

Glicemia (mg/dL)	Efeito Fisiológico	Sinais e Sintomas	
80-85	↓ Insulina	↑ Neoglicogenese	Assintomático
65 – 70	↑ Glucagon ↑ Epinefrina ↑ Cortisol ↑ GH	↑ Glicogenólise ↓ Utilização de glicose pelos tecidos periféricos ↓ *Clearance* de glicose	
50 – 70	Sintomas	Adrenérgicos (ativação do sistema nervoso autônomo)	Fome Ansiedade Palpitações Tremor, Diaforese Parestesias periorais
< 50	↓ Cognição	Neuroglicopênicos (queda na concentração de glicose no sistema nervoso central)	Déficit cognitivo Confusão Mudanças comportamentais e psicomotoras Convulsões/coma

GH: hormônio do crescimento; <: menor que; ↓: redução; ↑: aumento.

Hipoglicemia durante a gravidez

Durante a gravidez, a hipoglicemia é a complicação aguda mais prevalente em mulheres com DM tipo 1, sendo três a cinco vezes mais frequentes no início da gestação do que no período pré-concepcional[9]. Cerca de 45% das mulheres com DM tipo 1 apresentam hipoglicemias severas durante a gestação, sendo que 80% de todos os eventos ocorrem antes da vigésima semana[9].

Os principais fatores de risco e preditores para hipoglicemia durante a gravidez são: não consciência de hipoglicemia por ausência de sintomas, história de hipoglicemia grave no ano que precede a gestação, longa duração de DM, hemoglobina glicosilada (HbA1c) baixa no início da gravidez, níveis glicêmicos flutuantes (menor ou igual a 70 mg/dl ou maior ou igual a 180 mg/dl) e uso excessivo de insulina suplementar entre as refeições[9–11] (Quadro 3).

A hipoglicemia pode causar efeitos neurogênicos e neuroglicopênicos indesejados para a gestante, tais como ansiedade, aumento do apetite, tremores, palpitações, sudorese e diminuição do nível de consciência, podendo ser fatal em alguns casos[12]. Está relacionada com maior risco de quedas, arritmias cardíacas, isquemia miocárdica, convulsões e dano cerebral[12].

Estudos em modelos animais demonstraram um efeito teratogênico da hipoglicemia materna resultando em malformações congênitas[13] e retardo de crescimento[14]. O risco potencial de hipoglicemia grave materna no feto não foi avaliado prospectivamente em grandes estudos clínicos. Entretanto, as evidências atuais em humanos sugerem que a hipoglicemia não tem efeito adverso de curto ou longo prazo sobre o feto[9,15].

Quadro 3 – Fatores de risco e preditores de hipoglicemia na gestação[8-10]

Comprometimento da conscientização da hipoglicemia

História de hipoglicemia grave no ano que precede a gestação

Longa duração de diabetes

HbA1c baixa no início da gravidez

Níveis glicêmicos flutuantes (≤ 70 mg/dL ou ≥ 180 mg/dL)

Uso excessivo de insulina suplementar entre as refeições

HbA1C: hemoglobina glicosilada; ≤: menor ou igual a; ≥: maior ou igual a.

DIAGNÓSTICO

A tríade de Whipple, mencionada previamente, é a melhor e mais sólida evidência para o diagnóstico de hipoglicemia. Portanto, é essencial confirmar níveis glicêmicos baixos durante episódio espontâneo de sintomas e a reversão destes com a correção da hipoglicemia[1]. Conforme também mencionado anteriormente, considera-se habitualmente como limite inferior de normalidade o nível de glicemia plasmática de 70 mg/dl[2,3,4].

Considerando tanto a possível heterogeneidade clínica entre indivíduos, como na mesma pessoa ao longo do tempo, ressalta-se que podem variar os níveis glicêmicos a partir dos quais os sintomas de neuroglicopenia manifestam-se. Embora, em indivíduos saudáveis, esses sintomas ocorram geralmente quando se atingem valores de glicose abaixo dos 55 mg/dl[3].

TRATAMENTO

O tratamento da hipoglicemia deve se basear na correção da glicemia, evitar o uso desnecessário de solução hipertônica de glicose, avaliar as prováveis causas e manter o aporte calórico para prevenção de novos episódios[3,12].

A solução hipertônica de glicose (soro glicosado a 25% ou 50%) não é isento de riscos, podendo causar lesão intravascular com trombose e flebite. O extravasamento da solução de glicose hipertônica também é problemático, porque pode causar lesões cutâneas e/ou de partes moles, flebite, isquemia ou até síndrome do compartimento. Deve-se reservar o uso de solução hipertônica de glicose para pacientes em hipoglicemia que estejam inconscientes e apresentem acesso venoso pérvio[12].

A maioria das pacientes com hipoglicemia está consciente e a correção com glicose por via oral é uma intervenção mais sensata e muito eficaz. É importante que o protocolo para hipoglicemia hospitalar envolva uma equipe multiprofissional, cabendo ao profissional de nutrição padronizar o equivalente a 15 g de carboidrato de rápida absorção para ser fornecido aos pacientes com nível de consciência preservado, realizando-se a medida da glicemia capilar 15 minutos após[12]. Em caso de necessidade, pode-se repetir a ingesta de 15 g de carboidrato de rápida absorção, seguido de lanche para sustentação da glicemia em níveis dentro dos padrões de normalidade.

Contraindica-se o tratamento via oral em pacientes inconscientes. Em casos de necessidade de glicose hipertônica endovenosa, administrar 30 mL de glicose 50%, diluídos em 100 mL de solução fisiológica 0,9%. Repetir a glicemia capilar em 5 minutos e, se não houver recuperação, o procedimento deve ser repetido. Após a correção é necessário oferecer alimento, se possível. Caso não seja possível, aumentar aporte calórico endovenoso. A administração de 1 mg (1 UI) de glucagon por via subcutânea ou intramuscular pode ser feita em pacientes inconscientes e sem acesso endovenoso[3,12].

O esquema de correção de hipoglicemia está ilustrado no esquema da Figura 1.

Prevenção em gestantes de alto risco para hipoglicemia

Em relação a gestantes de alto risco, algumas medidas podem ser observadas e propostas para prevenção da hipoglicemia[9]:

- identificação precoce de pacientes de alto risco: gestantes com consciência da hipoglicemia comprometida e/ou história com hipoglicemia grave no ano anterior à gravidez;

- redução da dose de insulina em aproximadamente 10% entre 8 e 16 semanas;

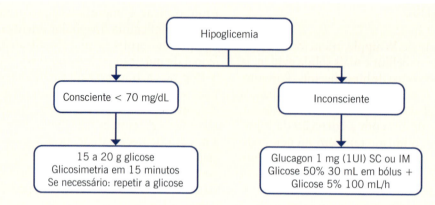

Figura 1 – Esquema proposto para tratamento de hipoglicemia em ambiente hospitalar[3,11]

<: menor que; SC: via subcutânea; IM: via intramuscular.

- uso cauteloso de insulina suplementar no início da gravidez;

- transportar porções orais equivalentes a 15 g de carboidrato de rápida absorção;

- evitar glicemia menor que 110 mg/dl antes de dormir;

- monitorizações frequentes da glicemia, incluindo entre 2h00 e 4h00;

- prescrição e treinamento de utilização de caneta glucagon para administração em casa por familiares;

- uso de análogos de insulina de ação rápida e longa;

- uso de infusão contínua de insulina subcutânea (bomba de insulina);

- terapia combinada com monitorização contínua da glicose em tempo real.

Prevenção de hipoglicemia relacionada à prática de atividades físicas

Gestantes diabéticas, especialmente aquelas em tratamento farmacológico e que praticam exercício físico, precisam ser orientadas quanto ao risco de hipoglicemia. Pode-se estabelecer algumas recomendações e protocolos de prevenção de hipoglicemia relacionada à prática de atividades físicas, conforme descrito no Quadro 4[12,16].

Prevenção da hipoglicemia hospitalar

A prevenção da hipoglicemia é de extrema importância, diminuindo morbidade e mortalidade hospitalar. Para evitar essa condição, deve-se atentar aos eventos desencadeantes, principais causas e cuidados relacionados[12,17]:

- a hipoglicemia iatrogênica está relacionada ao uso de hipoglicemiantes e pode ser prevenida evitando-se a prescrição inadequada desses medicamentos e os atrasos nos horários

Quadro 4 – Prevenção de hipoglicemia relacionada à prática de atividades físicas (Adaptado de: SBD, 2019-2020 e Riddell MC, 2006)[12,16]

Estratégia	Conduta
Monitoração glicêmica	Antes: se o exercício durar mais que 30 minutos Durante: medir a cada 30 minutos Depois: medir a cada duas a quatro horas, se histórico de hipoglicemia tardia
Ingestão de carboidratos	Antes: se glicemia menor que 100 mg/dL Durante: - Se o exercício físico durar mais que 60 minutos - Se o exercício físico for feito durante o pico de ação da insulina Após: realizar lanche ou refeição pós-treino
Ajuste de insulina (se exercício intenso com duração maior que 30 minutos)	Múltiplas doses de insulina: - Reduzir a dose da insulina bólus em até 50% na refeição anterior Bomba de insulina: Reduzir a insulina basal em 20% a 50%, uma a duas horas antes Reduzir a insulina bólus em até 50% na refeição anterior Suspender a bomba ao início do exercício físico por período máximo de 60 minutos

das refeições após a administração da insulina de ação rápida ou ultrarrápida;

- quando da ocorrência de um episódio hospitalar, deve-se rever a prescrição medicamentosa para decidir quanto à redução de doses, especialmente de insulina basal;

- as equipes médica e de enfermagem devem estar atentas aos períodos de jejum, programados ou não, para o ajuste da dose de insulina;

- a implementação de um protocolo institucional para hipoglicemia hospitalar e a existência de uma comissão multidisciplinar proativa de controle glicêmico hospitalar são ações que podem reduzir a incidência de novos episódios.

Prevenção de hipoglicemia durante a fase ativa do trabalho de parto

Durante a fase ativa de trabalho de parto de mulheres portadoras de DM, recomenda-se a checagem da glicemia capilar em intervalos regulares, geralmente de hora em hora, objetivando-se as metas glicêmicas entre 72 e 126 mg/dL [18].

Para garantia de aporte calórico, recomenda-se a infusão de dextrose a 5% ou 10% a uma taxa de 100 a 150 mg/h (2,5 mg/kg/min), principalmente se níveis glicêmicos inferiores a 70 mg/dL [19,20].

Por sua vez, a infusão de insulina nessa fase é sempre necessária em mulheres com DM tipo 1, podendo ser dispensada em alguns casos de DM tipo 2 e na maioria dos casos de DM gestacional. Sugere-se a administração de insulina de ação rápida por infusão a uma taxa de 0,5 a 1,25 unidades/h, se os níveis de glicose excederem 100 mg/dL. Pacientes em uso de bomba de insulina podem manter sua infusão basal durante o trabalho de parto ou com ajuste para necessidade dessa fase, segundo protocolo individualizado [19,20].

Prevenção de hipoglicemia no puerpério imediato

Com a resolução da gestação, a resistência periférica à ação da insulina reduz significativamente, determinando necessidade de ajustes de doses no puerpério imediato de mulheres portadoras de DM tipo 1. Por sua vez, a amamentação determina incremento no gasto energético diário. Neste contexto, pode-se estabelecer alguns cuidados e recomendações de prevenção de hipoglicemia [12,20,21]:

- monitorização dos níveis glicêmicos para estabelecer a dose apropriada de insulina no puerpério;

- redução da dose de insulina imediatamente após o parto, tendo-se como sugestão 30% a 50% da dose diária ao final da gestação;

- acréscimo, durante período de amamentação, de 500 kcal/d em relação à ingesta calórica pré-gestacional;

- realização de pequenos lanches com ingestão de 15 g de carboidrato de absorção rápida antes ou durante o aleitamento por mulheres em uso de insulina;

- monitoração da glicemia durante o aleitamento noturno.

CONSIDERAÇÕES FINAIS / CONCLUSÕES

O adequado controle glicêmico durante o ciclo gravídico-puerperal visa alcançar desfechos materno, obstétricos e perinatais favoráveis. Portanto, prevenção, diagnóstico precoce e tratamento oportuno de episódios de hipoglicemia devem ser prioridade da equipe de saúde no plano de cuidados de gestantes, parturientes e puérperas portadora de DM.

REFERÊNCIAS BIBLIOGRÁFICAS

1. Whipple AO: The surgical therapy of hyperinsulinism. J Int Chir 3:237–276, 1938.
2. American Diabetes Association Workgroup on Hypoglycemia. Defining and Reporting Hypoglycemia in Diabetes: A report from the American Diabetes Association Workgroup on Hypoglycemia. Diabetes Care. 1o de maio de 2005;28(5):1245–9.

3. American Diabetes Association (ADA). Standards of Medical Care in Diabetes. Diabetes Care 2019 Jan; 42 (Supplement 1).
4. Cryer PE. Individualized Glycemic Goals and an Expanded Classification of Severe Hypoglycemia in Diabetes. Diabetes Care. dezembro de 2017;40(12):1641–3.
5. Nery M. Hipoglicemia como fator complicador no tratamento do diabetes melito tipo 1. Arq Bras Endocrinol Metabol. março de 2008;52(2):288–98.
6. Longo DL, Kasper DL, Jameson JL, Fauci AS, Hauser SL, Loscalzo J. Harrison's Principles of Internal Medicine, 18th Edition, McGraw-Hill, 2012, p. 3003-3009.
7. Cryer PE. Mechanisms of sympathoadrenal failure and hypoglycemia in diabetes. J Clin Invest. 2006 Jun;116(6):1470-3.
8. Cryer PE: Glucose homeostasis and hypoglycemia. In Williams Textbook of Endocrinology, 11th Edition. Kronenberg HM, Melmed S, Polonsky KS, Larsen PR, Eds. Saunders, Philadelphia, 2008, p. 1503–1533.
9. Ringholm L, Pedersen-Bjergaard U, Thorsteinsson B, Damm P, Mathiesen ER. Hypoglycaemia during pregnancy in women with Type 1 diabetes: Hypoglycaemia during pregnancy in women with Type 1 diabetes. Diabet Med. maio de 2012;29(5):558–66.
10. Nielsen LR, Pedersen-Bjergaard U, Thorsteinsson B, Johansen M, Damm P, Mathiesen ER. Hypoglycemia in pregnant women with type 1 diabetes: predictors and role of metabolic control. Diabetes Care. janeiro de 2008;31(1):9–14.
11. Seaquist ER, Anderson J, Childs B, Cryer P, Dagogo-Jack S, Fish L, et al. Hypoglycemia and Diabetes: A Report of a Workgroup of the American Diabetes Association and The Endocrine Society. J Clin Endocrinol Metab. 1o de maio de 2013;98(5):1845–59.
12. Sociedade Brasileira de Diabetes (SBD). Diretrizes da Sociedade Brasileira de Diabetes (2019-2020). São Paulo: AC Farmacêutica, 2019.
13. Buchanan TA, Schemmer JK, Freinkel N. Embryotoxic effects of brief maternal insulin-hypoglycemia during organogenesis in the rat. J Clin Invest. setembro de 1986;78(3):643–9.
14. Smoak IW, Sadler TW. Embryopathic effects of short-term exposure to hypoglycemia in mouse embryos in vitro. Am J Obstet Gynecol. agosto de 1990;163(2):619–24.
15. Pregnancy outcomes in the Diabetes Control and Complications Trial. Am J Obstet Gynecol. abril de 1996;174(4):1343–53.
16. Riddell MC, Iscoe KE. Physical activity, sport, and pediatric diabetes. Pediatr Diabetes. fevereiro de 2006;7(1):60–70.
17. Kulasa K, Juang P. How Low Can You Go? Reducing Rates of Hypoglycemia in the Non-critical Care Hospital Setting. Curr Diab Rep. setembro de 2017;17(9):74.
18. Blumer I, Hadar E, Hadden DR, Jovanovič L, Mestman JH, Murad MH, et al. Diabetes and Pregnancy: An Endocrine Society Clinical Practice Guideline. J Clin Endocrinol Metab. 1o de novembro de 2013;98(11):4227–49.
19. Organização Pan-Americana da Saúde. Ministério da Saúde. Federação Brasileira das Associações de Ginecologia e Obstetrícia. Sociedade Brasileira de Diabetes Tratamento do diabetes mellitus gestacional no Brasil. Brasília, DF: OPAS, 2019.
20. ACOG Practice Bulletin No. 201: Pregestational Diabetes Mellitus. Obstet Gynecol. dezembro de 2018;132(6):e228–48.
21. McCance DR, Casey C. Type 1 Diabetes in Pregnancy. Endocrinol Metab Clin North Am. setembro de 2019;48(3):495–509.

capítulo 13

Malformações fetais: como e quando avaliar?

▶ Conrado Milani Coutinho*
▶ Fabricio Da Silva Costa**

INTRODUÇÃO

Diabetes Mellitus (DM) é um grupo heterogêneo de doenças que podem intercorrer com a gravidez, caracterizado pela ocorrência de hiperglicemia decorrente da secreção e/ou ação insuficientes da insulina. Podem ser classificadas do ponto de vista etiopatogênico em DM tipo 1 (DM1), decorrente da destruição das células β pancreáticas e deficiência completa de insulina; DM tipo 2 (DM2), secundária a graus variados da redução da secreção e resistência periférica à ação da insulina; DM gestacional (DMG), relacionada a fatores pessoais e à produção de hormônios contrainsulínicos; e outros tipos específicos menos frequentes. Considerando-se o ciclo gravídico-puerperal, também podem ser diferenciadas entre DM com diagnóstico pré-gestacional, DM diagnosticado na gestação (*overt diabetes*) e DMG. A temporalidade da hiperglicemia é fator determinante para a potencial ocorrência de resultados adversos gestacionais, visto que ela é o gatilho para anormalidades do metabolismo dos carboidratos, gorduras e proteínas observados nessas pacientes e nos seus fetos[1,2].

---

* Médico assistente do Hospital das Clínicas da Faculdade de Medicina de Ribeirão Preto da Universidade de São Paulo (HCFMRP-USP). Mestrado e Doutorado em Tocoginecologia pela FMRP-USP. Pós-doutorado em Medicina Fetal pela St. George's University of London.
** Pós-doutorado em Medicina Materno-fetal pela Royal Women's Hospital, University of Melbourne, Australia; Diploma em Medicina Fetal pela Fetal Medicine Foundation (London, UK); Doutor em Ginecologia e Obstetrícia pela FMRP-USP; Radicado na Austrália por mais de 10 anos, onde atualmente é Consultant, Maternal Fetal Medicine Unit, Gold Coast University Hospital e Professor of Obstetrics and Gynecology, School of Medicine, Griffith University.

O DMG é a forma mais comum de hiperglicemia gestacional, podendo ser diagnosticada em até 1/5 das grávidas a depender da população e método de rastreamento adotado[1,2]. Entretanto, por ocorrer mais tardiamente e após o período da embriogênese, sua associação com malformações é controversa, sendo as repercussões da fetopatia hiperglicêmica mais comumente observadas, como a hiperinsulinemia fetal/neonatal, macrossomia, alterações da vitalidade fetal, distocia e natimortalidade[3,4]. Por outro lado, apesar de proporcionalmente menos frequentes (até 2% das gestações), o DM1 e o DM2 pré-gestacionais ou diagnosticados pelo rastreamento precoce estão associados à embriopatia diabética. Dentre os resultados adversos associados à ocorrência de hiperglicemia precoce durante a gestação, são relatadas maiores taxas não apenas das malformações congênitas, mas também de abortamentos, natimortalidade, anormalidades fetoplacentárias e programação fetal alterada, levando ao desenvolvimento de inúmeras doenças durante a infância e vida adulta, tais como obesidade, alterações do neurodesenvolvimento/cognição, doenças psiquiátricas e alterações motoras[3-5]. Metanálise de estudos observacionais estima que o DM1 e o DM2 pré-gestacionais aumentem o risco de malformações fetais em até 4,7 vezes (intervalo de confiança 95% (IC95%) 3,01-6,95), enquanto o DMG em até 1,4 vezes (IC95% 1,22-1,62), levando-se em consideração a limitação de que alguns destes casos de DMG podem ser, na realidade, DM2 incorretamente diagnosticados[4].

Embora a etiologia da embriopatia diabética ainda não seja completamente esclarecida, a hiperglicemia precoce na gestação é o gatilho para uma complexa cascata de fatores teratológicos envolvendo excesso de corpos cetônicos, estresse hipóxico/oxidativo e alterações epigenéticas, que estão relacionados à ocorrência das malformações[6]. Quanto maior a hiperglicemia no primeiro trimestre, maior o risco de malformações. Valores de hemoglobina glicosilada (HbA1c) inferiores a 7,9%, entre 8% e 9,9% e superiores a 10% estão associados ao risco de malformação maior 3,2, 8,1 e 23,5 vezes mais frequentes, respectivamente[7]. Embora não seja a terapêutica de eleição para o controle glicêmico durante a gestação, não há evidências que atestem que o uso da metformina e da glibenclamida durante as fases iniciais da gestação esteja associado a risco aumentado de teratogênese[8,9].

As malformações congênitas são responsáveis por aproximadamente 50% da mortalidade perinatal nos filhos de mães diabéticas[10]. Portanto, torna-se imperativo o aconselhamento pré-concepcional e o planejamento reprodutivo para as pacientes portadoras de DM1 e DM2, com o claro objetivo de se suspender o uso de contraceptivos apenas após efetivo controle glicêmico, visto ser este o fator de risco modificável mais importante para ocorrência de malformações nessa população. Obviamente, outras estratégias pré-concepcionais preventivas não devem ser negligenciadas, como a prescrição do ácido fólico para prevenção de defeitos de fechamento do tubo neural, o rastreamento e tratamento/controle de comorbidades/complicações, as adequações às medicações hipoglicemiantes e as imunizações[11].

DIAGNÓSTICO

A estratégia inicial para detecção das malformações fetais nos fetos das gestantes diabéticas não difere da utilizada para gestantes de risco habitual. Baseia-se na realização das ultrassonografias obstétricas de primeiro, segundo e terceiro trimestres gestacionais, com ênfase na avaliação morfológica fetal. Devido à maior prevalência das malformações cardíacas secundárias à hiperglicemia precoce, as pacientes com DM1 e DM2 preexistente também se beneficiam da realização de ecocardiografia fetal no segundo trimestre gestacional[12]. Adicionalmente, assim como nas gestações de pacientes normoglicêmicas, exames complementares diagnósticos, como a ressonância nuclear magnética (RNM), serão utilizados a depender dos achados ultrassonográficos para melhor elucidação de quadros específicos.

As malformações decorrentes do mau controle glicêmico podem afetar diversos sistemas orgânicos e em sua maioria podem ser detectadas durante o período pré-natal (Tabela 1). Entretanto, pelo menos 50% destas malformações afetam preferencialmente os sistemas cardiovascular (*odds ratio* (OR) 2,20. IC95% 1,88-2,58), nervoso (OR 1,55. IC95% 1,13-2,13) e musculoesquelético (OR 1,50. IC95% 1,11-2,02)[13].

A incidência das malformações estruturais cardíacas fetais secundárias à hiperglicemia é de pelo menos 5% nas pacientes com DM1 e DM2 preexistente e inferior a 1% nas pacientes com DMG[14]. Suas formas mais prevalentes são a dupla via de saída do ventrículo direito (OR 10,89. IC95% 8,77-13,53), o defeito do septo atrioventricular (OR 5,74. IC95% 3,20-10,27) e a transposição de grandes artérias (OR 5,06. IC95% 2,65-9,65). Heterotaxia, persistência do canal arterial, defeitos conotruncais e defeitos septais apresentam OR entre 3,0 e 5,0, com as demais malformações cardíacas ocorrendo com menor frequência quando comparadas à dos fetos de gestantes normoglicêmicas[15]. Conforme mencionado previamente, a realização da ecocardiografia fetal entre 24 e 28 semanas realizada por profissional especializado nas gestantes com DM pré-gestacional contribui para a redução das altas taxas de cardiopatias não identificadas antes do nascimento e para a melhor condução perinatal do feto com anomalia. Apesar de não ser o escopo deste capítulo, a hiperglicemia fetal também está associada à cardiomiopatia hipertrófica fetal, à disfunção cardíaca independente da presença de hipertrofia septal e aos consequentes impactos a longo prazo na saúde da criança[14]. Com este objetivo, além dos parâmetros avaliados convencionalmente (modo M, avaliação da geometria cardíaca, Dopplervelocimetria e índice de performance miocárdica (IPM)) à ecocardiografia fetal, estudos recentes têm avaliado tecnologias adicionais que podem agregar ao estudo da função cardíaca fetal (Doppler tecidual nas modalidades pulsada, modo de cor, para avaliar taxa de deformação e IPM, além das tecnologias speckle-tracking e fetalHQ®)[14,16]. Portanto, os monitoramentos da morfologia,

Tabela 1 – Malformações associadas com diabetes mellitus pré-gestacional passíveis de diagnóstico pré-natal	
Sistema Orgânico	Defeitos relacionados à hiperglicemia
Sistema nervoso central	Defeitos de fechamento do tubo neural, holoprosencefalia, agenesia do corpo caloso, esquizencefalia, microcefalia, ventriculomegalia, macrocrania
Sistema cardiovascular	Dupla via de saída do ventrículo direito, transposição das grandes artérias, defeito do septo atrioventricular, comunicações interatriais e interventriculares, tetralogia de Fallot, coarctação da aorta, ventrículo esquerdo hipoplásico, cardiomegalia, artéria umbilical única
Sistema gastrointestinal	Obstruções intestinais (estenose pilórica, atresia de duodeno, microcólon, atresia anorretal), cisto/fístula onfaloentérica, hérnias
Sistema urogenital	Agenesia renal, cistos renais, hidronefrose, duplicação ureteral, ureterocele, micropênis, hipospádia, criptorquidismo, genitália ambígua
Sistema musculoesquelético	Disgenesia caudal, craniossinostose, anomalias costovertebrais, redução de membros, pés tortos, contraturas, polissindactilia
Outros	Fendas faciais

Adaptada de Allen VM et al. 2007[13].

função cardíaca e vitalidade fetal com o uso da ultrassonografia e cardiotocografia são fundamentais para o sucesso gestacional.

Os sistemas nervoso central e musculoesquelético também são sítios frequentes de malformações secundárias à hiperglicemia. A síndrome de regressão caudal, que consiste em um espectro de anomalias do desenvolvimento envolvendo o sacro, vértebras lombares e membros inferiores, ocorre raramente, mas 200 vezes mais frequentemente em fetos de mães diabéticas do que das normoglicêmicas[17]. Da mesma forma, anencefalia e os demais defeitos do fechamento do tubo neural ocorrem até 20 vezes mais comumente nos filhos das mães diabéticas[18]. Portanto, além do bom controle glicêmico é fundamental reforçar a necessidade da suplementação do ácido fólico (400 mcg diários) durante o período periconcepcional para prevenção destas anomalias[1].

Um estudo multicêntrico, caso-controle, que estudou 13.000 recém-nascidos malformados descreveu DM pré-gestacional como um fator de risco independente para malformações isoladas (OR 3,17. IC95% 2,20-4,99), mas principalmente para malformações associadas (OR 8,62. IC95% 5,27-14,10), enquanto o DMG apresentou associação muito menos relevante tanto para defeitos isolados (OR 1,42. IC95% 1,17-1,73) quanto agrupados (OR 1,50. IC95% 1,13-2,00)[19]. A Figura 1 exemplifica dois casos de pacientes com DM2 com malformações associadas.

capítulo 13 — Malformações fetais: como e quando avaliar?

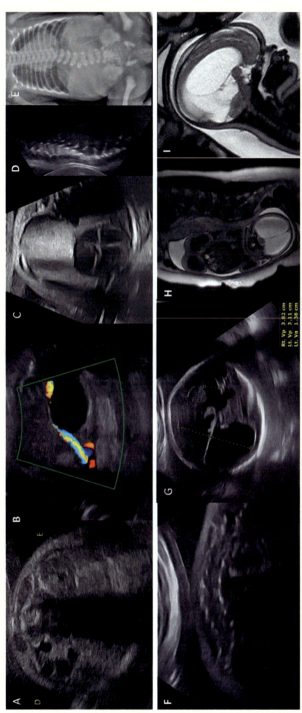

Figura 1 – Malformações associadas presentes em fetos de gestantes com diabetes tipo 2 descompensada no primeiro trimestre gestacional. As imagens do feto na linha superior mostram os achados ultrassonográficos de displasia renal unilateral (A), artéria umbilical única (B), desproporção entre as câmaras cardíacas direita e esquerda em feto que evoluiu com coarctação da aorta pós-natal (C), escoliose causada por hemivértebras (D) e a demonstração radiográfica pós-natal das hemivértebras (E). As imagens do segundo feto na linha inferior demonstram os achados ecográficos de escoliose por hemivértebra (F), ventriculomegalia cerebral bilateral (G) e as imagens dos achados de sistema nervoso central por ressonância nuclear magnética (H e I)

TRATAMENTO

Proposta de rastreamento das malformações fetais em gestantes diabéticas

Devido ao risco aumentado da ocorrência de malformações em fetos expostos à hiperglicemia no primeiro trimestre, o rastreamento das anomalias morfológicas e funcionais deve ser priorizado nas gestações das pacientes portadoras de diabetes pré-gestacional. Com este objetivo em mente, preconiza-se o seguinte monitoramento ultrassonográfico (Tabela 2).

CONSIDERAÇÕES FINAIS

O DM pré-gestacional está associado a maiores taxas de malformações fetais, principalmente dos sistemas cardiovascular, nervoso e musculoesquelético. Estas alterações são responsáveis pela metade da mortalidade perinatal dos filhos das gestantes diabéticas. A hiperglicemia e suas repercussões no período de organogênese são as causas da embriopatia diabética e, portanto, o principal fator de risco modificável para malformações nesta população. O aconselhamento da paciente com DM1 e DM2 acerca dos potenciais riscos gestacionais e a instituição de estratégias preventivas deve iniciar no período pré-concepcional. Adequação nutricional, atividades físicas, avaliação da necessidade de prescrição de hipoglicemiantes, perda de peso, controle de comorbidades, imunizações, prescrição pré-concepcional de folato e suspensão dos contraceptivos em momento de adequado controle metabólico são essenciais para a prevenção das malformações evitáveis.

Tabela 2 – Avaliação ultrassonográfica fetal nas gravidezes complicadas por diabetes

Trimestre gestacional	Avaliações ultrassonográficas
1º trimestre (11-13[6/7] semanas)	Certificar idade gestacional
	Avaliar número de fetos e corionicidade/amnionicidade em gestações múltiplas
	Avaliação dos marcadores de risco para aneuploidias e malformações estruturais
2º trimestre (18-24[6/7] semanas)	Avaliação pormenorizada da morfologia fetal
	Avaliação do crescimento, vitalidade e volume do líquido amniótico (repetição conforme necessidade clínica)
(24-28[0/7] semanas)	Ecocardiografia fetal para todas as diabéticas pré-gestacionais e para suspeição de cardiopatia na ultrassonografia morfológica de 2º trimestre (repetição conforme necessidade clínica)
3º trimestre (32-36[0/7] semanas)	Avaliação do crescimento, vitalidade e volume do líquido amniótico (repetição conforme necessidade clínica)
	Avaliação das dismorfologias de manifestação tardia

Adaptado de Sociedade Brasileira de Diabetes. 2019[12].

O rastreamento das anomalias anatômicas e funcionais deve ser realizado pelo uso da ultrassonografia. Recomenda-se que a morfologia dos fetos de todas as gestantes portadoras de DM seja avaliada entre 11 e 13 semanas e 6 dias, entre 18 e 23 semanas e 6 dias, e novamente entre a 32ª e a 36ª semanas gestacionais. Adicionalmente, recomenda-se a realização de ecocardiografia fetal entre 24 e 28 semanas para todas as gestantes com diabetes pré-gestacional e para aquelas cuja suspeição de cardiopatia seja apontada por algum dos exames de rastreamento obstétrico. Exames adicionais como a RNM poderão auxiliar na confirmação diagnóstica em situações especiais.

REFERÊNCIAS BIBLIOGRÁFICAS

1. American Diabetes Association. 14. Management of Diabetes in Pregnancy: Standards of Medical Care in Diabetes—2021. Diabetes Care [Internet]. 2021 Jan 9;44(Supplement 1):S200–10. Available from: http://care.diabetesjournals.org/lookup/doi/10.2337/dc21-S014.

2. Organização Pan-Americana da Saúde. Ministério da Saúde. Federação Brasileira das Associações de Ginecologia e Obstetrícia. Sociedade Brasileira de Diabetes. Rastreamento e diagnóstico de diabetes mellitus gestacional no Brasil [Internet]. Vol. 1. 2017. 1–36 p. Available from: https://www.diabetes.org.br/profissionais/images/pdf/diabetes-gestacional-relatorio.pdf%0Ahttps://www.diabetes.org.br/profissionais/images/pdf/diabetes-gestacional-relatorio.pdf%0Ahttp://www.diabetes.org.br/profissionais/images/pdf/diabetes-gestacional-re.

3. Fetita L-S, Sobngwi E, Serradas P, Calvo F, Gautier J-F. Consequences of Fetal Exposure to Maternal Diabetes in Offspring. J Clin Endocrinol Metab [Internet]. 2006 Oct 1;91(10):3718–24. Available from: https://academic.oup.com/jcem/article/91/10/3718/2656251.

4. Balsells M, García-Patterson A, Gich I, Corcoy R. Major congenital malformations in women with gestational diabetes mellitus: a systematic review and meta-analysis. Diabetes Metab Res Rev [Internet]. 2012 Mar;28(3):252–7. Available from: http://doi.wiley.com/10.1002/dmrr.1304.

5. Márquez-Valadez B, Valle-Bautista R, García-López G, Díaz NF, Molina-Hernández A. Maternal Diabetes and Fetal Programming Toward Neurological Diseases: Beyond Neural Tube Defects. Front Endocrinol (Lausanne). 2018;9(November):1–10.

6. Eriksson UJ, Wentzel P. The status of diabetic embryopathy. Ups J Med Sci. 2016;121(2):96–112.

7. Ylinen K, Aula P, Stenman UH, Kesaniemi-Kuokkanen T, Teramo K. Risk of minor and major fetal malformations in diabetics with high haemoglobin A1c values in early pregnancy. BMJ [Internet]. 1984 Aug 11;289(6441):345–6. Available from: https://www.bmj.com/lookup/doi/10.1136/bmj.289.6441.345.

8. Holt RIG, Lambert KD. The use of oral hypoglycaemic agents in pregnancy. Diabet Med [Internet]. 2014 Mar;31(3):282–91. Available from: http://doi.wiley.com/10.1111/dme.12376.

9. Organização Pan-Americana da Saúde, Ministério da Saúde do Brasil, Federação Brasileira das Associações de Ginecologia e Obstetrícia, Sociedade Brasileira de Diabetes. Tratamento do diabetes mellitus gestacional no Brasil. Revista Brasileira de Medicina. Brasília, DF, Brasil; 2019. 1–57 p.

10. Weintrob N, Karp M, Hod M. Short- and long-range complications in offspring of diabetic mothers. J Diabetes Complications [Internet]. 1996 Sep;10(5):294–301. Available from: https://linkinghub.elsevier.com/retrieve/pii/1056872795000801.

11. Hameed AB, Combs CA. Society for Maternal-Fetal Medicine Special Statement: Updated checklist for antepartum care of pregestational diabetes mellitus. Am J Obstet Gynecol [Internet]. 2020;223(5):B2–5. Available from: https://doi.org/10.1016/j.ajog.2020.08.063.
12. Sociedade Brasileira de Diabetes. Diretrizes da Sociedade Brasileira de Diabetes 2019-2020. CLANNAD Editora Científica; 2019. 1–491 p.
13. Allen VM, Armson BA, Wilson RD, Allen VM, Blight C, Gagnon A, et al. Teratogenicity Associated With Pre-Existing and Gestational Diabete. J Obstet Gynaecol Canada [Internet]. 2007 Nov;29(11):927–34. Available from: https://linkinghub.elsevier.com/retrieve/pii/S1701216316326536.
14. Pauliks LB. The effect of pregestational diabetes on fetal heart function. Expert Rev Cardiovasc Ther [Internet]. 2015 Jan 2;13(1):67–74. Available from: http://www.tandfonline.com/doi/full/10.1586/14779072.2015.988141.
15. Chen L, Yang T, Chen L, Wang L, Wang T, Zhao L, et al. Risk of congenital heart defects in offspring exposed to maternal diabetes mellitus: an updated systematic review and meta-analysis. Arch Gynecol Obstet [Internet]. 2019;300(6):1491–506. Available from: https://doi.org/10.1007/s00404-019-05376-6.
16. Patey O, Carvalho JS, Thilaganathan B. Perinatal changes in fetal cardiac geometry and function in diabetic pregnancy at term. Ultrasound Obstet Gynecol [Internet]. 2019 Nov 8;54(5):634–42. Available from: https://onlinelibrary.wiley.com/doi/abs/10.1002/uog.20187.
17. Mills JL. Malformations in infants of diabetic mothers. Teratology [Internet]. 1982 Jun;25(3):385–94. Available from: http://doi.wiley.com/10.1002/tera.1420250316.
18. Becerra JE, Khoury MJ, Cordero JF, Erickson JD. Diabetes mellitus during pregnancy and the risks for specific birth defects: a population-based case-control study. Pediatrics [Internet]. 1990 Jan;85(1):1–9. Available from: http://www.ncbi.nlm.nih.gov/pubmed/2404255.
19. Correa A, Gilboa SM, Besser LM, Botto LD, Moore CA, Hobbs CA, et al. Diabetes mellitus and birth defects. Am J Obstet Gynecol [Internet]. 2008 Sep;199(3):237.e1-237.e9. Available from: https://linkinghub.elsevier.com/retrieve/pii/S000293780800639X.

capítulo 14

Sinais de alerta da hipoxia fetal

▶ Rafaela Alkmin da Costa*
▶ Tatiana Assuncao Zaccara**
▶ Cristiane de Freitas Paganoti***

INTRODUÇÃO

Historicamente, o diagnóstico de diabetes, especialmente de diabetes pré-gestacional, está associado a uma maior taxa de desfechos perinatais indesejados, como malformações congênitas, abortamento, prematuridade, crescimento fetal aumentado ou restrito, óbito fetal, entre outros[1]. Apesar da diminuição significativa das taxas de óbitos perinatais nas gestações complicadas por diabetes na segunda metade do século XX, em grande parte devido à melhor compreensão da doença e à melhor assistência a essas gestantes, nas últimas décadas essa queda ficou pouco expressiva e gestantes com diabetes mantêm taxas de óbitos perinatais em patamar que ainda é mais alto que de gestantes não diabéticas[2,3].

Enquanto a mortalidade perinatal em gestantes não diabéticas na Escócia entre os anos de 1998 e 2013 foi de 6,4/1.000 nascimentos, a taxa de mortalidade perinatal foi de 20,1/1.000 nascimentos para pacientes com diabetes tipo 1 (DM1) e de 26,9/1.000 nascimentos para pacientes com diabetes tipo 2 (DM2), um aumento de 3,1 e 4,2 vezes, respectivamente. A taxa de

---

* Doutora em Ciências pela Faculdade de Medicina da Universidade de São Paulo; Supervisora Técnica de Serviço e Médica Assistente na Clínica Obstétrica do HC FMUSP, com ênfase no Setor de Endocrinopatias na Gestação.
** Médica assistente da Clínica Obstétrica do Hospital das Clínicas da Faculdade de Medicina da Universidade de São Paulo – HCFMUSP, São Paulo, SP.
*** Médica assistente da Clínica Obstétrica do Hospital das Clínicas da Faculdade de Medicina da Universidade de São Paulo (HCFMUSP). Mestre em Ciências pela Faculdade de Medicina da Universidade de São Paulo.

óbito fetal também foi maior nessa população, com valor 4 vezes maior nas gestantes com DM1 e 5,1 vezes maior nas gestantes com DM2[4]. Estes dados são compatíveis com outros estudos publicados na literatura, que citam um risco de óbito fetal aumentado em 3 a 5 vezes nas gestantes com diabetes pré-gestacional[1,2,5]. Mackin e colaboradores, em coorte retrospectiva com dados escoceses coletados entre abril de 1998 e junho de 2016, mostraram que um terço dos óbitos fetais acontece no termo, sendo mais frequente com idade gestacional de 38 semanas entre as pacientes com DM1 e com 39 semanas entre as pacientes com DM2[6].

A fisiopatologia do óbito fetal nas gestações complicadas por diabetes ainda não foi completamente estabelecida e, excluindo-se os casos de malformações fetais, muitos dos óbitos não podem ser explicados[2]. No entanto, há evidências de que esses fetos estejam sujeitos à hipoxia crônica, uma vez que a autópsia de muitos deles apresenta depleção dos estoques de ferro no fígado, coração e cérebro e elevada concentração de eritropoietina (EPO) no líquido amniótico. É importante lembrar que a EPO não ultrapassa a barreira hematoplacentária, de maneira que a EPO identificada no líquido amniótico é de origem fetal, corroborando com a hipótese da hipóxia fetal crônica[1,2].

Um dos maiores desafios, portanto, no cuidado pré-natal à gestante com diabetes é identificar sinais de hipoxia fetal, promover intervenções em tempo adequado e garantir maior segurança fetal, sem aumentar intervenções desnecessárias, ansiedade da família e complicações da prematuridade[7].

ÓBITO FETAL NO DIABETES

Os óbitos fetais no diabetes geralmente acontecem no terceiro trimestre, em situações de controle glicêmico inadequado e hiperglicemia, traduzida em polidrâmnio e/ou crescimento fetal aumentado[1,4]. Alternativamente, em pacientes diabéticas com acometimento vascular e/ou pré-eclâmpsia, o óbito fetal pode ocorrer ainda no segundo trimestre, em contexto de restrição do crescimento fetal e insuficiência placentária[1].

Apesar de não estarem bem definidos os mecanismos de óbitos fetais em gestantes com diabetes, alguns fatores de risco são bem estabelecidos e determinam maior atenção ao risco de perda fetal. Dentre eles citamos: tipo de diabetes (pior nas gestantes com DM pré-gestacional), presença de comorbidades (como pré-eclâmpsia) ou vasculopatia, idade gestacional avançada (maior risco no 3º trimestre, especialmente no termo) e presença de desvios do crescimento fetal (fetos com restrição de crescimento fetal ou fetos grandes para a idade gestacional)[1,7-9]. Destaca-se como fator de risco muito importante para perdas fetais o controle glicêmico inadequado, tanto durante o pré-natal como já durante o período periconcepcional, e valores de hemoglobina glicada periconcepcional acima de 6,6% já foram associados a aumento do risco de óbito perinatal[6,9,10].

Alguns processos fisiopatológicos parecem estar associados ao sofrimento fetal nas gestantes com diabetes, causando hipóxia e/ou acidemia fetal, que podem acontecer de forma concomitante e independente e são secundários à hiperglicemia materna, hiperglicemia fetal e hiperinsulinemia fetal[5,11].

As complicações tardias mais frequentes do diabetes na gestação podem ser explicadas pela Teoria de Pedersen, que diz que a hiperglicemia materna leva a hiperglicemia fetal, desencadeando então uma cadeia de eventos relacionados a essa alteração metabólica. O feto hiperglicêmico apresenta hiperinsulinemia pelo estímulo exagerado das células beta-pancreáticas, levando ao aumento do crescimento e da adiposidade fetais e do armazenamento de glicogênio hepático[12].

A glicação da hemoglobina resulta em aumento da sua afinidade por oxigênio, com consequente diminuição da disponibilização de oxigênio para os tecidos. Em situação de hiperglicemia, ocorre aumento da oxidação da glicose e do consumo de O_2. A hiperinsulinemia também determina aumento do metabolismo celular e da necessidade de O_2, com consequente aumento do metabolismo anaeróbio e produção de ácido lático[1,2,8,11,13]; além disso, pode causar hipocalemia e arritmia fetal que, neste cenário, também já foi aventada como hipótese para os mecanismos de óbito fetal no diabetes[8]. Com isso, pode-se perceber um mecanismo misto de sofrimento fetal, em que a hipóxia e a acidemia podem ocorrer de forma concomitante e por processos distintos, como representado na Figura 1.

Em um estudo clássico da década de 90, Salvesen e colaboradores[14] observaram que gestantes com diabetes apresentavam mais acidemia/menor pH de sangue do cordão umbilical mesmo na ausência de hipóxia, confirmando a hipótese de que os mecanismos de acidemia e hipóxia fetais nas gestações com diabetes podem ocorrer de forma independente.

Este mecanismo misto e mais complexo do sofrimento fetal em gestações complicadas pelo diabetes impõe limitações nos métodos

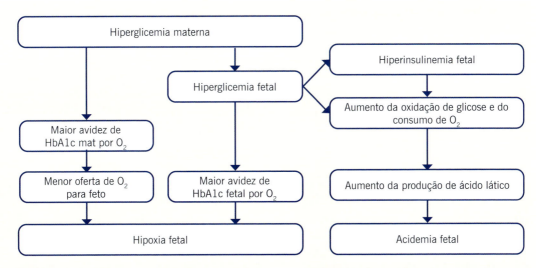

Figura 1 – Esquema representativo dos mecanismos envolvidos nos processos de hipóxia fetal e acidemia fetal em gestantes com diabetes

de vigilância fetal mais utilizados na prática clínica e dificulta a elaboração de protocolos eficazes de avaliação de bem-estar fetal nesse grupo de gestantes.

DIAGNÓSTICO
Métodos atuais para vigilância do bem-estar fetal
Contagem de movimentos fetais

A observação e contagem dos movimentos fetais é um método não invasivo, barato e amplamente disponível[9], mas que não apresenta evidência de redução das taxas de óbito fetal. Não há estudos específicos que avaliem o impacto da contagem de movimentos fetais em gestantes com diabetes. Em análise populacional, o estudo AFFIRM (Awareness of fetal movements and care package to reduce fetal mortality (AFFIRM): a stepped wedge, cluster-randomised trial), conduzido entre 2014 e 2016 com dados de mais de 400 mil gestações, mostrou que não houve diminuição na incidência de óbito fetal após a utilização de um pacote de cuidados direcionados às pacientes que se queixaram de diminuição da movimentação fetal, levantando dúvidas sobre o benefício de se usar a contagem de movimentos fetais como método de prevenção do óbito fetal[15].

Cardiotocografia anteparto

Não há ensaios clínicos randomizados que avaliem o valor da cardiotocografia anteparto para vigilância fetal em gestações complicadas pelo diabetes e em estudos não randomizados a cardiotocografia não apresentou bom desempenho na predição de sofrimento fetal nesse grupo de gestantes[1,3]. Barrett e colaboradores, na década de 80, observaram taxa de óbito fetal de 1,4% em gestantes com diabetes, perdas que ocorreram em até sete dias após um traçado cardiotocográfico normal[16]. Assim como no estudo de Kjos e colaboradores (1995), nenhum óbito ocorreu em até 4 dias após exame normal[17], o que, na época, foi adotado com um intervalo de relativa segurança para seguimento, apesar da existência de relatos de óbitos horas após um traçado normal[18]. Não há consenso sobre a associação entre valores de glicemia e os padrões alterados do traçado, não tendo sido encontrada essa associação por alguns autores[16,19]. Mascaro e colaboradores (2002), no entanto, observaram associação entre traçado alterado da cardiotocografia e média glicêmica materna maior ou igual a 120 mg/dL[20].

A modernização do método, com a introdução da cardiotocografia computadorizada, não agregou maior precisão na identificação de acidemia fetal em gestantes com diabetes. Há evidências de atraso na maturação neurológica fetal nesta condição, o que compromete a avaliação de parâmetros de normalidade do exame, já que em gestações com diabetes há redução dos episódios de alta variação, menor frequência de acelerações transitórias, menor variação da frequência cardíaca fetal nos episódios de alta variação e menor variação de curto prazo[21-23]. Desta forma, há pior associação entre estes parâmetros e o diagnóstico de acidemia fetal, tornando o exame menos confiável para predição desta situação que em gestantes não diabéticas[24].

Perfil biofísico fetal

Assim como na cardiotocografia computadorizada, alguns parâmetros de referência de normalidade do perfil biofísico fetal também estão alterados na presença de hiperglicemia, como o aumento do volume de líquido amniótico e o aumento dos movimentos respiratórios fetais, mesmo em situações de acidemia por hiperglicemia. Essas alterações limitam a acurácia do perfil biofísico fetal para identificar fetos com acidemia em gestantes com diabetes e dificultam a interpretação do seu resultado, aumentando a probabilidade de resultados falsos-negativos[1,19].

Salvesen e colaboradores[14] demonstraram associação entre cardiotocografia/perfil biofísico fetal alterados e acidemia fetal à punção do cordão umbilical. No entanto, ¾ dos fetos que apresentaram acidemia tinham perfil biofísico fetal normal, e metade deles, inclusive, apresentava cardiotocografia anteparto normal, reforçando, mais uma vez, a limitação destes métodos de avaliação de bem-estar fetal nas gestações complicadas pelo diabetes.

Dopplervelocimetria de artérias umbilicais

Da mesma maneira que a cardiotocografia e o perfil biofísico fetal, a dopplervelocimetria das artérias umbilicais também apresenta limitações para a avaliação do bem-estar fetal, justamente porque os mecanismos de comprometimento fetal são metabólicos e distintos daqueles já bem estabelecidos nos casos de insuficiência placentária[5,14].

Em situações de hiperglicemia fetal, há aumento do metabolismo oxidativo, ficando o feto mais hipoxêmico. A perfusão cerebral e renal aumenta mesmo na ausência de alterações da perfusão fetoplacentária, o que significa que a dopplervelocimetria das artérias umbilicais pode estar normal apesar da hipóxia fetal[25].

Com isso, a dopplervelocimetria das artérias umbilicais tem boa especificidade (94%) e valor preditivo positivo (96%), mas baixa sensibilidade (38%) e valor preditivo negativo (68%), o que significa que um exame normal não afasta comprometimento fetal[9].

No entanto, em situações de risco de insuficiência placentária, como nas vasculopatias, hipertensão, pré-eclâmpsia e restrição de crescimento fetal, a dopplervelocimetria de artérias umbilicais mantém seu valor e sua indicação, mesmo em gestantes com diabetes[1,14,25].

Ultrassonografia obstétrica

A ultrassonografia obstétrica não é considerada uma forma de avaliação do bem-estar fetal. No entanto, pode ser marcador de maior ou menor risco para perdas fetais e orientar situações em que a vigilância fetal e o controle metabólico devam ser mais intensificados.

Sabe-se que os extremos de crescimento são fatores de risco para o óbito fetal em gestações complicadas pelo diabetes, de forma que fetos com restrição de crescimento e aqueles grandes para a idade gestacional requerem mais atenção[1,8].

Na avaliação do crescimento fetal pela ultrassonografia obstétrica, a medida de circunferência abdominal merece destaque, por representar melhor o depósito de glicogênio e o acúmulo de gordura dos tecidos sensíveis à insulina e, portanto, refletir melhor cenários de excesso ou falta de aporte nutricional para o feto[1,5].

MÉTODOS EM ESTUDO PARA VIGILÂNCIA FETAL NO DIABETES

Uma vez que os métodos atuais de vigilância de bem-estar fetal não apresentam desempenho suficiente para garantir ausência de sofrimento fetal, mais precisamente de hipóxia e acidemia fetal, nas gestações complicadas pelo diabetes, novos métodos vêm sendo investigados como formas alternativas de se identificar esses agravos neste grupo de gestantes. Entre eles, podemos destacar a dosagem de eritropoetina (EPO) no líquido amniótico e a espectrometria por ressonância magnética (RM)[1].

A EPO não atravessa a placenta e não é passível de armazenamento, de forma que a

EPO presente no líquido amniótico reflete a produção fetal de EPO. Uma vez que o principal estímulo para a produção de EPO é a hipóxia, uma proposta para se investigar a presença de hipóxia fetal seria a dosagem seriada de EPO no líquido amniótico após o termo, indicando-se o parto quando se atingisse um limiar de normalidade[2].

Outra inovação para a vigilância fetal no diabetes seria o uso de métodos de imagem para a estimativa não invasiva de marcadores de maturação pulmonar e de produtos de metabolismo anaeróbio. Neste sentido, a espectrometria por RM seria uma maneira de se estimar a quantidade de colina e lecitina no pulmão fetal e, assim, inferir maturação pulmonar que justificasse a antecipação do parto[26]; além disso, este mesmo método seria capaz de avaliar a quantidade de produtos metabólicos como o lactato no líquido amniótico e, assim, identificar sinais de acidemia fetal[27] que não são facilmente identificados pelos métodos atuais de avaliação de vitalidade fetal, como anteriormente discutido neste capítulo.

Cabe ressaltar que nenhum destes métodos ainda tem validade na prática clínica e permanecem no escopo de projetos de pesquisa.

TRATAMENTO

Protocolos de vigilância fetal

Diante da limitação nos desempenhos dos métodos de avaliação de vitalidade fetal atualmente empregados para identificar e predizer a hipóxia e a acidemia fetal em gestações complicadas pelo diabetes, não há consenso quanto à necessidade e às indicações para vigilância de bem-estar fetal nessas gestações, tampouco quanto à frequência e aos exames que devem ser realizados neste grupo de pacientes[1,5,11].

Tendo em vista que os mecanismos de injúria fetal, precisamente a hipóxia e a acidemia fetal, decorrem de processos relacionados à hiperglicemia materna e fetal, em situações de controle metabólico excelente, com ausência de vasculopatias ou comorbidades e em vigência de crescimento fetal adequado, se poderia, inclusive, dispensar a avaliação de vitalidade fetal[5,7,8]. Este cenário seria particularmente mais comum nas gestantes com diabetes gestacional em tratamento exclusivo com dieta.

Neste sentido, a vigilância de bem-estar ficaria reservada para situações de controle metabólico ruim, em que há necessidade de tratamento farmacológico e/ou evidência de hiperglicemia fetal (como produção de líquido amniótico e/ou crescimento fetal excessivos), e nas situações de vasculopatias e/ou comorbidades associadas, como hipertensão e pré-eclâmpsia e, ainda, em contexto de risco de insuficiência placentária e restrição de crescimento fetal[8]. Mesmo nestas situações de maior risco, não há consenso sobre que testes usar, com que frequência e a partir de que idade gestacional, cabendo a cada serviço estabelecer protocolos de cuidados de acordo com os recursos disponíveis, as condições maternas e a experiência do serviço[28-31].

Na Tabela 1, estão descritos alguns exemplos de protocolos de vigilância fetal preconizados por algumas sociedades internacionais[32]. No Brasil, classicamente cada serviço segue seu próprio protocolo institucional para seguimento do bem-estar fetal em gestantes com diabetes.

CONCLUSÃO

O óbito fetal em gestantes com diabetes é complexo e envolve processos metabólicos decorrentes da hiperglicemia e que culminam com hipóxia e acidemia fetal. Os métodos

Tabela 1 – Exemplos de protocolos internacionais de recomendações para avaliação da vitalidade fetal em gestantes com diabetes

	American College of Obstetricians and Gynecologists (2016 e 2018)	Canadian Diabetes Guidelines (2018)	National Institute for Health and Care Excellence (2015 e 2016)	International Federation of Gynecology and Obstetrics (2015)
Diabetes pré-gestacional	32 a 34 semanas	32 a 34 semanas	38 semanas	Sem recomendações específicas
DMG (dieta)	Sem recomendações específicas	Sem recomendações específicas	Sem recomendações específicas	Sem recomendações específicas
DMG (insulina)	32 semanas	34 a 36 semanas	Sem recomendações específicas	Sem recomendações específicas
Protocolo de exames	2 x/semana: CTR (para diabetes pregestacional) e ILA; contagem de movimentos fetais diariamente	1 x/semana: CTR ILA ou PBF ou uma combinação desses exames	1 x/mês (a partir de 28 semanas): USG para avaliar crescimento fetal e ILA	USG a cada 2-4 semanas (do diagnóstico ao termo); CTR, PBF e contagem de movimentos fetais de acordo com protocolos locais

DMG: Diabetes Mellitus Gestacional; CTR: cardiotocografia de repouso; ILA: Índice de Líquido Amniótico; PBF: Perfil Biofísico Fetal; USG: ultrassonografia.

Adaptada de: Mitric C, Desilets J and Brown RN. Recent advances in the antepartum management of diabetes. F1000Research 2019, 8(F1000 Faculty Rev):622 (https://doi.org/10.12688/f1000research.15795[1]).

disponíveis para avaliação de bem-estar fetal mostram-se limitados para identificação da hipóxia e da acidemia fetal.

Deste modo, a melhor forma de vigilância fetal ainda é controversa na literatura, não estando bem definidas as indicações, os métodos, a idade gestacional de início e a frequência para sua realização.

São fatores de risco para o óbito fetal o controle metabólico inadequado, a associação de doenças hipertensivas, a presença de vasculopatia e os desvios de crescimento fetal, seja a restrição de crescimento fetal ou o feto grande para a idade gestacional.

O parâmetro mais tranquilizador de bem-estar fetal em gestações complicadas pelo diabetes é a constatação de controle metabólico adequado, com manutenção de glicemia materna em níveis normais, evitando, assim, os processos que determinam a hipóxia e a acidemia fetal.

Sendo assim, diante das limitações dos exames de vigilância fetal em gestações com diabetes, é primordial que se concentrem esforços para se garantir bom controle metabólico durante toda a gravidez, desde o período periconcepcional e, especialmente, no terceiro trimestre da gestação.

REFERÊNCIAS BIBLIOGRÁFICAS

1. Girling J, Dixit A. Fetal Surveillance in Diabetes in Pregnancy. A Practical Manual of Diabetes in Pregnancy2010. p. 117-27.
2. Teramo KA. Obstetric problems in diabetic pregnancy - The role of fetal hypoxia. Best Pract Res Clin Endocrinol Metab. 2010;24(4):663-71.
3. Brecher A, Tharakan T, Williams A, Baxi L. Perinatal mortality in diabetic patients undergoing antepartum fetal evaluation: a case-control study. J Matern Fetal Neonatal Med. 2002;12(6):423-7.
4. Mackin ST, Nelson SM, Kerssens JJ, Wood R, Wild S, Colhoun HM, et al. Diabetes and pregnancy: national trends over a 15 year period. Diabetologia. 2018;61(5):1081-8.
5. Siddiqui F, James D. Fetal monitoring in type 1 diabetic pregnancies. Early Human Development. 2003;72(1):1-13.
6. Mackin ST, Nelson SM, Wild SH, Colhoun HM, Wood R, Lindsay RS, et al. Factors associados with stillbirth in women with diabetes. Diabetologia. 2019;62(10):1938-47.
7. Nageotte MP. Antenatal testing: diabetes mellitus. Semin Perinatol. 2008;32(4):269-70.
8. Landon MB, Vickers S. Fetal surveillance in pregnancy complicated by diabetes mellitus: is it necessary? The Journal of Maternal-Fetal & Neonatal Medicine. 2002;12(6):413-6.
9. Emeruwa UN, Zera C. Optimal Obstetric Management for Women with Diabetes: the Benefits and Costs of Fetal Surveillance. 2018(1539-0829 (Electronic)).
10. Tennant PW, Glinianaia Sv Fau - Bilous RW, Bilous Rw Fau - Rankin J, Rankin J Fau - Bell R, Bell R. Pre-existing diabetes, maternal glycated haemoglobin, and the risks of fetal and infant death: a population-based study. 2014(1432-0428 (Electronic)).
11. Mathiesen ER, Ringholm L, Damm P. Stillbirth in diabetic pregnancies. Best Pract Res Clin Obstet Gynaecol. 2011;25(1):105-11.
12. Macfarlane C, Tsakalakos N. The extended Pedersen hypothesis. Clinical physiology and biochemistry. 1988;6:68-73.
13. Dudley DJ. Diabetic-associated stillbirth: incidence, pathophysiology, and prevention. Obstet Gynecol Clin North Am. 2007;34(2):293-307, ix.
14. Salvesen DR, Freeman J Fau - Brudenell JM, Brudenell Jm Fau - Nicolaides KH, Nicolaides KH. Prediction of fetal acidaemia in pregnancies complicated by maternal diabetes mellitus by biophysical profile scoring and fetal heart rate monitoring. 1993(0306-5456 (Print)).
15. Norman JE, Heazell AEP, Rodriguez A, Weir CJ, Stock SJE, Calderwood CJ, et al. Awareness of fetal movements and care package to reduce fetal mortality (AFFIRM): a stepped wedge, cluster-randomised trial. The Lancet. 2018;392(10158):1629-38.
16. Barrett JM, Salyer SL, Boehm FH. The nonstress test: An evaluation of 1,000 patients. American Journal of Obstetrics and Gynecology. 1981;141(2):153-7.
17. Kjos SL, Leung A Fau - Henry OA, Henry Oa Fau - Victor MR, Victor Mr Fau - Paul RH, Paul Rh Fau - Medearis AL, Medearis AL. Antepartum surveillance in diabetic pregnancies: predictors of fetal distress in labor. 1995(0002-9378 (Print)).

18. Shaxted EJ, Jenkins HML. Fetal Death Immediately Following Normal Antenatal Fetal Heart Rate Pattern Case Report. 1981;88(7):747-8.
19. Devoe LD, Youssef AA, Castillo RA, Croom CS. Fetal biophysical activities in third-trimester pregnancies complicated by diabetes mellitus. American Journal of Obstetrics and Gynecology. 1994;171(2):298-305.
20. Mascaro MS, Calderon IM, Costa RAA, Maesta I, Bossolan G, Rudge MV. <Cardiotocografia Anteparto e Prognóstico Perinatal em Gestações Complicadas pelo Diabete-Influência do Controle Metabólico Materno. pdf>. Revista Brasileira de Ginecologia e Obstetrícia. 2002;24(9):7.
21. Tincello D, El-Sapagh KM, Walkinshaw S. Computerised analysis of fetal heart rate recordings in patients with diabetes mellitus: the Dawes-Redman criteria may not be valid indicators of fetal well-being %J. 1998;26(2):102-6.
22. Nomura R, Costa V, Sakamoto K, Maganha C, Miyadahira S, Zugaib M. Cardiotocografia computadorizada em gestações complicadas pelo diabete melito pré-gestacional: padrões da frequência cardíaca em fetos grandes para a idade gestacional. Revista Brasileira de Ginecologia e Obstetricia. 2005;27(12):6.
23. Tincello D, White S, Walkinshaw S. Computerised analysis of fetal heart rate recordings in maternal type I diabetes mellitus. 2001;108(8):853-7.
24. Ruozi-Berretta A, Piazze JJ, Cosmi E, Cerekja A, Kashami A, Anceschi MM. Computerized cardiotocography parameters in pregnant women affected by pregestational diabetes mellitus. J Perinat Med. 2004;32(5):426-9.
25. Maulik D, Lysikiewicz A, Sicuranza G. Umbilical arterial Doppler sonography for fetal surveillance in pregnancies complicated by pregestational diabetes mellitus. J Matern Fetal Neonatal Med. 2002;12(6):417-22.
26. Clifton MS, Joe BN, Zektzer AS, Kurhanewicz J, Vigneron DB, Coakley FV, et al. Feasibility of magnetic resonance spectroscopy for evaluating fetal lung maturity. Journal of Pediatric Surgery. 2006;41(4):768-73.
27. Robinson JN, Cleary-Goldman J Fau - Arias-Mendoza F, Arias-Mendoza F Fau - Cruz-Lobo J, Cruz-Lobo J Fau - Tempany C, Tempany C Fau - Mulkern RV, Mulkern Rv Fau - Feinberg BB, et al. Detection of fetal lactate with two-dimensional-localized proton magnetic resonance spectroscopy. 2004(0029-7844 (Print)).
28. ACOG Practice Bulletin No. 190: Gestational Diabetes Mellitus. 2018;131(2):e49-e64.
29. ACOG Practice Bulletin No. 201: Pregestational Diabetes Mellitus. 2018;132(6):e228-e48.
30. Diabetes in Pregnancy: Management of Diabetes and Its Complications from Pre-Conception to the Postnatal. 2015 [Available from: https://www.nice.org.uk/guidance/ng3.
31. Hameed AB, Combs CA. Society for Maternal-Fetal Medicine Special Statement: Updated checklist for antepartum care of pregestational diabetes mellitus. American Journal of Obstetrics and Gynecology. 2020;223(5):B2-B5.
32. Mitric C, Desilets J and Brown RN. Recent advances in the antepartum management of diabetes. F1000Research 2019, 8:622

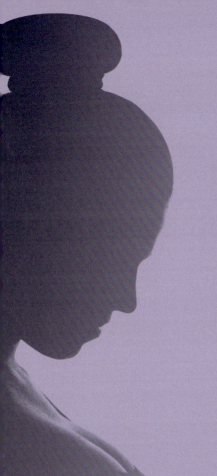

Seção 4

HEMORRAGIAS NA SEGUNDA METADE DA GRAVIDEZ

15 Vasa prévia: como diagnosticar
    e quando fazer o parto?......................... 171
16 Conduta obstétrica na placenta prévia
    com e sem acretismo 177
17 Diagnóstico pré-natal do acretismo
    placentário: fatores clínicos
    e exames de imagem............................. 189
18 Indicações da radiologia intervencionista
    em obstetrícia 199
19 Manejo obstétrico do descolamento
    prematuro de placenta com feto
    morto ou inviável 205

HEMORRAGIAS NA SEGUNDA METADE DA GRAVIDEZ

▶ Mario Macoto Kondo*

A hemorragia no ciclo gravídico puerperal pode levar a sequelas e morte materna. Em 2017, a Organização Mundial da Saúde (OMS) estimou que 810 mulheres morrem diariamente no mundo por complicações devidas a gestação e parto. As hemorragias da segunda metade da gestação são responsáveis por grande parte destas complicações e morbidades.

A incidência de placenta prévia vem aumentando de modo expressivo, sendo uma preocupação mundial. A principal causa de seu aumento deve-se ao aumento dos partos cesáreos. Na associação de placenta prévia e cesárea anterior podemos ter o acretismo placentário em vários graus, que na atualidade é discutido como "Placenta Accreta Spectrum" (PAS), que pode ser acompanhado de grave morbidade no parto, podendo levar ao óbito materno. Na presença de placenta prévia e cesárea anterior, deve o obstetra buscar afastar a possibilidade de acretismo para planejar o parto com segurança para o binômio materno-fetal. A ultrassonografia e a ressonância magnética são importantes para mostrar sinais de acretismo ou afastar esta possibilidade.

O Descolamento Prematuro da Placenta (DPP) é uma intercorrência obstétrica que ocorre em cerca de 1% das gestações, sendo mais prevalente nas gestantes hipertensas. A grande parte dos casos (40-60%) acontece antes do termo da gestação, sendo também uma causa importante de prematuridade.

O óbito fetal costuma ocorrer quando 50% ou mais da placenta descola, podendo ser acompanhada de sangramento intenso e alterações hemodinâmicas na gestante. Nestas condições, a avaliação e a via de parto devem ser rapidamente decididas pra evitar complicações e morbidades maternas.

A rotura de vasa prévia é uma situação rara e dramática, pois pode ser acompanhada do óbito do concepto. Na presença de fatores de risco, torna-se importante a busca do diagnóstico pela ultrassonografia.

A radiologia intervencionista (oclusão temporária, embolização) tem um papel importante nas hemorragias obstétricas, da primeira e da segunda metade da gestação, podendo auxiliar a diminuir o sangramento e o número de transfusões de hemocomponentes e a tratar sangramentos devido a traumas no canal de parto, fístulas arteriovenosas, coriocarcinomas, gestação em cicatriz de cesárea, rotura hepática etc.

As principais causas de hemorragia na segunda metade da gravidez são: placenta prévia, descolamento prematuro da placenta, vasa prévia, lesão cervical (ectrópio, pólipo) e causa desconhecida.

---
* Doutor em Obstetrícia e Ginecologia pela FMUSP; Diretor Científico do Departamento de Obstetrícia do Hospital e Maternidade Santa Joana; Médico Assistente da Clínica Obstétrica do Hospital das Clínicas da FMUSP.

Diagnóstico e manejo

Vamos descrever os principais aspectos do diagnóstico e manejo das hemorragias da segunda metade da gravidez, que serão ampliados nos respectivos capítulos.

Placenta prévia

Classicamente, a placenta prévia é associada a multiparidade, curetagem uterina, idade materna acima de 35 anos, história de placenta prévia em gestação anterior e tabagismo. Atualmente, a principal causa é a cesárea anterior.

A associação de placenta prévia e cesárea anterior aumenta o risco de acretismo placentário, que está associado a maior morbidade e mortalidade materna e neonatal. Na ultrassonografia morfológica de segundo trimestre, é importante observar o local da inserção placentária e, nos casos de placenta prévia ou de inserção baixa, deve-se repetir o exame com 28 semanas para confirmar se houve a migração da placenta ou se permanece como prévia.

Nos casos de placenta prévia com a cesárea anterior, é importante buscar o diagnóstico de acretismo placentário para planejamento do parto de forma segura para o binômio materno-fetal.

A ultrassonografia apresenta alta sensibilidade e especificidade para o diagnóstico da placenta prévia e do acretismo placentário. A ressonância magnética é importante quando ela não é conclusiva e nos casos de placenta de inserção posterior; é útil nos casos de acretismo para planejamento do parto.

O sangramento vaginal vermelho vivo, imotivado, indolor e intermitente, pode se tornar progressivo e de maior volume, necessitando de internação hospitalar. Nos casos de alteração de vitalidade fetal, de instabilidade hemodinâmica materna, está indicado o parto de emergência. Cerca de 10% dos casos não apresentam sangramento vaginal durante a gravidez.

Recomenda-se um ciclo de corticoide para as gestantes que não receberam corticoide previamente. Nos casos de acretismo placentário, é indicado realizar o parto em centros de referência com equipe experiente e multidisciplinar (obstetrícia, anestesia, urologia, cirurgia geral e radiologia intervencionista), com unidade de terapia intensiva neonatal e adulta, e banco de sangue.

Descolamento prematuro da placenta

O descolamento prematuro da placenta pode levar ao óbito fetal se mais de 50% de sua área descolar.

O sangramento acompanhado de dor e alteração do tônus uterino leva a suspeita de descolamento prematuro da placenta. As principais causas são: descolamento em gestação prévia, síndrome hipertensiva da gravidez, rotura prematura de membranas, gestação múltipla, polidrâmnio, trauma abdominal e abuso de substâncias (tabagismo e cocaína).

O diagnóstico é fundamentalmente clínico e, na presença de feto vivo e viável, é importante monitorar a vitalidade fetal e buscar a forma mais rápida para o parto; de preferência, é indicada a cesárea. A demora no diagnóstico e atendimento pode levar ao óbito fetal e materno, com sangramento intenso, coagulopatia, atonia uterina e choque hemorrágico.

Vasa Prévia

Na vasa prévia, os vasos umbilicais estão nas membranas amnióticas sobre o orifício interno do colo do útero e à frente da apresentação fetal, sem a proteção do cordão umbilical. A vasa prévia pode ser da inserção velamentosa do cordão umbilical ou devido a uma placenta sucenturiada/bilobada.

Os principais fatores de risco são a reprodução assistida, placenta prévia e a placenta sucenturiada ou bilobada.

O diagnóstico é feito no intraparto após a rotura das membranas com sangramento, que pode levar ao óbito fetal de forma aguda.

O diagnóstico pode ser feito pela ultrassonografia, principalmente nos casos de placenta baixa, reprodução assistida e gestação múltipla, com a presença de inserção velamentosa do cordão ou a presença de um lobo acessório da placenta.

O parto na vasa prévia é indicado em torno de 36 semanas, para evitar o risco decorrente do trabalho de parto e a rotura das membranas.

Lesão cervical

Nos casos de sangramento vaginal, é importante lembrar das lesões do colo do útero que podem ser diagnosticadas através do exame especular.

Na presença de ectrópio ou pólipo sangrante, o uso de cloreto férrico ajuda a controlar o sangramento local. O pólipo deve ser retirado e enviado para anatomopatológico. É importante revisar a citologia oncótica da gestante para afastar lesões neoplásicas do colo do útero nestas situações.

Causa desconhecida

Em muitas situações, pode ocorrer um sangramento que fica sem diagnóstico. Geralmente, é um sangramento de volume pequeno, com exame ginecológico normal e sem alteração na ultrassonografia (placenta prévia, vasa prévia). O seguimento pré-natal buscando afastar situações de risco com conduta expectante é o mais recomendado. A grande maioria atinge o termo para o parto.

O conhecimento destas intercorrências obstétricas é de suma importância para o atendimento seguro das nossas pacientes. A constante atualização e o treinamento em centros de simulação devem ser estimulados e realizados periodicamente para todos que atuam na assistência obstétrica.

capítulo 15

Vasa prévia: como diagnosticar e quando fazer o parto?

▶ Alberto Carlos Moreno Zaconeta*
▶ Angelo Pereira da Silva**

INTRODUÇÃO

Denomina-se *vasa prévia* a malformação em que vasos sanguíneos fetais não cobertos por tecido placentário ou geleia de Warthon transcorrem através das membranas ovulares e passam próximo ao orifício cervical interno (OCI)[1]. A incidência média dessa entidade é de 0,6 a cada 1.000 gestações e seu conhecimento é importante porque os vasos desprotegidos têm risco aumentado de ruptura espontânea ou iatrogênica próximo ao trabalho de parto, habitualmente ao se romperem as membranas ovulares[2]. Uma vez que a volemia do feto de termo é de 80 a 100 ml/kg, a rotura de vasa prévia pode levar ao óbito fetal por choque hemorrágico em minutos, a despeito do pouco volume de sangue exteriorizado.

DIAGNÓSTICO

O diagnóstico de vasa prévia pode se dar em três situações, que aqui serão citadas na ordem inversa em que a sua ocorrência é desejada.

Diagnóstico após a ruptura de vasa prévia. Trata-se de situação dramática, na qual após a ruptura da bolsa das águas, advertida ou não, ocorre desaceleração grave e sustentada da frequência cardíaca fetal, obrigando ao parto de emergência para salvar a vida do feto. A

---

* Mestre e doutor em Ciências da Saúde. Professor Adjunto de Obstetrícia da Faculdade de Medicina da Universidade de Brasília - UnB. Vice-Presidente da CNE de Gestação de Alto Risco da FEBRASGO. Membro da CNE de Residência Médica da FEBRASGO.
** Graduação em Medicina pela Universidade Federal do Triângulo Mineiro (UFTM). Residência Médica em Ginecologia e Obstetrícia pelo Hospital Universitário de Brasília/HUB (HUB/UNB). Especialista pela FEBRASGO. Preceptor de Obstetrícia na Enfermaria de Gestação de Alto Risco do HUB.

taxa de mortalidade perinatal nessa situação gira em torno de 56%[3].

Diagnóstico incidental de vasa prévia íntegra durante o trabalho de parto. O obstetra, ao realizar o toque vaginal para avaliar a evolução do trabalho de parto, percebe uma estrutura semelhante a uma corda fazendo relevo na superfície das membranas[4]. Se o vaso for arterial, identifica pulsações síncronas com a frequência cardíaca fetal. Nessa situação, o diagnóstico precisa ser confirmado através da amnioscopia cuidadosa ou, idealmente, da ecografia transvaginal com Doppler. Apesar de a vasa prévia ser uma condição infrequente, nós sugerimos que ao realizar toque vaginal no trabalho de parto o obstetra atente sempre para a regularidade da superfície das membranas, sobretudo se pretende realizar amniotomia.

Diagnóstico durante a gestação, antes do terceiro trimestre. Este é, sem dúvida, o momento ideal para o diagnóstico, pois determina mudança drástica no prognóstico perinatal. Em um estudo multicêntrico que avaliou 150 gestantes com vasa prévia, a taxa de sobrevida neonatal foi de 95% nos casos com diagnóstico antenatal e de 44% naqueles com diagnóstico intraparto[3]. A análise multivariada identificou como únicos preditores de sobrevida o diagnóstico antenatal (p = 0,001) e a idade gestacional ao nascimento (p = 0,1). Como esperado, o grupo com diagnóstico intraparto apresentou menores índices de Apgar e frequência significativamente maior de transfusões[3].

Uma vez que está bem definido que a chave para prevenir a morte perinatal por vasa prévia é o diagnóstico antenatal, a estratégia para alcançar esse objetivo na assistência obstétrica será apresentada a seguir.

Por se tratar de entidade rara, não está indicado o rastreio com ecografia transvaginal com Doppler para todas as gestantes[2,5]. Uma excelente revisão sistemática que analisou mais de quinhentas mil gestantes e 325 casos de vasa prévia identificou as situações que aumentam significativamente a probabilidade do transtorno[2]. O risco associado, assim como o número de rastreios necessários para identificar um caso de vasa prévia, estão apresentados na Tabela 1.

Tabela 1 – Fatores obstétricos associados a maior probabilidade de vasa prévia

	Odds ratio e IC 95%	NRN*
Inserção velamentosa de cordão	672 (IC 95%: 112 – 4.034)	13
Placenta bilobada	71 (IC 95%: 14 – 349)	37
Diagnóstico de placenta prévia no 2º trimestre	19 (IC 95%: 6,1 – 58)	63
Concepção por Técnicas de Reprodução Assistida	19 (IC 95%: 6,6 – 54)	260

Adaptada de Ruiter e colaboradores[2].

* NRN: número de rastreios necessários para identificar um caso de vasa prévia em pacientes com esse fator obstétrico.

À luz dessas evidências, recomenda-se que em todas as gestantes, durante as ecografias de rotina, seja avaliada a localização e o número de massas placentárias, assim como o local de inserção do cordão umbilical. Pacientes com placenta única, alta e com inserção do cordão na massa placentária têm risco muito pequeno de vasa prévia e não precisam de avaliação adicional[2]. Em contrapartida, aquelas com inserção velamentosa do cordão, placenta bilobada ou diagnóstico de placenta prévia no segundo trimestre devem ser referenciadas para profissionais experientes para realizar ecografia transvaginal com Doppler, exame que apresenta taxa de detecção de 93% e especificidade de 99% no diagnóstico de vasa prévia[6]. Por se tratar de grupo de maior risco, foi sugerido também que em gestações gemelares ou resultantes de fertilização in vitro a medida do colo uterino realizada na ecografia morfológica seja complementada com a análise de Doppler, para excluir vasa prévia[7].

Os aspectos técnicos do exame para diagnosticar vasa prévia são apresentados no Quadro 1.

O achado de vasa prévia deve ser confirmado ao alcançar a 32ª semana de gestação, já que é possível a resolução espontânea, sobretudo quando o diagnóstico é feito antes de 24 semanas e os vasos correm próximos, mas não recobrem o OCI[6,8].

TRATAMENTO

O objetivo frente a pacientes com diagnóstico antenatal de vasa prévia é realizar a cesariana antes do início do trabalho de parto ou da ruptura das membranas e ao mesmo tempo evitar ao máximo os riscos da prematuridade. Considerando que a rotura de vasa prévia é um evento catastrófico, com alto risco de morte perinatal, várias sociedades médicas propuseram a internação precoce para vigilância de sintomas, o uso antecipado de corticosteroides para amadurecimento pulmonar fetal e a cesariana eletiva ao alcançar uma idade gestacional com baixo risco de complicações decorrentes da prematuridade[5]. O posicionamento de quatro sociedades médicas pode ser visto no Quadro 2.

Quadro 1 – Aspectos técnicos do diagnóstico ecográfico de vasa prévia

- O exame deve ser realizado por via transvaginal, com auxílio de Doppler colorido.
- A posição da paciente em cefalodeclive (Trendelemburg) favorece o recuo da alça de cordão das proximidades do orifício cervical interno, permitindo o diagnóstico diferencial com apresentação funicular.
- A elevação do polo cefálico pode ser necessária quando a apresentação está apoiada no segmento inferior e no orifício cervical interno[7].
- O exame deve ser repetido na 32ª semana, pois há casos de resolução espontânea. Quando houver resolução, a presença de vasos desprotegidos há mais de 2 cm também deve ser informada, para permitir uma decisão compartilhada quanto ao momento e via de parto[7].

Quadro 2 – Recomendações das sociedades médicas de quatro países quanto à idade gestacional de internação, uso de corticoide e cesariana em pacientes com diagnóstico antenatal de vasa prévia[5]

Conduta	Reino Unido	Estados Unidos	Canadá	Nova Zelândia
Internação	30-32 sem	30-34 sem	30-32 sem	~ 30 sem
Corticoide	32 sem	28-32 sem	28-32 sem	~ 30 sem
Cesariana	34-36 sem	34-37 sem	34-36 sem	~ 35 sem

Do ponto de vista assistencial, definir o momento de internação para vigilância e o momento do parto é tarefa desafiadora[9]. As evidências que suportam a internação para vigilância são escassas e tem sido proposto que pacientes sem encurtamento cervical no acompanhamento ecográfico semanal, sem sangramento e sem contrações poderiam ser acompanhadas de forma ambulatorial[5,7,10]. Em contrapartida, um estudo com 109 gestantes com vasa prévia mostrou taxa significativamente maior de cesariana de urgência naquelas com acompanhamento ambulatorial (59% versus 19% - $p < 0,001$)[11], e outro com 50 mulheres identificou que o risco de cirurgia de urgência aumenta dramaticamente entre 35 e 36 semanas,12 achados que suportam a internação com 34 semanas e a cesariana com 36[11]. Considerando a ampla diferença entre as recomendações das diferentes sociedades, sugerimos que em cada paciente a conduta seja discutida individualmente, levando em consideração aspectos médicos, sociais e emocionais. É crucial informar ao casal e à equipe assistencial que a ocorrência de sangramento, início de trabalho de parto ou rotura de membranas deve levar a avaliação imediata, com vistas à realização da cesariana de urgência[5,7].

Algumas condutas foram sugeridas para tornar mais segura a cesariana em mulheres com diagnóstico de vasa prévia, como o mapeamento com Doppler do segmento inferior, mas em nossa opinião esse exame agrega pouco em pacientes sem placenta prévia e, portanto, não o indicamos. Procedemos à cesariana com a técnica habitual, mas com cuidados específicos durante a histerotomia e amniotomia. A incisão miometrial deve ser gradual e cuidadosa para permitir que, nas membranas expostas, a amniotomia seja realizada a um centímetro de distância, de forma paralela aos vasos, deixando-os intactos[13] (Figura 1)[14]. Após a extração do recém-nascido, procede-se à ligadura imediata do cordão umbilical, para evitar a hemorragia pelos vasos aberrantes.

Estudos recentes indicam que, em casos selecionados de vasa prévia tipo 2, a ablação vascular com laser através da fetoscopia pode diminuir a necessidade de internação, prolongar o tempo de gestação e inclusive permitir o parto vaginal[15].

CONSIDERAÇÕES FINAIS/CONCLUSÕES

A ruptura de vasa prévia é evento obstétrico infrequente, com consequências

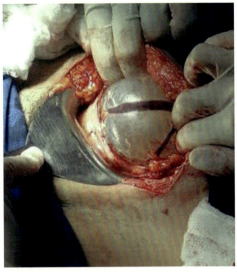
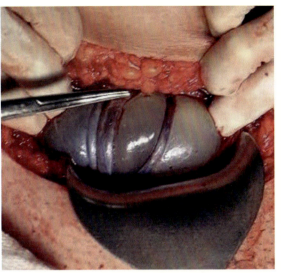

Figura 1 – Técnica de histerotomia com aprofundamento gradual e amniotomia paralela aos vasos aberrantes em duas pacientes com vasa prévia (Gomes A, Rezende J Vogt MF e Zaconeta A – 2017)[14]

catastróficas para o feto. Conhecer a entidade e ter um plano de ação para o rastreio, diagnóstico e manejo são fatores determinantes para melhorar prognóstico perinatal.

REFERÊNCIAS BIBLIOGRÁFICAS

1. Matsuzaki S, Tadashi K. Vasa previa. N Engl J Med 2019;380:274.
2. Ruiter L, Kok N, Limpens J, Derks JB, de Graaf IM, Mol BWJ, Pajkrt E. Incidence of and risk indicators for vasa previa: a systematic review. BJOG 2016;123(8):1278-87.
3. Oyelese Y, Catanzarite V, Prefumo F, Lashley S, Schachter M, Tovbim Y, Goldstein V, Smulian JC. Vasa previa: the impact of prenatal diagnosis on outcomes. Obstet Gynecol 2004;103: 937-42.
4. Krief D, Naepels P, Chevreau J. Pre labor vasa previa discovery: a simple clinical diagnosis. Eu J Obstet Gynecol Reprod Biol 2018;231:284-5.
5. Tsakiridis I,, Mamopoulos A, Athanasiadis A, Dagklis T. Diagnosis and management of vasa previa: a comparison of 4 national guidelines. Obstet Gynecol Surv 2019;74(7):436-42.
6. Klahr R, Fox NS, Zafman K, Hill MB, Connolly CT, Rebarber A. Frequency of spontaneous resolution of vasa previa with advancing gestational age. Am J Obstet Gynecol 2019;221:646.e1–7.
7. Oyelese Y. Vasa previa: time to make a difference. Am J Obstet Gynaecol 2019;221(6)539-41.
8. Erfani H, Haeri S, Shainker S.A, et al. Vasa previa: a multicenter retrospective cohort study. Am J Obstet Gynecol 2019;221(6):644.e1-644.e5.
9. Swank ML, Garite TJ, Maurel K, et al. Obstetrix Collaborative Research Network. Vasa

previa: diagnosis and management. Am J Obstet Gynecol 2016;215:223.e1–6.

10. Melcer Y, Jauniaux E, Maymon S et al. Impact of targeted scanning protocols on perinatal outcomes in pregnancies at risk of placenta accreta spectrum or vasa previa. Am J Obstet Gynecol 2018;218 (4): 443.e1-443.e8.

11. Bartal F, Sibai BM, Ilan H, Katz S, Schushan Eisen I, Kassif E, Yoeli R, Yinon Y, Mazaki-Tovi S. Prenatal diagnosis of vasa previa: outpatient versus inpatient management. Am J Perinatol 2019; 36:422-27.

12. Hiersch L, Anteby M, Maslovitz S, Kupferminc M, Many A, Yogev Y, Ashwal E. The risk for emergent delivery in women with vasa previa stratified by gestational age. Am J Obstet Gynecol 2020; Suppl. https://doi.org/10.1016/j.ajog.2019.11.336.

13. Neuhausser WM, Baxi LV. A close call: does the location of incision at cesarean delivery matter in patients with vasa previa? A case report. F1000Research 2013;2:267. doi: 10.12688/f1000research 2-267.v1.

14. Gomes A, Rezende J, Vogt MF, Zaconeta A. Vasa previa: a cautious approach at cesarean section. J Obstet Gynaecol Can 2017;39(4):203-4. doi: 10.1016/j.jogc.2017.01.021.

15. Chmait RH, Catanzarite V, Chon AH, Korst LM, Llanes A, Ouzounian JG. Fetoscopic Laser Ablation Therapy for Type II Vasa Previa. Fetal Diagn Ther 2020;47(9)682-8.

capítulo **16**

Conduta obstétrica na placenta prévia com e sem acretismo

▶ Mario Macoto Kondo*

INTRODUÇÃO

A incidência de placenta prévia vem crescendo de forma expressiva, chegando a 1 a cada 200 gestações em alguns centros.

Este aumento está relacionado ao grande número de partos cesáreos.

O seu diagnóstico pré-natal é essencial, principalmente se for acompanhado de acretismo, pois as complicações no parto são inúmeras, existindo risco de morte materna.

DIAGNÓSTICO

Placenta prévia é definida como a presença de tecido placentário total ou parcialmente inserido no segmento inferior do útero após 28 semanas de gestação.

É classificada em:

- *placenta prévia*: a placenta recobre total ou parcialmente o orifício interno do colo do útero;

- *placenta de inserção baixa*: a borda da placenta se insere em um raio de 2 centímetros do orifício interno do colo do útero.

A incidência de placenta prévia no termo da gravidez é de 0,5% a 1%.

---

* Doutor em Obstetrícia e Ginecologia pela FMUSP; Diretor Científico do Departamento de Obstetrícia do Hospital e Maternidade Santa Joana; Médico Assistente da Clínica Obstétrica do Hospital das Clínicas da FMUSP.

A hemorragia indolor e imotivada é o sinal mais importante que leva a suspeita de placenta prévia. O sangramento é vermelho vivo e ocorre em torno de 90% dos casos. Uma vez ocorrido, o sangramento pode se tornar intermitente e progressivo, aumentando o volume do sangramento, o que pode levar à necessidade de internação hospitalar ou ao parto de emergência.

A aderência anormal da placenta no miométrio que apresenta ausência total ou parcial da decídua basal e desenvolvimento anormal da camada fibrinoide é chamada de *acretismo placentário*. A placenta acreta adere no miométrio, a increta invade o miométrio e a percreta ultrapassa o miométrio e atinge a serosa e eventualmente estruturas adjacentes, como bexiga, ureter, paramétrio e intestino.

Estas formas podem coexistir na mesma paciente. Na atualidade, denominamos esta condição de *placenta accreta spectrum* (PAS).

A "PAS" é uma condição única e imprevisível que pode estar presente na gestante na hora do parto, sendo considerada uma condição de alto risco associada a grave morbidade materna com risco de morte. O fluxo de sangue uteroplacentário é de 600-800 mililitros por minuto, existindo um sangramento maciço na tentativa de extração manual da placenta com choque hipovolêmico em poucos minutos.

O diagnóstico é feito pela ultrassonografia, porém, é importante considerar os antecedentes ginecológicos e obstétricos (Tabela 1).

Todo tipo de cirurgia que afete o endométrio e o miométrio pode deixar uma área de fragilidade que permita a invasão de tecido trofoblástico durante a gestação, sendo a cesárea anterior a principal causa desta condição. Na presença de cesárea anterior e placenta prévia, o risco de acretismo aumenta conforme aumenta o número de cesáreas (Gráfico 1).

Tabela 1 – Fatores de risco para placenta prévia e placenta prévia acreta

Cesárea anterior

Curetagem uterina (pós-aborto, puerperal)

Multiparidade

Tabagismo

Antecedente de placenta prévia, acretismo

Miomectomia

Idade materna acima de 35 anos

Gestação múltipla

Histeroscopia cirúrgica

Reprodução assistida

Fonte: RCOG, Green-top Guideline No 27a. BJOG 2018.

capítulo 16 — Conduta obstétrica na placenta prévia com e sem acretismo

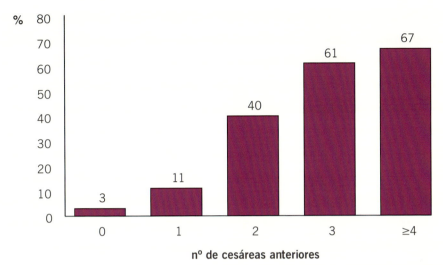

Gráfico 1 – Risco de acretismo diante de placenta prévia e cesárea anterior.
Silver et al., 2006

É importante perguntar sobre o antecedente de histeroscopia com retirada de pólipo/mioma; curetagem uterina, miomectomia.

Nos antecedentes obstétricos: curetagem uterina pós-aborto, extração manual da placenta, curetagem puerperal, placenta prévia em gestação anterior.

A idade materna acima de 35 anos, multiparidade e o tabagismo também se relacionam ao aumento de placenta prévia.

Existe uma controvérsia sobre a incidência de placenta prévia em gestações múltiplas. Um estudo mostra que monocoriônicos e dicoriônicos têm maior risco de placenta prévia quando comparados com gestações únicas.

O uso de técnicas de reprodução assistida está associado a maior incidência de placenta prévia, independente do aumento de taxas de gestações múltiplas originadas pela técnica utilizada.

Os fatores de risco citados devem ser conhecidos e lembrados no pré-natal, auxiliando no diagnóstico de placenta prévia junto com a ultrassonografia.

Na ultrassonografia morfológica de segundo trimestre, é importante saber da localização da inserção placentária; em gestações acima de 16 semanas, podemos utilizar os termos *placenta prévia* e *placenta de inserção baixa*.

Deve-se repetir a ultrassonografia para confirmar este diagnóstico com 28 semanas e novamente com 32 semanas, e com 36 semanas para planejamento do parto.

No pré-natal, uma vez confirmada a placenta prévia, é importante buscar sinais de acretismo, buscando sinais de "PAS" na ultrassonografia (Tabela 2). Na ultrassonografia (Figuras 1, 2 e 3), a predição do grau de invasão tem alta sensibilidade, 80%-100%, mas a especificidade é baixa (40%-77%).

O diagnóstico de Placenta Prévia é feito pela ultrassonografia transabdominal. Nos casos de placenta de inserção baixa, o complemento com a ultrassonografia transvaginal é importante para confirmar o diagnóstico.

A ressonância magnética (Figura 4) deve ser indicada quando a ultrassonografia sugere

Tabela 2 – Principais sinais de acretismo na ultrassonografia e Doppler
Perda do espaço hipoecoico retroplacentário
Adelgaçamento do miométrio subjacente
Irregularidade da interface entre o útero e a bexiga
Lacunas irregulares
Aumento da vascularização
Fluxo turbulento ao mapeamento Doppler

Fonte: J Ultrasound Med 2008; 27:1275-81.

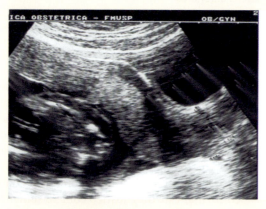
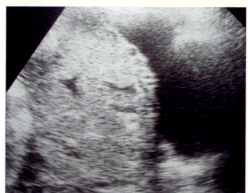

Placenta prévia sem acretismo   Ausência do miométrio e do espaço hipoecoico retro placentário

Figura 1 – Sinais de "PAS" na ultrassonografia

"PAS" auxiliando a delinear a topografia da placenta e a extensão da invasão para o paramétrio e a bexiga. É considerada um excelente método, com alta acurácia em identificar a profundidade e a topografia da invasão placentária quando realizada após a ultrassonografia com suspeita de acretismo.

Também é indicada quando a placenta é posterior, a ultrassonografia não é conclusiva e na obesidade materna. Os sinais de acretismo são semelhantes na ultrassonografia (Tabela 3).

TRATAMENTO

A presença de sangramento vaginal de pequena quantidade não necessita de internação, que é reservada aos sangramentos mais profusos. Também é indicada a internação no trabalho de parto prematuro e na rotura

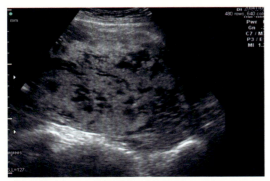

Lacunas irregulares — Fluxo turbulento ao Doppler

Figura 2 – Sinais de "PAS" na ultrassonografia

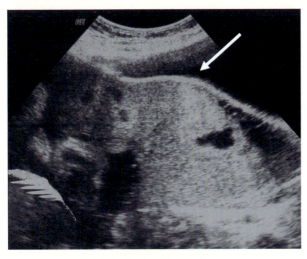 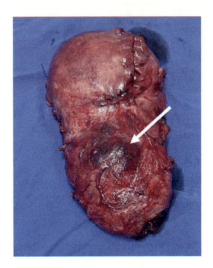

Protrusão da placenta para bexiga

Figura 3 – Sinais de "PAS" na ultrassonografia

prematura de membranas. A internação é importante tanto nos casos de placenta prévia como nos de "PAS". É importante pesquisar a presença de anemia e corrigir com ferro via oral ou injetável.

O corticoide deve ser administrado antes de 34 semanas, quando existe possibilidade de parto (alteração da vitalidade fetal, sangramento vaginal progressivo) ou entre 34 e 35 semanas como rotina.

A inibição do trabalho de parto prematuro por 48 h deve ser considerada para administrar corticoide nos casos sem sofrimento fetal e estabilidade hemodinâmica materna.

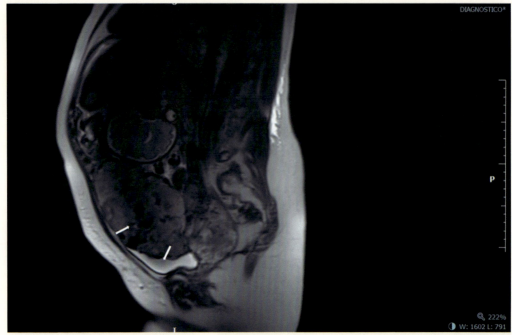

Bandas intraplacentárias e perda do plano miometrial entre placenta e bexiga

Figura 4 – Sinais de "PAS" na ressonância magnética

Tabela 3 – Principais sinais de acretismo na ressonância magnética
Protrusão placentária
Placenta heterogênea
Bandas intraplacentárias nas imagens ponderadas em T2
Interrupção focal da parede miometrial
Invasão de estruturas pélvicas pela placenta
Perda do plano miometrial entre a placenta e a bexiga

Fonte: J Ultrasound Med 2008; 27:1275-81.

Pode-se utilizar como tocolítico o atosibano ou a nifedipina.

Planejamento do parto na placenta acreta

O parto deve ser indicado com 35-36 semanas e realizado em centro de referência de gravidez e parto de risco com experiência em casos de acretismo, com protocolos bem definidos, principalmente o Protocolo de Hemorragia.

A gestante e a família devem ser esclarecidas a respeito do acretismo, possibilidade de histerectomia, risco de lesão de órgãos (bexiga, ureter, intestino), transfusão de sangue, choque hipovolêmico, pós-operatório em UTI, além do risco de morte. O termo de consentimento livre e esclarecido (TCLE) deve ser preenchido e assinado após todos os esclarecimentos.

Na presença de cesárea anterior e sinais pela ultrassonografia ou ressonância magnética de "PAS", comprometendo bexiga, paramétrio, recomendamos a cesárea histerectomia com a oclusão temporária das ilíacas internas, que é realizada pela radiologia intervencionista. Este procedimento contribui para diminuir a perda sanguínea, reduzir o número de transfusões e o tempo cirúrgico.

Uma equipe multidisciplinar é preparada para atuar: obstetra especializado, anestesista, urologista, cirurgião geral/vascular, radiologista intervencionista, intensivista, hemoterapeuta, neonatologista.

A anestesia é iniciada com a punção de 2 acessos venosos com jelco 16 e a anestesia preconizada é o duplo bloqueio. A sondagem vesical deve ser feita com Foley 16 ou 18 se houver suspeita de comprometimento da bexiga.

Realiza-se a seguir a cateterizarão das ilíacas internas pela equipe de radiologia intervencionista (Figura 5).

A cesariana é planejada para facilitar o acesso ao feto e permitir um campo cirúrgico amplo para a histerectomia. A incisão pode ser mediana, Pfannenstiel ampla ou Cherney-Mayllard; a avaliação do segmento inferior costuma mostrar vascularização aumentada com abaulamento eventual desta região; a incisão no útero deve ser cuidadosa, com histerotomia fugidia, corporal ou fúndica para extração fetal sem dificuldade e evitar lesar a placenta neste momento (Figura 6).

Faz-se uma tração suave do cordão para verificar se a placenta dequita ou não. Confirmado o acretismo, faz-se uma sutura hemostática da histerotomia com a placenta *in situ*. Insuflam-se os balões e inicia-se a histerectomia.

Todo preparo visa facilitar a histerectomia do ponto de vista técnico com dois pontos fundamentais: dissecção da bexiga e região do paramétrio. Quando a placenta é anterior, pode existir uma vascularização aumentada na região vesical. O miométrio é fino ou inexistente no percretismo. Existe o comprometimento da seromuscular da bexiga. A dissecção cuidadosa é importante, pois um descolamento sem cuidado pode lesar a bexiga e o útero-placenta, com sangramento da seromuscular da bexiga ou placenta, em grande volume. Nesta situação, não existe miométrio para suturar. Nas placentas que cobrem o orifício interno do colo com distribuição igual para a parede anterior e posterior, deixam o segmento inferior abaulado e aumentado, maior que o corpo do útero, e nesses casos, ao dissecar a região do paramétrio, deve-se atentar para não lesar o ureter (Figura 7).

A histerectomia deve ser total, com retirada do colo do útero (histerectomia total), ou pode permanecer um coto do colo do útero (histerectomia supracervical). Após o fechamento da cúpula vaginal/coto do colo do útero e cuidadosa hemostasia, esvaziam-se os balões, um por vez, e a hemostasia é revisada; se houver sangramento, insuflam-se os balões para nova revisão.

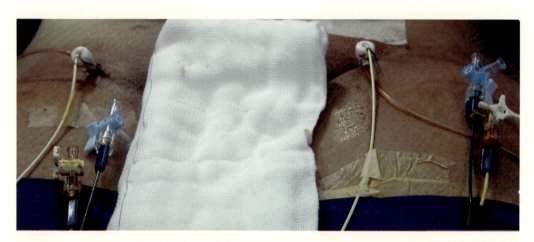

Figura 5 – Cateterização das ilíacas internas

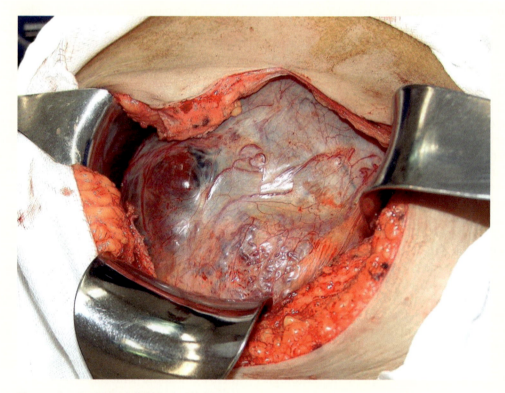

Figura 6 – Segmento inferior com ¨*Placenta Accreta Spectrum*¨

capítulo **16** — Conduta obstétrica na placenta prévia com e sem acretismo

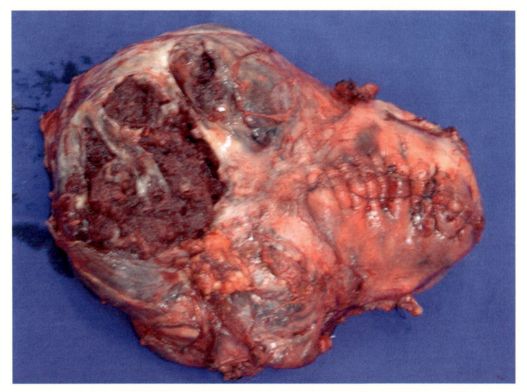

Figura 7 – Segmento inferior maior que o corpo do útero. Note a histerotomia fugidia

No controle seguinte, se houver sangramento, uma opção é a embolização seletiva. Se houver sangramento difuso, recomendamos o tamponamento pélvico com compressas, geralmente 5 a 7 compressas grandes. É o controle de danos (*damage control*) para abordagem em outro momento, pois a insistência pode levar ao choque e à coagulação intravascular disseminada (CIVD), com consequências catastróficas. As compressas são removidas após 24-48h.

Em 2018, tanto o American College of Obstetricians and Gynecologists (ACOG) como o Royal College of Obstetricians and Gynaecologists (RCOG) se posicionaram no sentido de que não há evidência a favor ou contra a oclusão temporária e que mais estudos são necessários.

Nos casos de "PAS" de emergência em local/momento sem recursos, a cesárea deve ser feita com planejamento semelhante, com histerectomia fugidia, extração fetal e fechamento do útero com a placenta *in situ* para transferência da paciente ou para cirurgia em melhores condições.

Em situações diagnosticadas no momento do parto cesáreo, se não houver sofrimento fetal ou sangramento, uma opção é não realizar o parto, fechar a parede abdominal e transferir a paciente para local com melhores recursos.

185

Planejamento do parto na placenta prévia

O parto é indicado com 36-37 semanas. O risco de trabalho de parto ou trabalho de parto com sangramento levando ao parto de emergência aumenta com o avanço da idade gestacional, principalmente após 36 semanas, e a morbidade relacionada à prematuridade diminui.

A possibilidade de sangramento volumoso na placenta prévia aumenta com a idade gestacional: 4,7% com 35 semanas, 15% com 36 semanas, 30% com 37 semanas e 59% com 38 semanas de gestação.

O parto cesáreo deve ser realizado com reserva de concentrado de hemácias, acesso calibroso, jelco 16 e anestesia neuroaxial. Preencher o TCLE, esclarecendo todas as dúvidas.

Incisão abdominal tipo Pfannenstiel ampla para facilitar a retirada fetal. A histerectomia deve tentar evitar transfixar a placenta, podendo ser: histerectomia segmentar transversa alta, segmento corporal, corporal fúndica ou em "J". Se for realizada a extração transplacentária, a ligadura do cordão deve ser imediata.

Uma vez completada a dequitação e revisão, ocitocina e manutenção por 24 h, com maior risco de atonia uterina.

Pode ocorrer sangramento do sítio placentário, geralmente focal, tratado com pontos de capitonagem, que são pontos que englobam a decídua e o miométrio.

Na presença de sangramento difuso: ligadura das artérias uterinas e útero-ováricas; suturas compressivas (B-Lynch, Cho, Hayman). Se o sangramento é na região do orifício interno do colo e segmento inferior, o tamponamento uterino com balão de Bakri é indicado.

Na presença de sangramento persistente ou atonia não responsiva ao tratamento com uterotônico com instabilidade hemodinâmica, indicar histerectomia para evitar a coagulopatia e a tríade letal: diluição, hipotermia e acidose.

Atualmente, temos meios de quantificar a perda sanguínea por ocasião do parto, com pesagem das compressas e o volume de sangue nos coletores do conteúdo aspirado na cesárea, que permitem quantificar de forma objetiva o volume de sangue perdido e, com isto, instituir medidas mais rápidas com os diversos procedimentos e transfusões de hemocomponentes para evitar complicações para a paciente.

CONSIDERAÇÕES FINAIS

O aumento da incidência de placenta prévia é uma preocupação universal.

O obstetra deve buscar e afastar a presença de acretismo placentário em todos os casos de placenta prévia, principalmente nos casos com cesárea anterior.

A visão multidisciplinar com parto realizado em centros de referência com equipe experiente no atendimento de gestante com *placenta accreta spectrum* deve ser discutida com a gestante e familiares, assim como as complicações decorrentes do acretismo.

Nos casos de placenta prévia, também é importante o planejamento do parto, com preparo da equipe para cirurgia compressiva, passagem do balão de Bakri e indicar histerectomia nos casos de sangramento persistente não responsivo ao tratamento.

A reciclagem médica e o treinamento em centros de simulação devem ser incentivados e estimulados para melhorar o atendimento obstétrico e a segurança materno-fetal.

REFERÊNCIAS BIBLIOGRÁFICAS

1. Silver RM. Abnormal placentation; Placenta prévia, vasa previa and placenta accreta. Obstet Gynecol 2015;126:654-68.

2. Vahanian AS, Lavery JA, Ananth CV, Vintizielos A. Placental implantation abnormalities and risk of preterm delivery: a systematic review and metaanalysis. Am J Obstet Gynecol 2015;213:S78-90.
3. Marshall NE, Fu R, Guise JM. Impact of multiple cesarean deliveries on maternal morbidity: a sistematic review. Am J Obstet Gynecol 2011;205:262 e 1-8.
4. Shobeiri F, Jenabi E. Smoking and placenta previa: a meta-analysis. J Matern Fetal Neonatal Med 2017;30:2985-90.
5. Grady R, Alavi N, Vale R, Khandwala M, McDonald SD. Elective single embryo transfer and perinatal outcomes: a sistematic review and meta-analysis. Fertil Steril 2012;97:324-31.
6. Korosec S, Ban Frangez H, Verdenik I, Kladinik U, Kotar V, Virant-Klun I, et al. Singleton pregnancy outcomes after in vitro fertilization with fresh or frozen-thawed embryo transfer and incidence of placenta previa. Biomed Res Int 2014;2014:431797.
7. Jauniaux E, Jurkovic D. Placenta accreta: pathogenesis of a 20th century iatrogenic uterine disease. Placenta 2012;33:244-51.
8. Silver RM, Landon MB, Rouse DJ, Leveno KJ, Spong CY, Thom EA., et al; National Institute of Child Health and Human Development Maternal-Fetal Medicine Units Network. Maternal morbidity associated with multiple repeat cesarean deliveries. Obstet Gynecol. 2006;107:1226-32.
9. De Heus R, Mulder EJH, visser gha. Management of preterm labor: Atosiban or Nifedipine? Int J Womens Health, 2010;2:137-142.
10. Roberts D, Brown J, Medley N, Dalziel Sr. Antenatal corticosteroids for accelerating for women at risk of preterm birth. Cochrane database syst rev 2017;3:CD004454.
11. Jauniaux E, Collins S, Burton GJ. Placenta accreta spectrum: pathophysiology and evidence based anatomy for prenatal ultrasound imaging. Am J Obstet Gynecol 2018;218:75-87.
12. Bose Da, Assel BG, Hill JB,Chauhan SP. Maintenance tocolytics for preterm syntomatic placenta previa: A review. Am J Pernatol 2011;28:45-50.
13. Cali G, Forlani F, Timor-Trisch I, Palacios Jaraquemada J, Foti F, Minneci G, et al. Diagnostic accuracy of ultrasound in detecting the depth of invasion in women at risk of abnormally invasive placenta: prospective longitudinal study. Acta Obstet Gynecol Scand 2018;97:1219-27.
14. Weis MA, Harper LM, Roehl KA, Odibo AO, Cahill AG, Natural History of Placenta Previa in twins. Obstet Gynecol 2012;120:753-8.
15. Mustafá SA, Brizot ML, Carvalho MH, Watanabe L, Kahhale S, Zugaib M. Transvaginal ultrassonography in predicting placenta previa at delivery : a longitudinal stydy. Ultrasound Obstet Gynecol 2002;20:356-9.
16. Yu FNY, Leung KY. Antenatal Diagnosis of Placenata Accreta Spectrum (PAS) Disorders. Best Practice & Research Clinical Obstetrics and Gynecology, https://doi.org/10.10.16/j.b.pobgyn.2020.06.010.
17. Takeda S, Takeda J, Makino S. Cesaren Section for Placenta Previa and Placenta Previa Accreta Spectrum. The Surgery Jornal. 2020;6 (suppl52): S110-S121.
18. Cahill AG, Beigi R, Heine P, Silver RM, Wax JR. Placenta Accreta Spectrum Obstetric Case Consensus. ACOG, SMFM. December 2018; B2-B15.
19. Jauniaux ERM, Alfirevic Z, Bhide AG, Belfortma, Burton GJ, Collins SL, et al. on behalf of the Royal College of Obstetricians and Gynaecologists. Placenta Praevia e Placenta Accreta: Diagnosis and Management. Green-top Guideline No 27a. BJOG 2018.
20. Dyer RA, Voster AD, Arcache MJ, Vascom. New Trends in the Management of

Postpartum Haemorrhage. SAJAA, volume 20,2014-Issue 1:44-47.
21. Quantification of Blood Loss: Awhonn Practice Brief Number 1; Jognn,44, 158-160;2015.
22. Thomas J, Paranjoth S. Royal College of Obstetricians and Gynaecologists. Clinical Effectivennes Suport Unit National Sentinel Caesaren Section Audit Repor. RCOG Press;2001.
23. Silver RM. Abnormal Placentation: Placenta Previa, Vasa Previa and Placenta Accreta. Obstet Gynecol 2015;126(3);654-668.
24. Zlatinik MG, Cheng YW, Norton ME, Thiet MP, Caughey AB. Placenta Prévia and the risk of preterm delivery J matern fetal neonatal MED 2007;20:719-23.
25. Carnevale FC, Kondo MM, Sousa Jr WO, Santos AB, Leal Filho JM, et al. Perioperative Temporary Occlusion of the Internal Iliac Arteries as Prophylaxis in Cesarean Section at Risk of Hemorrhage in Placenta Accreta. Cardiovasc Intervent Radiol 2011;34:758-64.
26. Kondo MM, Martinelli S, Francisco RPV. Placenta previa e acretismo placentário. In : Fernandes CE, Silva de Sá MF,editors. Tratado de Obstetrícia FEBRASGO.Elsevier Editora Ltda.2019. p. 206-15.
27. Dwyer BK, Belogolovkin V, Tran L, Rao A, Carrol I, Barth R, et al. Prenatal diagnosis of placenta accreta: sonography or magnetic resonance imaging? J Ultrasound Med 2008;27:1275-81.
28. Zlatinik MG, Little SE, Kohli P, Kaimal AJ, Stotland NE, Caughey AB when should women with Placenta Previa be delivered? A decision analysis. J Reprod Med 2010;55:373-81.

capítulo 17

Diagnóstico pré-natal do acretismo placentário: fatores clínicos e exames de imagem

▸ Jurandir Piassi Passos*
▸ Roney Cesar Signorini Filho**
▸ Sue Yazaki Sun***

INTRODUÇÃO

A redução da mortalidade materna continua sendo um desafio para os órgãos de saúde em todo o mundo, especialmente para os países ditos em desenvolvimento ou do terceiro mundo. No Brasil, segundo o boletim nº 20 do Ministério da Saúde de 2020, ocorreram 39 mil óbitos maternos no período de 1998 a 2018, sendo a hemorragia a segunda causa mais frequente.

Dentre as complicações hemorrágicas gestacionais e puerperais, podemos destacar as consequentes a questões placentárias, como o abruptio placentário, placenta prévia, a gestação ectópica em cicatriz de cesárea ou em região cervical e o acretismo placentário.

Acretismo placentário é um termo que engloba um espectro de inserções anômalas do tecido trofoblástico. Normalmente, o tecido trofoblástico se insere em uma decídua basal normodesenvolvida e que permite, no momento da dequitação placentária, o desprendimento desta sem dificuldade. No acretismo placentário, a adesão da placenta se dá diretamente no miométrio e, dependendo do grau de invasão miometrial, pode ser classificada como placenta acreta, increta ou percreta[1].

---

* Médico Assistente do Departamento de Obstetrícia da EPM-UNIFESP; Mestre em Ciências pela EPM-UNIFESP; Coordenador Médico do Setor de Medicina Fetal da DASA, Regional São Paulo; Responsável pelo setor de Medicina Fetal do Hospital Vitória na Unidade Anália Franco.
** Doutor em Ginecologia Oncológica pela EPM-UNIFESP; Assistente do Departamento de Obstetrícia da EPM-UNIFESP; Diretor da Oncologia Cirúrgica do Hospital Pérola Byington.
*** Professora Adjunta do Departamento de Obstetrícia da EPM-UNIFESP; Pós-doutorado na Harvard Medical School; Coordenadora do Centro de Referência em Doença Trofoblástica Gestacional do Hospital São Paulo.

A placenta acreta é aquela que se insere na porção superficial do miométrio, sem penetrá-lo. A placenta increta invade o miométrio, mas não atinge a serosa uterina. A placenta percreta invade o miométrio e a serosa uterina, podendo atingir órgãos adjacentes, principalmente a bexiga (Figura 1).

A prevalência do acretismo placentário é muito variada na literatura mundial, mas, em uma revisão sistemática de 2019, a prevalência encontrada foi de 0,17%, que, apesar de parecer pequena, é muitas vezes maior do que a prevalência estabelecida nos Estados Unidos, em 1950, de 0,003%, um aumento de praticamente 60 vezes em sua incidência[2]. Este aumento de prevalência tem sido creditado ao aumento do número de partos cesarianas nas últimas décadas[2].

Já em relação à prevalência entre os diferentes tipos de acretismo, temos que o mais comum deles é a placenta acreta, seguida pela percreta e pela increta. Segundo Jauniaux e cols. (2019), a prevalência de cada uma seria de 63%, 22% e 15%, respectivamente[3]. Outros autores, como Silver & Barbour, consideram que a forma increta seria mais frequente que a percreta[4].

Independentemente do tipo de acretismo, fica claro, em vários trabalhos da literatura, que quanto maior o número de cesáreas, maior o risco de acretismo, principalmente se estiver correlacionado à presença de placenta de inserção baixa e anterior (Tabela 1).

A fisiopatologia do acretismo placentário ainda não é totalmente conhecida. Existem várias hipóteses que tentam explicar essa aderência ou mesmo invasão miometrial. A mais aceita seria a alteração da decídua basal e sua vascularização em áreas de cicatrizes miometriais, fazendo com que o trofoblasto em crescimento invadisse o miométrio por dois motivos principais. A primeira teoria seria a perda do "sinal" para parada de invasão trofoblástica, que estaria relacionada à inexistência da decídua basal e o menor número de células *natural killers* quando comparada às placentas de inserção normais. A segunda teoria contempla um estado de hipóxia tecidual focal, ocasionada pela cicatriz e sua baixa vascularização, e a consequente invasão miometrial para encontrar uma área mais bem irrigada. E uma terceira hipótese seria a implantação da gestação na área de deiscência de cicatriz, o que, de certa forma, já a colocaria em posição profunda na parede miometrial e o crescimento trofoblástico acabaria por invadir as áreas miometriais anexas[5-7].

Vale salientar que não são apenas as cicatrizes de cesáreas que predispõem ao acretismo placentário. Ablação endometrial prévia, embolizações uterinas, irradiação pélvica, curetagens, histeroscopias cirúrgicas e malformações mullerianas também são consideradas fatores de risco para sua ocorrência[8].

Portanto, quando estamos frente a uma gestante com história prévia de parto cesáreo ou outros fatores que aumentam o risco para acretismo e apresenta uma placenta de inserção baixa, a possibilidade de acretismo placentário tem que ser levada em consideração e sua pesquisa realizada.

Capítulo 17 — Diagnóstico pré-natal do acretismo placentário: fatores clínicos e exames de imagem

Tabela 1 – Incidência de acretismo placentário decorrente do número de parto cesáreas

Placenta previa and placenta accreta by number of cesarean deliveries

N° of Cesarean Deliveries	Previa	Previa[a]: Accreta,[b] n (%)	No Previa[c]: Accreta,[c] n(%)
First[d]	398	13 (3.3)	2 (0.03)
Second	211	23 (11)	26 (0.2)
Third	72	29 (40)	7 (0.1)
Fourth	33	20 (61)	11 (0.8)
Fifth	6	4 (67)	2 (0.8)
≥6	3	2 (67)	4 (4.7)

[a] Percentage of accreta in women with placenta previa.
[b] Increased risk with increasing number of cesarean deliveries ($P<.001$).
[c] Percentage of accreta in women without placenta previa.
[d] Primary cesarean.
From Silver RM, Landon MB, Rouse, DJ, et al. Maternal morbidity associated with multiple repeat cesarean deliveries. Obstet Gynecol 2006;107(6);1230; with permission.

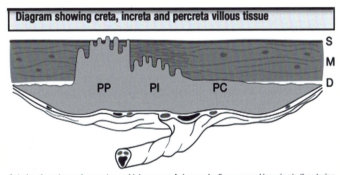

Anterior placenta previa accreta combining areas of abnormal adherence and invasion to the uterine wall: creta, increta, and percreta.
D, decidua; M, myometrium; PC, placenta creta; PI, placenta increta; PP, placenta percreta; S, serosa.
Jauniaux. Pathophysiology and ultrasound imaging of placenta accreta spectrum. Am J Obstet Gynecol 2018.

Figura 1

DIAGNÓSTICO

Para o diagnóstico de acretismo placentário, em suas diversas formas, o padrão ouro continua sendo o estudo histopatológico da placenta e do útero[9]. Como a intenção do diagnóstico do acretismo é evitar as complicações inerentes no momento do parto, utilizamos, de rotina, exames complementares para o seu diagnóstico, mas sinais clínicos devem ser levados em consideração, sendo o mais importante deles a hematúria, presente em 31% dos casos de percretismo[10]. A tentativa de rastreamento

191

através de marcadores bioquímicos, como a alfafetoproteína, PAAP-A, entre outros, não se mostrou eficaz até o presente momento[11,12].

Dos exames complementares, a ultrassonografia é o mais frequentemente utilizado, sendo descrito na literatura sensibilidade de até 80% a 90% e especificidade perto de 98% no diagnóstico e exclusão de diagnóstico de acretismo placentário, respectivamente[13], como trabalhos que mostram um valor preditivo positivo de 68%, porém, com valor preditivo negativo de 98%, sensibilidade de 55% e especificidade de 88%[14]. Essa variação na capacidade de diagnóstico parece estar relacionada diretamente à experiência do examinador e ao atendimento dessas pacientes em centros de referência, para onde pacientes com histórico prévio que aumentam o risco do quadro são encaminhadas[4].

Na avaliação da placenta com suspeita de acretismo, os principais sinais que devem ser pesquisados são: lacunas placentárias, perda da interface útero-placentária associada a diminuição da espessura miometrial e o aumento da vascularização retroplacentária. Sinais esses que destacamos a seguir:

Lacunas placentárias: diferentemente dos lagos venosos, típicos das placentas de Grau III de Grannun, as lacunas placentárias apresentam-se como espaços anecoicos, com fluxo sanguíneo turbulento em seu interior, levando à visibilização do sinal do aliasing; ao estudo Doppler, têm forma irregular e o encontro de 4 ou mais lacunas determinam a sensibilidade diagnóstica de acretismo, incretismo e percretismo de, aproximadamente, 75%, 89% e 76% e especificidade de aproximadamente 97%, 98% e 99%, respectivamente[15] (Figura 2).

Perda da interface útero-placentária: a área hipoecoica retroplacentária, normalmente observada nas placentas de inserção normal, desaparece ou se torna irregular nos casos de acretismo placentário[16] (Figura 3). Essa perda está associada à diminuição da espessura do miométrio adjacente e ao aumento da vascularização, podendo ser notados vasos que se dirigem perpendicularmente da parede uterina para a vesical, chamados de *bridging vessels*[17]. Nessas áreas onde a invasão placentária acaba levando ao afinamento da musculatura uterina, podemos notar, também, um outro sinal ultrassonográfico, que é a proeminência da parede uterina para o lúmen vesical. Essa protrusão ocorreria devido ao enfraquecimento da parede em vista de sua invasão pelo tecido trofoblástico e a pressão

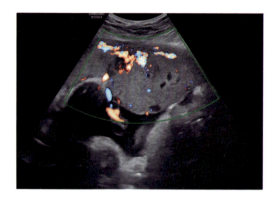

Figura 2 – Lacunas placentárias com presença de fluxo sanguíneo turbulento em seu interior

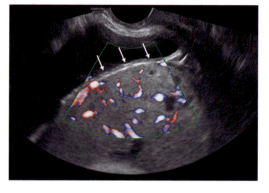

Figura 3 – Perda da interface útero-placentária (setas brancas)

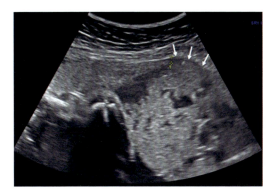

Figura 4 – Protusão da parede miometrial em caso de incretismo placentário (setas brancas)

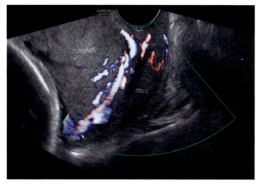

Figura 5 – Hipervascularização retroplacentária

que o conteúdo gestacional exerce na parede uterina (Figura 4).

Quando o percretismo está presente, podemos observar, ainda, a presença de áreas de invasão do tecido trofoblástico na cavidade vesical. Nesses casos, normalmente a paciente terá o histórico de hematúria e a videocistoscopia pode ser realizada para confirmar o diagnóstico e auxiliar no planejamento cirúrgico.

Avaliação ultrassonográfica com Doppler: a utilização do Doppler, na avaliação do acretismo, visa à detecção do fluxo turbulento das lacunas placentárias, a avaliação da neovascularização retroplacentária que, dependendo do grau de invasão, pode atingir a interface serosa vesical, ou mesmo ultrapassá-la e invadir a cavidade vesical ou de outros órgãos adjacentes (Figuras 5 e 6). Em uma metanálise de 2018, a sensibilidade diagnóstica do fluxo sanguíneo lacunar foi de 81%, 84% e 45% para o acretismo, o incretismo e percretismo placentário, com especificidade de 84%, 80% e 75%, respectivamente. A neovascularização retroplacentária apresentou uma sensibilidade de apenas 12% para a detecção de acretismo, mas de 94% e 86% para o incretismo e o percretismo, com especificidade de 91%, 88% e 88%, respectivamente[15].

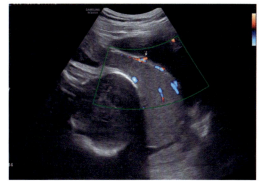

Figura 6 – "Bridge vessel" – Vaso adentrando ao lúmen vesical

Outros métodos diagnósticos que podem ser utilizados no diagnóstico são a ressonância magnética e a ultrassonografia 3D.

A ressonância magnética, muitas vezes, é solicitada como um complemento da avaliação ultrassonográfica, especialmente quando há suspeita de acretismo em uma placenta de inserção posterior ou há dificuldade na delimitação do grau e local de invasão de órgãos adjacentes, como a bexiga. Os sinais mais relevantes e que formam um painel diagnóstico para acretismo placentário são: a protrusão da parede uterina e disrupção da parede vesical, a perda da linha hipointensa

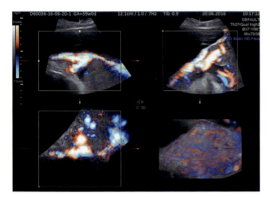

Figura 7 – Utilização da tecnologia 3D na avaliação da vascularização em caso de incretismo

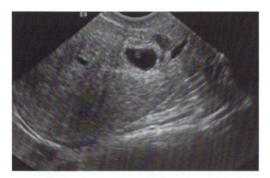

Figura 8 – Inserção baixa do saco gestacional

retroplacentária em T2, a vascularização anormal placentária (lacunas), o afinamento da parede miometrial, a presença de bandas intraplacentárias escuras em T2 e a presença de massas exofíticas. Em uma revisão sistemática de 2018, a acurácia diagnóstica para acretismo, incretismo e percretismo placentário teve uma sensibilidade de 94%, 100% e 87%, respectivamente, e uma especificidade de 99%, 97% e 97%, respectivamente. Salienta-se que essa acurácia no diagnóstico por ressonância magnética, como na ultrassonografia, é examinador dependente[18].

A ultrassonografia 3D tem um papel importante na avaliação da vascularização retroplacentária ou da interface uterovesical através da técnica denominada *power doppler 3D*. Através dessa técnica, conseguimos observar o aumento da vascularização da parede uterina, bem como a tortuosidade dos vasos. É utilizada, normalmente, como complemento da avaliação por 2D[19].

Todos esses achados de exames estão relacionados ao diagnóstico no segundo e terceiro trimestre gestacional, mas vale destacar que podemos suspeitar da ocorrência de futuro acretismo placentário, principalmente, quando observamos a implantação do saco gestacional na porção baixa da cavidade uterina e, principalmente, quando este se encontra em área de cicatriz de cesárea prévia[20]. Apesar dessa possibilidade diagnóstica, ainda não há dados suficientes que elucidem a capacidade diagnóstica nesta fase inicial da gestação[21] (Figura 8).

TRATAMENTO

A importância do diagnóstico do acretismo placentário está relacionada diretamente à tentativa de diminuir os riscos inerentes aos quadros hemorrágicos no momento do parto. É relatado, na literatura, que, nos casos de acretismo placentário submetidos a intervenção cirúrgica, a necessidade de transfusão sanguínea foi de 80% com 28% de incidência de coagulação intravascular disseminada (CIVD). Estima-se que a perda sanguínea intraoperatória, nos casos mais críticos, pode variar de 2.000 ml a 7.800 ml, além do risco de lesões do trato urinário em 10% a 15% das pacientes operadas[22]. Nos casos de acretismo extenso, a conduta de eleição é a cesárea seguida de histerectomia. Em quadros leves, como, por exemplo, no acretismo focal, pode-se considerar a tentativa de dequitação[9,23]. Existem relatos sobre a possibilidade de tratamento conservador, na tentativa de se preservar o útero, principalmente nos casos em que há desejo de nova gravidez por parte da paciente. Esses tratamentos conservadores são realizados através de colocação de balões intrauterinos, pontos hemostásticos, como o de B-Lynch, embolizações, uso de metrotrexato, entre outros. Não há consenso sobre o tratamento conservador até este momento, sendo necessários mais trabalhos que envolvam esse tipo de conduta para melhor definição de seu benefício[24-26].

O parto deve ser indicado eletivamente entre 34 e 37 semanas de gestação, preferencialmente após a 36ª semana, por via alta. Ressalta-se a importância do diagnóstico antecipado para que se programe o melhor momento da resolução, evitando a prematuridade. Outra vantagem dos exames de imagem pré-operatórios seria a escolha das incisões abdominal e uterina, que podem ser individualizadas, mas que proporcionem amplo campo cirúrgico. A histerotomia preferencial nos acretismos segmentares é a segmento-corporal ou fúndica[27,28] (Figura 9).

CONSIDERAÇÕES FINAIS / CONCLUSÕES

Devido a todo esse risco de morbimortalidade materno-fetal, toda paciente com suspeita de acretismo placentário deve ser assistida, preferencialmente, em instituição com suporte em hemoterapia, equipe interdisciplinar e possibilidade de recuperação pós-operatória em unidade de terapia intensiva.

REFERÊNCIAS BIBLIOGRÁFICAS

1. Jauniaux E, Ayres-de-Campos D, Langhoff-Roos J, Fox KA, Collins S, Duncombe G, et al. FIGO classification for the clinical diagnosis of placenta accreta spectrum disorders [Internet]. Vol. 146, International Journal of Gynecology & Obstetrics. 2019. p. 20–4.

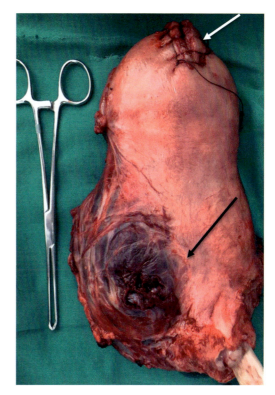

Figura 9 – Nota-se a incisão fúndica uterina (seta branca) por onde foi feita a retirada do feto, durante o parto cesárea, e a área de percretismo placentário na porção inferior do útero (seta preta).

Available from: http://dx.doi.org/10.1002/ijgo.12761.

2. Read JA, Cotton DB, Miller FC. Placenta accreta: changing clinical aspects and outcome. Obstet Gynecol. 1980 Jul;56(1):31–4.

3. Jauniaux E, Grønbeck L, Bunce C, Langhoff-Roos J, Collins SL. Epidemiology of placenta previa accreta: a systematic review and meta-analysis. BMJ Open. 2019 Nov 12;9(11):e031193.

4. Silver RM, Barbour KD. Placenta accreta spectrum: accreta, increta, and percreta. Obstet Gynecol Clin North Am. 2015 Jun;42(2):381–402.

5. Knöfler M. Critical growth factors and signalling pathways controlling human trophoblast invasion. Int J Dev Biol. 2010;54(2-3):269–80.
6. Jauniaux E, Jurkovic D. Placenta accreta: Pathogenesis of a 20th century iatrogenic uterine disease [Internet]. Vol. 33, Placenta. 2012. p. 244–51. Available from: http://dx.doi.org/10.1016/j.placenta.2011.11.010.
7. Tantbirojn P, Crum CP, Parast MM. Pathophysiology of placenta creta: the role of decidua and extravillous trophoblast. Placenta. 2008 Jul;29(7):639–45.
8. Gyamfi-Bannerman C, Gilbert S, Landon MB, Spong CY, Rouse DJ, Varner MW, et al. Risk of Uterine Rupture and Placenta Accreta With Prior Uterine Surgery Outside of the Lower Segment [Internet]. Vol. 120, Obstetrics & Gynecology. 2012. p. 1332–7. Available from: http://dx.doi.org/10.1097/aog.0b013e318273695b.
9. Belfort MA. Placenta accreta [Internet]. Vol. 203, American Journal of Obstetrics and Gynecology. 2010. p. 430–9. Available from: http://dx.doi.org/10.1016/j.ajog.2010.09.013.
10. Washecka R, Behling A. Urologic complications of placenta percreta invading the urinary bladder: a case report and review of the literature. Hawaii Med J. 2002 Apr;61(4):66–9.
11. Zelop C, Nadel A, Frigoletto FD Jr, Pauker S, MacMillan M, Benacerraf BR. Placenta accreta/percreta/increta: a cause of elevated maternal serum alpha-fetoprotein. Obstet Gynecol. 1992 Oct;80(4):693–4.
12. Shainker SA, Silver RM, Modest AM, Hacker MR, Hecht JL, Salahuddin S, et al. Placenta accreta spectrum: biomarker discovery using plasma proteomics. Am J Obstet Gynecol. 2020 Sep;223(3):433.e1–433.e14.
13. Japaraj RP, Mimin TS, Mukudan K. Antenatal diagnosis of placenta previa accreta in patients with previous cesarean scar [Internet]. Vol. 33, Journal of Obstetrics and Gynaecology Research. 2007. p. 431–7.

Available from: http://dx.doi.org/10.1111/j.1447-0756.2007.00549.x.
14. Bowman ZS, Eller AG, Kennedy AM, Richards DS, Winter TC 3rd, Woodward PJ, et al. Accuracy of ultrasound for the prediction of placenta accreta. Am J Obstet Gynecol. 2014 Aug;211(2):177.e1–7.
15. Pagani G, Cali G, Acharya G, Trisch I-T, Palacios-Jaraquemada J, Familiari A, et al. Diagnostic accuracy of ultrasound in detecting the severity of abnormally invasive placentation: a systematic review and meta-analysis. Acta Obstet Gynecol Scand. 2018 Jan;97(1):25–37.
16. Comstock CH, Love JJ, Bronsteen RA, Lee W, Vettraino IM, Huang RR, et al. Sonographic detection of placenta accreta in the second and third trimesters of pregnancy [Internet]. Vol. 190, American Journal of Obstetrics and Gynecology. 2004. p. 1135–40. Available from: http://dx.doi.org/10.1016/j.ajog.2003.11.024.
17. Chou MM, Ho ESC, Lee YH. Prenatal diagnosis of placenta previa accreta by transabdominal color Doppler ultrasound [Internet]. Vol. 15, Ultrasound in Obstetrics and Gynecology. 2000. p. 28–35. Available from: http://dx.doi.org/10.1046/j.1469-0705.2000.00018.x.
18. Familiari A, Liberati M, Lim P, Pagani G, Cali G, Buca D, et al. Diagnostic accuracy of magnetic resonance imaging in detecting the severity of abnormal invasive placenta: a systematic review and meta-analysis. Acta Obstet Gynecol Scand. 2018 May;97(5):507–20.
19. Collins SL, Stevenson GN, Al-Khan A, Illsley NP, Impey L, Pappas L, et al. Three-Dimensional Power Doppler Ultrasonography for Diagnosing Abnormally Invasive Placenta and Quantifying the Risk. Obstet Gynecol. 2015 Sep;126(3):645–53.
20. Doulaveris G, Ryken K, Papathomas D, Trejo FE, Fazzari MJ, Rotenberg O, et al. Early prediction of placenta accreta spectrum in women with prior cesarean delivery using transvaginal ultrasound at 11 to 14 weeks

[Internet]. Vol. 2, American Journal of Obstetrics & Gynecology MFM. 2020. p. 100183. Available from: http://dx.doi.org/10.1016/j.ajogmf.2020.100183.

21. Ballas J, Pretorius D, Hull AD, Resnik R, Ramos GA. Identifying sonographic markers for placenta accreta in the first trimester. J Ultrasound Med. 2012 Nov;31(11):1835–41.

22. Clausen C, Lönn L, Langhoff-Roos J. Management of placenta percreta: a review of published cases [Internet]. Vol. 93, Acta Obstetricia et Gynecologica Scandinavica. 2014. p. 138–43. Available from: http://dx.doi.org/10.1111/aogs.12295.

23. Gyamfi-Bannerman C. Society for Maternal-Fetal Medicine (SMFM) Consult Series #44: Management of bleeding in the late preterm period [Internet]. Vol. 218, American Journal of Obstetrics and Gynecology. 2018. p. B2–8. Available from: http://dx.doi.org/10.1016/j.ajog.2017.10.019.

24. Shulman LP. Maternal Outcome After Conservative Treatment of Placenta Accreta [Internet]. Vol. 2010, Yearbook of Obstetrics, Gynecology and Women's Health. 2010. p. 69–70. Available from: http://dx.doi.org/10.1016/s1090-798x(10)79211-0.

25. Jitsumori S, Shiro M. P09.06: Recurrence of placenta accreta/increta after conservative medical treatment for clinical placenta accreta at previous pregnancy: a case report [Internet]. Vol. 52, Ultrasound in Obstetrics & Gynecology. 2018. p. 163–163. Available from: http://dx.doi.org/10.1002/uog.19690.

26. Provansal M, Courbiere B, Agostini A, D'Ercole C, Boubli L, Bretelle F. Fertility and obstetric outcome after conservative management of placenta accreta [Internet]. Vol. 109, International Journal of Gynecology & Obstetrics. 2010. p. 147–50. Available from: http://dx.doi.org/10.1016/j.ijgo.2009.12.011.

27. Sentilhes L, Kayem G, Chandraharan E, Palacios-Jaraquemada J, Jauniaux E, FIGO Placenta Accreta Diagnosis and Management Expert Consensus Panel. FIGO consensus guidelines on placenta accreta spectrum disorders: Conservative management. Int J Gynaecol Obstet. 2018 Mar;140(3):291–8.

28. Allen L, Jauniaux E, Hobson S, Papillon-Smith J, Belfort MA, FIGO Placenta Accreta Diagnosis and Management Expert Consensus Panel. FIGO consensus guidelines on placenta accreta spectrum disorders: Nonconservative surgical management. Int J Gynaecol Obstet. 2018 Mar;140(3):281–90.

capítulo 18

Indicações da radiologia intervencionista em obstetrícia

▸ Sue Yazaki Sun*
▸ Roney Cesar Signorini Filho**

INTRODUÇÃO

A radiologia vascular intervencionista consiste no acesso de estruturas internas do organismo, para tratamento, por meio da aplicação de técnicas minimamente invasivas mediada por imagem. Na hemorragia obstétrica, o território vascular arterial uterino pode ser alcançado pela punção percutânea, por técnica de Seldinger modificada, das artérias femorais (utilizando cateteres que variam de calibre de 5F a 6F e fios guias). O acesso pela artéria femoral permite a introdução de cateteres com balão para oclusão arterial temporária e também para a embolização seletiva de artérias. Nos hospitais que atendem obstetrícia de alta complexidade, a radiologia intervencionista costuma ser praticada pelas equipes de cirurgia vascular e de diagnóstico de imagem, e o conhecimento das suas indicações e treinamento das equipes é fundamental para a boa utilização desta ferramenta no manejo da hemorragia obstétrica. Na atualidade, alguns hospitais contam com as salas híbridas, que conjugam dentro de um mesmo ambiente equipamentos para radiologista intervencionista e cirurgia convencional, utilizados em outras especialidades como cardiologia, neurologia, cirurgia geral, entre outras, e devem também estar disponíveis para a obstetrícia.

---

* Professora Adjunta do Departamento de Obstetrícia da EPM-UNIFESP; Pós-doutorado na Harvard Medical School; Coordenadora do Centro de Referência em Doença Trofoblástica Gestacional do Hospital São Paulo.
** Doutor em Ginecologia Oncológica pela EPM-UNIFESP; Assistente do Departamento de Obstetrícia da EPM-UNIFESP; Diretor da Oncologia Cirúrgica do Hospital Pérola Byington.

DIAGNÓSTICO

A radiologia vascular intervencionista tem lugar no tratamento das hemorragias no primeiro trimestre da gravidez, nas hemorragias durante o parto e puerpério e na neoplasia trofoblástica gestacional. No primeiro trimestre, pode ser empregada em alguns casos de gestações ectópicas de localização atípica (intersticial, em cicatriz de cesárea e cervical) e nas malformações arteriovenosas (MAV) decorrentes de doença trofoblástica gestacional ou abortamentos retidos. Durante o parto, sua utilização mais comum é na presença de placentas anormalmente aderidas, por meio de oclusão arterial temporária profilática ou oclusão definitiva por embolização arterial seletiva, a fim de diminuir o aporte de sangue ao útero e assim minimizar a hemorragia durante a cesárea ou cesárea-histerectomia. Outras situações nas quais ela deve ser lembrada são a rotura hepática decorrente de pré-eclâmpsia grave e a lesão de canal de parto secundária à aplicação de fórceps. Nos casos de neoplasia trofoblástica gestacional, a embolização arterial seletiva pode representar tentativa de salvaguardar o útero em casos de hemorragia por infiltração uterina tumoral, em mulheres com desejo reprodutivo e também no controle de sangramento provindo de metástases – principalmente as vaginais.

TRATAMENTO

As técnicas disponíveis de radiologia intervencionista no manejo da hemorragia obstétrica podem ser divididas em métodos para oclusão arterial temporária (OT) ou definitiva (OD). A oclusão temporária é feita pela colocação de balões intra-arteriais, que são insuflados durante os tempos cirúrgicos com maior risco de hemorragia, para diminuição do aporte sanguíneo, em três locais principais: artérias ilíacas internas, artérias ilíacas comuns ou aorta abdominal distal. O acesso a estas artérias é obtido por punção e cateterismo das artérias femorais. O acesso às artérias ilíacas internas, devido à anatomia, é facilitado pela punção da femoral contralateral, motivo pelo qual justifica-se a punção bilateral das femorais. A oclusão definitiva pode ser feita pela embolização seletiva de vasos uterinos ou artérias colaterais, identificados como fonte da hemorragia. Complicações dos procedimentos endovasculares incluem lesão de vasos, ruptura, dissecção, hematoma, formação de pseudoaneurisma no local da punção, embolização de vasos não alvo, nefropatia induzida pelo contraste, reações alérgicas, além do risco de tromboembolismo aumentado em gestantes.

CONSIDERAÇÕES FINAIS / CONCLUSÕES

A radiologia intervencionista é recurso que deve ser lembrado no manejo de:

1. Gravidez ectópica em cicatriz de cesárea e cervical.

2. Malformação arteriovenosa uterina:

- a MAV corresponde à comunicação direta entre artérias e veias, sem uma rede capilar para amortecer a pressão do sangue entre os territórios arterial e venoso. A MAV uterina (MAVU) surge como sequela de neoplasia trofoblástica gestacional (NTG) ou de abortamentos retidos (*retained products of conception* – RPOC) pela ação lítica do trofoblasto sobre a camada muscular das arteríolas uterinas.

3. Placenta anormalmente aderida:

- há muitos relatos retrospectivos, descritivos, de séries de casos sobre o uso da radiologia vascular intervencionista no manejo da placenta anormalmente aderida (acreta, increta e percreta). No entanto, a metodologia empregada em cada um deles é diversa, sem uniformidade quanto à seleção de pacientes e aos desfechos analisados (volume de sangue perdido, necessidade de realização ou não de histerectomia devido a sangramento, dias de internação, volume de sangue transfundido etc.). Há escassez de estudos clínicos randomizados, apropriadamente desenhados, para avaliar a eficácia desta estratégia. Ressaltamos a importância do conhecimento sobre a possibilidade do uso de radiologia vascular intervencionista na prevenção e/ou controle de hemorragia em cesáreas de pacientes com placenta anormalmente aderida e do encaminhamento destas pacientes para centros de referência no tratamento desta doença obstétrica, com recursos materiais apropriados, incluindo a radiologia vascular intervencionista, e mais importante, acima de tudo, equipe treinada e capacitada.

4. Rotura hepática.

5. Laceração de canal de parto.

6. Doença trofoblástica gestacional.

REFERÊNCIAS BIBLIOGRÁFICAS

1. Berry E, Hogopian GS, Lurain JR. Vaginal metástases in gestational trophoblastic neoplasia. J Reprod Med 2008; 53(7):487-92.
2. Tse KY, Chan KKL, Tam KF, Ngan HYS. 20-year experience of managing profuse bleeding in gestational trophoblastic disease. J Reprod Med. 2007 May;52(5):397-401. PMID: 17583238.
3. Zhang G, Li J, Tang J, Zhang L, Wang D, Sun Z. Role of collateral embolization in addition to uterine artery embolization followed by hysteroscopic curettage for the management of cesarean scar pregnancy. BMC Pregnancy and Childbirth. 2019 Dec;19(1):502.
4. Elmokadem AH, Abdel-Wahab RM, El-Zayadi AA, Elrakhawy MM. Uterine artery embolization and methotrexate infusion as sole management for caesarean scar and cervical ectopic pregnancies: a single-enter experience and literature review. Can Assoc Radiol J. 2019 Aug;70(3):307-316.
5. Garner EIO, Meyerovitz M, Goldstein DP, Berkowitz RS. Sucessful term pregnancy after selective arterial embolization of symptomatic arteriovenous malformation in the setting of gestational trophoblastic tumor. Gynecol Oncol 2003; 88:69-72.
6. Touhami O, Gregoire J, Noel P, Trinh XB, Plante M. Uterine arteriovenous malformations following gestational trophoblastic neoplasia: a systematic review. Eur J Obstet Gynecol Reprod Biol. 2014 Oct;181:54-9. doi: 10.1016/j.ejogrb.2014.07.023. Epub 2014 Jul 30. PMID: 25126982.
7. Yela DA, Yoneda J, Brasil L. Uterine arteriovenous malformation after gestational trophoblastic disease: a reporto of two cases. J Reprod Med 2014; 59(7-8):417-20.
8. Braga A, Lima L, Parente RCM, Celeste RK, Rezende-Filho J, Amin Jr J, Maestá I, Sun SY, Uberti E, Lin L, Madi JM, Viggiano M, Elias KM, Horowitz NS, Berkowitz RS. Management of symptomatic uterine arteriovenous malformations after gestational trophoblastic disease: the Brazilian experience and possible role for depot medroxyprogesterone acetate and tranexamic acid treatment. J Reprod Med 2018 63(3):228-239.
9. Silva ACB, Passos JP, Signorini-Filho RC, Braga A, Mattar R, Sun SY. Uterine rescue in

high-risk gestational trophoblastic neoplasia treated with EMA-CO by uterine arteries embolization due to arteriovenous malformations. Rev Brasil Ginecol Obst 2021.

10. Bazeries P, Paisant-Thouveny F, Yahya S, Bouvier A, Nedelcu C, Boussion F, Sentilhes L, Willoteaux S, Aubé C. Uterine artery embolization for retained products of conception with marked vascularity: a safe and efficient first-line treatment. Cardiovasc Intervent Radiol. 2017 Apr;40(4):520-529.

11. Camacho A, Ahn EH, Appel E, Boos J, Nguyen Q, Justaniah AI, Faintuch S, Ahmed M, Brook OR. Uterine artery embolization with gelfoam for acquired symptomatic uterine arteriovenous shunting. J Vasc Interv Radiol. 2019 Nov;30(11):1750-1758.

12. Braga A, Sun SY, Maestá I, Uberti E. Doença trofoblástica gestacional. Femina 2019, 47(1):6-17.

13. Shahin Y, Pang CL. Endovascular interventional modalities for haemorrhage control in abnormal placental implantation deliveries: a systematic review. Eur Radiol 2018;28(7):2713-2726.

14. Chen L, Wang X, Wang H, Li Q, Shan N, Qi H. Clinical evaluation of prophylactic abdominal aortic balloon occlusion in patients with placenta accreta: a systematic review and meta-analysis. BMC Pregnancy and Childbirth 2019; 19, 30.

15. Manzano-Nunez R, Escobar-Vidarte MF, Naranjo MP, Rodriguez F, Ferrada P, Casallas JD, Ordoñez CA. Expanding the field of acute care surgery: a systematic review of the use of resuscitative endovascular balloon occlusion of the aorta (REBOA) in cases of morbidly adherent placenta. Eur J Trauma Emerg Surg. 2018 Aug;44(4):519-526.

16. Carnevale FS, Kondo MM, Sousa-Jr WO, Santos AB, Leal-Filho JMM, Moreira AM et al. Perioperative temporary occlusion of the internal iliac arteries as prophylaxis in cesarean section at risk of hemorrhage in placenta accreta. Cardiovasc Intervent Radiol 2011; 34:754-64.

17. Krutman M, Galastri FL, Affonso BB, Nasser F, Travassos FB, Messina ML, Wolosker N. Review of the cases of 15 patients at high risk of obstetric haemorrhage who underwent temporary bilateral occlusion of internal iliac arteries. J Vasc Bras 2013;12:202–206.

18. Chodraui-Filho SF, Monsignore LM, Freitas RK, Nakiri GS, Cavalli RC, Duarte G et al. Can the combination of internal iliac temporary occlusion and uterine artery embolization reduce bleeding and the need for intraoperative blood transfusion in casos of invasive placentation? Clinics 2019;74:e946.

19. Shih JC, Liu KLL, Shyu MK. Temporary balloon occlusion fot the common iliac artery: new approach to bleeding control during cesarean hysterectomy for placenta percreta. Am J Obst Gynecol 2005; 193: 1756-8.

20. Al-Hadethi S, Fernando S, Hughes S, Thakorlal A, Seruga A, Scurry B. Does temporary bilateral balloon occlusion of the common iliac arteries reduce the need for intra-operative blood transfusion in cases of placenta accretism? J Med Imaging Radiat Oncol 2017; 61(3):311-16.

21. Dubey S, Rani J. Hepatic rupture in preeclampsia and HELLP syndrome: a catastrophic presentation. Taiwanese J Obst Gynecol 2020;59:643-651.

22. Fargeaudou Y, Soyer P, Morel O, Sirol M, le Dref O, Boudiaf M, Dahan H, Rymer R. Severe primary postpartum hemorrhage due to genital tract laceration after operative vaginal delivery: successful treatment with transcatheter arterial embolization. Eur Radiol. 2009 Sep;19(9):2197-203.

23. Moodley M, Moodley J. Transcatheter angiographic embolization for the control of massive pelvic hemorrhage due to gestational trophoblastic disease: a case series and review of the literature. Int J Gynecol Cancer 2003; 13, 94-97.

24. Chou MM, Kung HF, Hwang JI, Chen WC, Tseng JJ. Temporary prophylatctic intravascular occlusion of the common iliac arteries before cesarean hysterectomy for controlling operative blood loss in abnormal placentation. Taiwanese J Obst Gynecol 2015; 54:493-98.

capítulo 19

Manejo obstétrico do descolamento prematuro de placenta com feto morto ou inviável

▶ Sara Toassa Gomes Solha*

INTRODUÇÃO

O Descolamento Prematuro de Placenta (DPP) é condição de gravidade em dois terços dos casos devido à mortalidade materna, fetal e neonatal que acarreta. Ocorre na segunda metade da gestação, incidindo na proporção de 2 a 10 casos/1.000 nascidos vivos[1].

Na fisiopatogênese do DPP, acredita-se que a maioria dos casos apresente um processo de subperfusão placentária crônica. Anormalidades nas artérias espiraladas promovem um processo de isquemia crônica, desde fases iniciais da gestação, o qual culmina com hipoxemia, ruptura vascular e por fim sangramento dos vasos maternos da decídua basal[2,3]. Há um processo de clivagem pelo sangue acumulado da interface decíduo-placentária culminando com a separação parcial ou completa da placenta. O feto entra em sofrimento quando a unidade fetoplacentária restante não é mais capaz de permutar oxigênio de forma adequada.

Nos casos de DPP que culminam com óbito fetal, o grau de sangramento e percentual de área placentária descolada são significativos. Considera-se que nestes casos ocorreu > 50% de separação placentária e 20% dos casos têm associação com Coagulação Intravascular Disseminada (CIVD)[1,5]. A

---

* Experiência assistencial em Gestação de Alto Risco (SUS e Saúde Suplementar). Coordenadora das maternidades do Hospital Modelo e Samaritano em Sorocaba. Membro da comissão nacional especializada em gestação de alto risco da Febrasgo. Instrutora do curso de Emergências Obstétricas da SOGESP. MBA em Gestão Estratégica em Saúde pela Universidade São Camilo.

ocorrência do Útero de Couvelaire é preocupação constante neste cenário. A infiltração do sangue altera a atividade das fibras miometrais, tornando a resposta menos efetiva aos fármacos para correção da atonia. Apresenta alto risco de evoluir com a necessidade de histerectomia para contenção do sangramento[5,6].

O fator de risco de maior relevância para a ocorrência do DPP é o episódio pregresso. Este risco aumenta significativamente na proporção do número de episódios anteriores. Outros fatores de risco envolvidos são: síndromes hipertensivas, consumo de cocaína, tabagismo, extremos de idade materna, restrição de crescimento intrauterino, ruptura de membranas, corioamnionite, polidrâmnio, gemelaridade, placenta prévia, traumas mecânicos, entre outros[1,4,5].

DIAGNÓSTICO

O diagnóstico é clínico. A dor abdominal aguda, de forte intensidade e não ritmada, é o principal preditor clínico de desfecho desfavorável. O sangramento súbito de volume variável, dor lombar (quando da inserção placentária na parede posterior), aumento da sensibilidade uterina, hipertonia, taquissistolia, hipotensão materna, alterações da vitalidade fetal, culminando com o óbito fetal, podem estar presentes no quadro clínico[1,4].

O ultrassom apresenta baixa sensibilidade (25% a 60%) para identificação do hematoma retroplacentário em sua fase inicial. Quando do sangramento agudo, a imagem que se forma é isoecogênica, com a placenta dificultando sua identificação[1,5].

As gestantes podem apresentar grandes perdas volêmicas sem concomitante deterioração clínica expressiva. Sangramentos ocultos maciços podem estar presentes no contexto. Um escore com excelente predição clínica da gravidade do choque, estimando a perda volêmica e norteando a terapia transfusional, é o ÍNDICE DE CHOQUE[6].

Obtém-se o referido escore dividindo-se a frequência cardíaca materna (FC) por sua pressão arterial sistólica (PAS). Valores ≥ 0,9 são referência para alerta. Valores progressivamente maiores encontram correlação com o agravamento do choque e necessidade de transfusão de hemocomponentes (Tabela 1).

Em todos os casos de morte fetal, deve-se presumir a coagulopatia e a reposição de hemoderivados deve ser administrada sem atrasos[1,4,5].

No diagnóstico diferencial, cabe menção ao hematoma subcoriônico (que ocorre comumente antes de 20 semanas de gestação), placenta prévia (classicamente apresentando-se com sangramento indolor), trabalho de parto (contrações ritmadas e progressivamente mais intensas), ruptura uterina (colapso circulatório materno concomitante à parada da atividade contrátil uterina)[1,4,5].

Faz-se menção ainda aos casos de Descolamento Crônico no segundo trimestre. Quando acompanhados da sequência descolamento crônico-oligoâmnio e/ou restrição de crescimento intrauterino, tem um prognóstico sombrio, incluindo altas taxas de morte fetal, nascimento prematuro (média de 28 semanas) e morbidade neonatal grave ou morte[11].

Tabela 1 – Intervenções assistenciais no diagnóstico e tratamento da hemorragia obstétrica

GRAU CHOQUE	PERDA VOLÊMICA (%) E ML	Frequência Cardíaca (FC)	PAS (mmHg)	ÍNDICE DE CHOQUE	TRANSFUSÃO
COMPENSADO IC < 1	10-15% 500-1.000 mL	60-90	> 90	< 0,9	* USUALMENTE NÃO
LEVE IC: 1,0-1,3	16-25% 1.000-1.500 mL	91-100	80-90	**1,0-1,3**	* POSSÍVEL
MODERADO IC: 1,4-1,6	26-35% 1.500-2.000 mL	101-120	70-79	**1,3-1,7**	* USUALMENTE EXIGIDA
GRAVE IC: ≥ 1,7	> 35% > 2.000 mL	> 120	< 70	**≥ 1,7**	* POSSÍVEL TRANSFUSÃO MACIÇA * ALTO RISCO DE RESULTADO MATERNO ADVERSO

Fonte: Adaptado de Organização Pan-Americana da Saúde (OPAS), 2018.

TRATAMENTO

1. Estabilização materna

A necessidade de identificação rápida da perda volêmica e gravidade da mesma são fundamentais para evitarem-se desfechos maternos adversos. Medidas efetivas acionadas de forma ordenada na então chamada hora de ouro estabilizam as condições maternas, mitigando a evolução para a Coagulopatia Intravascular Disseminada[5,6] (Figura 1).

Tais medidas seguem mencionadas abaixo.

Manutenção da oxigenação e perfusão tecidual: manter vias aéreas pérvias, oxigenioterapia: 5 L/min, obtenção de dois acessos venosos calibrosos, elevação dos membros inferiores, sondagem vesical (objetivando-se débito urinário > 30 ml/h), prevenção da hipotermia (uso de manta térmica) e infusão racional de cristaloide aquecido (não excedendo 1.500 ml devido ao risco da coagulopatia dilucional).

Avaliação da gravidade da perda volêmica: coleta de exames laboratoriais: hemograma, coagulograma, provas de função renal, lactato, gasometria arterial e fibrinogênio (principal preditor laboratorial da gravidade do quadro). Os sinais clínicos são os mais importantes direcionadores da tomada de decisão pela terapia transfusional. O "ÍNDICE DE CHOQUE" é ferramenta de grande utilidade nesta avaliação e direcionamento terapêutico.

Decisão sobre a Terapia Transfusional: baseada em sinais clínicos. Avaliar a

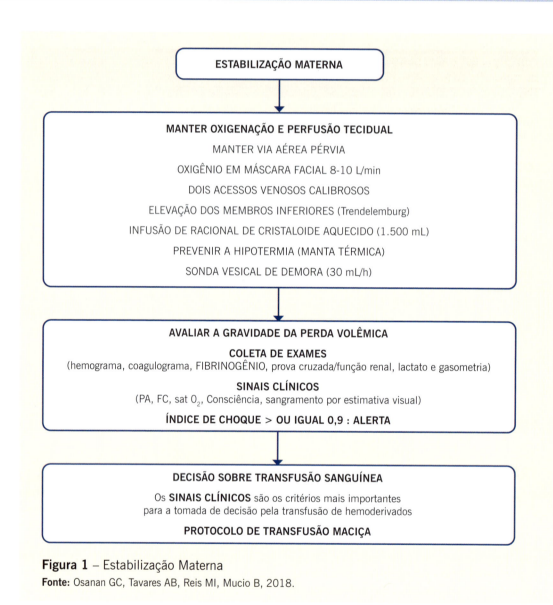

Figura 1 – Estabilização Materna
Fonte: Osanan GC, Tavares AB, Reis MI, Mucio B, 2018.

necessidade de transfusão maciça para casos graves, não atrasando a indicação da mesma.

2. Metas Laboratoriais

No início do quadro, os exames laboratoriais não refletem, com fidedignidade, a perda sanguínea aguda (a qual pode encontrar-se oculta e de forma maciça em alguns casos). São adequados para o controle pós-transfusional. O nível de fibrinogênio tem a melhor correlação com a gravidade do choque. Níveis de fibrinogênio < 200 mg/dL apresentam Valor Preditivo Positivo de 100% para a identificação de quadros graves[6].

As metas esperadas durante a tratativa com a paciente são: hemoglobina > 8 g/dL, hematócrito 21% a 24 %, plaquetas > 50 mil, fibrinogênio > 200 mg/dL, TAP e TTPA < 1,5 vezes os valores de controle (Figura 2).

3. Vias de Parto

No cenário de Descolamento Prematuro de Placenta com óbito fetal, a melhor via é a de menor risco materno.

Considerar sempre grande associação com CIVD e clivagem > 50% do leito placentário[1,4,5] (Figuras 3 e 4).

Nos casos de feto morto com mãe instável: se parto vaginal não iminente, o parto cesárea emergencial deve ser indicado.

Nos casos de feto morto com mãe estável: o parto vaginal é o de menor morbidade. No entanto, é necessária favorabilidade nas condições cervicais, pois o parto deve ocorrer em curto intervalo de tempo (4 a 6 horas) com monitorização rigorosa dos sinais vitais. A amniotomia (para reduzir o sangramento e diminuir a passagem de tromboplastina para a circulação materna) e o uso de ocitocina encontram espaço neste contexto.

4. Prevenção

O Descolamento Prematuro de Placenta apresenta em sua fisiopatogênese a subperfusão placentária crônica. Outras patologias, como a Pré-Eclâmpsia e Restrição de Crescimento Intrauterino, apresentam semelhante aspecto. Tais patologias podem se associar ou manifestar-se isoladamente em gestações futuras[8].

As mulheres que evoluem com DPP apresentam risco futuro aumentado para doença cardiovascular, além de taxas maiores de mortalidade em relação a mulheres que não apresentaram o episódio em questão[9].

Poucos são os fatores preventivos modeláveis. O incentivo ao abandono do tabagismo e ao consumo de cocaína deve ser

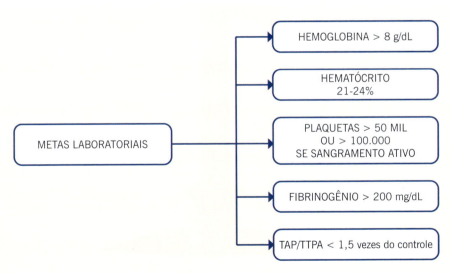

Figura 2 – Metas Laboratoriais
Fonte: Adaptado de Organização Pan-Americana da Saúde (OPAS), 2018.

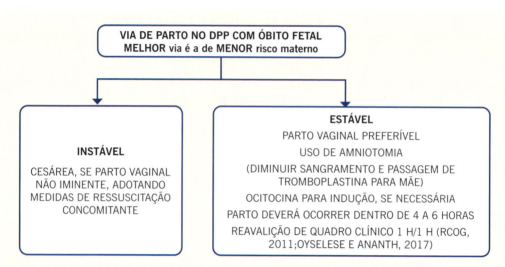

Figura 3 – Vias de Parto
Fonte: Feitosa FE, Carvalho FH, Feitosa IS, Paiva JP, 2018.

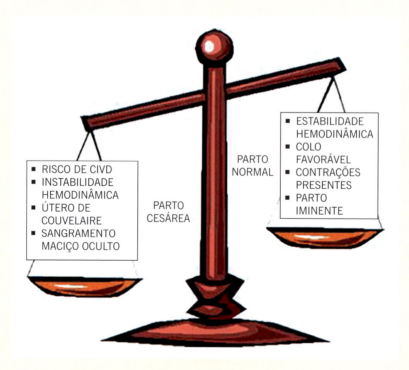

Figura 4 – Vias de Parto conforme gravidade do quadro
Fonte: Acervo pessoal da Autora.

intensificado. O uso de ácido acetilsalicílico (AAS) em dose > 100 mg ao dia, iniciado antes de 16 semanas de gestação, pode diminuir o risco de DPP[10].

A idade gestacional meta para nascimento em gestação futura, nos casos de histórico pregresso de DPP com óbito fetal, é de 37 semanas e 0 dias a 38 semanas e 0 dias[4].

CONSIDERAÇÕES FINAIS / CONCLUSÕES

Manejo do Descolamento Prematuro de Placenta no Feto Morto

Medidas rápidas para estabilização materna e estimativa da perda volêmica.

Sangramento vaginal não reflete com fidedignidade a perda volêmica, que pode ser maciça e estar oculta.

O ÍNDICE DE CHOQUE auxilia, com assertividade, na estimativa da perda, norteando a tomada de decisão quanto à transfusão de hemoderivados.

A ultrassonografia tem baixa sensibilidade (muitos falsos negativos). Na fase inicial do sangramento, este tem aspecto isoecogênico em relação à placenta, dificultando sua identificação pela imagem. A não identificação do hematoma pela imagem não afasta casos graves.

A via de parto deve ser a que assegure a sobrevida materna e conservação de condição reprodutiva posterior (considerar a hora de ouro para estabilização, evitando-se a evolução para Coagulação Vascular Disseminada e a ocorrência do útero de Couvelaire).

Se houver possibilidade de via vaginal, deve-se considerar a amniotomia, uso de ocitocina, parto em curto intervalo de tempo e monitoramento materno rigoroso.

Alerta para doença cardiovascular a longo prazo e associação com pré-eclâmpsia e restrição de crescimento intrauterino em gestações futuras.

Programação de Idade Gestacional Meta para nascimento em gestação futura: 37 semanas e 0 dias a 38 semanas e 0 dias.

Acolhimento Humanizado na entrega do luto.

REFERÊNCIAS BIBLIOGRÁFICAS

1. Feitosa FE, Carvalho FH, Feitosa IS, Paiva JP. Descolamento prematuro de placenta. São Paulo: Federação Brasileira das Associações de Ginecologia e Obstetrícia (FEBRASGO); 2018. (Protocolo FEBRASGO - Obstetrícia, no. 27/ Comissão Nacional Especializada em Urgências Obstétricas).

2. Ananth CV, Oyelese Y, Prasad V, Getahun D, Smulian JC. Evidência de descolamento prematuro da placenta como um processo crônico: associações com sangramento vaginal no início da gravidez e lesões placentárias. Eur J Obstet Gynecol Reprod Biol. 2006 ;2018 (1-2):15.

3. Morales-Roselló J, Khalil A, Akhoundova F, Salvi S, Morlando M, Sivanathan J, Alberola-Rubio J, Hervas-Marín D, Fornés-Ferrer V, Perales-Marín A, Thilaganathan B. Doppler fetal cerebral e umbilical em gestações complicadas por descolamento prematuro da placenta. Matern Fetal Neonatal Med. 2017 ;30 (11): 1320. Epub 2016, 2 de agosto.

4. Oyelese Y, Ananth CV. Placental abruption: management. Uptodate: 2021. Internet. [cited 2021 Feb 22]. Available from: https://www.uptodate.com/contents/placentalabruption-management.

5. Oyelese Y, Ananth CV. Descolamento da placenta. Obstet Gynecol. 2006; 108 (4): 1005.

6. Montenegro CA, Rezende Filho J. Descolamento prematuro da placenta. In: Montenegro CA, Rezende Filho J, editor. Rezende obstetrícia. 13a ed. Rio de Janeiro: Guanabara Koogan; 2017.

7. Osanan GC, Tavares AB, Reis MI, Múcio B. Hemorragia pós-parto. São Paulo: Federação

Brasileira das Associações de Ginecologia e Obstetrícia (FEBRASGO); 2018. (Protocolo FEBRASGO - Obstetrícia, no. 109/ Comissão Nacional Especializada em Urgências Obstétricas).

8. Ananth CV, Peltier MR, Chavez MR, Kirby RS, Getahun D, Vintzileos. Recorrência da doença isquêmica da placenta. AM. Obstet Gynecol. 2007; 110 1: 128.

9. Grandi SM, Filion KB, Yoon S, Ayele HT, Doyle CM, Hutcheon JA, Smith GN, Gore GC, Ray JG, Nerenberg K, Platt. Morbidade e mortalidade relacionadas a doenças cardiovasculares em mulheres com histórico de complicações na gravidez. Circulação. 2019; 139 (8): 1069.

10. Roberge S, Bujold E, Nicolaides KH. Meta-análise sobre o efeito do uso de aspirina para prevenção da pré-eclâmpsia no descolamento prematuro da placenta e hemorragia anteparto. Am J Obstet Gynecol. 2018; 218 (5): 483. Epub 2018, 3 de janeiro.

11. Elliott JP, Gilpin B, Strong TH Jr, Finberg HJ. Sequência de descolamento crônico-oligoidrâmnio. J Reprod Med. 1998; 43 (5): 418.

12. Organização Pan-Americana da Saúde (OPAS). Recomendações assistenciais para prevenção, diagnóstico e tratamento da hemorragia obstétrica. 2018. Brasília (DF): Disponivel em: http://iris. paho.org/xmlui/bitstream/handle/123456789/34879/9788579671241-por.pdf?sequence=1&isAllowed=y(3).

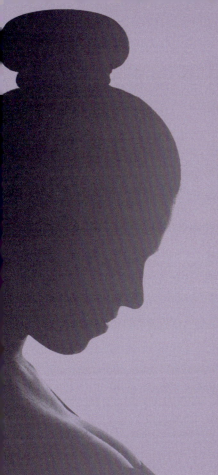

Seção 5

HEMORRAGIA PÓS-PARTO: ASPECTOS PRÁTICOS DO MANEJO

20 **Tratamento da anemia no puerpério pós-hemorragia** 221

21 **Tratamento medicamentoso da hemorragia pós-parto** 233

22 **Atonia uterina tardia: prevenção e tratamento** 239

23 **Manejo não medicamentoso da hemorragia pós-parto** 247

24 **Prevenindo a hemorragia pós-parto: manejo da dequitação e da primeira hora pós-parto** 257

HEMORRAGIA PÓS-PARTO: ASPECTOS PRÁTICOS DO MANEJO

Romulo Negrini*

Considera-se hemorragia pós-parto (HPP) a perda sanguínea de ao menos 500 mL, em parto vaginal, ou 1.000 mL, em cesarianas, ocorrida até 24 horas após a expulsão do concepto[1]. Esta é a condição responsável por elevado número de mortes maternas no mundo. Estima-se que ela responda por uma morte a cada 150.000 partos, e que represente 30% dos óbitos maternos de causa obstétrica[2]. Entretanto, a distribuição destes óbitos não é homogênea entre os países, sendo mais frequente nos subdesenvolvidos, podendo indicar falha de assistência nestes casos[3].

---

* Professor Doutor da Faculdade de Ciências Médicas da Santa Casa de São Paulo; Coordenador Médico de Obstetrícia do Hospital Israelita Albert Einstein.

FATORES PREDISPONENTES

Apesar de a maioria dos casos de HPP não apresentarem fatores de risco, é necessária a atenção para as pacientes que apresentam condições de sangramento aumentado após expulsão fetal. É importante identificar as pacientes de risco de forma diferenciada, para que maior atenção da equipe a elas seja prestada durante o processo de parturição e no puerpério.

O Quadro 1 reúne os principais fatores de risco.

Muitas dessas condições relacionam-se a relaxamento ou fadiga do miométrio, situações que dificultam sua contração, ou ainda situação de perda sanguínea já no momento pré-parto[1,4].

Quadro 1 – Fatores de Risco HPP	
Alto risco	Baixo risco
■ Placenta prévia, acretismo placentário ■ Hematócrito < 30% ■ Distúrbio de coagulação ■ Histórico de hemorragia pós-parto ■ Sinais vitais anormais (taquicardia, hipotensão)	■ Antecedente de cesariana ou cirurgia uterina ■ Mais de 4 partos anteriores ■ Gestação múltipla ■ Corioamnionite ■ Uso prolongado de ocitocina ■ Uso de sulfato de magnésio

Modificado, de Lyndon A, Lagrew D, Shields L et al. Improving healthcare response to obstetric hemorrhage version 2.0. A California quality improvement toolkit. Stamford (CA): California Maternal Quality Care Colaborative; Sacramento (CA): California Department of Public Health; 2015.

PREVENÇÃO

Deve-se lembrar que medidas preventivas podem reduzir os casos de hemorragia pós-parto ou, ao menos, atenuar suas consequências. São elas:

- manutenção de níveis hematimétricos adequados no pré-natal;
- acompanhamento adequado do trabalho de parto;
- uso criterioso de ocitocina no trabalho de parto (reduz em 40% a 60% a incidência de atonia uterina)[5,6];
- manejo ativo do terceiro período, que consiste em:
  - aplicação de 10 UI intramuscular de ocitocina no terceiro período do parto (reduz 60% as chances de atonia)[6];
  - tração contínua e controlada do cordão umbilical na dequitação.

Observação: considerar-se uso de 600 mcg de misoprostol via retal no pós-parto imediato para as puérperas de alto risco de hemorragia pós-parto sem disponibilidade de ocitocina[7].

DIAGNÓSTICO

O diagnóstico propriamente dito será feito em duas etapas:

a) reconhecimento da hemorragia;

b) determinação da causa da HPP.

a) Reconhecimento da hemorragia pós-parto

Foi citado que a hemorragia pós-parto é definida como perda sanguínea superior a 500 mL em partos vaginais ou 1.000 mL em cesarianas, entretanto a quantificação deve ser o mais precisa possível, utilizando a pesagem de compressas, absorventes e gazes. Igualmente, a quantificação da perda de sangue pode ser estimada clinicamente (Tabela 1)[8]. Qualquer quantidade de sangramento que concorra com instabilidade hemodinâmica também deve ser gatilho para iniciar o manejo da hemorragia pós-parto.

b) Estabelecimento da causa do sangramento

O diagnóstico da causa do sangramento vaginal intenso deve ser feito essencialmente de forma clínica. Exames complementares serão necessários para avaliar terapêutica de suporte e causas excludentes. As causas de hemorragia pós-parto são listadas abaixo e envolvem os quatro Ts:

- Tônus – atonia uterina;
- Trauma – laceração de canal de parto e inversão uterina;
- Tecido – retenção placentária;
- Trombina – distúrbios de coagulação.

Cada uma das situações causadoras de hemorragia pós-parto apresenta quadro clínico peculiar[9]. A atonia uterina é a mais comum de todas e representa cerca de 80% dos casos[8]. Manifesta-se por útero aumentado e amolecido, enquanto na laceração de canal de parto a contração uterina é evidente; na inversão uterina, o fundo não é palpável via abdominal e a sua parede fúndica interna evertida se exterioriza pela cérvice; e na retenção placentária os sangramentos são mais tardios e por vezes é possível visualizar a eliminação vaginal de restos de placenta ou de membranas fetais. Distúrbios de coagulação são diagnósticos de exclusão e baseados nos exames.

Apesar de a causa do sangramento ser de diagnóstico clínico, visando-se conhecer a condição hematimétrica e coagulativa da puérpera no intuito de se verificar a necessidade de reposição de elementos figurados

Tabela 1 – consequências clínicas de perda sanguínea conforme volume

Volume de perda de sangue	PA sistólica	Sinais e Sintomas	Grau de choque
500-1.000 mL (10%-15%)	Normal	Palpitação, taquicardia, tontura	Compensado
1.000-1.500 mL (15%-25%)	Ligeira queda (80-100 mmHg)	Fraqueza, taquicardia, sudorese	Leve
1.500-2.000 mL (25%-30%)	Queda moderada (70-80 mmHg)	Inquietação, palidez, oliguria	Moderado
2.000-3.000 mL (35%-45%)	Queda importante (50-70 mmHg)	Desmaio, falta de ar, anúria	Grave

do sangue, é importante colher coagulograma (com fibrinogênio), hemograma e, se possível, tromboelastograma no primeiro acesso venoso[10]. Tal atitude permitirá também reconhecer alteração de coagulação como causa do sangramento nos raros casos em que isto ocorre.

Manejo inicial

O manejo da hemorragia pós-parto deve iniciar com medidas clínicas, tanto no sentido de compensação hemodinâmica como de contenção do sangramento. O sequenciamento para assistência a HPP por atonia deve ser[11,12]:

- Acessos venosos calibrosos: dois acessos (14 ou 16 G) para reposição volêmica com correção do choque. Reavaliar criteriosamente a paciente a cada 1.000 mL de solução cristaloide. Destaca-se que infusão de grande volume de solução cristaloide aumenta o risco de distúrbio de coagulação.

- Coleta de exames laboratoriais.

- Estimativa da perda sanguínea: por meio de parâmetros clínicos.

- Massagem uterina.

- Administração de drogas procoagulantes e uterotônicas:

a) ácido tranexâmico, 1 grama endovenoso em 10 minutos: deve ser mantido durante todo o manejo medicamentoso e utilizado para qualquer etiologia de HPP[13];

b) ocitocina endovenosa;

c) ergometrina intramuscular: caso não cesse o sangramento com as drogas a e b, salvo contra-indicação como hipertensão;

d) misoprostol via retal: mantendo a hipotonia, deve-se lançar mão do misoprostol.

A duração do manejo medicamentoso não deve ultrapassar uma hora e caso não ocorra a parada da hemorragia, deve-se dar início aos procedimentos cirúrgicos como balão de tamponamento ou sutura de B-Lynch. O sequenciamento da assistência a HPP pós-parto por atonia está nos Fluxogramas 1 e 2.

- Transfusão sanguínea e hemoderivados (Tabela 2).

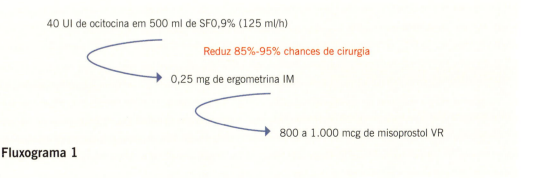

Fluxograma 1

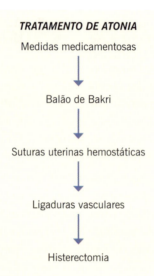

Fluxograma 2

Tabela 2 – indicações e resultados esperados para administração de hemocomponentes		
Hemocomponente	Indicação	Resultado
Plasma fresco congelado	INR > 1,5 ou TP > 1,5 o normal	10 a 15 mL/kg aumenta 15% a 20% fatores de coagulação
Plaquetas	< 50 mil ou < 100 mil/mm³ com sgto ativo	1 UI randômica (50 mL) aumenta 5.000 a 10.000/mm³
	Fibrinogênio < 200 mg/dL	1 UI aumenta em 10 mg/dL
Concentrado de hemácias	Hb < 6 a 7 g/dL, e sintomas	1 UI aumenta Hb 1 a 1,5 g/dL ou Ht 3%

REFERÊNCIAS BIBLIOGRÁFICAS

1. Anderson JM, Etches D. Prevention and management of postpartum hemorrhage. Am Fam Physician. 2007 Mar 15;75(6):875-82.
2. Devine PC. Obstetric hemorrhage. Semin Perinatol. 2009; 33(2):76-81.
3. Lombaard H, Pattinson RC. Common errors and remedies in managing postpartum haemorrhage. Best Pract Res Clin Obstet Gynaecol. 2009;23(3):317-26.
4. Neme B. Fisiopatologia da dequitação. In Neme B Obstetrícia Básica. Sarvier, São Paulo. 2005. 3ª. ed: 731-745.

5. Nordstrom L, Fogelstam K, Fridman G. Routine oxytocin in the third stage of labor. A placebo controlled randomized trial. Br J Obstet Gynaecol. 1997; 104: 781-786.
6. Westhoff G1, Cotter AM, Tolosa JE. Prophylactic oxytocin for the third stage of labour to prevent postpartum haemorrhage. Cochrane Database Syst Rev. 2013; (10):CD001808.
7. Raghavan S, Geller S, Miller S, et al. Misoprostol for primary versus secondary prevention of postpartum haemorrhage: A cluster-randomised non-inferiority community trial. BJOG. 2016;123:120–127.
8. Chandraharan, E., Arulkumaran, S. Massive postpartum haemorrhage and management of coagulopathy. Obstet Gynaecol Reprod Med. 2007; 17:119– 122.
9. Aldrighi JM, Negrini R. Série questões comentadas para exames e concursos: Obstetricia – Volume 1. 1a ed. Atheneu, Rio de Janeiro, 2012.
10. Su LL, Chong YS. Massive obstetric haemorrhage with disseminated intravascular coagulopathy. Best Pract Res Clin Obstet Gynaecol. 2012; 26:77-90.
11. Estratégia Zero Morte Materna por Hemorragia Pós-parto, MS OPAS/OMS.
12. RCOG Green Top Guideline nº 52, 2016.
13. Li C, Gong Y, Dong L et al. Is prophilac tranexamic acid administration effective and safe for postpartum hemorrhage prevention? A systematic review and meta-analysis. Medicine (Baltimore) 2017; 96(1):e5653.

capítulo **20**

Tratamento da anemia no puerpério pós-hemorragia

▶ Rodolfo Delfini Cancado*

INTRODUÇÃO

Anemia é a alteração hematológica mais comumente encontrada na prática médica e definida como um sinal ou manifestação de doença subjacente, e não como entidade clínica em si mesma. Isto quer dizer que anemia não representa um diagnóstico definitivo e, sim, um achado laboratorial que demanda criteriosa investigação diagnóstica – detalhada história clínica e exame físico, seguidos da utilização de exames laboratoriais apropriados. Esta prática permite, na maioria dos casos, o diagnóstico correto da causa de anemia, possibilitando, portanto, tratamento adequado[1,2]. Portanto, trata-se de condição patológica que não deve, ou não pode, ser vista simplesmente como um parâmetro laboratorial anormal[1,2].

Publicação da Organização Mundial da Saúde, que estudou 1,6 bilhão de pessoas de 93 países no período entre 1993 e 2005, constatou que a prevalência de anemia, definida laboratorialmente como hemoglobina (Hb) menor do que 13 g/dl para o gênero masculino, 12 g/dl para mulheres não grávidas e 11 g/dl para gestantes, foi de 24,9% com a seguinte distribuição: crianças em idade pré-escolar (47,5%), crianças em idade escolar (25,4%), mulheres em fase reprodutiva (30,2%), gestantes (41,8%), homens (12,7%) e idosos (homens e mulheres) (23,9%)[3]. No Brasil, a prevalência de anemia

---

* Professor Adjunto da F.C.M. da Santa Casa de São Paulo. Médico Hematologista do Serviço de Hematologia da Santa Casa de São Paulo e do Hospital Samaritano – SP. Membro do Comitê de Glóbulos Vermelhos e do Ferro da Associação Brasileira de Hematologia e Hemoterapia.

encontrada foi de intensidade moderada (20%-39,9%) e grave (≥ 40%) para gestantes e pré-escolares, respectivamente[3].

A frequência de anemia pós-parto varia entre 4% e 27% em países europeus, chega a 50% em países em desenvolvimento, sendo que em torno de 10%, a anemia é considerada grave (hemoglobina < 8 d/dL)[3.]

A deficiência de ferro (DFe) é a principal causa de anemia, acometendo 20% a 30% da população mundial (cerca de 2 bilhões de pessoas). Trata-se de problema de saúde pública não só pela sua prevalência, mas porque tem impacto negativo na saúde da pessoa acometida por essa condição, determinando pior qualidade de vida e taxas mais elevadas de morbidade e mortalidade[3-5].

DIAGNÓSTICO

Diagnóstico Laboratorial da Deficiência de Ferro

O diagnóstico da DFe se baseia, fundamentalmente, na avaliação do hemograma, do índice de saturação da transferrina (IST) e da ferritina sérica. O IST é o resultado da relação entre o ferro sérico e a capacidade total de ligação do ferro multiplicada por 100, e reflete como está a oferta de ferro necessária para garantir e manter a eritropoese normal. O Quadro 1 relaciona os principais testes para o diagnóstico diferencial entre deficiência de ferro (DFe) e anemia ferropriva (AFe)[2].

Como a ferritina é uma proteína de fase aguda, seus valores podem aumentar em situações de infecção, inflamação ou câncer, sem refletir necessariamente os estoques de ferro. Portanto, pacientes podem apresentar AFe mesmo com valor normal ou até mesmo aumentado de ferritina. Nestes casos, IST < 20% é um importante parâmetro para o diagnóstico da DFe[2,4].

Quadro 1 – Diagnóstico Diferencial entre Deficiência de Ferro e Anemia Ferropriva

Parâmetro	Deficiência de Ferro	Anemia Ferropriva
Anemia*	Não	Sim
IST (%)	Normal ou < 20	< 20
Ferritina (ng/mL)#	< 30	< 30

*Anemia (Hb < 13, 12 e 11 g/dl para homens, mulheres, gestantes e crianças, respectivamente) hipocrômica e microcítica; # Ferritina < 30 ng/mL confere sensibilidade de 92% e especificidade de 98% para o diagnóstico de DFe

TRATAMENTO

Uso de Ferro Intravenoso (IV)

A reposição de ferro por via oral continua sendo a via preferencial no tratamento de grande parte dos pacientes com DFe e AFe. Entretanto, não são poucas as limitações ou dificuldades do uso desta opção terapêutica, tais como: absorção intestinal limitada, maior tempo de duração do tratamento, falha de resposta em situações de inflamação e/ou ressecção gastrointestinal, alta taxa de eventos adversos (EAs) gastrointestinais ocasionando baixa adesão ao tratamento. Nesses casos, a administração de ferro por via intravenosa (IV) tem sido cada vez mais considerada por se tratar de uma alternativa eficaz, efetiva e segura[5-7].

Na última década, os bons resultados obtidos com o uso de ferro IV em gestantes e no pós-parto motivaram vários grupos de pesquisadores à busca de alternativas à transfusão de hemácias na prevenção e/ou tratamento de pacientes anêmicos, ou com risco de sangramento, em programação de cirurgia eletiva. Diversos autores demonstraram a importância da avaliação e correção pré-operatória da DFe ou AFe como um dos principais fatores favoráveis em relação ao sucesso do procedimento cirúrgico e ao melhor prognóstico do paciente, e que os pacientes com anemia tratados com ferro IV apresentaram melhora das condições clínicas gerais com redução significativa do risco de complicações peri-operatórias (infecção), da necessidade de transfusão de hemácias alogênicas, do tempo de internação e da taxa de mortalidade nos primeiros 30 dias de cirurgia[5].

Principais indicações de tratamento com ferro IV são[5-7]:

- Intolerância ao ferro oral determinada pela ocorrência de EAs.

- Resposta insatisfatória com o ferro por via oral devido a distúrbio de absorção intestinal associada a situações como: gastroplastia redutora, gastrectomia, doença inflamatória gastrointestinal crônica (infeção pelo H. pylori, doença Celíaca, doença de Chron, colite ulcerativa e gastrite atrófica).

- Hemorragia recorrente (gastrointestinal, ginecológica) em que a quantidade de ferro absorvida por via oral não é suficiente para suprir a demanda decorrente da perda excessiva de ferro.

- Anemia moderada à grave (Hb < 10 g/dl) em paciente hemodinamicamente estável com o objetivo de se obter resposta terapêutica mais rápida e diminuir a necessidade de transfusão de hemácias, incluindo gestantes (a partir do segundo trimestre de gestação).

- Resposta terapêutica mais rápida e redução do requerimento transfusional em pacientes com AFe em programação de cirurgia eletiva de médio a grande porte, incluindo parto e puerpério.

- Normalização mais rápida dos estoques de ferro, evitando o uso prolongado da terapia por via oral e seus EAs.

- Pacientes com doença renal crônica não dialítica com ferritina sérica < 100 ng/ml ou em hemodiálise com ferritina sérica < 200 ng/ml a fim de assegurar e otimizar a resposta à eritropoetina.

- Situações especiais como: programas de autotransfusão de pré-depósito, questões religiosas (pacientes testemunhas de Jeová).

Objetivos do Ferro IV

O objetivo do tratamento é o de corrigir a anemia e normalizar os estoques de ferro (alcançar níveis de ferritina sérica maior que 30 ng/ml) mais rapidamente e, de preferência, com o menor número possível de infusões de ferro IV; reduzir ou eliminar a necessidade de transfusão de hemácias e otimizar o uso de agentes estimulantes da eritropoese (pacientes com doença renal crônica, câncer)[5].

Compostos de Ferro para uso IV

Os principais medicamentos com ferro disponíveis e comercializados em diferentes países para uso EV são: ferro dextran, ferro gluconato, sacarato férrico, carboximaltose férrica, derisomaltose férrica e ferumoxytol. Neste capítulo, enfatizamos apenas os produtos disponíveis no Brasil, ou seja, sacarato férrico, carboximaltose férrica e a derisomaltose férrica[5].

Sacarato Férrico (Noripurum®)

O sacarato férrico é um complexo de ferro férrico polinuclear e hidróxido de sacarato. Os filamentos polinucleares de hidróxido de ferro (Fe^{3+}) se encontram rodeados perifericamente por um grande número de moléculas de sacarato unidas por ligação não covalente. Trata-se de composto de alto peso molecular (43 kDa), seguro, estável, com baixa imunogenicidade e baixa incidência de EAs graves[8].

No Brasil, o sacarato férrico é comercializado em ampolas contendo 2 ml e 100 mg de ferro elementar para uso intramuscular (IM) e em ampolas contendo 5 ml e 100 mg de ferro elementar para uso IV[6,7]. Embora a administração do sacarato férrico via IM tenha sido muito utilizada nas décadas de 80 e 90, sobretudo pela maior facilidade de aplicação, a partir do ano 2000, essa via de administração tem sido gradativamente substituída pela IV.[8]

Principais orientações práticas para o uso de sacarato férrico IV

Para o cálculo da dose total em mg de ferro a ser reposta, pode-se utilizar a fórmula de Ganzoni: [Hb (g/dL) desejada - Hb (g/dL) encontrada] x peso corporal (kg) × 2,4 + 500

- Não há necessidade de se realizar dose teste antes da aplicação.

- Diluir o composto apenas em solução fisiológica (SF) a 0,9%.

- Diluir cada ampola (5 ml, 100 mg) em, pelo menos, 100 ml de SF.

- O tempo de infusão IV de 100 mg de sacarato férrico deve ser de, pelo menos, 15 minutos, e o de 200 mg de sacarato férrico de 30 a 60 minutos.

- É importante respeitar o tempo de infusão do medicamento.

- Respeitar o intervalo entre as aplicações, que é de pelo menos 24 horas.

- Respeitar o limite da dose máxima por aplicação, que é de 200 mg, e da dose máxima semanal, que é de 600 mg

- Em crianças, recomenda-se a dose de 0,35 ml/kg de peso corporal diluídos em, pelo menos, 200 ml de SF; duração da infusão EV de, pelo menos, 3 horas; e a frequência de aplicação de apenas uma vez por semana

Apesar dos avanços obtidos no tratamento da AFe com ferro IV, a principal desvantagem do sacarato férrico é a necessidade de múltiplas infusões IV (por exemplo, são 10 infusões de 200 mg para se atingir a dose de 2.000 mg), o que determina a necessidade de várias visitas à unidade de infusão associada a outras questões como: acesso venoso, custo do procedimento, recurso humano, tempo gasto pelo paciente em função de ter que retornar ao serviço médico várias vezes durante o tratamento, além do custo dessas aplicações. Esse cenário motivou o desenvolvimento de novas moléculas de ferro (carboximaltose férrica, derisomaltose férrica e ferumoxytol) com o objetivo de que essas tivessem, além das vantagens do sacarato férrico, a possibilidade de infusão de altas doses de ferro IV em apenas uma ou duas infusões[5].

Carboximaltose Férrica (Ferinject®)

Carboximaltose Férrica (CMF) é um novo composto de ferro para uso IV aprovado nos EUA, na Europa e Brasil para o tratamento da AFe. Trata-se de um complexo de ferro composto de um núcleo de hidróxido férrico envolto por uma camada de carboidrato (maltose). A CMF é um produto inovador que combina as vantagens do ferro dextran (alta estabilidade) com as do sacarato férrico (baixa imunogenicidade). É uma macromolécula de alto peso molecular (150 KDa) que, pela sua alta estabilidade, confere mínima liberação de ferro em condições fisiológicas desse composto enquanto circula pela corrente sanguínea. Após ser fagocitado pelos macrófagos, sobretudo da medula óssea, a maltose é degradada e as moléculas de ferro são liberadas para constituírem o pool intracelular de ferro sob a forma de ferritina e, posteriormente, destinadas à eritropoese via transferrina plasmática. Além disso, a carboximaltose não apresenta dextran em sua composição, o que lhe confere risco mínimo de EAs graves como reação anafilática[9].

Outra vantagem importante deste produto é a sua comodidade posológica, ou seja, a CMF pode ser administrada em altas doses (dose de até 1.000 mg de ferro ou dose máxima de 15 mg/kg por aplicação) IV em apenas 15 minutos, sem a necessidade de dose teste[9].

Vários estudos clínicos multicêntricos, prospectivos, randomizados e controlados demonstraram que a CMF é um composto com elevada eficácia terapêutica, seguro, com boa tolerabilidade, baixa toxicidade e EAs pouco frequentes. A maioria dos EAs observados são leves a moderados e de fácil manejo clínico[9-13]. O Quadro 2 apresenta o cálculo da dose de carboximaltose férrica.

Principais orientações práticas para o uso de carboximaltose férrica IV.

- Não há necessidade de se realizar dose teste antes da primeira infusão.

- Apresentação em Frasco-ampola de 5 mL ou 10 mL; 100 mg de CMF/mL.

- Diluir o composto apenas em solução fisiológica (SF) a 0,9%.

- Diluir 500 mg de CMF em, pelo menos, 100 ml de SF.

- A velocidade mínima de infusão preconizada é de 100 mg/min. O tempo de infusão é de 6 minutos para até 500 mg e de, pelo menos, 15 minutos para doses entre > 500 mg e 1.000 mg.

- A dose máxima por aplicação não deve exceder 1.000 mg (> 15 mg/kg de peso corporal) de ferro por aplicação.

Quadro 2 – Cálculo da dose de carboximaltose férrica

Hemoglobina (g/dL)	Dose total de carboximaltose férrica	
	Peso corporal >35 e <70 kg	Peso corporal ≥ 70 kg
< 10	1.500 mg	2.000 mg
≥ 10	1.000 mg	1.500 mg

- Não administrar mais de 1.000 mg de ferro por semana. Portanto, se houver necessidade de uma ou duas doses adicionais, o intervalo entre as doses deve ser de, no mínimo, 7 dias.

- Carboximaltose férrica é de uso exclusivo IV.

Derisomaltose férrica (Monofer®)

Derisomaltose férrica é composto de ferro e de uma porção de carboidrato. Cada molécula de resíduos de derisomaltose consiste em 3 a 5 resíduos de glicopiranose ligados a α-(1,6) e tem um peso molecular médio de 1.000 Da. O complexo forma uma estrutura do tipo matriz estável com cerca de 10 átomos de ferro (Fe^{+3}) para uma molécula de pentâmero de derisomaltose férrica, apresenta baixa atividade imunológica, forte ligação com o ferro com baixo risco de ferro livre e, uma vez administrado IV, suas moléculas são captadas pelos macrófagos do fígado e do baço e o ferro armazenado na forma de ferritina ou hemossiderina é liberado lentamente na medida da necessidade da medula óssea (eritropoese)[14].

Vários estudos clínicos multicêntricos, prospectivos, randomizados e controlados demonstraram ser um composto com elevada eficácia terapêutica, seguro, com boa tolerabilidade, baixa toxicidade e EAs pouco frequentes, sendo a maioria de intensidade leve a moderada e de fácil manejo clínico[15-17].

Derisomaltose férrica pode ser administrada uma única vez em dose alta (até 20 mg/kg por aplicação) IV em apenas 15 minutos, sem a necessidade de dose teste[14]. O Quadro 3 apresenta o cálculo da dose cumulativa de derisomaltose férrica IV de acordo com o peso corporal do paciente e do valor de Hb circulante.

A dose total em mg de derisomaltose férrica pode ser calculada também pela fórmula de Ganzoni: [Hb (g/dL) desejada - Hb (g/dL) encontrada] × peso corporal (kg) × 2,4 + 500.

Principais orientações práticas para o uso da derisomaltose férrica IV

- Não há necessidade de se realizar dose teste antes da primeira infusão.

- Solução para infusão de 100 mg/mL em embalagem contendo 1 frasco-ampola de 5 mL ou 10 mL.

- Uso exclusivo IV.

- Diluir o composto apenas em solução fisiológica (SF) a 0,9%.

- Diluir cada ampola (10 ml, 500 mg) em, pelo menos, 100 ml de SF.

Quadro 3 – Dose cumulativa de derisomaltose férrica IV de acordo com o peso corporal do paciente e do valor de Hb circulante

Hemoglobina (g/dL)	Dose total de Derisomaltose férrica	
	Peso corporal de 35 kg a < 70 kg	Peso corporal ≥ 70 kg
≥ 10 e < 12	1.000 mg	1.500 mg
< 10	1.500 mg	2.000 mg

- Diluição ≥ 1 mg/ml por motivo de estabilidade.

- Após abertura do frasco-ampola deste medicamento ou seu preparo para uso, o mesmo deve ser imediatamente utilizado.

- Dose de até 500 mg da medicação pode ser administrada na forma de injeção IV em bólus até 3x/semana, não diluída ou diluída em, no máximo, 20 mL SF 0,9% e a solução infundida em 2 minutos, ou seja, 250 mg por minuto.

- A medicação não deve ser diluída em concentrações inferiores a 1 mg de ferro/mL e não em volume superior a 500 mL de SF 0,9%.

- Dose entre 500 mg e 1.000 mg deve ser diluída em 100 mL de SF 0,9% (máx. de 500 mL) e a solução infundida em, pelo menos, 15 minutos.

- Dose > 1.000 mg deve ser diluída em 200 mL de SF 0,9% (máx. de 500 mL) e a solução infundida em, pelo menos, 30 minutos.

- A dose cumulativa da medicação é de 20 mg/kg de peso corporal de ferro por aplicação. Sempre que possível, administrar a dose máxima na 1ª infusão.

- Se a dose cumulativa exceder 20 mg/kg de peso corporal, a dose deve ser dividida em duas administrações com um intervalo de, pelo menos, uma semana.

- Injeção no dialisador: mesmo procedimento usado na injeção IV em bólus.

- Não é recomendada em crianças ou adolescentes < 18 anos de idade.

Custo-minimização da carboximaltose férrica versus sacarato férrico

A análise de custo-minimização da CMF IV em comparação com sacarato férrico IV no tratamento da AFe mostrou que os custos das infusões no tratamento com sacarato férrico ultrapassam os custos mais altos da ampola da CMF, e que o custo global do tratamento com CMF foi considerado mais vantajoso[18].

Contraindicações, advertências e precauções do uso de ferro IV

Além da indicação correta e da administração dentro das recomendações previstas em bula, o teste laboratorial que confere maior segurança quanto ao uso de ferro IV é o índice de saturação da transferrina (IST) < 20%[8,9,14].

Principais contraindicações, advertências e precauções com o uso de ferro IV

Contraindicações do uso de ferro IV

- Qualquer tipo de anemia não relacionada à deficiência de ferro.
- Ferritina sérica ≥ 500 ng/ml.
- Pacientes com infecção aguda, sobretudo septicemia.
- Sobrecarga de ferro.
- Pacientes com hipersensibilidade conhecida ao ferro ou a qualquer componente de sua formulação.

Advertências, Precauções e Recomendações com o ferro IV

- O uso de ferro IV deve ser feito com cautela em pacientes com asma, eczema ou alergias atópicas, sobretudo naqueles com história pregressa de reação de hipersensibilidade moderada à intensa, incluindo reações anafiláticas. Nestes casos, recomenda-se o uso de corticoterapia (hidrocortisona 100 mg IV) como pré-medicação na primeira infusão.

- Devem ser tomadas as devidas precauções para se evitar o extravasamento venoso durante a administração do medicamento, o que pode causar alterações locais como: dor, irritação e coloração amarronzada da pele. Caso isso ocorra, a administração do produto deve ser imediatamente interrompida.

- O uso de ferro IV deve ser evitado em pacientes com insuficiência hepática grave.

- Não é recomendado o uso de ferro IV em gestantes com menos de 12 semanas de gestação.

- Independentemente do produto utilizado, recomenda-se que a aplicação de ferro IV seja feita em ambiente hospitalar ou, preferencialmente, em Clínicas ou Unidades de Infusões com experiência na aplicação de medicamentos EV, por profissionais da área de enfermagem e com supervisão médica.

- Observação do paciente por 30-60 minutos após o término da infusão.

- Não deve ser administrado concomitantemente com ferro oral.

Estratégias no Tratamento com Ferro IV

Recomenda-se que a avaliação da resposta ao tratamento seja feita 4 a 6 semanas após a administração da dose total de ferro IV, utilizando-se os seguintes exames laboratoriais: hemograma, reticulócitos, dosagem de ferro sérico, capacidade total de ligação de ferro e ferritina[5,6].

Tratamento da anemia no puerpério pós-hemorragia

Hemorragia pós-parto é observada em cerca de 8% dos óbitos maternos em regiões desenvolvidas e em 20% em regiões em desenvolvimento[19,20]. Anemia secundária a hemorragia pós-parto (HPP) é uma das causas mais importantes de morbidade e mortalidade (aproximadamente 1,7 morte para 100.000 nascidos-vivos) materna. Trata-se de situação onde há perda de mais de 1.000 mL de sangue ou perda de sangue acompanhada por sinais ou sintomas de hipovolemia em 24 horas após o nascimento, sendo mais comumente observada no parto vaginal. As principais causas de HPP são: atonia uterina, lacerações do trato genital, ruptura uterina, distúrbios hemorrágicos e retenção de fragmentos de placenta[19,20].

O monitoramento com hemograma, reticulócitos, dosagem de ferro sérico, capacidade total de ligação de ferro e ferritina é importante durante toda a gestação com o objetivo de manter a Hb > 11 g/dL, ferritina > 30 ng/mL e IST > 20%.

A dosagem de Hb deve ser realizada nas primeiras 24-48 horas pós-parto, sobretudo nos casos de perda de sangue > 500 mL. Hemoglobina < 10 g/dL indica tratamento com ferro IV de preferência com ferro em altas doses (carboximaltose férrica ou derisomaltose férrica) se paciente clinicamente estável, sem indicação imediata de transfusão de hemácias para melhora ou correção do estado anêmico e em condições de aguardar o resultado do tratamento com ferro IV; antes da alta hospitalar e com reavaliação (hemograma e perfil do ferro) após 8 semanas (Figura 1).

CONSIDERAÇÕES FINAIS

- Anemia por deficiência de ferro é frequente e tem impacto negativo na gestação e no puerpério.

- Ferro IV é altamente eficaz e seguro no tratamento da anemia no puerpério pós-hemorragia (aumenta mais rapidamente a Hb e reduz a necessidade de transfusão de hemácias).

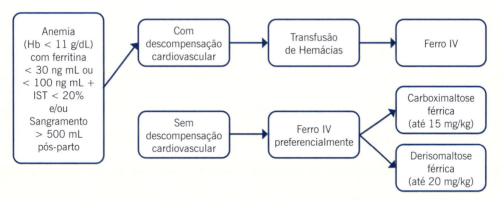

Figura 1 – Algoritmo do tratamento da anemia no puerpério pós-hemorragia

* Se a dose cumulativa de ferro exceder a dose máxima preconizada para o produto utilizado, a dose total deve ser dividida em duas administrações com intervalo de 7 dias.

- Ferro IV tem sido cada vez mais utilizado em nível mundial, não só por ser mais seguro, mesmo em doses altas, mas porque é preferível ao ferro oral em situações clínicas mais frequentes do que pensamos.

REFERÊNCIAS BIBLIOGRÁFICAS

1. Beutler E. Disorders of iron metabolism. In: Williams Hematology. Chapter 40. Seventh Edition. McGraw-Hill, 2006; 511-553.
2. Cançado RD, Chiattone CS. Anemia ferropênica no adulto: causas, diagnóstico e tratamento. Rev Bras Hematol Hemoter, 2010; 32:240-246.
3. Benoist B, McLean E, Egli I, Cogswell M. Worldwide prevalence of anaemia 1993-2005 (2008). WHO Global Database on Anaemia. Disponível em http://www.who.int/nutrition/publications/micronutrients/anaemia_iron_deficiency/9789241596657/en/index.html.
4. Grotto HZW. Diagnóstico laboratorial da deficiência de ferro. Rev Bras Hematol Hemoter, 2010; 32(Supl.2):22-28.
5. Cançado RD, Lobo C, Friedrich JR. Tratamento da anemia ferropriva com ferro via parenteral. Rev Bras Hematol Hemoter. 2010;32(supl.2):121-8.
6. Cançado RD, Muñoz M. Intravenous iron therapy: how far have we come? Rev Bras Hematol Hemoter, 2011;33(6):461-9.
7. Auerbach M, Goodnough LT, Picard D, Maniatis A. The role of intravenous iron in anemia management and transfusion avoidance. Transfusion. 2008;48(5): 988-1000.
8. Noripurum® EV [Bula]. Avaliable from: https://www.takeda.com/4ab345/siteassets/pt-br/home/what-we-do/produtos/noripurum-ev_vps_v2.pdf.
9. Ferinject® [Bula]. São Paulo: Takeda Pharma. Avaliable from:
10. Lyseng-Williamson KA, Keating G. Ferric carboxymaltose. A review of its use in iron-deficiency anaemia. Drugs, 2009; 69:739-756.
11. Van Wyck DB, Marrens MG, Seid MH, Baker JB, Mangione A. Intravenous ferric carboxymaltose compared with oral iron in the treatment of postpartum anemia: a randomized controlled trial. Obstet Gynecol, 2007; 110:267-278.
12. Van Wyck DB, Mangione A, Morrison J, Hadley PE, Jehle JA, Goodnough LT. Large-dose intravenous ferric carboxymaltose injection for iron deficiency anemia in heavy uterine bleeding: a randomized controlled trial. Transfusion. 2009;49(12):2719-28.
13. Auerbach M, Ballard H. Clinical use of intravenous iron: administration, efficacy and safety. Hematology American Society Hematology Education Program. 2010. p. 338-47.
14. Derisomaltose férrica (Monofer®)[Bula]. Avaliable from: https://www.pfizer.com.br/sites/default/files/inline-files/Monofer_Profissional_de_Saude.pdf.
15. Derman R et al. A randomized trial of iron isomaltoside versus iron sucrose in patients with iron deficiency anemia. Am J Hematol. 2017 Mar; 92 (3): 286-29.
16. Reinisch W et al. A randomized, open-label, non-inferiority study of intravenous iron isomaltoside 1,000 (Monofer®) compared with oral iron for treatment of anemia in IBD (PROCEED). Am J Gastroenterol. 2013 Dec; 108 (12): 1877-88.
17. Gybel-Brask M, Seeberg J, Thomsen LL, Johansson PI. Intravenous iron isomaltoside improves hemoglobin concentration and iron stores in female iron-deficient blood donors: a randomized double-blind placebo-controlled clinical trial. Transfusion 2018; 58: 974-81.

18. Vicente AB, Decimoni TC, Quero AA. Análise de custo-minimização da carboximaltose férrica (e.v.) em comparação com sacarato de ferro (e.v.) no tratamento da anemia ferropriva na perspectiva da saúde suplementar. J Bras Econ Saúde 2015;7(1): 28-37.
19. American College of Obstetricians and Gynecologists' Committee on Practice Bulletins – Obstetrics: Practice Bulletin No. 183: Postpartum hemorrhage. Obstet Gynecol 130:e168–186, 2017.
20. Bienstock JJ, Eke AC, Hueppchen NA. Postpartum Hemorrhage. N Engl J Med 2021;384:1635-45.

capítulo 21

Tratamento medicamentoso da hemorragia pós-parto

▶ Felipe Favorette Campanharo*

INTRODUÇÃO

No tratamento medicamentoso de HPP, as medicações uterotônicas são fundamentais – em especial quando tratamos a atonia uterina, responsável por 70% dos casos de HPP[1,2].

Mais importante que o tratamento da hemorragia pós-parto (HPP), obviamente, seria a prevenção[3]. Então, a leitura do capítulo anterior sobre profilaxia é fortemente recomendada.

DIAGNÓSTICO

O diagnóstico de Hemorragia Pós-Parto (HPP) é tarefa desafiadora e exige abordagem a parte. O conceito clássico de HPP é perda sanguínea ≥ 500 ml após parto vaginal e ≥ 1.000 ml em 24 h – ou ainda qualquer perda sanguínea capaz de causar instabilidade hemodinâmica[1]. O American College of Obstetricians and Gynecologists em 2017 definiu HPP como perdas acima de 1.000 ml, independente da via de parto[4].

Temos diversas formas de quantificar a perda sanguínea pós-parto, sendo que todos os métodos têm vantagens e desvantagens[1]. Uma maneira relativamente simples e objetiva é a pesagem de compressas – mostrada na Figura 1.

É importante ter em mente que puérperas podem mostrar-se "assintomáticas" mesmo com perdas sanguíneas volumosas: ± 1.500 ml.

O índice de choque (IC) – valor obtido pela divisão simples da frequência cardíaca

---

* Médico do Departamento de Obstetrícia da UNIFESP; Ambulatório Cardiopatias na Gestação; Médico Materno Infantil do Hospital Israelita Albert Einstein.

$$\text{Perda sanguínea estimada} = \text{Peso das compressas sujas de sangue} - \text{Peso das compressas secas}$$

Figura 1 – Peso das compressas

pela pressão arterial sistólica – é uma forma mais precoce de detectar instabilidade hemodinâmica. Na prática clínica, IC ≥ 1 significa possibilidade real de transfusão, sendo que a elevação desse índice guarda relação com piora do prognóstico materno[1].

Uma vez que a HPP está em andamento, objetivamos uma sequência de intervenções precoces, agressivas e sem atrasos – conhecida como "hora de ouro"[1] –, conceito amplamente adotado nos cuidados em saúde. Seu objetivo é promover medidas oportunas e de qualidade. Adaptada a HPP, ela consiste na recomendação do controle do sítio de sangramento puerperal, sempre que possível, dentro da primeira hora a partir do seu diagnóstico, evitando a instalação da tríade letal das hemorragias - acidose, coagulopatia e hipotermia[1].

TRATAMENTO

Para o sucesso no tratamento, é necessária uma equipe treinada – médicos, enfermagem, banco de sangue, laboratório, farmácia –, bem como a montagem de um "Kit de Emergência" (que facilita muito a abordagem inicial dessas pacientes).

Ocitocina – Medicação de 1ª linha no tratamento de HPP por atonia. Atua por receptores específicos no miométrio, tem início de ação < 1 minuto quando aplicada endovenosa. Em pacientes em trabalho de parto prolongado ou submetidas a indução de trabalho de parto, esses receptores podem sofrer fenômeno de dessensibilização, ou seja, as pacientes podem ser menos responsivas ao ocitócico. Assim, atentar para a utilização de uterotônicos de segunda linha em caso de HPP. Possui meia vida curta, portanto, quando utilizada endovenosa, deve ser associada a dose de manutenção[1].

Derivados do Ergot – Atuam nos receptores α adrenérgicos do músculo liso uterino, podendo ser utilizados tanto via intramuscular quanto endovenosa. Têm pico de ação por volta 20 minutos e meia vida de 30 minutos a 3 horas[1]. Efeitos colaterais e contraindicações – vide Quadro 1.

Misoprostol – Análogo a PGE1, utilizado via retal em dose de 800 mcg. Tem início de ação 15-20 minutos, com pico de ação em 1 hora e duração de 1-4 horas. Dose única[1].

Ácido Tranexâmico (2) – Não é um uterotônico, mas sim um antifibronolítico. Dose de 1 g endovenoso lento, a ser iniciado nas primeiras 3 horas do diagnóstico de HPP. Entrou para a prática clínica especialmente após o Woman Trial (2017), onde mostrou redução de mortes ligadas a HPP em quase 20% tanto em partos vaginais quanto em partos cesárea – sem que houvesse aumento de eventos tromboembólicos.

Quadro 1 – Resumo do tratamento medicamentoso de HPP

	Ocitocina (1ª escolha)	Metilergometrina	Misoprostol
AC. TRANEXÂMICO 1 g, IV em 10 min ADMINISTRAR CONCOMITANTE AOS UTEROTÔNICOS; REPETIR DOSE SE SANGRAMENTO PERSISTIR ATÉ 30 MIN APÓS 1ª DOSE	5UI IV em 3 min + 20 UI – 40 UI em 500 ml SF 0,9% a 250 ml/h + **MANUTENÇÃO** 125 ml/h por 4h	0,2 mg IM. Repetir em 20 min (se necessária) **NÃO ADMINISTRAR EM HIPERTENSAS**	800 mcg retal
	SANGRAMENTO GRAVE **MANUTENÇÃO** 67,5 ml/h por 24 h	**SANGRAMENTO GRAVE** Realizar mais 3 doses de 0,2 mg, IM 4/4 h	
	**ATENÇÃO**		
	NÃO ATRASE O TRATAMENTO Mulheres em uso de ocitocina no trabalho de parto são menos responsivas ao tratamento com ocitocina na HPP. Passe para a segunda droga, caso a resposta seja insuficiente.	**DOSE MÁXIMA** 1 mg/24 h	**TEMPO PARA INÍCIO DA AÇÃO** Via retal: 15-20 min

* Administrar ácido tranexâmico assim que se diagnosticar a hemorragia concomitante aos uterotônicos.

CONSIDERAÇÕES FINAIS / CONCLUSÕES

Existem diversos protocolos para profilaxia e tratamento de HPP, com variações significativas entre eles. Toda instituição deve adotar um protocolo que se adeque à realidade e aos recursos. Vide sugestão protocolo institucional no Quadro 2[5].

Quadro 2 – Protocolo HPP - Hospital Israelita Albert Einstein[5]			
	Avaliar	Medicação	Banco Sangue
Estágio 0	Todas as Mulheres em Trabalho de Parto		
Risco Sgto Profilaxia 1ª MAt3Per	Perda Sangue Pesagem	OCT	Alto Risco TS Reserva Lab Adm
Estágio 1	PVag > 500 ml ou PC > 1.000 ml ou Alteração Sinais Vitais = IC ≥ 1 Avaliar Causa Sgto = 4 T's		
	Aciona Código Obstétrico + Monitor	↑ OCT Transamin Ergotrate	Confirmar Reserva + Prontidão
Estágio 2	Sangramento Mantido até 1.500 ml Alteração Progressiva IC = 1-1,3		
	Aciona Código Hemorrágico	Misoprostol Avaliar BBakri	Avaliar Tx 2 CGV
Estágio 3	Perda Sanguínea Acima 1.500 ml IC ≥ 1,4 – Instabilidade Transfusão de 2 CGV		
	Near Miss Materno Avaliar Necessidade HTA	DVA	Protocolo Tx Maciça

Sgto = sangramento; MAt3Per = Manejo ativo 3º Período; OCT = Ocitocina; TS = Tipagem Sanguínea; Lab Adm = Laboratório Admissão; PVag = Parto Vaginal, PC = Parto Cesárea; IC = Índice de Choque; BBakri = Balão Bakri; Tx = Transfusão; CGV = Concentrado Glóbulos Vermelhos; DVA = Droga Vasoativa.

REFERÊNCIAS BIBLIOGRÁFICAS

1. Organização Pan-Americana da Saúde. Recomendações assistenciais para prevenção, diagnóstico e tratamento da hemorragia obstétrica. Brasília: OPAS; 2018 (Estratégia Zero Morte Materna por Hemorragia Pós-Parto).

2. Efeito da administração precoce de ácido tranexâmico na mortalidade, histerectomia

e outras morbidades em mulheres com hemorragia pós-parto (Womam Trial): um ensaio internacional, randomizado, duplo-cego, controlado por placebo. The Lancet 389 (10084) Abril de 2017.

3. Uterotonic agents for preventing postpartum haemorrhage: a network meta-analysis. Cochrane Systematic Review - Intervention Version 2018.

4. Postpartum hemorrhage. Practice Bulletin No. 183. American College of Obstetricians and Gynecologists. Obstet Gynecol 2017;130: e168–86.

5. Protocolo técnico assistencial de Hemorragia Pós-Parto – Hospital Israelita Albert Einstein - 2020/2021.

capítulo 22

Atonia uterina tardia: prevenção e tratamento

▶ Mario Macoto Kondo*

INTRODUÇÃO

A hemorragia pós-parto tardia é definida como o sangramento de 500 ml ou mais de sangue que ocorre entre 24 horas e 6 semanas do parto. Alguns autores consideram o período entre 48 horas e 12 semanas.

Está presente em até 1% das mulheres no pós-parto, podendo chegar a 2,5% em alguns centros. Uma parte destes sangramentos costuma ocorrer na terceira semana, mas a maioria ocorre entre o quarto e o nono dia do parto; nestes casos, as principais causas são a atonia uterina, restos placentários e endometrite.

A retenção de loquiação após cesáreas eletivas, causando um hematômetra, pode causar um sangramento volumoso geralmente entre 10 e 15 dias do parto, e também ser um fator de atonia tardia por infiltração do miométrio pelo sangue acumulado, dificultando sua contração.

DIAGNÓSTICO

Na presença de hemorragia tardia, verificamos que os autores não diferenciam estes sangramentos que ocorrem nos primeiros dias, em que o útero é volumoso e pode apresentar sangramento importante mesmo sem fatores de risco (macrossomia, gemelidade, polidrâmnio, miomatose uterina, trabalho de parto prolongado, grande multiparidade), e o tratamento é

---

* Doutor em Obstetrícia e Ginecologia pela FMUSP; Diretor Científico do Departamento de Obstetrícia do Hospital e Maternidade Santa Joana; Médico Assistente da Clínica Obstétrica do Hospital das Clínicas da FMUSP.

semelhante ao da hemorragia primária, que tem como causa maior a atonia uterina.

A Tabela 1 lista as principais causas de sangramento tardio. As causas mais raras são listadas na Tabela 2.

O mecanismo e a sequência do sangramento tardio não são muito conhecidos, estando presente algum grau de subinvolução do útero. São três os fatores apresentados como prováveis: (1) queda tardia dos trombos do sítio placentário, reabrindo os sítios vasculares localizados nesta região; (2) anormalidade na separação da decídua parietal; e, (3) dissolução dos trombos vasculares causada por infecção da decídua.

O diagnóstico é feito pelo quadro de sangramento pós-parto, presença de febre, o histórico do parto (paridade, duração do parto, parto instrumental ou cesárea, sangramento pós-parto, dequitação manual) e pela ultrassonografia (Figura 1), que pode mostrar útero aumentado de volume ou hipoinvoluído, conteúdo intrauterino sugestivo de coágulos ou resíduos placentários ou a presença de vasos tortuosos no terço profundo do miométrio acompanhada de

Tabela 1 – Principais causas de sangramento tardio

Restos placentários

Endometrite

Subinvolução do sítio placentário e do útero

Atonia uterina

Retenção de lóquios pós-cesárea eletiva

Tabela 2 – Causas raras de sangramento tardio

Doenças hemorrágicas (von Willebrand, hemofilia A)

Mioma uterino submucoso

Coriocarcinoma

Pólipo endometrial

Adenomiose

Hipoestrogenismo

Lesão vascular

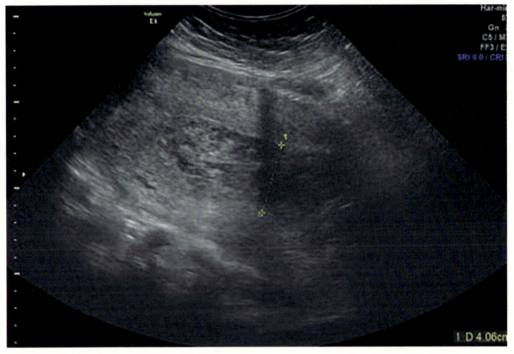

Figura 1 – Ultrassonografia pélvica: conteúdo uterino irregular e espessado sugestivo de coágulos

fluxo ao Doppler no local que pode sugerir subinvolução sítio placentário.

Exames de laboratório de entrada no Pronto-Atendimento que auxiliam no direcionamento do diagnóstico e tratamento são: hemograma, coagulograma, tipagem sanguínea.

As doenças hemorrágicas devem ser pesquisadas na ausência de fatores de risco, sangramento não responsivo ao tratamento realizado. As mais comuns são a doença de von Willebrand e a Hemofilia A; para seu diagnóstico, é importante o coagulograma, quantificação do antígeno do fator von Willebrand e dosagem do fator VIII coagulante.

Coriocarcinoma, lesão vascular, pólipo endometrial, adenomiose, mioma submucoso e hipoestrogenismo são eventos raros.

TRATAMENTO

A base do tratamento é a reposição volêmica, a transfusão de sangue, a administração de antibióticos e a curetagem uterina.

Nos casos que ocorrem nos primeiros dias, é grande a possibilidade de realizar procedimentos para tratar o sangramento: ligadura vascular, sutura compressiva ou colocação do balão de Bakri. Em casos refratários, é indicada a histerectomia.

Na presença de doenças hemorrágicas, o tratamento é realizado com transfusões de sangue para corrigir a anemia e reposição do fator VIII, além de afastar a presença de restos placentários ou endometrite.

Sistematização para o atendimento:

1. sinais vitais;

2. acesso venoso para coleta de exames e tipagem sanguínea, estabilização da paciente;

3. ultrassonografia pélvica;

4. encaminhamento para centro cirúrgico;

5. curetagem uterina (Aspiração Manual Intrauterina - AMIU ou instrumental);

6. antibiótico, uterotônicos e transfusão sanguínea;

7. balão de Bakri;

8. laparotomia para ligadura vascular ou sutura compressiva;

9. histerectomia;

10. pós-operatório em semi-intensiva ou UTI.

A curetagem remove o resto placentário e/ou o tecido com reação inflamatória local com vasos sangrantes superficiais e permite a contração do miométrio e a consequente contração dos vasos mais profundos não inflamados, produzindo hemostasia efetiva.

Atenção especial para os casos de cesárea eletiva com paciente com grande sangramento em torno de 10-15 dias pós-cesárea; a ultrassonografia mostra conteúdo uterino heterogêneo sugestivo de coágulos ou restos placentários. A simples administração de uterotônicos não costuma ser eficiente, pois os coágulos vão consumindo fibrinogênio e o sangramento persiste. Existe atonia uterina por infiltração do miométrio e há necessidade de mais reposição de sangue e agravamento do risco de politransfusão e complicações para a paciente.

O tratamento consiste em realizar a AMIU. Se continuar o sangramento mesmo com uterotônicos, indicamos a colocação do Balão de Bakri (Figura 2), com insuflação do balão com 250-400 ml de soro fisiológico e retirada após 24 horas; é altamente eficaz e seguro para a paciente.

O cuidado pós-cesárea eletiva é a administração de uterotônico (ocitocina, metilergonovina, misoprostol) no pós-parto imediato, a vigilância da loquiação e acompanhar a involução do útero. Alguns autores discutem a dilatação retrógrada do orifício interno do colo do útero para evitar esta complicação, porém, não existe estudo a respeito e este procedimento pode aumentar o risco de endometrite.

Não havendo resposta com uterotônicos e o balão de Bakri, está indicada a laparotomia para ligadura vascular (Figura 3), com a ligadura da artéria uterina e o ramo útero-ovárico. Se as condições locais não são favoráveis com útero aumentado e amolecido, as suturas compressivas, B-Lynch (Figura 4), Hayman (Figura 5) e Cho (Figura 6) são indicadas. É importante a condição hemodinâmica da paciente: se instável, a opção por histerectomia torna-se o principal tratamento a ser feito.

O tratamento da endometrite segue o protocolo mais utilizado, que administra a associação clindamicina e gentamicina

CONSIDERAÇÕES FINAIS

A hemorragia pós-parto deve ser motivo de preocupação e atenção para todos que atendem a gestante no momento do parto e no pós-parto, pois pode trazer complicações graves com sequelas físicas, emocionais e até a morte materna.

É importante lembrar a hemorragia por retenção de lóquios devido a cesárea eletiva, que muitas vezes é atribuída de forma errônea

capítulo **22** Atonia uterina tardia: prevenção e tratamento

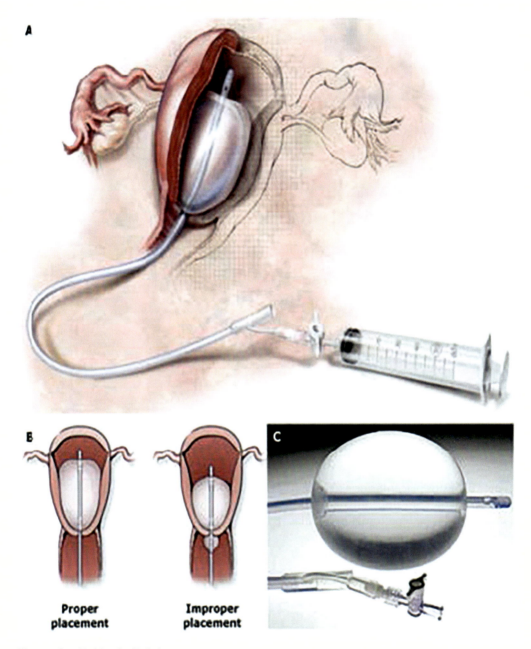

Figura 2 – Balão de Bakri
Fonte: UpToDate.

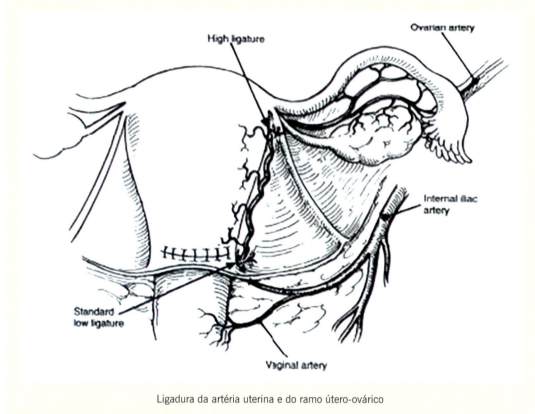

Ligadura da artéria uterina e do ramo útero-ovárico

Figura 3 – Ligadura vascular

à presença de restos placentários e tem morbidade acentuada com politransfusão, necessidade de UTI, histerectomia e sequelas psicológicas para a paciente e familiares.

A educação médica continuada deve ser estimulada com treinamento constante em centros de simulação para aprimoramento da passagem do balão de Bakri, treinamento das suturas compressivas e medidas de atendimento do choque hipovolêmico. A segurança do atendimento obstétrico vai contribuir para diminuir a mortalidade materna no nosso meio.

REFERÊNCIAS BIBLIOGRÁFICAS

1. Posne GD. Postpartum Hemorrhage. In Oxorn-Foote HUMAN LABOR & BIRTH Sixth Edition. Mc Graw-Hill Companies, Inc.2013. p. 368-86.
2. Understanding Secondary Postpartun Hemorrhage. Available from: https//blog.thesullivangroup.com/understanding-secondary-postpartum-hemorrhage
3. Bakri YN, Amri A, Abdul Jabbar F. Tamponade ballon for obstetrical bleeding. Int J Gynaecol Obstet.2001; 74: 139-42.

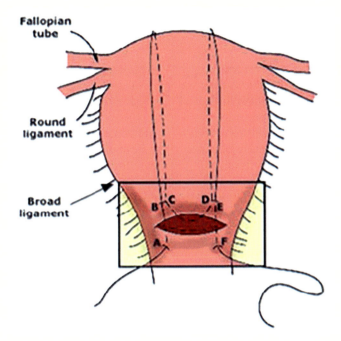

Figura 4 – Sutura compressiva B-Lynch
Fonte: UpToDate.

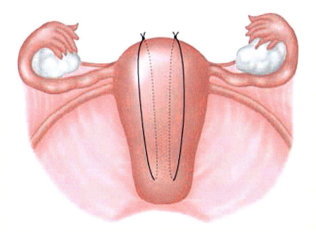

Figura 5 – Sutura compressiva Hayman
Fonte: UpToDate.

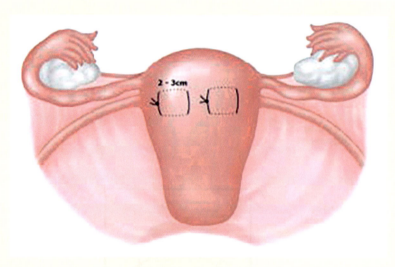

Figura 6 – Sutura compressiva Cho
Fonte: UpToDate.

4. B-Lynch C, Coker A, Lawal AH, Abu J, Cowen MJ. The B-Lynch surgical techique for the control of massive postpartum haemorrhage: Na alternative to hysterectomy? Five cases reported. Br J Obstet Gynaecol. 1997;104:372-5.

5. Cho JH, Jun HS, Lee CN. Hemostatic suturing technique for uterine bleeding during cesarean delivery. Obstet Gynecol. 2000;96:129-131.

6. O'Leary JL, O' Leary JA. Uterine artery ligation for controlof post cesarean section hemorrhage. Obstet Gynecol .1974;43;849-53.

7. Nomura RM, Igai AMK, Zugaib M. Complicações do parto e resultados perinatais em gestantes portadoras da doença de von willebrand.Rev Assoc Med Bras 2008:54(5):442-6.

8. Secondary (late) postpartum hemorrhage. Available from: https://www.uptodate.com/contents/secondary-late-postpartum-hemorrhage/print.

capítulo 23

Manejo não medicamentoso da hemorragia pós-parto

▶ Romulo Negrini*

INTRODUÇÃO

Considera-se hemorragia pós-parto (HPP) a perda sanguínea de ao menos 500 mL, em parto vaginal, ou 1.000 mL, em cesarianas, ocorrida até 24 horas após a expulsão do concepto[9]. Esta é a condição responsável por elevado número de mortes maternas no mundo. Estima-se que ela responda por uma morte a cada 150.000 partos, e que represente 30% dos óbitos maternos de causa obstétrica[10]. Entretanto, a distribuição destes óbitos não é homogênea entre os países, sendo mais frequente nos países subdesenvolvidos.

FATORES PREDISPONENTES

Apesar de a maioria dos casos de HPP não apresentar fatores de risco, é necessária atenção para as pacientes que apresentam condições de sangramento aumentado após expulsão fetal. É importante identificar as pacientes de risco de forma diferenciada, para que maior atenção da equipe a elas seja prestada durante o processo de parturição e no puerpério.

O Quadro 1 reúne os principais fatores de risco.

Muitas dessas condições relacionam-se a relaxamento ou fadiga do miométrio, situações que dificultam sua contração, ou ainda situação de perda sanguínea já no momento pré-parto[1].

---

* Professor Doutor da Faculdade de Ciências Médicas da Santa Casa de São Paulo; Coordenador Médico de Obstetrícia do Hospital Israelita Albert Einstein.

Quadro 1 – Principais fatores de risco para hemorragia pós-parto.	
Alto risco	Baixo risco

▪ Placenta prévia, acretismo placentário
▪ Hematócrito < 30%
▪ Distúrbio de coagulação
▪ Histórico de hemorragia pós-parto
▪ Sinais vitais anormais (taquicardia, hipotensão)
	▪ Antecedente de cesariana ou cirurgia uterina
	▪ Mais de quatro partos anteriores
	  • Gestação múltipla
	  • Corioamnionite
	▪ Uso prolongado de ocitocina
	▪ Uso de sulfato de magnésio

Modificado de Lyndon A, Lagrew D, Shields L et al. Improving healthcare response to obstetric hemorrhage version 2.0. A California quality improvement toolkit. Stamford (CA): California Maternal Quality Care Colaborative; Sacramento (CA): California Department of Public Health; 2015.

PREVENÇÃO

Deve-se lembrar que medidas preventivas podem reduzir os casos de hemorragia pós-parto ou, ao menos, atenuar suas consequências. São elas:

- manutenção de níveis hematimétricos adequados no pré-natal;

- acompanhamento adequado do trabalho de parto;

- uso criterioso de ocitocina no trabalho de parto (reduz em 40% a 60% a incidência de atonia uterina)[2,3];

- manejo ativo do terceiro período, que consiste em:

  • aplicação de 10 UI intramuscular de ocitocina no terceiro período do parto (reduz em 60% as chances de atonia);

  • tração contínua e controlada do cordão umbilical na dequitação;

Observação: considerar-se uso de 600 mcg de misoprostol via retal no pós-parto imediato para as puérperas de alto risco de hemorragia pós-parto sem disponibilidade de ocitocina[4].

DIAGNÓSTICO

O diagnóstico propriamente dito será feito em duas etapas:

a) reconhecimento da hemorragia;

b) determinação da causa da HPP.

a) Reconhecimento da hemorragia pós-parto

Foi citado que a hemorragia pós-parto é definida como perda sanguínea superior a 500 mL em partos vaginais ou 1.000 mL em cesarianas, entretanto a quantificação deve ser o mais precisa possível, utilizando a pesagem de compressas, absorventes e gazes. Igualmente, a quantificação da perda de sangue pode ser estimada clinicamente (Tabela 1)[5]. Qualquer quantidade de sangramento que concorra com instabilidade hemodinâmica também deve ser gatilho para iniciar o manejo da hemorragia pós-parto.

b) Estabelecimento da causa do sangramento

O diagnóstico da causa do sangramento vaginal intenso deve ser feito essencialmente de forma clínica. Exames complementares serão necessários para avaliar terapêutica de suporte e causas excludentes. As causas de hemorragia pós-parto são listadas abaixo e envolvem os quatro Ts:

- Tônus – atonia uterina;
- Trauma – laceração de canal de parto e inversão uterina;
- Tecido – retenção placentária;
- Trombina – distúrbios de coagulação.

Cada uma das situações causadoras de hemorragia pós-parto apresenta quadro clínico peculiar[6]. A atonia uterina é a mais comum de todas e representa cerca de 80% dos casos[7]. Manifesta-se por útero aumentado e amolecido, enquanto na laceração de canal de parto a contração uterina é evidente; na inversão uterina, o fundo não é palpável via abdominal e a sua parede fúndica interna evertida se exterioriza pela cérvice; e na retenção placentária os sangramentos são mais tardios e por vezes é possível visualizar a eliminação vaginal de restos de placenta ou de membranas fetais. Distúrbios de coagulação

Tabela 1 – Dados clínicos de estimativa da perda sanguínea.

Volume de perda de sangue	PA sistólica	Sinais e sintomas	Grau de choque
500-1.000 mL (10-15%)	Normal	Palpitação, taquicardia, tontura	Compensado
1.000-1.500 mL (15-25%)	Ligeira queda (80-100 mmHg)	Fraqueza, taquicardia, sudorese	Leve
1.500-2.000 mL (25-30%)	Queda moderada (70-80 mmHg)	Inquietação, palidez, oligúria	Moderado
2.000-3.000 mL (35-45%)	Queda importante (50-70 mmHg)	Desmaio, falta de ar, anúria	Grave

são diagnósticos de exclusão e baseados nos exames.

Apesar de a causa do sangramento ser de diagnóstico clínico, visando-se conhecer a condição hematimétrica e coagulativa da puérpera no intuito de se verificar a necessidade de reposição de elementos figurados do sangue, é importante colher coagulograma (com fibrinogênio), hemograma e, se possível, tromboelastograma no primeiro acesso venoso[8]. Tal atitude permitirá também reconhecer alteração de coagulação como causa do sangramento nos raros casos em que isto ocorre.

MANEJO INICIAL

O manejo da hemorragia pós-parto deve iniciar com medidas clínicas, tanto no sentido de compensação hemodinâmica como de contenção do sangramento. O sequenciamento para assistência a HPP por atonia deve ser:

- Acessos venosos calibrosos: dois acessos (14 G ou 16 G) para reposição volêmica com correção do choque. Reavaliar criteriosamente a paciente a cada 1.000 mL de solução cristaloide. Destaca-se que infusão de grande volume de solução cristaloide aumenta o risco de distúrbio de coagulação.

- Coleta de exames laboratoriais.

- Estimativa da perda sanguínea: por meio de parâmetros clínicos.

- Massagem uterina.

- Administração de drogas procoagulantes e uterotônicas:

    a) ácido tranexâmico - 1 grama endovenoso em 10 minutos: Deve ser mantido durante todo o manejo medicamentoso e utilizado para qualquer etiologia de HPP;

    b) ocitocina endovenosa;

    c) ergometrina intramuscular: caso não cesse o sangramento com as drogas a e b, salvo contraindicação, como hipertensão;

    d) misoprostol via retal: mantendo a hipotonia, deve-se lançar mão do misoprostol.

A duração do manejo medicamentoso não deve ultrapassar uma hora e caso não ocorra a parada da hemorragia, deve-se dar início ao procedimento cirúrgico, como balão de tamponamento ou sutura de B-Lynch. O sequenciamento da assistência a HPP pós-parto por atonia está nos Fluxogramas 1 e 2.

TRATAMENTO

Atonia uterina

Em casos de atonia, na falha da terapia medicamentosa e no intuito de preservar o útero, o primeiro passo terapêutico deve ser o tamponamento uterino. Este consiste na introdução, dentro da cavidade uterina e por via vaginal, de um balão de tamponamento. As possibilidades são o balão de Bakri, o BT-Cath (ambos feitos com esta finalidade), ou mesmo o balão esofágico (Sengstaken Blakemore)[9,10]. Após introduzidos, eles serão insuflados com 300 mL a 500 mL de soro, até que se estanque a hemorragia ou que promovam tensão nas paredes do útero. A eficácia supera 80%[7,11]. Segue o passo-a-passo para a inserção do balão de Bakri por via vaginal:

1) assegure-se de que não há restos ovulares na cavidade uterina, ou seja, a

Manejo não medicamentoso da hemorragia pós-parto

causa da hemorragia não é retenção de restos placentários;

2) assepsia/embrocamento vaginal;

3) exposição do colo e pinçamento do lábio anterior com pinça de Lee;

4) introdução do balão até fundo uterino (pode ser necessário auxílio com pinça);

5) preencha o balão com 300 ml a 500 ml de solução estéril;

6) realizar leve tração (assegurar posicionamento do balão acima OIC) – se possível realizar ultrassonografia para verificar-se localização corporal uterina do balão insuflado;

7) conectar coletor em via de drenagem e mensurar a quantidade de sangue drenado.

Em cesarianas, é possível a colocação direta pelo orifício da histerotomia.

A literatura não é conclusiva a respeito da quantidade de sangue drenado do balão para se concluir que houve falha do método, mas se acredita que essa deva ser considerada se o débito sanguíneo através do orifício de drenagem for acima de 50 ml/hora após duas ou

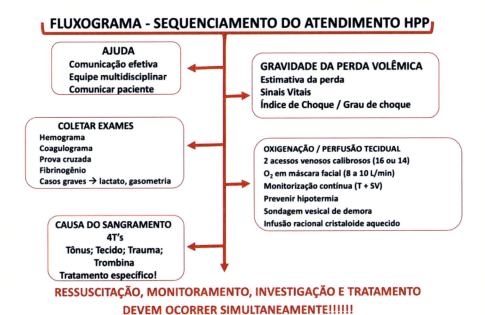

Fluxograma 1 – Sequenciamento da HPP

Estratégia zero morte materna por hemorragia pós-parto, MS OPAS/OMS; RCOG Green Top Guideline nº 52, 2016.

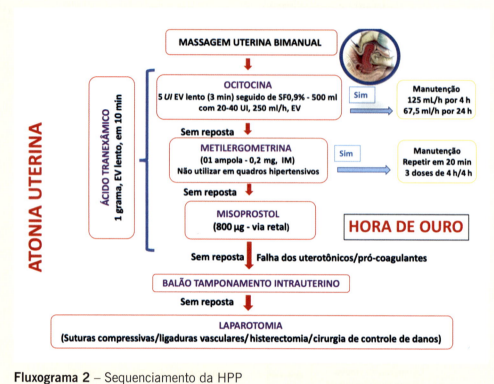

Fluxograma 2 – Sequenciamento da HPP

Estratégia zero morte materna por hemorragia pós-parto, MS OPAS/OMS; RCOG Green Top Guideline nº 52, 2016.

três reavaliações ou 100 ml/hora na primeira hora, além de instabilidade hemodinâmica.

O balão será removido de 8 a 24 horas após a sua introdução, sempre com paciente estável, e retirando-se 50 mL a cada 30 minutos.

A partir deste momento, somente serão possíveis condutas cirúrgicas que, à exceção da histerectomia, visam à preservação da função reprodutiva. As possibilidades, que podem ser realizadas de forma sequencial, são:

- Sutura uterina hemostática – a mais usada é a sutura de B-Lynch. Esta consiste, inicialmente, em incisão uterina segmentar transversa com exploração da cavidade para verificação e retirada de possíveis substâncias retidas. A seguir aplica-se sutura que comprime o útero conforme a Figura 1. Complicações do método já foram descritas, embora sejam raras. Erosão da sutura e necrose isquêmica do útero são alguns problemas relatados[2,3].

Em termos técnicos, a sutura se inicia com transfixação da parede anterior do útero, 3 cm abaixo da borda inferior da histerotomia, a 3 cm de uma das margens uterinas laterais, com saída da agulha 3 cm acima da borda superior da histerotomia, em alinhamento

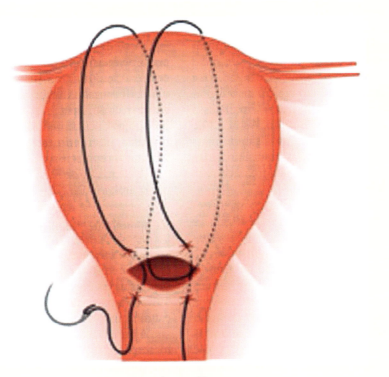

Figura 1 – Sutura que comprime o útero

longitudinal com o local de transfixação. O fio então percorre externamente o corpo do útero, também longitudinalmente, passando 3 cm internamente ao corno uterino ipsilateral, descendo posteriormente até o plano em que foi realizada a histerotomia. Nesse local, a agulha transfixa transversalmente a parede posterior uterina do lado em que estava o fio para o contralateral. O fio então percorre externamente caminho contrário ao que percorreu no lado contraposto, até chegar à extremidade oposta da histerotomia. Nesta, a parede anterior é novamente transfixada 3 cm acima de sua borda superior, emergindo 3 cm abaixo da borda inferior e a 3 cm da margem lateral do útero. A compressão bimanual deve ser mantida durante todas as etapas. A sutura é finalizada com um nó entre as extremidades livres do fio[4,12].

- Desvascularização pélvica – pode ser feita por cateterismo ou via aberta.

No primeiro caso, o cateter é introduzido pelas artérias femorais até atingir as artérias ilíacas internas contralaterais. Com tal procedimento, é possível embolizar as ilíacas, reduzindo-se sobremaneira o fluxo uterino e consequentemente o sangramento local. O sucesso do procedimento é da ordem de 97%, mas requer aparelhagem específica e profissional gabaritado em hemodinâmica para sua realização[13].

Na desvascularização aberta, prefere-se a ligadura das artérias uterinas ou das artérias ilíacas internas. Com isso é possível promover queda de mais de 80% da pressão de fluxo ao útero. No caso das ilíacas, a ligadura é realizada cerca de 0,5 cm a 1 cm da bifurcação da ilíaca comum, em frente à qual passa o ureter, que deve ser isolado. As taxas de sucesso destes procedimentos são de mais de 80%, entretanto, dadas as dificuldades técnicas, requer-se profissional treinado para sua realização[14].

- Histerectomia puerperal – trata-se da última e definitiva alternativa terapêutica. Apesar da alta taxa de sucesso, o procedimento pode apresentar muitas complicações. As mais comuns são: distúrbios hematológicos, morbidade febril, lesão de trato urinário (bexiga e ureter), eventos tromboembólicos, reabordagem e morte materna[15,16]. Nos casos de atonia, idealmente, realiza-se histerectomia subtotal, igualmente eficiente à sua forma completa, mas com menor morbidade.

Tratamento da inversão uterina aguda

A inversão uterina será diagnosticada pela visualização da saída da parede interna evertida do fundo uterino pela cérvice, fundo esse também não reconhecível à palpação abdominal. Neste caso, a primeira conduta a ser adotada é a tentativa de recolocação do útero em seu estado normal, o que geralmente é feito pela manobra de Taxe, em que se empurra o fundo invertido para dentro do abdome inferior[17].

A administração prévia de medicamentos relaxantes da musculatura uterina, como sulfato de magnésio, terbutalina, nitroglicerina ou anestesia geral, pode facilitar tal manobra. Em caso de novo insucesso, pode-se injetar soro sob alta pressão no útero ou proceder a tratamento cirúrgico[18].

Neste último caso, as tentativas se iniciam pela cirurgia de Huntington, em que se traciona o fundo invertido com Allis por via abdominal. Alternativamente, pode-se realizar a cirurgia de Haultain, em que se faz incisão na curvatura miometrial do local da inversão, liberando este anel contrátil para facilitar o reposicionamento uterino.

A última possibilidade é a histerectomia puerperal.

Tratamento das lacerações

Lacerações de canal de parto serão corrigidas com reconhecimento das lesões e sutura primária das mesmas. Daí a importância de se levar a paciente à sala cirúrgica e realizar exame vaginal minucioso.

A presença de persistência do sangramento, com instabilidade hemodinâmica associada a dor abdominal importante, deve remeter à hipótese de rotura uterina, cujo tratamento será a laparotomia com sutura primária da rotura, se possível, ou histerectomia.

Tratamento da retenção placentária

A definição de retenção placentária pode variar na literatura, mas em geral aguarda-se até 30 minutos para sua dequitação, lembrando-se que, em média, mesmo sem tração, o delivramento da placenta ocorre em menos de 10 minutos[19]. Após esse período, ainda no sentido de se evitar intervenção cirúrgica, é possível a tentativa de dequitação com a injeção de 50 UI de ocitocina diluídas em 30 mL de solução salina no interior da veia umbilical[20].

O diagnóstico pode ser confirmado pela ausência de mobilização da massa placentária à manobra de Brandt (tração leve do cordão com uma das mãos e elevação abdominal do corpo com a outra).

Diante de falha das medidas supracitadas, as opções para retirada de restos placentários passam a ser curagem (extração manual da placenta) ou curetagem uterina. A falha dessas medidas leva à suspeita de acretismo placentário.

CONSIDERAÇÕES FINAIS / CONCLUSÕES

A hemorragia pós-parto deve ser tratada então de forma sequencial, conforme sua causa, sempre no sentido de controlar sangramento e, porventura, preservar a fertilidade. Isso reduz substancialmente a taxa de morte materna e *near miss*.

REFERÊNCIAS BIBLIOGRÁFICAS

1. Neme B. Fisiopatologia da dequitação. In Neme B Obstetrícia Básica. Sarvier, São Paulo. 2005. 3ª. ed: 731-745.
2. Grotegut CA, Larsen FW, Jones MR, Livingston E. Erosion of a B-Lynch suture through the uterine wall: a case report. J Reprod Med. 2004, 49: 849-852.
3. Joshi MV, Shivastava M. Partial ischemic necrosis of the útero following a uterine brace compression suture. BJOG. 2004, 111:279-280.
4. Alves ALL,Silva LB,Melo VH. Uso de suturas uterinas compressivas na hemorragia pós-parto. Femina 2014; 42(6):265-76.
5. Chandraharan, E., Arulkumaran, S. Massive postpartum haemorrhage and management of coagulopathy. Obstet Gynaecol Reprod Med. 2007; 17:119– 122.
6. Aldrighi JM, Negrini R. Série questões comentadas para exames e concursos: Obstetricia – Volume 1. 1a ed. Atheneu, Rio de Janeiro, 2012.
7. Doumouchtsis SK, Papageourghiou AT, Arulkumaran S. Systemic review of conservative management of postpartum hemorrhage: what to do when medical therapy falls. Obstet Gynecol Surv. 2007, 62: 540-547.
8. Su LL, Chong YS. Massive obstetric haemorrhage with disseminated intravascular coagulopathy. Best Pract Res Clin Obstet Gynaecol. 2012; 26:77-90.
9. Katesmark M, Brown R, Raju KS. Sucessful use of a Sengstaken Blackmore tube to control massive postpartum hemorrhage. Br J Obstet Gynecol. 1994, 101: 259-260.
10. Bakri YN, Amri A, Abdul Jabbar F. Tamponade balloon for obstetrical bleeding. Int J Gynecol Obstet. 2001, 74: 139-142.
11. Doumouchtsis SK, Papageourghiou AT, Vernier C, Arulkumaran S. Management of postpartum hemorrhage by uterine ballon tamponade: prospective evaluation of effectiveness. Acta Obstet Gynecol Scand. 2008, 87: 849-855.
12. B-Lynch C, Coker A, Lawal AH, Abu J, Cowen MJ. The B-Lynch surgical technique for the control of massive postpartum haemorrhage: an alternative to hysterectomy? Five cases reported. Br J Obstet Gynaecol. 1997; 104(3):372-5.
13. Loya MF, Garcia-Reyes K, Gichoya J, Newsome J. Uterine embolization for secondary postpartum hemorrhage. Tech Vasc Intern Radiol. 2021; 24(1):100728.
14. Morel O, C Malartic, Muhlstein et al. Pelvic arterial ligation for severe post-partum haemorrhage. Indications and tehniques. J Visc Surg 2011; 148:e95.
15. Knight M. Peripartum hysterectomy in the UK: Management and outcome of the associated hemorrhage. Br J Obstet Gynecol. 2007; 114: 1380-1387.
16. Akker T, Brobbel C, Dekkers OM et al. Prevalence, indications, risk factors, and outcomes of emergency peripartum hysterectomy worldwide: a systematic review and meta-analysis. Obstet Gynecol 2016; 128(6):1281-1294.

17. Camano L, de Souza, E. Inversão uterina tocogenética. In Camano L et al. Guia de Obstetrícia. Manole: São Paulo; 2003. p.341-45.
18. Baskett TF. Acute uterine inversion: a review of 40 cases. J Obstet Gynaecol Can. 2002; 24: 953-956.
19. Leduc, D., Senikas, V., Lalonde et al. Active Management of the Third Stage of Labour: Prevention and Treatment of Postpartum Hemorrhage. J Obstet Gynaecol Can, 2009, 31(10), 980–993.
20. Carroli G, Bergel E. Umbilical vein injection for manage-Carroli G, Bergel E. Umbilical vein injection for manage-i G, Bergel E. Umbilical vein injection for manage-ment of retained placenta. Cochrane Database Syst Rev. 2001; (4):CD001337.

capítulo 24

Prevenindo a hemorragia pós-parto: manejo da dequitação e da primeira hora pós-parto

▶ Gabriel Costa Osanan*
▶ Daisy Martins Rodrigues**

INTRODUÇÃO

A hemorragia pós-parto (HPP) é uma importante causa de morbimortalidade. Estima-se que, anualmente, ocorram 14.000.000 de novos casos de HPP, os quais determinam aproximadamente 150.000 MM em todo o mundo. A maioria das mortes ocorrem nas primeiras horas após o parto e poderiam ser evitadas por inserção de estratégias de complexidade variável[1,2,3]. No Brasil, a HPP é a segunda causa de MM e em função dessa realidade, o Ministério da Saúde do Brasil (MS-BR), em parceria com a Organização Pan-Americana da Saúde/Organização Mundial da Saúde (OPAS/OMS) em sua Representação no Brasil, institucionalizou, no país, a Estratégia Zero Morte Materna por Hemorragia (0MMxH)[4]. O objetivo dessa estratégia é trabalhar na aceleração da redução da morbimortalidade materna grave, através de implementação de medidas eficientes de redução de MM por HPP, dentre as quais estão incluídas as ações de prevenção da HPP no cuidado obstétrico[1,4]. Esse capítulo irá discorrer sobre cuidados no terceiro e quarto períodos do trabalho de parto que podem auxiliar na prevenção da HPP ou mesmo reduzir seu impacto na saúde materna.

---

* Professor Adjunto do Departamento de Ginecologia/Obstetrícia – UFMG. Membro da Diretoria – SOGIMIG. Vice-Presidente da CNE de Urgências Obstétricas – FEBRASGO. Instrutor Nacional da Estratégia Zero Morte Materna por HPP – MS/OPAS – BRASIL.
** Mestrado em Saúde da Mulher pela UFMG 2018. Professora/Coordenadora do Núcleo de Saúde da Mulher – UNIBH. Professora Adjunta de Ginecologia da FAMINAS-MG.

CUIDADOS NO TERCEIRO E QUARTO PERÍODO DO TRABALHO DE PARTO

O manejo ativo do terceiro período do trabalho de parto (MATP) é uma estratégia de prevenção da HPP bastante conhecida e estudada. Ela envolve ações adequadas de clampeamento e tração controlada do cordão umbilical, mas, principalmente, o uso de uterotônicos após todos os partos, de forma universal[1,5,6]. Alguns protocolos de MATP incluem a vigilância do tônus uterino a cada 15 minutos, nas primeiras duas horas que sucedem o parto, como parte dessa estratégia de prevenção da HPP[1,7]. Estudos apontam que o MATP é capaz de reduzir: o risco de sangramentos superiores a 500 ml, a necessidade de uterotônicos para tratar HPP, a necessidade de transfusão e o tempo para dequitação placentária. De forma global, o MATP reduz em mais de 60% os casos de HPP, sendo necessários 12 MATP para se evitar um caso de HPP, e 67 MATP para se reduzir um caso de hemotransfusão[8].

Dessa forma, tal estratégia de prevenção da HPP deve ser estimulada na assistência obstétrica e, por conseguinte, todos os profissionais de saúde que assistem parto devem conhecer o seu impacto, as técnicas adequadas de realizá-lo e os riscos e benefícios de cada um dos seus componentes.

Uterotônico universal após todos os partos

O principal componente do MATP é o uso de uterotônicos de rotina logo após todos os nascimentos, com o intuito de se reduzir a atonia uterina. Essa simples medida deve ser universal, pois reduz em > 50% as taxas de HPP[1,6,8]. Apesar dos diversos protocolos disponíveis no mundo, a ocitocina é a droga de escolha na prevenção da HPP. O uso da ocitocina profilática, na dose de 10 UI intramuscular, logo após o nascimento, ainda é a principal medida de prevenção mais utilizada no mundo, e, portanto, deve ser realizada de rotina após todos os partos, em todos os serviços. Seus benefícios relacionam-se a sua fácil execução, segurança e efetividade em melhorar o tônus uterino[1,5,9,10,11]. Nos casos de pacientes com acesso venoso no momento do parto, como ocorre nas cesarianas, pode-se utilizar esquemas endovenosos de ocitocina, contudo alguns cuidados devem ser observados para garantir a segurança do paciente. Já existem relatos de casos de óbitos maternos relacionados a infusão de 10 UI de ocitocina, endovenosa, em bólus rápido; e, portanto, tal esquema deve ser evitado. Além disso, estudos sinalizam que doses de ocitocina profilática acima de 5 UI, em bólus, não parecem melhorar o efeito contrátil do útero. Adicionalmente, os esquemas endovenosos, em geral, exigem uso de doses de manutenção de ocitocina, de 4 a 12 horas, e assim, tendem a ser regimes mais caros e que necessitam melhor monitoramento. Recomenda-se o uso de bomba de infusão para o uso de ocitocina de manutenção[1,9,12,13].

Dentre os esquemas endovenosos de ocitocina, o regime da "Regra dos Três" é um dos que mais se destaca atualmente, especialmente por ser um dos únicos esquemas desenvolvido a partir de aspectos da farmacodinâmica da ocitocina e da fisiopatologia da atonia uterina. Segundo o esquema da Regra dos Três, a paciente recebe 3 UI de ocitocina, em infusão endovenosa lenta (mínimo de 30 segundos), após o nascimento. Aguardam-se 3 minutos para avaliar a resposta à ocitocina; caso o útero mantenha-se hipotônico, infundir mais 3 UI de ocitocina e aguardar outros 3 minutos. Se ainda assim a resposta for inadequada, fazer uma terceira dose de ocitocina profilática (3 UI endovenoso lento) e aguardar outros 3 minutos. Caso haja contração uterina após qualquer uma das doses, deve-se iniciar o esquema de manutenção com infusão de 3 UI/hora de ocitocina por 4 horas[12]. Se não houver resposta contrátil após nenhuma das doses profiláticas, deve-se avançar para o uso de uterotônicos de segunda linha, tais como os derivados de Ergot e misoprostol, e a equipe deve se preparar para uma possibilidade de abordar um quadro de HPP[1,9,12]. Esse esquema da Regra dos Três é especialmente interessante, pois além de considerar as doses eficazes de ocitocina, também orienta a equipe assistencial sobre o tempo que se deve aguardar a resposta da ocitocina após sua infusão[13].

Outro ponto importante de se atentar quando se faz uso de uterotônicos na HPP é reconhecer que pacientes em trabalhos de parto prolongados ou induzidos (especialmente com altas doses de ocitocina) tendem a ser menos responsivas à ocitocina, uma vez que ocorre *down regulation* nos seus receptores uterinos. Portanto, esse grupo de pacientes pode necessitar de uterotônicos adicionais para se determinar a contração uterina desejada. Tal fenômeno de menor responsividade é ocitocina-específico e, por conseguinte, o útero mantém-se responsivo aos outros uterotônicos, tais como a metilergometrina e misoprostol[1,9,12]. Por fim, esquemas alternativos de uterotônicos podem ser utilizados na prevenção da HPP. Após estudos recentes, a Organização Mundial de Saúde (OMS) atualizou suas recomendações para prevenção medicamentosa da HPP, e atualmente sinaliza o uso de outros uterotônicos nos casos de ausência da ocitocina, tais como: a metilergometrina, isolada ou combinada (desde que descartada a presença de distúrbio hipertensivo materno); a carbetocina (cujo principal limitante é o seu elevado custo); ou mesmo o misoprostol (em locais onde não é possível se disponibilizar a ocitocina ou mesmo aplicá-la)[14].

Tração controlada do cordão umbilical

A tração controlada do cordão umbilical é uma manobra que objetiva, em teoria, encurtar o período de dequitação placentária, favorecendo assim a contração uterina precoce. Contudo, o seu uso isolado tem impacto limitado na prevenção da HPP e, portanto, deve ser utilizada em associação ao uterotônico após o nascimento para ser efetiva no controle da HPP[15]. A técnica desse procedimento consiste no clampeamento do cordão umbilical, com pinça, próximo ao períneo da paciente. Durante a tração controlada do cordão umbilical, o profissional empurra o fundo do útero para cima com uma mão (manobra conhecida como Brandt-Andrews e que objetiva evitar a inversão uterina), enquanto a outra mão aplica tração contínua sobre a pinça para extrair a placenta. A tração deve ser gentil e é mais efetiva durante a contração. As principais complicações são a inversão uterina ou a desconexão do cordão umbilical da sua inserção na placenta. Assim, esse é procedimento que só deve ser realizado por profissionais já treinados e capacitados[8,15,16,17]. É importante ressaltar que não se deve realizar massagem no fundo uterino em concomitância com a tração controlada do cordão pelo risco de inversão uterina grave[1,17].

Clampeamento de cordão umbilical oportuno

O momento do clampeamento do cordão umbilical foi tema de discussão por vários anos. A recomendação atual é realizar o clampeamento do cordão umbilical após o 1º minuto de vida, nos recém-nascidos hígidos e sem contraindicações específicas. Estudos comprovam que clampeamento após 1 minuto do nascimento (o qual denominaremos, a partir de agora, *clampeamento oportuno de cordão umbilical*) não aumenta os riscos de: quadros de HPP, extração manual de placenta, necessidade de uterotônicos terapêuticos ou mesmo de hemotransfusão[18,19]. Além disso, o clampeamento oportuno demonstrou-se benéfico aos recém-nascidos, especialmente no que se refere aos parâmetros hemodinâmicos e hematimétricos, incluindo para fetos prematuros[19,20]. Ressalta-se que o clampeamento precoce de cordão umbilical (realizado com < 60 segundos) ainda tem indicações específicas, a citar: nascimento de recém-nascido hipóxico que necessita manobras de ressuscitação, gestante com doenças infectocontagiosas de transmissão hematogênica, tais como o HIV e hepatite B. Além disso, deve-se avaliar o uso do clampeamento precoce em situações de elevado risco para hiperbilirrubinemia e policitemia neonatal, especialmente em locais onde não é possível monitorar adequadamente tais recém-nascidos[20]. Contudo, de uma forma geral, mesmo com o aumento do risco de hiperbilirrubinemia em alguns casos, o clampeamento oportuno do cordão (> 1 minuto) tem benefícios que superam os seus riscos[16,20].

A importância do clampeamento de cordão umbilical e do momento de sua execução na prevenção da HPP é limitado e os seus benefícios estão mais relacionados à saúde do recém-nascido. Dessa forma, o clampeamento oportuno do cordão umbilical não deve ser utilizado sem a associação com o uso de uterotônicos na MATP, com intuito de se reduzir as taxas de HPP[8].

Vigilância do tônus uterino pós-parto

A vigilância do tônus uterino consiste na realização de massagem uterina gentil para se verificar recorrentemente o tônus uterino. O objetivo principal dessa estratégia é surpreender, de forma precoce, quadros de atonia uterina. Assim, seu benefício não se vincula à prevenção do sangramento pós-parto, propriamente dito, mas sim ao diagnóstico precoce da HPP, que permite intervenções oportunas. Essa estratégia tem sido proposta em vários protocolos como parte do cuidado de terceiro e quarto períodos no combate à redução da morbimortalidade por HPP[1,7,16], em adição às outras ações profiláticas.

OUTROS CUIDADOS NO TERCEIRO E QUARTO PERÍODO DO TRABALHO DE PARTO E PREVENÇÃO DA HPP
Ácido Tranexâmico profilático

O ácido tranexâmico é um agente antifibrinolítico que inibe a quebra do coágulo sanguíneo, inibindo os locais de ligação da lisina para plasminogênio. O seu uso no tratamento da hemorragia pós-parto já está bem definido, e toda paciente com HPP, de qualquer etiologia, deve receber 1 grama de ácido tranexâmico, logo após o início do sangramento[21]. Contudo, o seu uso como medicação profilática da HPP tem sido estudado nos últimos anos, com resultados variados e, às vezes, controversos. Em metanálise realizada em 2016, o ácido tranexâmico profilático administrado antes da incisão da cesárea demonstrava um efeito de redução de sangramento, especialmente em pacientes de alto risco para HPP[22]. Em 2018, um estudo publicado no *New England Journal of Medicine* não identificou benefício do seu uso rotineiro, em associação a ocitocina profilática, em pacientes que tiveram parto vaginal[23]. Em 2021, o estudo TRAAP-2 demonstrou redução de 16% de casos com sangramento > 1.000 ml nos grupos de pacientes que usaram ácido tranexâmico, mas, contraditoriamente, não houve redução estatisticamente significativa no que se refere à necessidade de uso de uterotônicos adicionais para tratamento da HPP, hemorragia clinicamente significativa, hemotransfusão no pós-parto, ou necessidade de embolização de vasos para controle do sangramento. Nesse mesmo estudo, os eventos tromboembólicos no grupo que recebeu ácido tranexâmico nos 3 primeiros meses do parto foram de 0,4% em comparação com 0,1% do grupo que não recebeu, apesar de não ter sido estatisticamente significativo[24]. Assim, o ácido tranexâmico é um candidato promissor na prevenção de HPP, sendo necessários mais estudos para consolidar esses resultados e definir, de forma mais clara, suas reais indicações na profilaxia da HPP.

Extração manual de placenta: quando se faz necessária a extração manual de placenta e não se percebe ponto de clivagem bem definido entre miométrio e placenta, deve-se considerar a presença de acretismo placentário e interromper o procedimento, pois o risco de hemorragia incontrolável está aumentado. Assim, não insistir na extração manual de placenta quando não se tem plano de clivagem pode ser considerada uma estratégia para se prevenir um sangramento uterino agudo e incontrolável[1].

Estímulo à amamentação: em tese, o estímulo da amamentação poderia determinar a liberação de ocitocina endógena e assim reduzir o sangramento pós-parto. Contudo, os estudos não demonstraram benefício no sentido de se prevenir HPP. Mas deve-se sempre que possível estimular a amamentação precoce[9].

Contato pele a pele na primeira hora de vida: é uma recomendação de política pública. Da mesma forma que a estimulação da amamentação, não reduz a taxa de HPP. Porém, essa medida melhora o vínculo-mãe e filho e deve ser estimulada[1,9,16].

CONSIDERAÇÕES FINAIS / CONCLUSÕES

O MATP é estratégia efetiva de prevenção da HPP e seu uso de rotina deve ser estimulado. O uso do uterotônico após o parto é o componente mais importante do MATP.

A ocitocina é o uterotônico de escolha na prevenção da HPP e, portanto, deve ser administrada de rotina após todos os partos. A posologia de 10 UI, intramuscular, é o esquema profilático mais citado e utilizado no mundo. A ocitocina endovenosa pode ser utilizada, mas exige cuidados especiais e doses de manutenção.

A tração controlada de cordão umbilical deve estar associada ao uso da ocitocina após o parto para fins de prevenção da HPP, e deve ser realizada apenas por profissionais treinados pelo risco de inversão uterina.

O clampeamento oportuno de cordão umbilical (> 1 minuto) está indicado em fetos hígidos e sem contraindicações, e deve ser realizado de rotina. Essa estratégia não aumenta o risco de HPP e traz benefícios para o neonato.

A vigilância do tônus uterino nas primeiras 2 horas pós-parto, através de massagem uterina gentil, é estratégia importante para se diagnosticar precocemente a HPP e permitir tratamento oportuno.

O uso profilático do ácido tranexâmico parece estratégia promissora, especialmente nos grupos de alto risco para HPP, sendo, contudo, necessários mais estudos para consolidar os resultados e a segurança da medicação, assim como melhor definir suas reais indicações na profilaxia da HPP.

Nos casos em que é necessária a extração manual de placenta e em que não se encontra plano de clivagem entre a placenta e o útero, deve-se pensar na possibilidade de acretismo placentário. Portanto, não insistir na remoção da placenta e investigar acretismo imediatamente

A estimulação da amamentação e o contato pele a pele na primeira hora de vida devem ser estimulados como estratégias de melhoria da assistência do binômio materno-fetal, contudo têm efeitos limitados na prevenção da HPP.

REFERÊNCIAS BIBLIOGRÁFICAS

1. Organização Pan-Americana da Saúde (OPAS). Recomendações assistenciais para prevenção, diagnóstico e tratamento da hemorragia obstétrica. Brasília: OPAS; 2018. 72p. available from: https://iris.paho.org/bitstream/handle/10665.2/34879/9788579671241-por.pdf?sequence=1&isAllowed=y.
2. American College of Obstetricians and Gynecologists (ACOG). Quantitative Blood Loss in Obstetric Hemorrhage: ACOG COMMITTEE OPINION, Number 794. Obstet Gynecol. 2019; 134(6):e150-6.
3. AbouZahr, C. Global burden of maternal death and disability. Brit Med Bul. 2003; 67 (1): 1–11. Available from: https://doi.org/10.1093/bmb/ldg015.
4. Osanan GC, Padilla H, Reis MI, Tavares AB. Strategy for zero maternal deaths by hemorrhage in Brazil: A multidisciplinary initiative to combat maternal morbimortality. Rev Bras Ginecol Obst. 2018; 40(3), 103-5.
5. Dahlke JD, Mendez-Figueroa H, Maggio L, Hauspurg AK, Sperling JD, Chauhan SP et al. Prevention and management of postpartum hemorrhage: a comparison of 4 national guidelines. Am J Obstet Gynecol. 2015; 213(1):76.e1-10.
6. O'Connell MP. Active management of the third stage of labor. A comprehensive Textbook of postpartum hemorrhage. In: Arulkumaran S; Karoshi M, Keith LG, Lalonde AB, B-Lynch C, editors. A Comprehensive Textbook of POSTPARTUM HEMORRHAGE: An Essential Clinical Reference for Effective Management 2nd ed. London: Sapiens Publishing Ltd.; 2012.Acesso: https://www.glowm.com/pdf/PPH_2nd_edn_Chap14.pdf.
7. Lalonde A, International Federation of Gynecology and Obstetrics, Prevention and treatment of postpartum hemorrhage in low-resource settings. Int J Gynecol Obstet. 2012; 117(2):108–18.
8. Armbruster D, Lalonde A, Engelbrecht S, Carbonne B. Active Management of the Third Stage of Labor: Current Evidence, Instructions for Use and Global Programmatic Activities. In: Arulkumaran S; Karoshi M, Keith LG, Lalonde AB, B-Lynch C, editors. A Comprehensive Textbook of POSTPARTUM HEMORRHAGE: An Essential Clinical Reference for Effective Management 2nd ed. London: Sapiens Publishing Ltda; 2012. Acesso: https://www.glowm.com/pdf/PPH_2nd_edn_Chap-15.pdf.
9. Osanan GC, Tavares ABT, Reis MI, de Múcio B. Hemorragia pós-parto. In: Fernandes CE, de Sá MFF, editors. Tratado de Obstetrícia FEBRASGO. Rio de Janeiro: Elsevier; 2019. p.944-62.
10. Mavrides E, Allard S, Chandraharan E, Collins P, Green L, Hunt BJ, Riris S, Thomson AJ on behalf of the Royal College of Obstetricians and Gynaecologists. Prevention and management of postpartum haemorrhage. BJOG. 2016; 124:e106–49.
11. Leduc D, Senikas V, Lalonde A. Active management of the third stage of labour: prevention and treatment of postpartum hemorrhage. J Obstet Gynaecol Can. 2009; (10): 980-93.
12. Balki M, Tsen L. Oxytocin Protocols for Cesarean Delivery. Int Anesthesiol Clin. 2014;52(2):48–66.
13. Soares E, Osanan G, Bastos C. Anestesia nas Síndromes Hemorrágicas da gestação. In:

Cangian LM, Carmona MJC, Torres MLA, Bastos CO, editors. Tratado de Anestesiologia SAESP. 8a ed. Rio de Janeiro: Atheneu; 2017. p. 2313–32.

14. World Health Organization. WHO recommendations Uterotonics for the prevention of postpartum haemorrhage: Web annex 7: Choice of uterotonic agents (No. WHO/RHR/18.34). World Health Organization; 2018. Available from: http://apps.who.int/iris/bitstream/handle/10665/277276/9789241550420-eng.pdf?ua=1&ua=1.

15. Gülmezoglu AM, Lumbiganon P, Landoulsi S, Widmer M, Abdel-Aleem H, Festin M, et al. Active management of the third stage of labour with and without controlled cord traction: a randomised, controlled, non-inferiority trial. The Lancet. 2012; 379 (9827): 1721-7.

16. Secretaria Estadual de Saúde. Manual Técnico. Diretrizes de Hemorragias Puerperais: Prevenção e tratamento. 2017; p.28. Available from:<https://saude.mg.gov.br/images/documentos/Diretrizes%20Zero%20Morte%20Materna%20.pdf>. Acesso em: 3 jun. 2021.

17. Prefeitura Municipal de Belo Horizonte. Comitê de Prevenção de Óbito Materno, Fetal e Infantil – Comissão Perinatal da Secretaria Municipal de Belo Horizonte: Protocolo de Hemorragia Puerperal. 2016; p.54. Available from:<https://prefeitura.pbh.gov.br/sites/default/files/estrutura-degoverno/saude/2018/documentos/publicacoes%20atencao%20saude/hemorragia-puerperal.pdf>.Acesso em: 3 jun. 2021.

18. McDonald SJ, Middleton P, Dowswell T, Morris PS. Effect of timing of umbilical cord clamping of term infants on maternal and neonatal outcomes. Cochrane Database of Syst Rev. 2013; 7: CD004074.

19. Fogarty M, Osborn DA, Askie L, Seidler AL, Hunter K, Lui K et al.. Delayed vs early umbilical cord clamping for preterm infants: a systematic review and meta-analysis. Am J Obstet Gynecol. 2018; 218(1): 1-18.

20. Duley LMM, Drife JO, Soe A, Weeks AD on behalf of the Royal College of Obstetricians and Gynaecologists (RCOG). Clamping of the Umbilical Cord and Placental Transfusion. Scientific Impact Paper No. 14.Available from: www.rcog.org.uk/globalassets/documents/guidelines/scientificimpact-papers/sip-14.pdf.

21. Shakur H, Roberts I, Fawole B, Chaudhri R, El-Sheikh M, Akintan A et al. Effect of early tranexamic acid administration on mortality, hysterectomy, and other morbidities in women with post-partum haemorrhage (WOMAN): an international, randomised, double-blind, placebo-controlled trial. The Lancet. 2017; 389(10084), 2105-16.

22. Simonazzi G, Bisulli M, Saccone G, Moro E, Marshall A, Berghella V. Tranexamic acid for preventing postpartum blood loss after cesarean delivery: a systematic review and meta-analysis of randomized controlled trials. Acta Obstet Gynecol Scand. 201; 95:28–37.

23. Sentilhes L et al. Tranexamic Acid for the Prevention of Blood Loss after Vaginal Delivery. N Engl J Med. 2018; 379:731-742.

24. Sentilhes L et al. Tranexamic Acid for the Prevention of Blood Loss after Cesarean Delivery.N Engl J Med. 2021; 384:1623-34

Seção 6
RASTREAMENTO E MANEJO DAS INFECÇÕES NA GESTANTE

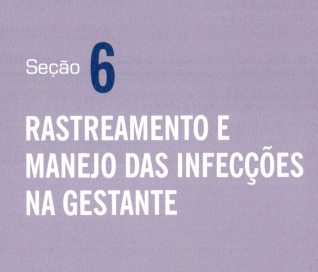

25	Hepatite B e C 267
26	Infecção do trato urinário na gravidez 281
27	Rastreio sorológico básico no pré-natal.... 293
28	Sífilis 303
29	Vulvovaginites 315

RASTREAMENTO E MANEJO DAS INFECÇÕES NA GESTANTE

▶ Helaine Maria Besteti Pires Mayer Milanez*

O rastreamento das infecções na gestação se tornou uma das mais importantes e efetivas ações de saúde pública na atenção pré-natal. A adequada atuação do obstetra no rastreamento, diagnóstico e tratamento dos diferentes agentes infecciosos envolvidos e que podem causar dano ao ambiente fetal é uma das melhores estratégias de redução de danos na atenção à saúde materna e perinatal.

Algumas infecções com transmissão vertical já são rastreadas há muito tempo, como a sífilis e o HIV. Outras foram sendo incorporadas ao longo das últimas décadas e hoje temos uma grande gama de exames capazes de detectar essas infecções de maneira adequada, proporcionando a instalação de medidas que reduzirão ou eliminarão as sequelas fetais e maternas. Para algumas dessas patologias, estratégias eficientes de prevenção também foram recomendadas durante a gestação, como as que envolvem as vacinas para hepatite B, influenza, H1N1 e coqueluche, entre outras. A custo-efetividade do rastreamento de determinada infecção dependerá de vários fatores, como a prevalência do problema na região na qual a gestante se encontra, se as medidas de diagnóstico e desempenho das provas laboratoriais são adequadas e se existem medidas de tratamento que impactem de maneira significativa nos resultados fetais e neonatais, além da existência de estratégias de prevenção, como o uso de vacinas e imunoglobulinas específicas.

Discutir rastreamento de infecções no pré-natal é muito pertinente para que coloquemos em pauta a prevenção de doenças graves fetais e neonatais que inclusive impactam na redução da mortalidade fetal e neonatal e na presença de sequelas futuras nessas crianças. A boa qualidade do pré-natal implica que se realizem exames com bom desempenho laboratorial de diagnóstico, de preferência de baixo custo e alta disponibilidade, e que medidas corretas sejam instaladas na condução das diferentes doenças com impacto na saúde materno-fetal e consequente redução de morbidade e mortalidade do binômio.

---

* Professora Assistente Doutora da Disciplina de Obstetrícia do DTG/FCM/UNICAMP; Diretora da Divisão de Obstetrícia do Hospital da Mulher/CAISM/UNICAMP; Membro do Comitê de Transmissão Vertical do Ministério da Saúde.

capítulo 25

Hepatite B e C

▶ Patricia Pereira Dos Santos Melli*
▶ Silvana Maria Quintana**
▶ Geraldo Duarte***

INTRODUÇÃO

Hepatite B

A hepatite B é uma infecção aguda causada por um DNA vírus de cadeia dupla pertencente à família hepadnaviridae, que possui dez genótipos diferentes (A-J). No Brasil, há predomínio do genótipo A, seguido por D e F[1]. Essa infecção pode ser resolvida espontaneamente pelo hospedeiro ou evoluir para cronicidade, com significativa taxa de morbidade e mortalidade para o portador crônico. Apesar da distribuição geográfica heterogênea, a infecção crônica pelo vírus B (HBV) atinge 5% da população mundial, sendo que nas regiões de maior endemicidade da infecção, até 10% das mulheres em idade fértil podem estar contaminadas[2].

A prevalência da infecção crônica pelo HBV na gestação é 0,2% a 6% nos EUA, 1,6% na América Latina, 8% a 12% na África Subsaariana e chega a 18% na China. No Brasil, cerca de 600.000 pessoas são portadoras de hepatite

---

* Doutora pela FMRP-USP e Médica Assistente do Departamento de Ginecologia e Obstetrícia do Hospital das Clínicas da Faculdade de Medicina de Ribeirão Preto da Universidade de São Paulo. Diretora Técnica pela Obstetrícia do HC-Criança do HCFMRP-USP. Membro da Comissão Nacional de Especialistas – Doenças Infectocontagiosas da FEBRASGO.
** Coordenadora Científica de Obstetrícia da SOGESP; Professora Associada do Departamento de Ginecologia e Obstetrícia da FMRP-USP; Membro da CNE de Trato Genital Inferior da FEBRASGO; Associate Professor of Gynecology and Obstetrics - Ribeirão Preto Medical School, University of São Paulo.
*** Professor Titular do Departamento de Ginecologia e Obstetrícia da Faculdade de Medicina da FMRP-USP; Chefe da Divisão de Obstetrícia do Hospital das Clínicas da FMRP-USP; Presidente da CNE de Doenças Infectocontagiosas da FEBRASGO e Membro Titular do Conselho de Ética e Conduta da SOGESP.

B crônica e apenas 12 mil estão em tratamento[1]. Após a infecção aguda, a taxa de cronificação é inversamente proporcional à idade no momento da exposição. Crianças maiores do que 6 anos e adultos tornam-se portadores crônicos do HBV em 5% a 10% dos casos, entretanto crianças de um a seis anos cronificam em 30% a 50% e as menores que um ano em até 90% dos casos[3].

O HBV apresenta elevada transmissibilidade por via sexual, sanguínea ou vertical e estima-se que aproximadamente um terço da atual população mundial já esteve exposta a esse vírus e que 240 milhões de pessoas estejam infectadas cronicamente[2]. Por este motivo, as mulheres portadoras crônicas do HBV em idade reprodutiva permanecem como uma importante fonte de transmissão viral[4].

Hepatite C

O vírus da hepatite C (HCV) é um vírus RNA da família Flaviridae, com genoma em fita simples, descoberto em 1989 e caracterizado por uma grande heterogeneidade genética (seis genótipos e vários subtipos). Esse comportamento do HCV, com constantes mutações do RNA viral, dificulta o desenvolvimento de uma vacina[17].

O vírus C pode causar hepatite aguda e crônica. O processo agudo é autolimitado, raramente causa insuficiência hepática, mas evoluiu para infecção crônica em até 85% dos pacientes. Define-se infecção crônica quando a infecção é persistente por um período de pelo menos seis meses e frequentemente segue um curso progressivo ao longo de muitos anos, podendo resultar em cirrose, hepatocarcinoma e a necessidade de transplante hepático[12].

A infecção HCV ocorre pela via parenteral, pela transfusão de hemoderivados, por via sexual e por TV, principal via de transmissão em crianças infectadas pelo HCV[14].

A taxa de infecção materna por HCV aumentou de 1,8 casos por 1.000 nascidos vivos para 4,7 casos por 1.000 nascidos vivos nos EUA entre 2009 e 2017[18]. No Brasil, em 2019, o MS informou 9,7 casos por 100.000 habitantes na população feminina[12].

O tempo de incubação do HCV varia de 1 a 13 meses e logo após a contaminação, o melhor marcador disponível é a detecção do RNA viral, uma vez que os Ac surgem somente 4 a 20 semanas após o contágio. A maioria dos jovens com hepatite C crônica podem permanecer assintomáticos por mais de 20 anos antes do aparecimento da doença hepática[17].

É recomendada a testagem HCV em todas as gestantes na primeira consulta de pré-natal e nas mulheres em planejamento reprodutivo[12]. Em 2020, o Ministério da Saúde incorporou a triagem universal da infecção pelo HCV durante a gravidez (publicada no *Diário Oficial da União*: PORTARIA SCTIE-MS Nº 32, DE 19 DE AGOSTO DE 2020). A resistência à triagem universal do HCV no pré-natal deve-se à ausência de profilaxia farmacológica ou imune para reduzir sua TV[7]. No entanto, conhecer o diagnóstico da paciente portadora crônica do HCV permite medidas assistenciais que reduzem o risco da TV, como impedir amniocentese, ou propedêuticas fetais invasivas, evitar episiotomia, parto instrumentalizado e longos períodos de corioamniorrexe, além de realizar clampeamento rápido do cordão umbilical na assistência ao parto. O rastreio universal identifica portadoras do HCV, proporcionando oportunidade de tratamento para a mãe e eventualmente para o RN[14].

A TV do HCV ocorre entre 3,8% e 7,8% das gestantes com infecção crônica, sendo a transmissão durante a gestação de rara ocorrência; o maior risco de TV é no momento do parto, mostrando associação positiva com a carga viral (considera-se alta carga viral valores maiores que um milhão de cópias/ml), variando também de acordo com a idade gestacional em que ocorreu a infecção aguda e a presença de comorbidades ou outras infecções concomitantes, como a coinfecção HIV. A coinfecção HCV/HIV eleva o risco de TV em torno de quatro vezes. Quando se compara com a infecção pelo vírus B, a TV pelo vírus C é menos frequente, ocorrendo entre 3% e 10% no nosso país, conforme a região estudada[12]. Tem-se observado alguns desfechos perinatais adversos para fetos de mães portadoras crônicas do HCV, como restrição de crescimento fetal intrauterino e prematuridade com maior necessidade de internação em unidades de terapia intensiva (UTI) neonatal[14].

DIAGNÓSTICO

Hepatite B

Os vários marcadores sorológicos de infecção por HBV identificam as várias fases da hepatite B aguda e crônica (Figuras 1 e 2). O HBsAg (antígeno de superfície da hepatite B) é a marca registrada da infecção pelo HBV. Já o anti-HBcIgM (anticorpo central ou do core da hepatite B) é observado durante a infecção aguda. A presença do Anti-HBc (anticorpo total contra o antígeno central do HBV) indica a presença de IgM e/ou IgG contra o antígeno do core viral. Um anti-HBc total positivo com anti-HBcIgM negativo indica infecção adquirida e resolvida.

O HBeAg (antígeno do envelope da hepatite B) é uma proteína associada a replicação, a alta carga viral (HBVDNA) e a alta infectividade. A presença do anticorpo para HBeAg geralmente indica diminuição da HBVDNA, pois o vírus não está mais se replicando. O anti-HBs é um anticorpo neutralizante e indica imunidade adquirida para essa infecção através de doença resolvida ou pós-vacinação (Tabela 1).

A infecção crônica pelo HBV é diagnosticada pela presença do antígeno (Ag) de superfície do vírus (HBsAg), no soro, por

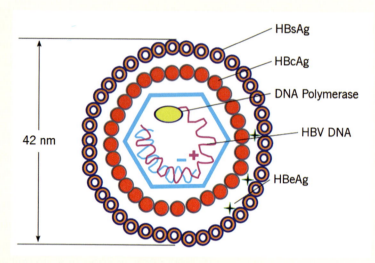

Figura 1 – Estrutura da partícula viral do HBV[7]
- HBsAg, o antígeno de superfície do HBV
- HBcAg, o antígeno central ou do core do HBV presente na superfície do nucleocapsídeo
- HBVDNA dentro do nucleocapsídeo
- O HBeAg, antígeno do envelope do HBV, está localizado entre a superfície e o núcleo do HBV

Antigen-antibody		Nucleic acid
Antigen	**Antibody**	
HBsAg (**H**epatitis **B** **s**urface **A**nti**g**en)	Anti-HBs (HB surface antibody)	HBV DNA (qualitative or quantitative)
HBcAg (**H**epatitis **B** **c**ore **A**ntigen) Does not appears in blood	IgM anti-HBc (HB core antibody IgM) Total anti-HBc (IgM plus IgG)	
HBeAg (**H**epatitis **B** **e** **A**ntigen)	Anti-HBe (Hepatitis B e antibody)	

Figura 2 – Tipos de marcadores sorológicos
Fonte: WHO, 2020[7]
- HBsAg: antígeno de superfície; Anti-HBs: anticorpo de superfície do HBV
- HBcAg: antígeno central (ou do core); IgM anti-HBc: anticorpo central IgM, Anti-HBc total: IgM e IgG
- HBeAg: antígeno de replicação; Anti-HBe: anticorpo de replicação do HBV

Tabela 1 – Marcadores sorológicos do vírus B	
Marcador Sorológico	Interpretação Clínica
HBsAg (Antígeno de superfície do HBV)	- Marca de infecção - Positivo na fase inicial da infecção aguda e persiste na fase crônica - A quantificação de HBsAg é um potencial marcador alternativo de viremia. Pode ser usado para monitorar a resposta ao tratamento antiviral
Anti-HBcIgM (Anticorpo do núcleo/core)	- Subclasse IgM de anti-HBc e observada durante a infecção aguda: diferencia entre infecção HBV aguda e crônica
Anti-HBc (total)	- Desenvolve-se cerca de 3 meses após a infecção (marcador populacional da infecção) - Anti-HBc total (IgM+IgA+IgG) indica infecção resolvida
HBeAg (Antígeno e do HBV)	- Proteína viral geralmente associada a alta carga viral e alta infectividade, pois indica replicação do HBV
Anti-HBe (Anticorpo e do HBV)	- Anticorpo para HBeAg geralmente indica diminuição do HBVDNA presente nas fases de controle imunológico e indica que o HBV parou de se replicar
Anti-HBs (Anticorpo de superfície do HBV)	- Anticorpo neutralizante que confere proteção contra infecção - Recuperação de infecção aguda - Imunidade de vacinação

Fonte: Modificado e adaptado de WHO, 2020[7].

mais de 6 meses. O antígeno "e", HBeAg, é um marcador de infectividade ativa do HBV, pois indica replicação viral[5]. Os níveis de DNA do HBV também devem ser medidos sempre que for identificado um portador crônico, pois a positividade ao HBeAg e a carga viral (CV) com níveis superiores a 106 ou 107 cópias/ml parecem estar relacionados a maiores taxas de transmissão vertical (TV) e infecção neonatal pelo HBV[6] (B).

O padrão sorológico da infecção aguda pelo HBV está representado na Figura 3[7].

Após a infecção, primeiro o HBsAg aparece e se eleva em 2 a 10 semanas. Em seguida, após 2 semanas, o anti-HBcIgM e o anti-HBc total aumentam. O anti-HBcIgM é um marcador específico para infecção aguda da hepatite B; ele diminui e desaparece após 32 semanas. O anti-HBc total, principalmente o anti-HBc IgG, continua positivo para o resto da vida, sendo considerado um marcador populacional de pós-infecção e um marcador de contato com o HBV. O HBsAg reduzirá e desaparecerá em 6 meses, na situação de

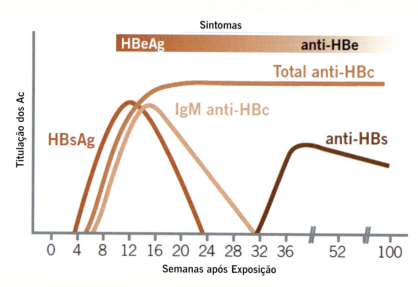

Figura 3 – Padrão sorológico da infecção aguda por HBV
Fonte: WHO, 2020[7].

infecção aguda que evoluir para cura. Em seguida, surgirá o anticorpo neutralizante, o anti-HBs: nessa fase, o indivíduo é considerado curado e a infecção aguda resolvida.

Na Figura 4, a caixa vermelha mostra infecção natural passada, resolvida e imunidade alcançada, com anti-HBC e anti-HBs totais positivos.

O padrão sorológico da infecção CRÔNICA está apresentado na caixa vermelha representada na Figura 5, onde a cronicidade está sendo estabelecida e o paciente passa a ser portador crônico do HBV, com HBsAg em níveis elevados, sem a diminuição observada no padrão da infecção resolvida demonstrada na Figura 4.

Pode-se classificar o portador crônico do HBV em três situações clínicas[7]:

1. Portador crônico Imunotolerante: é o indivíduo HBsAg positivo com níveis normais de aspartato transaminase (AST) e alanina transaminase (ALT), mas com quantificação de carga viral do HBV (HBVDNA) muito elevada (> 200.000 UI/ml). São frequentemente crianças, adolescentes ou jovens adultos.

2. Portador crônico Inativo: são pacientes HBsAg-positivos, HBeAg-negativos, anti-HBeAg positivos, com níveis indetectáveis ou baixos do HBVDNA (< 1.000 UI/ml) e enzimas hepáticas normais.

3. Portador crônico Ativo: têm níveis elevados de AST e ALT por mais de seis meses, podem ser positivos para HBeAg e ter níveis de HBVDNA acima de 20.000 UI/ml

A prevenção da transmissão de mãe para filho é uma estratégia importante para reduzir

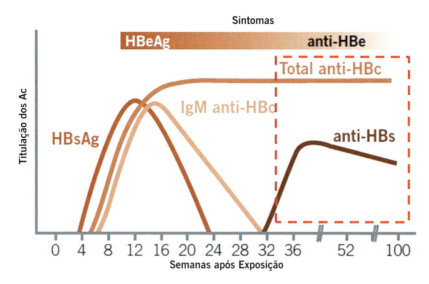

Figura 4 – Padrão sorológico da imunidade adquirida para o HBV
Fonte: WHO, 2020[7].

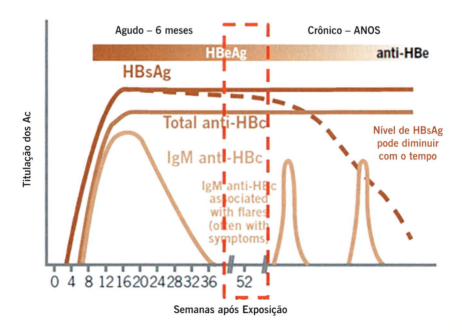

Figura 5 – Padrão sorológico da infecção CRÔNICA pelo HBV
Fonte: WHO, 2020[7].

o peso da infecção crônica pelo HBV, uma vez que a TV é responsável por aproximadamente metade das infecções crônicas em todo o mundo. Os CDC, o Colégio Americano de Obstetrícia e Ginecologia (ACOG), a U.S. Preventive Services Task Force, o RCOG, o UK National Screening Committee e a SCOG recomendam que todas as mulheres grávidas sejam rastreadas quanto à presença de HBsAg logo no diagnóstico da gravidez (A), ao iniciarem o pré-natal[2,8,9,10]. Mães sem evidência de infecção ou exposição prévia ao HBV, negativas para anti-HBsAg e para o anti-HBcAg, devem ser vacinadas[11].

A interpretação dos marcadores sorológicos do HVB está apresentada na Tabela 2.

Hepatite C

Os métodos diagnósticos da infecção compreendem duas categorias: os exames sorológicos que detectam a presença de anticorpos (Ac) contra o HCV e os testes moleculares de detecção do RNA viral. Os testes de ELISA têm especificidade e sensibilidade que atingem 99%, mas a confirmação do quadro de doença crônica exige a realização do RNA-HCV qualitativo (B). O anti-HCV permanecerá positivo por toda a vida após o estágio agudo da infecção[5]. Isso significa que tanto a infecção resolvida quanto a infecção persistente são anti-HCV positivas: apenas os pacientes com infecção crônica permanecem positivos para o RNA do HCV (Figura 7)[7].

O diagnóstico de infecção em neonatos é dificultado pela presença de Anticorpos (Ac) maternos anti-HCV encontrados durante os primeiros 15 a 18 meses de vida do RN. Se esses Ac forem reagentes após 18 meses, estarão sendo produzidos pela própria criança, indicando que ocorreu a TV. Antes disso, o diagnóstico de infecção do RN só será realizado se houver positividade do RNA-HCV[7,15]. Os principais desfechos para o RN serão: 20% a 40% irão negativar o vírus, 50% desenvolverão infecção crônica assintomática e 30% dos RN terão infecção crônica ativa com CV detectável, ALT alterada e com alto risco de fibrose, cirrose e hepatocarcinoma com necessidade de transplante na adolescência.

Tabela 2 – Interpretação clínica dos marcadores sorológicos da hepatite B

HBsAg	Anti-HBc total	Anti-HBcIgM	Anti-Hbs	Significado Clínico
N	N	N	N	Susceptível
N	P	N	P	Infecção pregressa e resolvida
N	N	N	P	Imunidade adquirida após vacinação
P	P	P	N	Infecção Aguda em curso
P	P	N	N	Infecção Crônica

Fonte: Adaptado e modificado de WHO, 2020[7].
N = negativo; P = positivo

Após a testagem do RN da mãe portadora crônica, há três cenários possíveis:

1. anti-HCV negativo e RNA-HCV negativo: descartada TV;

2. anti-HCV reagente e RNA-HCV detectável: TV confirmada, RN infectado;

3. anti-HCV reagente e RNA-HCV negativo (após os 18 meses de vida da criança): significa contato passado com provável cura/resolução da hepatite C.

TRATAMENTO
Hepatite B

Quando a infecção aguda pelo HBV ocorre no primeiro trimestre da gestação, o risco de TV é menor que 10%, porém quando ocorre no segundo ou terceiro trimestre da gestação, o risco de transmissão torna-se maior que 60%. Entretanto, o maior risco de TV é na hora do parto, entre 85% e 95%[10]. Todas as gestantes portadoras crônicas do HBV, identificadas com HBsAg reagente, deverão ser encaminhadas ao pré-natal de alto risco para que a abordagem terapêutica tenha a orientação do especialista. Também deverão complementar sua avaliação com a solicitação de HBeAg, ALT e HBVDNA. A definição desses resultados indica ou não uso de tratamento durante a gestação[12]. A decisão de iniciar terapia antiviral para a portadora crônica do HBV deve levar em conta o risco de progressão da doença hepática e/ou o risco de TV[13].

A conduta universalmente adotada e aceita para prevenir a TV do HBV é a administração de vacina e imunoglobulina (HBIG) específicas no recém-nascido (RN) logo após o nascimento

O melhor resultado do tratamento da forma crônica da hepatite B seria a negativação do HBsAg e soroconversão para o anti-HBs. Como esse objetivo dificilmente será alcançado, o aparecimento do anti-HBe e a redução da carga viral com normalização das enzimas hepáticas passam a ser desfechos satisfatórios[14].

Para a profilaxia da TV do HBV, está indicado o uso de antivirais inibidores nucleosídicos da transcriptase reversa (lamivudina, tenofovir e telbivudina) nas pacientes com HBeAg positivo e com carga viral maior que 200.000 UI/ml (ou 10⁶ cópias/ml)[15] como descrito na Figura 6[14]. No Brasil, a opção é o fumarato de tenofovir desoproxila (300 mg, via oral, dose única diária), iniciado a partir da 28ª semana de gravidez, prolongando-se até 30 dias no puerpério para evitar eventual aumento da carga viral[14].

O parto vaginal é liberado para mulheres portadoras do HBV, evitando-se episiotomia e partos instrumentalizados (fórceps ou vácuo), além do clampeamento rápido do cordão umbilical. A amamentação natural também está liberada. O recém-nascido deverá ser acompanhado até que a infecção pelo HBV seja confirmada ou descartada, entre 30 e 60 dias após a última dose da vacina anti--HBV[14,15].

Hepatite C

O tratamento para a infecção pelo HCV tem bom índice de sucesso se for realizado o mais precocemente possível. Infelizmente, esse tratamento, até a presente data, não poderá ser realizado durante a gestação, e se houver gravidez não planejada durante o tratamento, este deverá ser interrompido e postergado. A fibrose hepática é o resultado de lesão hepática contínua pelo HCV e seu processo de cicatrização com fibrose do órgão. A lesão hepática progride como um contínuo para fibrose leve, moderada, grave

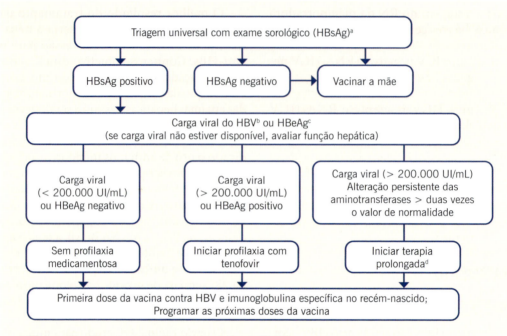

Figura 6 – Uso de antirretrovirais na hepatite B
Fonte: Modificado e adaptado de WHO, 2020[14,15].

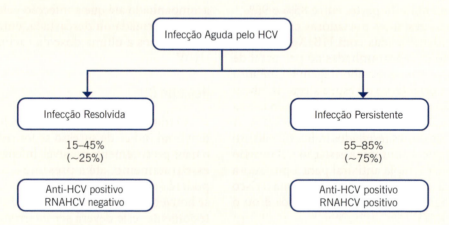

Figura 7 – História natural da infecção pelo HCV

e cirrose franca. O determinante-chave mais importante na história natural do HCV é a presença ou ausência de cirrose, pois esse fato determina a droga de escolha, duração do tratamento, risco de recidiva e necessidade de acompanhamento regular após erradicação bem-sucedida do vírus[18].

Com relação ao desfecho obstétrico, tanto o parto vaginal quanto a amamentação natural estão liberadas para mulheres portadoras do HCV, desde que não haja concomitância com a infecção pelo HIV[14].

CONSIDERAÇÕES FINAIS / CONCLUSÕES

Hepatite B

Concluindo, as recomendações sobre a hepatite B, segundo CDC[16], ACOG[11], RCOG[10], o Ministério da Saúde do Brasil (MSB)[12], são:

1. Todas as gestantes devem ser submetidas ao rastreio da infecção pelo HBV no início da gravidez através da dosagem do antígeno de superfície: HBsAg (A).

2. Se o HBsAg for negativo, essa gestante deverá ser vacinada contra o HBV (A).

3. Se o HBsAg for desconhecido na admissão para o parto, ele deve ser dosado imediatamente para orientar o manejo neonatal (A).

4. Gestantes HBsAg-positivas devem receber aconselhamento sobre a vacinação e prevenção da transmissão do HBV para parceiros sexuais e filhos anteriores (A).

5. Gestantes HBsAg-positivas devem ter dosado o HBeAg, anti-HBeAg e quantificado o valor do HBVDNA para estratificação do risco perinatal (A).

6. Considerar o tratamento antiviral a partir de 28 semanas da gestação se HBVDNA ≥ 106 cópias/ml (B). O infectologista ou hepatologista deve participar dessa decisão. Essa medida diminui o risco de TV intrauterina e neonatal do HBV (B).

7. Realizar a imunoprofilaxia com vacina e HBIG nas primeiras 12 horas de vida para todos os RN filhos de mães portadoras crônicas do HBV (A). Estimular a imunização completa, 2ª e 3ª doses, e confirmar proteção do RN (anti-HBsAg) (A).

8. A cesárea não é recomendada com o único propósito de reduzir o risco de transmissão perinatal do HBV (C) e a amamentação pode ser liberada (A).

Hepatite C

1. A infecção por HCV pode ser aguda ou persistente e a infecção aguda, geralmente, passa despercebida.

2. Entre os portadores da infecção crônica, aproximadamente 20% desenvolverão cirrose hepática ao longo de 20–40 anos.

3. Entre aqueles com cirrose pelo HCV persistente, aproximadamente 3% desenvolverão hepatocarcinoma todos os anos.

4. A infecção coexistente por HIV acelera o desenvolvimento de cirrose e o risco de TV se eleva em quatro vezes.

5. O tratamento anti-HCV bem-sucedido reduz o risco de progressão para cirrose, hepatocarcinoma e morte relacionada ao fígado; até o momento, não existe evidência de segurança do uso dos novos antivirais durante a gestação.

Hepatite C

1. O rastreio do HCV deve ser realizado universalmente em todas as gestantes e, quando negativo, repetido no terceiro trimestre.

2. Gestantes apresentando anti-HCV positivo devem realizar o RNA-HCV qualitativo para confirmação diagnóstica (B). Só há risco de TV a partir de mães que tenham RNA/HCV+.

3. Os RN das mães portadoras crônicas do HCV também devem ser rastreados para essa infecção (B).

REFERÊNCIAS BIBLIOGRÁFICAS

1. Santos AP de T, Levi JE, Lemos MF, Calux SJ, Oba IT, Moreira RC. SciELO - Brasil - Identification of hepatitis B virus genotypes in the state of São Paulo Identification of hepatitis B virus genotypes in the state of São Paulo. Rev Assoc Med Bras. outubro de 2014;60:424-7.

2. Brasil. Ministério da Saúde.Protocolo clínico e diretrizes terapêuticas para prevenção da transmissão vertical de HIV, sífilis e hepatites virais; 2015. - Pesquisa Google [Internet]. [citado 17 de junho de 2021]. Disponível em: https://www.google.com/search?q=Brasil.+Minist%C3%A9rio+da+Sa%C3%BAde.Protocolo+cl%C3%ADnico+e+diretrizes+terap%C3%AAuticas+para+preven%C3%A7%C3%A3o+da+transmiss%C3%A3o+vertical+de+HIV%2C+s%C3%ADfilis+e+hepatites+virais%3B+2015.

3. World Health Organization - WHO. Guidelines for the Prevention Care and Treatment of Persons with Chronic Hepatitis B Infection: Mar-15. World Health Organization; 2015. 166 p.

4. Bzowej NH. Optimal Management of the Hepatitis B Patient Who Desires Pregnancy or Is Pregnant. Curr Hepat Rep. 2012;11(2):82–9.

5. Dunkelberg JC, Berkley EMF, Thiel KW, Leslie KK. Hepatitis B and C in pregnancy: a review and recommendations for care. J Perinatol, 2014; 34(12):882-91.

6. Zou H, Chen Y, Duan Z, Zhang H, Pan C. Virologic factors associated with failure to passive-active immunoprophylaxis in infants born to HBsAg-positive mothers. J Viral Hepat, 2012; 19(2):e18-25.

7. Training Modules on Hepatitis B and C Screening, Diagnosis and Treatment [Internet]. [citado 17 de junho de 2021]. Disponível em: https://www.who.int/publications-detail-redirect/9789290227472.

8. CDC Guidance for Evaluating Health-Care Personnel for Hepatitis B Virus Protection and for Administering Postexposure Management [Internet]. [citado 18 de junho de 2021]. Disponível em: https://www.cdc.gov/mmwr/preview/mmwrhtml/rr6210a1.htm?s_cid=rr6210a1_w.

9. E C, K M, J van S. No. 342-Hepatitis B and Pregnancy. J Obstet Gynaecol Can, 2017;39(3):181-90.

10. National Collaborating Centre for Women's and Children's Health (UK). Antenatal Care: Routine Care for the Healthy Pregnant Woman [Internet]. London: RCOG Press; 2008 [citado 18 de junho de 2021]. (National Institute for Health and Clinical Excellence:

Guidance). Disponível em: http://www.ncbi.nlm.nih.gov/books/NBK51886/.

11. ACOG educational bulletin. Viral hepatitis in pregnancy. Number 248, July 1998 (replaces No. 174, November 1992). American College of Obstetricians and Gynecologists. Int J Gynaecol Obstet. novembro de 1998;63(2):195-202.

12. Ministério da Saúde Secretaria de Ciência, Tecnologia, Inovação e Insumos Estratégicos em Saúde Departamento de Gestão e Incorporação de Tecnologias e Inovação em Saúde Coordenação-Geral de Gestão de Tecnologias em Saúde Coordenação de Gestão de Protocolos Clínicos e Diretrizes Terapêuticas Protocolo Clínico e Diretrizes Terapêuticas para prevenção da transmissão vertical do HIV, Sífilis e Hepatites Virais. PCDT_TV_HIV_CP_42_2020.pdf [Internet]. agosto de 2020; Disponível em: http://conitec.gov.br/images/Consultas/Relatorios/2020/PCDT_PTV_HIV_CP_42_2020.pdf.

13. Ayoub WS, Cohen E. Hepatitis B Management in the Pregnant Patient: An Update. J Clin Transl Hepatol, 2016; 4(3):241-7.

14. Duarte G, Pezzuto P, Barros TD, Mosimann Junior G, Martínez-Espinosa FE. Protocolo Brasileiro para Infecções Sexualmente Transmissíveis 2020: hepatites virais. Epidemiol Serv Saúde. 15 de março de 2021;30:e2020834.

15. World Health Organization, Global Hepatitis Programme. WHO. Prevention of mother-to-child transmission of hepatitis B virus: guidelines on antiviral prophylaxis in pregnancy [Internet]. Geneva: World Health Organization; 2020 [cited 2020 Oct 15]. Available from: https://apps.who.int/iris/bitstream/handle/10665/333391/9789240002708- eng.pdf? [Internet].

16. Assessing Completeness of Perinatal Hepatitis B Virus Infection Reporting Through Comparison of Immunization Program and Surveillance Data --- United States [Internet]. [citado 20 de junho de 2021]. Disponível em: https://www.cdc.gov/mmwr/preview/mmwrhtml/mm6013a4.htm.

17. Zanchin M. Prevalência da coinfecção com HIV entre gestantes com hepatite C no estado do Mato Grosso do Sul no período de novembro de 2002 a dezembro de 2007. 2009 [citado 20 de junho de 2021]; Disponível em: https://repositorio.unb.br/handle/10482/5089.

18. Rossi RM, Wolfe C, Brokamp R, McAllister JM, Wexelblatt S, Warshak CR, et al. Reported Prevalence of Maternal Hepatitis C Virus Infection in the United States. Obstetrics & Gynecology, 2020;135(2):387-95.

capítulo 26

Infecção do trato urinário na gravidez

▶ Geraldo Duarte*
▶ Silvana Maria Quintana**
▶ Alessandra Cristina Marcolin***

INTRODUÇÃO

Preocupação adicional para os profissionais responsáveis pela atenção pré-natal, a infecção do trato urinário (ITU) representa uma das doenças infecciosas bacterianas mais comuns durante a gravidez. Algumas configurações biológicas, status social, condições geográficas e outros fatores de risco contribuem para que a frequência de ITU seja extremamente variável entre gestantes[1]. Segundo informações da literatura, a frequência da forma assintomática da ITU varia de 2% a 10%[2], enquanto as formas sintomáticas variam de 2,3% a 8%[3].

Vários fatores tornam a ITU uma relevante complicação do período gestacional, agravando tanto o prognóstico materno quanto perinatal[4]. Considerando as complicações maternas diretas, a septicemia, choque cardiovascular, síndrome inflamatória aguda sistêmica e óbito estão entre as mais temidas[5]. A associação de ITU com a ocorrência de pré-eclâmpsia também já foi registrada, evocando-se a dualidade do processo inflamatório

---
* Professor Titular do Departamento de Ginecologia e Obstetrícia da Faculdade de Medicina da FMRP-USP; Chefe da Divisão de Obstetrícia do Hospital das Clínicas da FMRP-USP; Presidente da CNE de Doenças Infectocontagiosas da FEBRASGO e Membro Titular do Conselho de Ética e Conduta da SOGESP.
** Coordenadora Científica de Obstetrícia da SOGESP; Professora Associada do Departamento de Ginecologia e Obstetrícia da FMRP-USP; Membro da CNE de Trato Genital Inferior da FEBRASGO; Associate Professor of Gynecology and Obstetrics - Ribeirão Preto Medical School, University of São Paulo.
*** Docente Associada do Departamento de Ginecologia e Obstetrícia da FMRP-USP; Coordenadora do Setor de Medicina Fetal do Hospital das Clínicas da FMRP-USP; Doutorado no Kings College Hospital em Medicina Fetal – Londres – Inglaterra; Membro da CNE de Aborto, Parto e Puerpério da FEBRASGO.

presente nas duas doenças[6]. Dentre as complicações perinatais destacam-se o trabalho de parto e parto pré-termo, ruptura prematura de membranas amnióticas, restrição de crescimento fetal, recém-nascidos de baixo peso e óbito perinatal[7].

Além da incidência aumentada de infecções sintomáticas entre gestantes, justamente neste período, o arsenal terapêutico e profilático antimicrobiano é restrito, considerando-se a toxicidade embrionária, fetal e placentária de alguns fármacos antimicrobianos. Por todos os motivos aqui assinalados, o conjunto do diagnóstico precoce, seguido de terapêutica adequada e imediata, é imprescindível durante a assistência pré-natal, evitando comprometer o prognóstico materno e gestacional[8].

DIAGNÓSTICO

Como ITU entende-se a presença e replicação de bactérias no trato urinário, provocando danos aos tecidos do sistema urinário. No entanto, durante a gravidez, o entendimento desta definição deve ser ampliado, considerando-se também os riscos potenciais de complicações decorrentes da bacteriúria assintomática (BA)[9]. Com base nesta premissa, para o diagnóstico da ITU em gestantes é necessário inicialmente classificá-la como assintomática ou sintomática e entre as infecções sintomáticas, o diagnóstico topográfico. A importância do diagnóstico topográfico da ITU deve ser ressaltada, visto que, pedagogicamente, os sintomas e sinais são característicos de cada forma clínica, mas na prática estas manifestações podem confundir o prenatalista[10].

Do ponto de vista assistencial, a classificação da ITU em gestantes é importante, pois informará sobre a gravidade potencial do caso e indicará a urgência para o diagnóstico e tratamento precoces. Seguindo estes princípios, teríamos quatro tipos de ITU:

1. Bacteriúria assintomática;
2. Uretrite;
3. Cistite;
4. Pielonefrite.

Diagnóstico clínico da ITU

Para o diagnóstico clínico das ITU durante a gravidez é necessário o cuidado com o fato de que alguns sintomas da infecção são difíceis de caracterizar, visto que durante a gravidez, alguns deles podem estar presentes, a exemplo da polaciúria[11]. Por sua vez, a BA não apresenta nenhuma manifestação clínica. No entanto, a anamnese permite identificar gestantes com maior risco para ITU. Dentre as entidades mórbidas que contribuem para o aumento da BA entre gestantes, destacam-se as hemoglobinopatias, anemias, hipertensão arterial, diabetes, anormalidades do trato urinário e tabagismo[8,12]. Deve ser apontado que a pesquisa e tratamento da BA durante a gravidez tem amplo apoio da comunidade científica, mas existem opiniões que apontam algumas restrições a estas estratégias e ao melhor momento de sua realização[13,14]. Independente das opiniões diversas, nossa orientação é que se deve realizar o diagnóstico da BA na primeira consulta do pré-natal, tratando os casos confirmados.

A BA caracteriza-se pela colonização bacteriana do trato urinário e, como a própria terminologia indica, não apresenta nenhuma manifestação clínica, necessitando de suporte laboratorial microbiológico para sua caracterização[15]. Em decorrência das mudanças anatômicas e fisiológicas impostas ao trato urinário pela gravidez, predispõem a transformação de mulheres bacteriúricas assintomáticas em gestantes com ITU sintomáticas, deixando a impressão de que o número de infecções urinárias seja maior neste período da vida[16,17].

As infecções da uretra e da bexiga formam o conjunto definido como *ITU baixa*, reservando a denominação de *ITU alta* para a pielonefrite. Dentre as informações clínicas que fundamentam o diagnóstico de uretrite, destacam-se a disúria, a polaciúria e a urgência miccional. No entanto, estas manifestações também podem estar presentes na cistite e na pielonefrite, por irritação do epitélio uretral ou como dor irradiada de um processo infeccioso mais alto no trato urinário[18].

Dentre as manifestações clínicas mais frequentes da cistite estão o tenesmo vesical, sensação de peso e dor no hipogástrio, polaciúria, disúria e urgência miccional. As características físicas da urina dão importantes informações, principalmente no caso de piúria. Não é fato comum a presença de febre em casos de cistite, mas, se houver, prenuncia-se um quadro grave. A cistite hemorrágica apresenta, além destas manifestações, hematúria de graus variados[19].

Considera-se que as informações advindas da avaliação clínica da gestante com suspeita de pielonefrite sejam extremamente importantes, pois são elas que darão a segurança do diagnóstico clínico para embasar o início precoce do tratamento, visto que não é adequado aguardar a urocultura para início do tratamento antimicrobiano. O perfil microbiológico da ITU em gestantes é bem conhecido, causado em sua maioria por germes Gram-negativos e a *Escherichia coli* é o uropatógeno mais comum, sendo responsável por mais de três quartos dos casos[8,9,15].

Os principais sinais e sintomas clínicos da pielonefrite incluem: dor no flanco (uni ou bilateral) ou abdominal, febre, mal-estar geral, anorexia, náuseas e vômitos, frequentemente associados a graus variáveis de desidratação, calafrios, cefaleia e taquipneia. Piúria e sinais de irritação vesical podem estar presentes e significam acometimento simultâneo entre rim e bexiga, ou seja, também decorrente de irritação tissular por contiguidade[8,18]. Presença de hematúria indica necessidade de descartar urolitíase e a ultrassonografia é imprescindível. Manifestações clínicas que sugerem insuficiência respiratória e septicemia significam gravidade e demanda por cuidados de suporte avançado de vida, indicando complicação com septicemia de origem no trato urinário e a síndrome inflamatória sistêmica aguda[5,20].

Diagnóstico laboratorial da ITU

Como o próprio nome indica, por não apresentar manifestações clínicas, o diagnóstico da BA é microbiológico. Define-se a BA por duas uroculturas consecutivas com uma semana entre as duas coletas, apresentando mais de 10^5 unidades formadoras de colônias/ml de urina, com um único tipo de bactéria. Segundo dados da literatura, o cultivo de amostra urinária única em gestantes não se confirma em percentuais que variam de 40% a 70%, aumentando o número de tratamentos desnecessários sem a confirmação com a segunda amostra[15,21]. Como o diagnóstico é realizado no início da gravidez, atenua-se o temor de que a paciente possa desenvolver infecção sintomática entre uma coleta e outra, visto que estas complicações são mais frequentes na segunda metade da gravidez.

No início da década de 60, houve grande preocupação com a BA, destacando que esta forma de infecção era um dos mais importantes fatores predisponentes de pielonefrite em gestantes. A partir deste paradigma, observou-se um grande avanço no reconhecimento da importância em diagnosticar precocemente esta forma de infecção no início da gravidez, evitando as complicações da pielonefrite[2]. Considera-se que a frequência da pielonefrite representa relação direta da prevalência de BA entre as gestantes de uma determinada comunidade[12].

Atualmente, não se discute o papel da urocultura como padrão ouro no diagnóstico da BA. A busca por alternativas de menor custo e resultados mais rápidos, como o teste de redução do nitrito, Gram ou a uroanálise microscópica, tem indicado este esforço[22,23]. No entanto, a baixa sensibilidade destes testes é fator limitante para serem indicados como triadores de BA em gestantes[24] ou exames definidores de diagnóstico na ITU sintomática.

Para o diagnóstico laboratorial das ITU sintomáticas, vários métodos podem ser utilizados, com sensibilidades e especificidades variáveis. Portanto, a associação desses exames sempre se faz necessária, a exemplo da urocultura, confirmando o resultado positivo da urina tipo 1. Além disso, para que a interpretação dos mesmos não seja prejudicada, torna-se imperativa a utilização de técnicas corretas para a obtenção da amostra urinária (assepsia perineal, urina do jato médio, transporte imediato, em 15 minutos) e refrigeração a 4°C por, no máximo, até 24 horas[25].

Dentre as alterações passíveis de detecção no exame de urina tipo 1, estão a leucocitúria, hematúria, proteinúria e cilindros no sedimento urinário. Elas podem traduzir ITU, mas, na realidade, correspondem apenas a sinais de inflamação e nem sempre indicam infecção urinária, podendo estar presentes também em outras doenças. Lembrar que a simples bacteriúria pode ser resultado de contaminação na coleta da amostra urinária para o exame de urina tipo 1 (ou urinálise). Por outro lado, sua "normalidade" não afasta o diagnóstico de ITU. No entanto, em pacientes sintomáticas, aceita-se este exame para sustentar a indicação de início da terapêutica até que o resultado do cultivo urinário seja conhecido[26].

Considera-se a urocultura como padrão ouro para o diagnóstico laboratorial das ITU. Caracteriza-se por ser o método mais preciso para quantificar e qualificar bactérias na urina, com elevada sensibilidade[15]. Tem como fatores limitantes o custo, o tempo para se obter o resultado do exame/antibiograma e a necessidade de profissionais e laboratórios habilitados para sua realização[25].

Não há dúvidas de que a interpretação correta dos resultados é decisiva para o sucesso terapêutico. Em casos assintomáticos, o achado de mais de 10^5 colônias/mL de urina sugere infecção. Valores entre 10^4 e 10^5 correspondem a infecção em 50% dos casos. Se a urina foi colhida por cateterismo vesical, o encontro de valores acima de 10^3 indica infecção e se colhida por aspiração suprapúbica, a infecção é diagnosticada com qualquer número de colônias[10,21].

Os testes rápidos para diagnóstico de ITU baseiam-se na mudança de cor dos reagentes de acordo com a bioquímica urinária. São testes de baixo custo e pelo menos dois deles são bastante utilizados: o teste do nitrito e o da esterase de leucócitos. O teste do nitrito se baseia na capacidade de certas bactérias para reduzirem o nitrato urinário em nitrito. Tem sensibilidade de 50% e especificidade de 97% a 100% e pode apresentar resultados falsos-positivos quando utilizado em urina contaminada por germes vaginais ou urina concentrada, uma vez que segue princípios colorimétricos. O teste da esterase de leucócitos possui baixa sensibilidade e especificidade (25%) e também pode apresentar resultados falsos-positivos[11]. Ambos os testes apresentam baixa sensibilidade e, portanto, não servem como testes de triagem para diagnóstico[24], a menos que sejam utilizados em associação a outros testes[10,22,23,26].

Exames complementares para avaliar o grau de comprometimento sistêmico

Hemograma com contagens globais e diferenciais de glóbulos brancos, ureia e creatinina são exames importantes para identificar a agressividade da infecção traduzida por alterações hematológicas e parâmetros da função renal. Tem valor fundamental para avaliar o grau de resposta orgânica ao processo infeccioso nos quadros clínicos mais graves. A complexidade destes exames varia na dependência do comprometimento orgânico, exigindo, por exemplo a dosagem do lactato, provas de função hepática, oximetria de pulso e dosagem de D-dímeros, tudo na dependência do que a situação clínica indicar necessidade, a exemplo da pielonefrite agravada por choque séptico[27,28].

TRATAMENTO

Após o diagnóstico da ITU, seja a sua forma assintomática ou sintomática, durante a gravidez, todas devem ser tratadas considerando suas particularidades[15], lembrando que a maioria das ITU são causadas por bactérias Gram-negativas. De forma geral, o tratamento das formas sintomáticas demanda urgência, sem tempo para a obtenção do resultado do urocultivo e do antibiograma[27]. Este fato torna imprescindível a avaliação periódica do perfil microbiológico e da sensibilidade dos agentes etiológicos mais prevalentes aos antimicrobianos na comunidade de atuação do prenatalista, estratégia que se justifica frente ao crescente aumento de germes resistentes aos poucos antibióticos de uso seguro durante o período gestacional[8,9].

Tratamento da bacteriúria assintomática

Mesmo que haja restrição ao uso de alguns antimicrobianos (alto índice de resistência), o fato de o tratamento da BA basear-se no resultado da urocultura e do antibiograma facilita a escolha do antimicrobiano[8]. Neste caso, a escolha deverá considerar o padrão de sensibilidade bacteriana baseado em antibiograma. O tratamento é feito por via oral e deve se estender por cinco a sete dias, visto tratar-se de infecção em gestante[9,12]. Tratamento em dose única parece não ser efetivo como os mais prolongados[29]. Os antimicrobianos liberados para este tratamento em gestantes são: cefuroxima 250 mg a cada oito horas, ampicilina+ácido clavulânico; clindamicina 600 mg a cada oito horas, nitrofurantoína 100 mg a cada seis horas, norfloxacina 400 mg a cada doze horas e o sulfametoxazol/trimetoprim 320/1.600 mg uma vez ao dia[14,30].

As preocupações com o uso da norfloxacina para tratar ITU em gestantes têm se mostrado infundadas, não havendo justificativa para continuar limitando seu uso neste período[31,32]. Como a norfloxacina é eliminada rapidamente pelos rins, atinge elevada concentração no trato urinário, tornando-o uma boa opção para o controle da ITU em gestantes. Face à possibilidade de efeitos colaterais como anemia hemolítica neonatal quando se utiliza a nitrofurantoina no final da gravidez, seu uso após a 37ª semana de gravidez sofre restrições, devendo ser evitada[33].

O uso da ampicilina ou da cefalexina está cada vez mais limitado em decorrência das elevadas taxas de resistência bacteriana em algumas comunidades. O tratamento com dose única ou por curto período de tempo (três dias) mostrou altos índices de falha e por isto não é indicado para gestantes[8,9].

Tratamento das ITU sintomáticas

Para o tratamento ambulatorial das uretrites e cistites em gestantes, deve-se considerar o acesso da gestante ao tratamento, observando-se que amostra significativa da população atendida em serviços públicos não possui poder aquisitivo para arcar com os custos dessa terapêutica. Outro detalhe é garantir que o tratamento tenha duração correta. Para ITU em gestantes, o tratamento deve ser superior a sete dias[34]. O tratamento mais adequado para estas infecções considera o uso de cefuroxima 250 mg a cada oito horas, ampicilina+ácido clavulânico; clindamicina 600 mg a cada oito horas, norfloxacina 400 mg a cada doze horas, nitrofurantoína 100 mg a cada seis horas e sulfametoxazol/trimetoprim 320/1.600 mg uma vez ao dia[14,27,30]. As preocupações com o uso da norfloxacina para tratar ITU em gestantes têm se mostrado infundadas, liberando seu uso neste período[31,32].

Sempre lembrando que em vista da possibilidade de ocorrer anemia hemolítica neonatal quando a nitrofurantoína for utilizada no final da gravidez, o seu uso após a 37ª semana de gravidez sofre restrições[33].

Após o diagnóstico da pielonefrite, o início do tratamento em gestantes demanda urgência pela gravidade da doença *per si* e seu potencial de complicações igualmente graves. O tratamento deve ser hospitalar para monitorização dos sinais vitais, incluindo o débito urinário. Cuida-se inicialmente de caracterizar o grau de acometimento sistêmico da infecção (necessidade de suporte avançado de vida ou não), iniciando as medidas de suporte necessárias compatíveis com o quadro clínico e laboratorial da gestante[4]. O controle da dor pode ser necessário, geralmente obtido com analgésicos comuns. Antieméticos estão indicados para pacientes que apresentam náuseas e vômitos. Complementa esta primeira abordagem terapêutica o uso de antibióticos[8].

Como não há tempo para confirmação sobre o germe responsável nem o seu padrão de sensibilidade, na maioria das vezes o tratamento antimicrobiano se baseia no histórico de sucesso terapêutico de cada serviço, de forma empírica. Estas limitações indicam a pertinência da avaliação periódica do padrão de sensibilidade dos agentes etiológicos das ITU aos antimicrobianos cujo uso seja permitido durante a gravidez, para cada instituição de saúde. Esta medida torna-se de extrema relevância frente ao crescente número de germes resistentes aos restritos antimicrobianos de uso seguro durante o período gestacional. Neste caso, deixa de ser um tratamento totalmente empírico, pois se baseará no histórico de sensibilidade bacteriana aos antimicrobianos mais utilizados, como é feito regularmente no Hospital das Clínicas da Faculdade de Medicina de Ribeirão Preto da Universidade de São Paulo (HC-FMRPUSP) desde 1997[8]. Regularmente, se avaliam de forma retrospectiva as taxas de sensibilidade bacteriana de amostras urinárias de gestantes com diagnóstico de ITU. Esta estratégia vem se mostrando adequada ao longo dos anos, observando que os antimicrobianos com menores taxas de resistência bacteriana têm sido as cefalosporinas de segunda (cefuroxima) e de terceira geração (ceftriaxona), ampicilina+ácido clavulânico, norfloxacina, imipenem e os aminoglicosídeos. Por sua vez, a ampicilina e a cefalotina (antimicrobianos largamente utilizados para tratamento de pielonefrite em gestantes no passado) apresentaram ao longo dos anos taxas crescentes de resistência (hoje estão acima de 40%), inviabilizando o seu uso para esta situação na atualidade.

Sobre a segurança dos antimicrobianos durante a gravidez, nota-se uma grande dificuldade de se encontrar estudos controlados na literatura. De forma geral, as informações disponíveis são escassas, oriundas de casuísticas limitadas ou com limitações metodológicas impostas pelas próprias dificuldades de se efetivar estudos desta natureza em gestantes[35]. Talvez seja este o principal motivo da não uniformização de protocolos sobre o tratamento antimicrobiano de pielonefrite neste segmento populacional. No entanto, para alguns antimicrobianos, o uso durante a gravidez não está indicado, a exemplo dos aminoglicosídeos e de quinolonas bifluoradas de metabolização hepática (só as de metabolização hepática). Reservam-se estes esquemas de maior risco para o feto apenas em casos orientados pelo antibiograma e falta de opções para outros antimicrobianos.

Enfim, para a escolha do antimicrobiano a ser utilizado para o tratamento de pielonefrite em gestantes, vários parâmetros devem ser considerados, como segurança materna e fetal, efetividade, custo e comodidade posológica. Dos antimicrobianos seguros para uso em gestantes, restam as cefalosporinas de segunda e de terceira gerações e a ampicilina associada ao ácido clavulânico. O imipenem fica reservado para os casos mais graves, os quais são normalmente cuidados em regime de suporte avançado de vida. Considerando-se a comodidade posológica, seria mais adequado utilizar um antimicrobiano que tivesse a possibilidade de uso parenteral e oral, permitindo a transição da via de administração quando a paciente não precisar mais de tratamento hospitalar. Outro item a ser discutido é o custo, considerando que para algumas das medicações o tratamento é totalmente parenteral, sem alternativa de transição para via oral, aumentando o tempo e, obviamente, o custo da internação. Considerando todas estas variáveis, a cefuroxima e a ceftriaxona são os dois antibióticos com o melhor perfil de custo-benefício para tratamento da pielonefrite em gestantes[27].

Como dito, a terapêutica antimicrobiana das pielonefrites deve ser iniciada por via parenteral, só passando para via oral quando existe remissão do quadro clínico agudo por no mínimo 48 horas. Os antimicrobianos indicados são: cefuroxima 750 mg EV de 8/8h ou a ceftriaxona 1-2 gramas EV em 24 horas. Na pielonefrite, o tratamento se estende por 10 a 14 dias, na dependência do acometimento sistêmico e do tempo de remissão do quadro clínico[34]. Considerando a comodidade e a possibilidade de transicionar a via endovenosa para a via oral, permitindo a alta hospitalar precoce, a cefuroxima tem sido uma boa opção e vem sendo a primeira opção para tratamento de pielonefrite em gestantes no HC-FMRPUSP nos últimos anos[8].

Controle de tratamento da ITU

O controle de tratamento da ITU em gestantes é feito utilizando-se a urocultura, solicitando-a de sete a dez dias após o término do tratamento (controle da efetividade terapêutica). Sendo a cultura negativa, deve ser repetida mensalmente até o término da gravidez, visando detectar precocemente o reaparecimento da BA[8,14].

Profilaxia de ITU

A profilaxia da ITU em gestantes, orientando medidas comportamentais, a exemplo da higiene perineal correta, hábitos sexuais, aumento da ingesta hídrica e exoneração vesical completa e escalonada (não aguardar demanda de plenitude), traz bons resultados e deve fazer parte inicial das orientações da equipe de saúde pré-natal. Após o tratamento de um episódio de ITU, adotar este conjunto de orientações é a primeira estratégia[36,37]. No caso de necessidade de profilaxia utilizando antimicrobianos, lembrar que ela vem sempre associada às medidas comportamentais. De forma geral, o uso dos antimicrobianos para a profilaxia da ITU está indicado nas seguintes circunstâncias: mais de dois episódios de ITU na gravidez atual ou um episódio de ITU associada a pelo menos um fator de risco anatômico, a exemplo da litíase, malformações das vias urinárias e dilatações patológicas da pelve renal[8]. Para a profilaxia prefere-se o uso de quimioterápicos (nitrofurantoína, norfloxacina e sulfametoxazol+trimetroprin), reservando os antibióticos para tratamento de eventuais episódios agudos de ITU. A escolha do quimioterápico recai sobre a nitrofurantoína na dose de 100 vmg VO ao dia (até a 37ª-38ª semana da gravidez), e a norfloxacina, 400 mg VO ao dia até o parto, não se esquecendo das medidas comportamentais.

Apesar de a cefalexina ser indicada como profilaxia de longo prazo para a ITU em algumas publicações, deve ser lembrado que devido à baixa barreira de resistência destes antimicrobianos aos germes usualmente presentes nas ITU de gestantes, seu uso não é uma boa opção para profilaxia neste cenário clínico. Este fato talvez explique a elevada taxa de resistência a este antibiótico, fato que implicou a redução objetiva do seu uso para tratamento e profilaxia de ITU na população geral e em gestantes[8,39]. Outra opção citada para profilaxia de ITU em gestantes é o uso de extrato de cramberry, mas que também não tem indicação para estas mulheres[40].

CONSIDERAÇÕES FINAIS

Frente ao potencial de complicações da BA para formas mais graves de ITU, recomenda-se a sua triagem na primeira consulta de pré-natal, o mais precoce possível. Como o seu tratamento é baseado em antibiograma, não há como assumir qual antimicrobiano é mais adequado. Este tratamento deverá considerar os medicamentos liberados para uso durante a gravidez, contraindicando-se os tratamentos de curta duração.

Os testes rápidos utilizados para auxiliarem no diagnóstico da ITU em gestantes não apresentam sensibilidade nem especificidade suficientes para subsidiarem isoladamente o diagnóstico da ITU em gestantes, devendo ser associados a outros exames com melhor desempenho para este diagnóstico, cujo padrão ouro ainda é a urocultura.

Na maioria das vezes, o tratamento das infecções sintomáticas do trato urinário em gestantes demanda início sem a urocultura. Por isto, conhecer o padrão de sensibilidade das bactérias da comunidade onde o prenatalista atua é uma estratégia adequada. Neste caso, o tratamento deixa de ser puramente sindrômico e sim com um embasamento epidemiológico de grande importância. No entanto, iniciar o tratamento não exime o profissional de solicitar a urocultura antes de iniciá-lo. Na eventualidade de insucesso do tratamento inicial, a sua sequência com outro esquema antimicrobiano deve ser com base no antibiograma.

Para o tratamento da uretrite e da cistite em gestantes, os medicamentos mais utilizados são: cefuroxima, amoxacilina+clavulanato, sulfametoxazol+trimetroprin e clindamicina. A norfloxacina e a nitrofurantoína são boas opções terapêuticas, mas, se possível, devem ser poupadas para eventual necessidade de profilaxia. Cefalexina e ampicilina apresentam elevado percentual de resistência em algumas comunidades e se não houver o respaldo do antibiograma, evite o uso destes medicamentos para o tratamento de ITU. Também são contraindicados tratamentos de curta duração.

O tratamento da pielonefrite deve ser hospitalar e endovenoso. Em nosso meio, a cefuroxima tem se mostrado uma boa opção em vários sentidos. Bom padrão de efetividade contra os principais grupos bacterianos que causam ITU em gestantes, não ter nenhuma contraindicação para uso durante a gravidez, baixa taxa de efeitos adversos e possibilidade de transicionar para a via oral e completar o tratamento em domicílio após a melhora clínica da gestante.

Havendo complicação para choque séptico e/ou resposta inflamatória sistêmica aguda, é necessária internação em unidade de terapia intensiva, visto que a insuficiência respiratória é frequente nestas complicações. Neste caso, opta-se pelo uso de antimicrobianos de mais largo espectro, a exemplo da ceftriaxona ou imipenen.

Em todas as formas sintomáticas de ITU, vislumbra-se o risco de trabalho de parto pré-termo, corioamniorrexe prematura e de comprometimento do bem-estar fetal. Ocorrendo estas complicações, o profissional deve estar atento para reconhecê-las rapidamente.

Para todas as formas de ITU, está imperativamente indicado o controle de tratamento e de recolonização a longo prazo, detectando precocemente novo episódio de BA. Estes controles devem ser baseados na urocultura.

REFERÊNCIAS BIBLIOGRÁFICAS

1. Emami A, Javanmardi F, Pirbonyeh N. Antibiotic resistant profile of asymptomatic bacteriuria in pregnant women: a systematic review and meta-analysis. Expert Rev Anti Infect Ther. 2020;18(8):807-15.
2. Henderson JT, Webber EM, Bean SI. Screening for asymptomatic bacteriuria in adults: Updated evidence report and systematic review for the US Preventive Services Task Force. JAMA. 2019;322(12):1195-205.
3. Cohen R, Gutvirtz G, Wainstock T, Sheiner E. Maternal urinary tract infection during pregnancy and long-term infectious morbidity of the offspring. Early Hum Dev. 2019;136:54-9.
4. Grette K, Cassity S, Holliday N, Rimawi BH. Acute pyelonephritis during pregnancy: a systematic review of the aetiology, timing, and reported adverse perinatal risks during pregnancy. J Obstet Gynaecol. 2020;40(6):739-748.
5. Hensley MK, Bauer ME, Admon LK, Prescott HC. Incidence of maternal sepsis and sepsis-related maternal deaths in the United States. JAMA. 2019;322:890–2.
6. Easter SR, Cantonwine DE, Zera CA, Lim KH, Parry SI, McElrath TF. Urinary tract infection during pregnancy, angiogenic factor profiles, and risk of preeclampsia. Am J Obstet Gynecol. 2016;214(3):387.e1-7.
7. Baer RJ, Nidey N, Bandoli G, Chambers BD, Chambers CD, Feuer S, et al. Risk of Early Birth among Women with a Urinary Tract Infection: A Retrospective Cohort Study. AJP Rep. 2021;11(1):e5-e14.
8. Duarte G, Marcolin AC, Quintana SM, Cavalli RC. Infecção urinária na gravidez. Rev Bras Ginecol Obstet. 2008;30(2):93-100.
9. Glaser AP, Schaeffer AJ. Urinary Tract Infection and Bacteriuria in Pregnancy. Urol Clin North Am. 2015;42(4):547-60.
10. Schmiemann G, Kniehl E, Gebhardt K, Matejczyk MM, Hummers-Pradier E. The diagnosis of urinary tract infection: a systematic review. Dtsch Arztebl Int. 2010;107(21):361-367. doi:10.3238/arztebl.2010.0361.
11. Duarte G, Marcolin AC, Gonçalves CV, Quintana SM, Berezowski 11. AT, Nogueira AA, et al. Infecção urinária na gravidez: análise dos métodos para diagnóstico e do tratamento. Rev Bras Ginecol Obstet. 2002;24(7):471-7.
12. Roos V, Nielsen EM, Klemm P. Asymptomatic bacteriuria Escherichia coli strains: adhesins, growth and competition. FEMS Microbiol Lett. 2006;262(1):22-30.
13. Smaill FM, Vazquez JC. Antibiotics for asymptomatic bacteriuria in pregnancy. Cochrane Database Syst Rev. 2019 Nov 25;2019(11):CD000490.
14. Betschart C, Albrich WC, Brandner S, Faltin D, Kuhn A, Surbek D, Geissbuehler V. Guideline of the Swiss Society of Gynaecology and Obstetrics (SSGO) on acute and recurrent urinary tract infections in women, including pregnancy. Swiss Med Wkly. 2020;150:w20236.
15. Nicolle LE, Gupta K, Bradley SF, Colgan R, DeMuri GP, Drekonja D, Eckert LO, et al. Clinical Practice Guideline for the Management of Asymptomatic Bacteriuria: 2019

Update by the Infectious Diseases Society of America. Clin Infect Dis. 2019;68(10):1611-5.
16. Nowicki B. Urinary tract infection in pregnant Women: Old Dogmas and Current Concepts Regarding Pathogenesis. Curr Infect Dis Rep. 2002;4(6):529-35.
17. Gilstrap III LC, Ramin SM. Urinary tract infections during pregnancy . Obstet Gynecol Clin North Am. 2001;28(1):581-91.
18. Le J, Briggs GG, McKeown A, Bustillo G. Urinary tract infections during pregnancy. Ann Pharmacother. 2004;38(10):1692-701.
19. Stella P, Miranda A, Lopez S, Morosetti G, Piccione E, Angioli R, et al. Hemorrhagic cystitis in pregnancy: Case report and review of the literature. J Neonatal Perinatal Med. 2017;10(3):325-327.
20. Shukla P, Rao GM, Pandey G, Sharma S, Mittapelly N, Shegokar R, et al. Therapeutic interventions in sepsis: current and anticipated pharmacological agents. Br J Pharmacol. 2014;171(22):5011-31.
21. MacLean AB. Urinary tract infection in pregnancy. Int J Antimicrob Agents. 2001;17(4):273-6.
22. Bafna P, Deepanjali S, Mandal J, Balamurugan N, Swaminathan RP, Kadhiravan T. Reevaluating the true diagnostic accuracy of dipstick tests to diagnose urinary tract infection using Bayesian latent class analysis. PLoS One. 2020;15(12):e0244870.
23. McNair RD, MacDonald SR, Dooley SL, Peterson LR. Evaluation of the centrifuged and Gram-stained smear, urinalysis, and reagent strip testing to detect asymptomatic bacteriuria in obstetric patients. Am J Obstet Gynecol. 2000;182(5):1076-9.
24. Gehani M, Kapur S, Bhardwaj P, Nag V, Balasubramaniam SM, Kammili N, Madhuri SD. Unmet Need of Antenatal Screening for Asymptomatic Bacteriuria: A Risk Factor for Adverse Outcomes of Pregnancy. Indian J Community Med. 2019;44(3):193-8.
25. LaRocco MT, Franek J, Leibach EK, Weissfeld AS, Kraft CS, Sautter RL, et al. Effectiveness of Preanalytic Practices on Contamination and Diagnostic Accuracy of Urine Cultures: a Laboratory Medicine Best Practices Systematic Review and Meta-analysis. Clin Microbiol Rev. 2016;29(1):105-47.
26. Schulz L, Hoffman RJ, Pothof J, Fox B. Top Ten Myths Regarding the Diagnosis and Treatment of Urinary Tract Infections. J Emerg Med. 2016;51(1):25-30.
27. Duarte G. Diagnóstico e Condutas nas Infecções Ginecológicas e Obstétricas, 2ª Ed; Ribeirão Preto: FUNPEC, 2004.
28. Sundin CS, Rigg K, Ellis KK. Maternal Sepsis: Presentation, Course, Treatment, and Outcomes. MCN Am J Matern Child Nurs. 2021;46:155-160.
29. Widmer M, Lopez I, Gülmezoglu AM, Mignini L, Roganti A. Duration of treatment for asymptomatic bacteriuria during pregnancy. Cochrane Database Syst Rev. 2015;2015(11):CD000491.
30. Bookstaver PB, Bland CM, Griffin B, Stover KR, Eiland LS, McLaughlin M. A Review of Antibiotic Use in Pregnancy. Pharmacotherapy. 2015;35:1052-62.
31. Belete MA, Saravanan M. A Systematic Review on Drug Resistant Urinary Tract Infection Among Pregnant Women in Developing Countries in Africa and Asia; 2005-2016. Infect Drug Resist. 2020 May 18;13:1465-1477.
32. Padberg S, Wacker E, Meister R, Panse M, Weber-Schoendorfer C, Oppermann M, Schaefer C. Observational cohort study of pregnancy outcome after first-trimester exposure to fluoroquinolones. Antimicrob Agents Chemother. 2014 Aug;58(8):4392-8.
33. Bar-Oz B, Moretti ME, Boskovic R, O'Brien L, Koren G. The safety of quinolones--a meta-analysis of pregnancy outcomes. Eur J Obstet Gynecol Reprod Biol. 2009;143(2):75-8.

34. Ghouri F, Hollywood A. Antibiotic Prescribing in Primary Care for Urinary Tract Infections (UTIs) in Pregnancy: An Audit Study. Med Sci (Basel). 202017;8(3):40.
35. McCormick T, Ashe RG, Kearney PM. Urinary tract infection in pregnancy. Obstet Gynaecol. 2008;10:156–62.
36. Vazquez JC, Villar J. Treatments for symptomatic urinary tract infections during pregnancy. Cochrane Database Syst Rev. 2003;(4):CD002256.
37. Navarro A, Sison JM, Puno R, Quizon T, Manio LJJ, Gopez J, et al. Reducing the incidence of pregnancy-related urinary tract infection by improving the knowledge and preventive practices of pregnant women. Eur J Obstet Gynecol Reprod Biol. 2019;241:88-93.
38. Yazdi S, Alidousti K, Tirgari B, Jahani Y. Effect of integrated health promotion intervention and follow up on health issues (clothing way, food habits, urinary habits, sexual behavior habits) related to urinary tract infection among pregnant women. A randomized, clinical trial. J Prev Med Hyg. 2020;61(2):E194-E199.
39. Saatchi A, Yoo JW, Marra F. Outpatient prescribing and prophylactic antibiotic use for recurrent urinary tract infections in British Columbia, Canada. Can Urol Assoc J. 2021. Epub ahead of print.
40. Jepson RG, Williams G, Craig JC. Cranberries for preventing urinary tract infections. Cochrane Database Syst Rev. 2012;10(10):CD001321.

capítulo 27

Rastreio sorológico básico no pré-natal

▶ Evelyn Traina*

INTRODUÇÃO

A atenção pré-natal deve orientar e esclarecer a mulher sobre as modificações inerentes à gestação, bem como acolher, desenvolver ações educacionais e preventivas no sentido de identificar precocemente situações de risco, sem, no entanto, realizar intervenções desnecessárias. No Brasil e no mundo, o acompanhamento pré-natal visa assegurar o desenvolvimento da gestação, favorecendo o nascimento saudável, abordando aspectos psicossociais, atividades educativas e preventivas[1,2].

O seguimento clínico e a realização de exames laboratoriais pertinentes se fazem indispensáveis para a assistência pré-natal adequada. A ocorrência de infecções no ciclo gravídico-puerperal ameaça o bem-estar da mãe e do concepto, colocando em risco a integridade do binômio. Considerando a alta frequência de infecções na população, tanto sintomáticas quanto assintomáticas, a supervisão sorológica na assistência pré-natal se faz mister, no sentido de prevenir agravos à saúde materno-fetal.

Este capítulo trata especificamente do rastreamento sorológico recomendado no pré-natal de risco habitual. Detalhes específicos sobre as doenças serão abordados em outros tópicos.

---

* Professora Adjunta do Departamento de Obstetrícia da Escola Paulista de Medicina/Universidade Federal de São Paulo.

DIAGNÓSTICO

HIV

Apesar de a assistência à pessoa vivendo com HIV ser uma das mais incríveis conquistas da medicina nas últimas décadas, as estatísticas da doença ainda são alarmantes. Segundo dados da UNIAIDS[3], atualizados pela última vez em 2020, há aproximadamente 38 milhões de pessoas vivendo com HIV no mundo. Dessas, cerca de 84% conhecem seu estado sorológico, restando 6 milhões de indivíduos que não sabem ser portadores do vírus. Dos pacientes diagnosticados, 27 milhões têm acesso à terapia antirretroviral (TARV), sendo 22 milhões com carga viral indetectável. Isso significa que entre todos os portadores, há mais de 10 milhões de pessoas com carga viral detectável e, portanto, transmitindo o HIV.

A taxa de infecções por HIV diminuiu 47% desde o início da pandemia em 1998, mas estima-se que em 2020 tenham ocorrido 1,5 milhões de novas infecções por HIV, sendo que toda semana cerca de 5 mil jovens mulheres entre 15 e 24 anos se infectam por HIV.

No Brasil, a taxa de detecção geral ficou em 17,8/100.000 habitantes em 2020, sendo 25,4 em homens e 10,4/100.000 em mulheres, tendo sido notificadas 4.148 gestantes em 2020[4].

De todos os infectados no mundo, 1,7 milhões correspondem a crianças com até 14 anos, sendo que nessa faixa etária a transmissão vertical é a grande responsável pela doença[5]. Em 2020, 84% das gestantes vivendo com HIV no mundo tinham acesso à TARV. A infecção por HIV transmitida de modo vertical durante a gestação, parto ou aleitamento é um agravo 98% prevenível, sendo que as taxas de TV podem chegar a menos de 1% quando todas as medidas adequadas são tomadas[6]. Caso contrário, a TV chega a 45%, a depender de fatores maternos, da carga viral e da prática do aleitamento materno[7]. Sendo assim, o objetivo do pré-natal é a identificação precoce dos casos e introdução oportuna da TARV, o que deve ser um compromisso de toda a rede assistencial e dos profissionais ligados a ela. Essa ação precisa ser considerada não só no período da gestação, mas também no período pré-concepcional, com ações informativas e diagnósticas.

Na gestação, a testagem para o HIV deve ser obrigatoriamente feita na primeira consulta pré-natal, no início do terceiro trimestre, no momento do parto ou aborto e em qualquer situação de exposição ao risco[8]. O profissional deve ficar atento às situações de risco e oferecer testagem mais frequente, se assim considerar necessário.

Os testes rápidos para HIV são os métodos preferenciais, pois possibilitam o acolhimento imediato da gestante e introdução precoce da TARV. A testagem laboratorial pode ser utilizada, desde que forneça resultado rápido, idealmente dentro de 15 dias[8]. Nesses casos, são utilizados testes imunoenzimáticos. Apesar de raros, podem ocorrer resultados falso-reagentes, associados principalmente a doenças autoimunes, transfusão de sangue, hemodiálise e vacinação recente. A realização da CV HIV está indicada após a confirmação da infecção por HIV por qualquer um dos testes e fluxogramas utilizados[8,9].

Sífilis

A sífilis é uma infecção sexualmente transmissível (IST) sistêmica, curável e exclusiva do ser humano. Foi inicialmente reconhecida na Europa no final do século XV, mas a bactéria causadora da doença, o Treponema pallidum, só foi identificado 4 séculos depois, em 1905[10]. Com o advento da penicilina e medidas de saúde pública, conseguiu-se importante queda nas taxas da doença. Atualmente, no entanto, a incidência de sífilis no mundo tem aumentado em níveis não vistos há décadas. No Brasil, o contexto não é diferente: em 2019, foram notificados 152.915 casos de sífilis adquirida no adulto. A taxa de detecção subiu de 2,1 casos por 100.000 habitantes em 2010 para 72,8 em 2019[11]. A ocorrência de sífilis em gestante teve alta de 1.047% entre 2005 e 2013, com um aumento de sífilis congênita de 135% no mesmo período[12].

A sífilis na gestação pode resultar efeitos adversos graves para o feto, desde aborto e óbito fetal até recém-nascidos com sequelas diversas que podem aparecer até os 2 anos de vida[13].

A taxa de TV vertical da sífilis é alta e depende principalmente da fase da doença e da idade gestacional, sendo maior quanto mais recente a doença e mais avançada a gestação. Na sífilis primária e secundária, a TV chega a 90% a 100%, enquanto nas fases latente e terciária varia de 10% a 30%[14].

As manifestações clínicas da sífilis não são afetadas pela gravidez e a doença segue seu curso habitual, independente do estado gestacional. A imensa maioria das gestantes com sífilis estará na fase latente assintomática, onde a identificação da doença se faz apenas por testes sorológicos. Dessa forma, é fundamental a triagem adequada na assistência pré-natal. A não identificação e o não tratamento de uma gestante com sífilis é uma falha grave e reflete a má qualidade da assistência. Assim, esforços devem ser feitos no sentido de otimizar o diagnóstico da gestante com sífilis e de suas parcerias sexuais, bem como instituir o tratamento adequado.

Para o diagnóstico da sífilis são habitualmente usados os testes imunológicos, que podem ser treponêmicos ou não treponêmicos. Na gestação, recomenda-se que a investigação seja feita com dois testes, sendo um de cada tipo. O algoritmo de realização dos testes fica a cargo de cada serviço, mas devido à sensibilidade dos mesmos sugere-se que, sempre que possível, a testagem seja iniciada com um teste treponêmico[8].

A utilização do teste rápido (TR) para o rastreamento da sífilis é uma ótima opção, uma vez que é um teste de fácil execução, pode ser feito por punção digital ou venosa e fornece o resultado em no máximo 30 minutos. O teste rápido é um teste treponêmico e recomenda-se que, diante da positividade do exame, seja realizada a coleta do VDRL no mesmo momento para documentação do título inicial e controle de tratamento. São critérios para não realização do TR: gestantes que tiveram sífilis em qualquer fase da vida, documentada com tratamento adequado e seguimento com VDRL com registro em prontuário médico, receituário ou cartão da gestante[15].

É importante que o médico especifique na solicitação a finalidade do exame: (1) diagnóstico de sífilis em gestante: o laboratório vai realizar um teste treponêmico e outro não treponêmico; (2) confirmação após teste rápido reagente: o laboratório vai iniciar o fluxograma com um teste não treponêmico quantitativo, podendo realizar outro teste treponêmico em caso de resultados divergentes; e (3) controle de tratamento, onde o laboratório vai realizar apenas um teste não treponêmico, sendo idealmente o mesmo utilizado para testagem inicial e mais comumente o VDRL.

A testagem para sífilis deve ser realizada em pelo menos três momentos no pré-natal: na primeira consulta, no início do terceiro trimestre e na internação para parto ou aborto[8]. No entanto, o médico assistente deve ficar atento para solicitar novo teste em qualquer situação de exposição ao risco, presença de sinais de sintomas suspeitos e sugere-se, quando possível, repetição trimestral da testagem: admissão no pré-natal, segundo trimestre, terceiro trimestre e parto.

Hepatites

O vírus da hepatite B (HBV) é um DNA vírus cuja infecção representa um problema mundial de saúde. Apesar de a epidemiologia da doença estar mudando graças à vacinação em larga escala e a políticas de testagem em bancos de sangue, estima-se que haja ainda mais que 250 milhões de portadores assintomáticos e mais de 600.000 mortes anuais decorrentes de complicações da doença[16]. A prevalência da doença varia de acordo com a região, estando o Brasil numa situação de prevalência intermediária, que fica ao redor de 2 a 7%[17]. A taxa de prevalência depende fundamentalmente da probabilidade de cronificação, que é tanto maior quanto mais precoce for a contaminação, chegando a 90% para as infecções perinatais[18].

O risco de transmissão vertical pode chegar a 90% sem a profilaxia adequada, podendo acontecer intraútero, no parto ou aleitamento, sendo a transmissão no momento do parto a mais importante. Com a identificação das portadoras crônicas, tratamento no caso de doença hepática ou replicação viral e administração de vacina e imunoglobulina para o recém-nascido, essa porcentagem cai para ao redor de 1%[18,19]. A identificação das gestantes portadoras de HBV, portanto, se faz fundamental para a profilaxia da transmissão vertical e, consequentemente, diminuição das taxas de cronificação. Além disso, a gestação é uma janela de oportunidades para que, após o parto, a mulher mantenha o seguimento e o tratamento adequados.

Toda gestante deve realizar a pesquisa do HBsAg no primeiro trimestre ou assim que iniciar o pré-natal[8,20]. Gestantes que não realizaram o teste no pré-natal devem realizá-lo no momento do parto. A detecção do HBsAg pode ser feita no soro, plasma ou sangue por meio de imunoensaios que têm, em média, sensibilidade de 99% e especificidade de 98%, ou por meio de testes rápidos que usam a metodologia de imunocromatografia de fluxo lateral[21]. No curso da infecção, o HBsAg é produzido em grande quantidade e pode ser detectado cerca de 30 dias após o contágio.

Gestantes com HBsAg negativo sem histórico de vacinação ou com esquema vacinal incompleto devem ser encaminhadas para completar o esquema vacinal de 3 doses para hepatite B. A testagem universal da imunidade através da pesquisa do anti-HBs não é recomendada, ficando reservada a situações especiais: filhos de mães HBsAg positivo, profissionais de saúde, parcerias sexuais de portadores crônicos, pacientes em hemodiálise, terapia imunossupressora ou transplante de órgãos[19].

A hepatite C é causada pelo vírus C (HCV), um RNA vírus transmitido principalmente pela exposição a pequenas quantidades de sangue contaminado. Estima-se cerca de 71 milhões de portadores no mundo, sendo que a prevalência depende da região estudada[22]. As taxas de cronificação da doença são bastante elevadas[23].

A história natural da hepatite C não costuma ser afetada pela gestação, mas há maior risco de colestase intra-hepática. Juntamente com a hepatite B, a hepatite C é a causa mais comum de hepatite crônica viral em adultos e crianças, sendo a transmissão vertical a principal forma de contágio na população infantil. Os mecanismos da transmissão vertical não são totalmente conhecidos, mas a TV do HCV é bem menos comum do que do HBV. Apesar de a maior parte das transmissões verticais provavelmente ocorrer no período perinatal, a transmissão intraútero também é possível. A taxa de transmissão vertical fica em torno de 5%, sendo maior a probabilidade em gestantes com carga viral alta e coinfecção pelo HIV[24].

Apesar de não haver tratamento específico para a hepatite C na gravidez, o objetivo de identificar pacientes portadoras de HCV no pré-natal é o encaminhamento para serviço de referência e oferecer tratamento para a paciente e seguimento do RN após o parto, além de evitar situações de aumento do risco, como procedimentos invasivos e coinfecção pelo HIV. Dessa forma, recomenda-se a pesquisa do HCV em todas as gestantes, idealmente no início do pré-natal, e não apenas naquelas de maior risco para a doença[25,26]. Os testes para hepatite C são feitos através de imunoensaios ou testes rápidos que detectam o anticorpo anti-HCV, o que indica contato prévio com o vírus. Diante do resultado reagente, são realizados outros testes, que visam à detecção direta do HCV e confirmação da infecção ativa[21].

O rastreamento de hepatite A está indicado na gestação apenas nos casos de pacientes HIV positivo ou portadoras de hepatopatias crônicas, incluindo as hepatites B e C[8].

Toxoplasmose

A toxoplasmose é causada pelo Toxoplasma gondii, um parasita intracelular obrigatório que tem os felinos como hospedeiros definitivos e vários outros animais, incluindo o homem, como hospedeiros intermediários[27]. Os felinos eliminam oocistos nas fezes, que se tornam infectantes poucos dias após a eliminação e assim permanecem por cerca de 1 ano. Os oocistos podem ser ingeridos por água ou alimentos contaminados e através das mãos, por manipulação do solo. Os humanos também podem se contaminar através da ingestão de cistos teciduais (bradizoítos) presentes em vísceras ou carnes mal cozidas de gado, porco ou aves.

A contaminação durante a gestação pode acarretar infecção fetal, com sequelas neurológicas graves. Acontece devido à passagem transplacentária de taquizoítas durante a doença aguda em mulher previamente susceptível[27]. A transmissão vertical depende do momento em que a gestante adquiriu a doença, sendo menor que 20% no primeiro trimestre e chegando perto de 80% no final da gestação. O acometimento fetal, por sua vez, é tanto mais grave quanto mais precoce for a infecção[28]. A transmissão vertical acontece quase na totalidade na primo-infecção materna, sendo raríssimos os casos de infecção por outro genótipo e menos ainda os casos de reativação de infecção passada[29]. O genótipo do parasita também influencia a gravidade da doença, sendo que no Brasil há predominância dos genótipos atípicos, que são os relacionados à maior gravidade[30].

O custo-benefício do rastreamento deve levar em conta fatores locais, como a soroprevalência, o tipo de genótipo encontrado na região, as condições sanitárias e os hábitos alimentares da população. Apesar de não haver consenso sobre o real benefício do rastreamento universal, o Ministério da Saúde recomenda a sorologia de toxoplasmose para todas as gestantes, sendo que sempre que possível o ideal é que se realize o exame no período pré-concepcional[31]. O rastreamento sorológico é realizado por meio de sorologia, com detecção de anticorpos do tipo IgG e IgM.

Sugere-se que a sorologia para toxoplasmose seja solicitada no início do pré-natal para todas as gestantes que não conhecem seu estado imunológico prévio. As mulheres com anticorpos IgG reagente e IgM não reagente deverão ser tratadas como imunes, não sendo necessária a repetição da sorologia. Não devem, no entanto, abandonar as medidas de prevenção. A pacientes com IgG e IgM não reagentes são susceptíveis à doença. Nesses casos, o rastreamento é tanto mais efetivo quanto mais frequente, uma vez que o tratamento precoce da mãe é a principal arma na prevenção da transmissão transplacentária. No entanto, estratégias que recomendam a sorologia mensal aumentam o custo e se mostram por vezes inconvenientes para as pacientes, com altas taxas de absenteísmo[32]. Sugerimos que a sorologia seja feita pelo menos trimestralmente, ficando a cargo do médico assistente repetições mais frequentes. Vale lembrar que as medidas higienodietéticas de prevenção devem ser sempre reforçadas.

Citomegalovírus

O citomegalovírus (CMV) é um DNA vírus na família Herpesviridae, cujo único reservatório é o homem. A transmissão se dá por contato com secreções contaminadas: sangue, urina, saliva, esperma, muco cervical, leite materno. Nos indivíduos imunocompetentes, a doença costuma ser oligo ou assintomática. A exemplo de outros herpes vírus, o CMV pode permanecer latente e recorrer. A infecção recorrente pode acontecer devido a reativação do vírus latente ou a nova infecção por outra cepa[33].

A soroprevalência varia de acordo com a região geográfica, status socioeconômico e etnia, com uma soroprevalência global de 86% nas mulheres em idade reprodutiva, sendo maior nos países em desenvolvimento e nas classes socioeconômicas menos favorecidas[34]. A infecção congênita pelo CMV pode ocorrer através da passagem transplacentária, do contato com secreções contaminadas no canal de parto ou através do aleitamento materno[35]. É infecção congênita a mais comum do neonato, com incidência de 0,2% a 2,2%[36], apesar de a maioria das crianças ser assintomática ao nascimento. O risco de TV é de 30% no primeiro trimestre, 34% a 38% no segundo trimestre e 40% a 72% no terceiro trimestre, sendo que o acometimento fetal é mais grave quando a TV acontece no início da gestação. A contaminação no canal do parto e no aleitamento materno não é associada a doença grave[33]. Na recorrência, o risco de TV também é muito menor, apenas 0,15% a 2%.

O diagnóstico é feito fundamentalmente pela sorologia, com detecção de anticorpos do tipo IgG e IgM. No entanto, a detecção dos anticorpos não é útil para sincronizar a infecção, uma vez que os títulos de IgM estão presentes em apenas 75% a 90% dos casos de infecção primária e podem permanecer positivos por mais de 1 ano. Além disso, eles podem positivar após reinfecção ou reativação, não sendo possível distinguir entre infecção primária e secundária. A única forma de diagnosticar a infecção aguda é através do conhecimento de sorologia negativa prévia, com documentação de soroconversão.

Dessa forma, a maioria das sociedades internacionais não recomenda o rastreamento de rotina do CMV na gestação[33,37], apesar de alguns trabalhos defenderem que o conhecimento do estado sorológico pré-concepcional pode ser útil para auxiliar na recomendação de medidas preventivas e eventualmente na documentação da soroconversão[38,39].

No Brasil, o rastreamento rotineiro do citomegalovírus não é recomendado[1]. No entanto, se for feito, o ideal é que seja feito no período pré-concepcional ou no início da gestação e seja repetido apenas se houver suspeita clínica ou sinais de comprometimento fetal. Vale lembrar que as medidas preventivas devem ser reforçadas a todas as gestantes.

Rubéola

A rubéola é uma doença viral contagiosa caracterizada por mal-estar, rash cutâneo, febre e mialgia. É geralmente benigna, autolimitada e de boa evolução. No entanto, é de elevada toxicidade para tecidos embrionários, principalmente no início da embriogênese.

A maior probabilidade de transmissão vertical é quando a infecção acontece no início da gravidez, principalmente até a 10ª semana. A transmissão se dá por via hematogênica durante a viremia materna, geralmente 5 a 7 dias após o contágio. Após atravessar a placenta, o vírus se espalha pelo sistema vascular do feto, gerando isquemia e acometimento fetal grave. A rubéola pode causar desde aborto e óbito fetal até malformações múltiplas. A síndrome da rubéola congênita é caracterizada principalmente por perda auditiva, cardiopatia, catarata, hepatoesplenomegalia e retardo mental. O risco de sequelas fetais graves diminui com o avançar da idade gestacional, sendo muito pequeno após a 20ª semana, podendo ocorrer, nesses casos, apenas restrição de crescimento[40].

Graças aos programais vacinais em larga escala, a síndrome da rubéola congênita tem diminuído muito em incidência, principalmente nos países com um programa vacinal robusto. A imunidade conferida tanto por vacina como por contato confere proteção permanente. No Brasil, a vacina da rubéola é parte do calendário oficial da infância, além de periodicamente existirem campanhas vacinais para a população geral e também para mulheres nos pós-parto. Essas medidas, felizmente, aumentaram a imunidade da população e tornaram a transmissão vertical da rubéola um evento raro.

Sugerimos que a sorologia da rubéola seja feita no início do pré-natal ou antes da gravidez para as mulheres que não tenham documentação da imunidade ou do esquema vacinal. Vale ressaltar a importância de checar a vacinação para as mulheres em idade reprodutiva.

TRATAMENTO

O tratamento das doenças não será abordado neste capítulo.

CONSIDERAÇÕES FINAIS / CONCLUSÕES

O objetivo do pré-natal é garantir o bem-estar da mãe e do feto, com ações efetivas, tanto do ponto de vista assistencial, como preventivo e educativo, sem intervenções desnecessárias. Dentro desse pressuposto, a escolha do rastreamento sorológico deve incluir medidas sabidamente benéficas para a assistência da gestante. As sorologias recomendadas são:

HIV

No início do pré-natal, no início do terceiro trimestre, na internação para parto ou aborto ou em qualquer situação de exposição ao risco. Considerar uma sorologia por trimestre.

Sífilis

No início do pré-natal, no início do terceiro trimestre, na internação para parto ou aborto ou em qualquer situação de exposição ao risco. Considerar uma sorologia por trimestre.

Hepatites

HBsAg no início do pré-natal.
Sorologia de hepatite C no início do pré-natal.
Sorologia hepatite A: apenas para gestantes HIV positivo e hepatopatas crônicas.

Toxoplasmose

No início do pré-natal ou pré-concepcional. Repetição trimestral para as gestantes não imunes.

Citomegalovírus

O rastreamento de rotina não é recomendado. Quando feito, deve ser solicitado antes ou no início da gestação.

Rubéola

Solicitar sorologia para as pacientes sem documentação de imunidade ou vacinação.

REFERÊNCIAS BIBLIOGRÁFICAS

1. Brasil. Ministério da Saúde. Cadernos de Atenção Básica - Atenção ao Pré-Natal de Baixo Risco [Internet]. Brasília - DF; 2013. Available at: https://bvsms.saude.gov.br/bvs/publicacoes/atencao_pre_natal_baixo_risco.pdf.
2. Ehret DY, Patterson JK, Bose CL. Improving Neonatal Care: A Global Perspective [Internet]. Vol. 44, Clinics in Perinatology. W.B. Saunders; 2017 [citado 25 de junho de 2021]. p. 567–82. Available at: https://pubmed.ncbi.nlm.nih.gov/28802340/.
3. Esatísticas globais sobre o HIV 2021 [Internet]. [citado 25 de junho de 2021]. Available at: https://unaids.org.br/estatisticas/.
4. Indicadores e Dados Básicos do HIV/AIDS nos Municípios Brasileiros [Internet]. [citado 25 de junho de 2021]. Available at: http://indicadores.aids.gov.br/.
5. FOLHA DE DADOS 2021 ESTATÍSTICAS MUNDIAIS SOBRE O HIV [Internet]. [citado 25 de junho de 2021]. Available at: https://unaids.org.br/wp-content/uploads/2021/06/2020_11_19_UNAIDS_FactSheet_PORT_Revisada-Final.pdf.
6. Achievements in public health. Reduction in perinatal transmission of HIV infection--United States, 1985-2005 - PubMed [Internet]. [citado 25 de junho de 2021]. Available at: https://pubmed.ncbi.nlm.nih.gov/16741495/.
7. Townsend CL, Byrne L, Cortina-Borja M, Thorne C, De Ruiter A, Lyall H, et al. Earlier initiation of ART and further decline in mother-to-child HIV transmission rates, 2000-2011. AIDS [Internet]. 24 de abril de 2014 [citado 25 de junho de 2021];28(7):1049–57. Available at: https://pubmed.ncbi.nlm.nih.gov/24566097/.
8. Brasil. Ministério da Saúde. PROTOCOLO CLÍNICO E DIRETRIZES TERAPÊUTICAS PARA PREVENÇÃO DA TRANSMISSÃO VERTICAL DE HIV, SÍFILIS E HEPATITES VIRAIS [Internet]. Brasília - DF; 2019. Available at: http://www.aids.gov.br/pt-br/pub/2015/protocolo-clinico-e-diretrizes-terapeuticas-para-prevencao-da-transmissao-vertical-de-hiv.
9. Brasil. Ministério da Saúde. MANUAL TÉCNICO PARA O DIAGNÓSTICO DA INFECÇÃO PELO HIV EM ADULTOS E CRIANÇAS [Internet]. Brasília - DF; 2018. Available at: http://www.aids.gov.br/pt-br/node/57787.
10. Ghanem KG, Ram S, Rice PA. The Modern Epidemic of Syphilis. N Engl J Med [Internet]. 27 de fevereiro de 2020 [citado 25 de junho de 2021];382(9):845–54. Available at: https://pubmed.ncbi.nlm.nih.gov/32101666/.
11. Indicadores e Dados Básicos da Sífilis nos Municípios Brasileiros [Internet]. [citado 25 de junho de 2021]. Available at: http://indicadoressifilis.aids.gov.br/.
12. Arnesen L, Martínez G, Mainero L, Serruya S, Durán P. Gestational syphilis and stillbirth in Latin America and the Caribbean. Int J Gynecol Obstet. 1 de março de 2015;128(3):241–5.
13. Gomez GB, Kamb ML, Newman LM, Mark J, Broutet N, Hawkes SJ. Systematic reviews Untreated maternal syphilis and adverse outcomes of pregnancy: a systematic review and meta-analysis. Bull World Heal Organ [Internet]. 2013;91:217–26. Available at: www.who.int/reproductivehealth/pub-.
14. Swartzendruber A, Steiner RJ, Adler MR, Kamb ML, Newman LM. Introduction of rapid syphilis testing in antenatal care: A systematic review of the impact on HIV and syphilis testing uptake and coverage. Int J Gynecol Obstet [Internet]. 1 de junho de 2015 [citado 25 de junho de 2021];130(S1):S15–21. Available at: https://pubmed.ncbi.nlm.nih.gov/26001704/.
15. Em C de R e T, DST/Aids-SP PEDAS. Utilização de Testes Rápidos para a Triagem da Sífilis [Internet]. São Paulo-SP; 2014.

Available at: http://www.saude.sp.gov.br/resources/crt/eliminacao-da-transmissao-vertical-do-hiv-e-sifilis/eliminacao-da-transmissao-vertical-da-sifilis/portarias-e-manuais/guiatesterapido-versao-digital.pdf.

16. Schweitzer A, Horn J, Mikolajczyk RT, Krause G, Ott JJ. Estimations of worldwide prevalence of chronic hepatitis B virus infection: A systematic review of data published between 1965 and 2013. Lancet [Internet]. 2015 [citado 26 de junho de 2021];386(10003):1546–55. Available at: https://pubmed.ncbi.nlm.nih.gov/26231459/.

17. Nelson NP, Easterbrook PJ, McMahon BJ. Epidemiology of Hepatitis B Virus Infection and Impact of Vaccination on Disease [Internet]. Vol. 20, Clinics in Liver Disease. W.B. Saunders; 2016 [citado 26 de junho de 2021]. p. 607–28. Available at: https://pubmed.ncbi.nlm.nih.gov/27742003/.

18. Schillie S, Walker T, Veselsky S, Crowley S, Dusek C, Lazaroff J, et al. Outcomes of infants born to women infected with hepatitis B. Pediatrics [Internet]. 1 de maio de 2015 [citado 26 de junho de 2021];135(5):e1141–7. Available at: https://pubmed.ncbi.nlm.nih.gov/25896839/.

19. Cryer AM, Imperial JC. Hepatitis B in Pregnant Women and their Infants [Internet]. Vol. 23, Clinics in Liver Disease. W.B. Saunders; 2019 [citado 26 de junho de 2021]. p. 451–62. Available at: https://pubmed.ncbi.nlm.nih.gov/31266619/.

20. Owens DK, Davidson KW, Krist AH, Barry MJ, Cabana M, Caughey AB, et al. Screening for Hepatitis B Virus Infection in Pregnant Women: US Preventive Services Task Force Reaffirmation Recommendation Statement. JAMA - J Am Med Assoc. 2019;322(4):349–54.

21. Ministério da Saúde do Brasil. Diagnóstico das hepatites virais. Ministério da Saúde. 2018;2.

22. World Health Organization. Hepatitis C [Internet]. [citado 26 de junho de 2021]. Available at: https://www.who.int/news-room/fact-sheets/detail/hepatitis-c.

23. Grebely J, Page K, Sacks-Davis R, van der Loeff MS, Rice TM, Bruneau J, et al. The effects of female sex, viral genotype, and IL28B genotype on spontaneous clearance of acute hepatitis C virus infection. Hepatology [Internet]. 1 de janeiro de 2014 [citado 26 de junho de 2021];59(1):109–20. Available at: https://pubmed.ncbi.nlm.nih.gov/23908124/.

24. Benova L, Mohamoud YA, Calvert C, Abu-Raddad LJ. Vertical transmission of hepatitis C virus: Systematic review and meta-analysis. Clin Infect Dis [Internet]. 15 de setembro de 2014 [citado 26 de junho de 2021];59(6):765–73. Available at: https://pubmed.ncbi.nlm.nih.gov/24928290/.

25. AASLD. HCV Guidance: Recommendations for Testing, Managing, and Treating Hepatitis C - HCV in pregnancy. [Internet]. [citado 26 de junho de 2021]. Available at: https://www.hcvguidelines.org/unique-populations/pregnancy.

26. Ministério da Saúde do Brasil, SECRETARIA DE CIÊNCIA, TECNOLOGIA IEIEES. PORTARIA SCTIE-MS No 32, DE 19 DE AGOSTO DE 2020 [Internet]. 2020. Available at: https://brasilsus.com.br/index.php/pdf/portaria-sctie-ms-no-32/.

27. Halonen SK, Weiss LM. Toxoplasmosis. In: Handbook of Clinical Neurology [Internet]. Elsevier B.V.; 2013 [citado 26 de junho de 2021]. p. 125–45. Available at: https://pubmed.ncbi.nlm.nih.gov/23829904/.

28. Hampton MM. Congenital toxoplasmosis: A review. Neonatal Netw. 2015;34(5):274–8.

29. Maldonado YA, Read JS, Byington CL, Barnett ED, Davies HD, Edwards KM, et al. Diagnosis, treatment, and prevention of congenital toxoplasmosis in the United States. Pediatrics. 2017;139(2).

30. Dubey JP, Lago EG, Gennari SM, Su C, Jones JL. Toxoplasmosis in humans and animals in Brazil: high prevalence, high burden of disease, and epidemiology. Vol. 139, Parasitology. 2012. 1375–1424 p.

31. Brasil. Ministério da Saúde. Secretaria de Atenção à Saúde. Protocolo de notificação e investigação : Toxoplasmose gestacional e congênita [Internet]. Vol. 1, Ministério da Saúde. 2018. Available at: http://bvsms.saude.gov.br/bvs/publicacoes/protocolo_notificacao_%0Atoxoplasmose_gestacional.pdf.

32. Id CB, Lejeune C, Rie Seror V, Ois Peyron F, Bertaux A-C, Scemama O, et al. The cost-effectiveness of neonatal versus prenatal screening for congenital toxoplasmosis. 2019; Available at: https://doi.org/10.1371/journal.pone.0221709.

33. American College of Obstetricians and Gynecologists - ACOG. Cytomegalovirus, Parvovirus, Varicella Zoster and Toxoplasmosis in Pregnancy. Practice Bulletin Number 151. 2016.

34. Zuhair M, Smit GSA, Wallis G, Jabbar F, Smith C, Devleesschauwer B, et al. Estimation of the worldwide seroprevalence of cytomegalovirus: A systematic review and meta-analysis [Internet]. Vol. 29, Reviews in Medical Virology. John Wiley and Sons Ltd; 2019 [citado 27 de junho de 2021]. Available at: https://pubmed.ncbi.nlm.nih.gov/30706584/.

35. Fisher S, Genbacev O, Maidji E, Pereira L. Human Cytomegalovirus Infection of Placental Cytotrophoblasts In Vitro and In Utero: Implications for Transmission and Pathogenesis. J Virol. 2000;74(15):6808–20.

36. Kenneson A, Cannon MJ. Review and meta-analysis of the epidemiology of congenital cytomegalovirus (CMV) infection [Internet]. Vol. 17, Reviews in Medical Virology. Rev Med Virol; 2007 [citado 27 de junho de 2021]. p. 253–76. Available at: https://pubmed.ncbi.nlm.nih.gov/17579921/.

37. Hughes BL, Gyamfi-Bannerman C. Diagnosis and antenatal management of congenital cytomegalovirus infection. Am J Obstet Gynecol [Internet]. 1 de junho de 2016 [citado 27 de junho de 2021];214(6):B5–11. Available at: https://pubmed.ncbi.nlm.nih.gov/26902990/.

38. Cahill AG, Odibo AO, Stamilio DM, Macones GA. Screening and treating for primary cytomegalovirus infection in pregnancy: where do we stand? A decision-analytic and economic analysis. Am J Obstet Gynecol [Internet]. 2009 [citado 27 de junho de 2021];201(5):466.e1-466.e7. Available at: https://pubmed.ncbi.nlm.nih.gov/19782961/.

39. Walker SP, Palma-Dias R, Wood EM, Shekleton P, Giles ML. Cytomegalovirus in pregnancy: To screen or not to screen. BMC Pregnancy Childbirth [Internet]. 18 de abril de 2013 [citado 27 de junho de 2021];13. Available at: https://pubmed.ncbi.nlm.nih.gov/23594714/.

40. Arrietta AC. Congenital Rubella [Internet]. 2021 [citado 27 de junho de 2021]. Available at: www.uptodate.com.

capítulo 28

Sífilis

▶ Helaine Maria Besteti Pires Mayer Milanez[*]

INTRODUÇÃO

Conhecida há mais de 500 anos, a sífilis é uma doença que ainda permanece um sério problema de saúde pública. Tendo por agente etiológico o Treponema pallidum (T. pallidum), ela é, na maioria das vezes, uma doença de transmissão sexual, embora possa ocorrer transmissão por outras vias, como transfusão de sangue contaminado, contato com lesões mucocutâneas ricas em treponemas e via transplacentária para o feto, configurando a Sífilis Congênita[1,2].

Com o advento da penicilina, na década de 40, e a melhoria dos cuidados de saúde à população, a sífilis diminuiu sua incidência de maneira tão intensa que se chegou a prever a erradicação total até o final do século XX[3]. Entretanto, os números voltaram a crescer a partir da década de 60, com a liberação sexual e, mais acentuadamente, na década de 80, concomitantemente à disseminação da epidemia pelo HIV e uso de drogas nos grandes centros urbanos[4]. Hoje, observamos uma tendência mundial no reaparecimento da sífilis entre a população em geral e, particularmente, da sífilis congênita (SC), tornando-a um grande desafio para a Saúde Pública mundial[5,6].

Dados da OMS estimam uma persistente e elevada ocorrência da infecção congênita no mundo, apesar de demonstrarem uma tímida redução, ao

---

[*] Professora Assistente Doutora da Disciplina de Obstetrícia do DTG/FCM/UNICAMP; Diretora da Divisão de Obstetrícia do Hospital da Mulher/CAISM/UNICAMP; Membro do Comitê de Transmissão Vertical do Ministério da Saúde.

redor de 12%, comparando os períodos de 2012 e 2016, mas ainda muito distante de atingir a meta de 50 casos para cada 100.000 nascidos vivos[6,7]. A região das Américas, em especial a Latina, tem as mais altas taxas de sífilis congênita, respondendo por 25% dos casos anuais no mundo. E, a cada ano, uma estimativa de mais de 100.000 natimortos é atribuída à sífilis congênita nessa região[5,8].

Os números nacionais de sífilis na gestação e de sífilis congênita são preocupantes. A sífilis em gestantes no Brasil apresentou alta constatada de 1.047% entre 2005 e 2013. Nesse mesmo período, observou-se um aumento no número de notificações de sífilis congênita de 135%. Podemos avaliar que talvez esses números representem uma maior notificação do problema, o que realmente ocorreu. Entretanto, não o suficiente para explicar essa epidemia de casos em mulheres grávidas e recém-nascidos e a enorme ocorrência de letalidade no período neonatal. Entre 2005 e 2018, foram notificados 259.087 casos de sífilis em gestantes (Sinan) e entre 1998 e junho de 2018, 188.445 casos de sífilis congênita. Esses dados mostram que ainda estamos distantes de um controle efetivo desse problema[9].

Os dados mundiais evidenciam que a maior parte dos casos anualmente registrados pela OMS ocorre em países menos favorecidos do ponto de vista financeiro e social, estando associados a 90.000 mortes neonatais e 65.000 recém-nascidos prematuros ou de baixo peso. A taxa global de eventos adversos varia de 58% a mais de 80%[10]. Estima-se que, em 2008, ocorreram 1.360.485 casos de sífilis em gestantes no mundo, sendo 39% na África, 8% nas Américas, 44% na Ásia e 1,6% na Europa. Dessas mulheres, a maioria (1.085.637) teve atendimento pré-natal. A sífilis materna não tratada resultou em aproximadamente 304.000 mortes fetais e perinatais e mais de 216.000 crianças infectadas com risco de morte precoce; isso representa mais de meio milhão de crianças acometidas! A maioria (87%) desses eventos adversos ocorreu na África e Ásia[6,11]. Nas Américas, sífilis na gestação é um dos maiores fatores contribuidores para natimortalidade[12].

A OMS lançou, em 2007, uma iniciativa para eliminar a transmissão vertical da sífilis[13], com a intenção de que mais de 90% das gestantes fossem testadas e mais de 90% fossem tratadas até 2015. A ideia era a de alcançar um nível tão baixo de transmissão vertical da sífilis que a doença congênita deixasse de ser um problema de saúde pública. Infelizmente, isso ainda não ocorreu.

Nos países subdesenvolvidos, nos quais a pobreza coexiste com a baixa qualidade da assistência à saúde e com a promiscuidade sexual, a sífilis e sua forma congênita nunca deixaram de ser importante problema de saúde pública, e dados evidenciam que 10% a 15% das gestantes seriam portadoras de sífilis nesses países. Na África Subsaariana, os dados alarmantes de SC estão intimamente associados à ausência de adequada assistência pré-natal e de esforços governamentais, como aponta um estudo realizado em Botswana. Pesquisas indicam também que em alguns países pobres, como o Haiti, a problemática da AIDS redobrou os esforços na prevenção da transmissão vertical do vírus, porém desviou a atenção de outras doenças, como a sífilis na gestação, sendo que bebês morrem de sífilis congênita após terem completado a profilaxia para a prevenção da transmissão vertical do HIV[5,6]. Não se compreende bem esse descompasso no enfrentamento da transmissão vertical do HIV e da sífilis congênita, com grande sucesso em relação à primeira e dados desastrosos na prevenção da segunda!

TRANSMISSÃO VERTICAL

Estimativas da OMS apontam para uma prevalência de 3,5% de sífilis em grávidas, havendo um risco de transmissão vertical de 50% a 85%. Nas gestantes com sífilis recente não tratada, a taxa de transmissão vertical é de 70% a 100%, e na tardia de 30% a 40%, podendo ocorrer abortamento, natimorto ou morte perinatal em aproximadamente 40% das crianças infectadas. Sabe-se que a transmissão vertical do T. pallidum por via transplacentária pode acontecer em qualquer período da gestação e está diretamente relacionada à treponemia materna[14,15].

Se uma gestante infectada, especialmente com infecção recente, não receber o tratamento adequado, a infecção pode acometer o feto, frequentemente de maneira fatal, além de também causar outros desfechos negativos, como baixo peso, prematuridade e malformações. A sífilis congênita é a segunda causa prevenível de óbitos fetais no mundo, precedida apenas pela malária. Dentre as doenças infecciosas é a que mais acomete fetos no período intraútero com uma letalidade próxima a 40%[16].

A SC é considerada um agravo que quase sempre reflete questões relacionadas ao acesso e à utilização de serviços de saúde, atingindo prioritariamente a população mais desfavorecida. Ela é uma causa de mortalidade perinatal evitável, visto que é possível fazer o diagnóstico e proceder ao tratamento efetivo na gestação, ressaltando-se que a mortalidade infantil evitável está entre os indicadores mais sensíveis para o evento sentinela de qualidade dos serviços. Dados indicam que significativa parcela dos casos de SC ocorreu em mulheres que receberam alguma assistência pré-natal e alertam para o fato de que oportunidades de triagem, diagnóstico e tratamento de sífilis materna com a consequente redução da incidência de SC estão sendo desperdiçadas[17].

DIAGNÓSTICO

Diagnóstico clínico

A história natural da sífilis evolui por estágios que se alternam entre sintomáticos e assintomáticos, sendo que qualquer órgão do corpo humano pode ser afetado. A sífilis primária caracteriza-se pelo aparecimento do cancro no local de inoculação do agente, com aumento dos linfonodos locais. Pode ainda ocorrer lesão primária de localização extragenital, a depender da área de inoculação, observando-se eventualmente cancro em lábio, amígdalas, língua e cavidade oral. As lesões secundárias aparecem em média oito semanas após o desaparecimento do cancro, sendo comum a apresentação na forma de rash maculopapular; entretanto, as lesões podem assumir diversos aspectos e dificultar o diagnóstico quando não se mantém um alto grau de suspeita. Os sintomas das fases primária e secundária regridem espontaneamente, mesmo sem tratamento, podendo haver evolução para a fase terciária, com aparecimento de lesões de pele (gomas sifilíticas), sistema nervoso central e cardiovascular, com acometimento de arco aórtico e válvula aórtica: são as lesões da fase terciária da doença.[1]

Existe ainda a sífilis que ocorre sem as manifestações clínicas da doença, denominada *sífilis latente*, a qual se subdivide em precoce e tardia, cujo diagnóstico é realizado apenas pelas provas sorológicas positivas. Precoce é aquela considerada em período de até um ano após o diagnóstico da doença.

A maioria das gestantes atendidas em pré-natal e diagnosticadas com sífilis no Brasil se apresenta assintomática e sem história prévia de infecção ou tratamento, ficando, então, diagnosticadas na fase latente indeterminada da doença. Trabalho de rastreamento nas principais capitais brasileiras, em 2006, identificou que 86% das gestantes diagnosticadas com sífilis se encontrava nessa fase[9].

Diagnóstico laboratorial

Como estratégia de redução da SC, o MS preconiza a realização de, no mínimo, dois testes sorológicos durante a gravidez, sendo o primeiro no início do acompanhamento pré-natal e o segundo no terceiro trimestre da gestação (em torno da 28ª semana gestacional). É realizada ainda triagem para sífilis na admissão para parto ou aborto[9]. A ideia é realizar o diagnóstico precoce associado ao tratamento adequado, que são medidas essenciais para a redução da doença congênita.

A primeira sorologia para sífilis foi desenvolvida em 1906, por Von Wassermann, um ano após pesquisadores alemães comprovarem o Treponema pallidum como o agente causador da sífilis. O VDRL (Veneral Disease Research Laboratory) e o RPR (Rapid Plasma Reagin) são testes não treponêmicos, quantitativos e de alta sensibilidade; os testes treponêmicos, como o teste rápido, o FTA-ABS (Fluorescence Treponemal Antibody-Absorption), MHA-TP, TPHA (Treponema Pallidum Hemaglutination) e ELISA (Enzyme-Linked Immunosorbent Assay) são qualitativos e detectam anticorpos antitreponêmicos com elevada especificidade, sendo, portanto, úteis na exclusão de resultados falso-positivos e na confirmação diagnóstica – Quadro 1[9].

As estratégias de identificação da infecção incluem a realização de diferentes técnicas laboratoriais. O fluxograma padrão incluía anteriormente a realização de um teste não treponêmico (VDRL ou RPR) associado a um teste treponêmico (TPHA ou FTA-Abs). Os testes não treponêmicos apresentam a vantagem de serem muito sensíveis e poderem ser titulados, o que auxilia na avaliação de resposta ao tratamento. Entretanto, como se baseiam na detecção de anticorpos anticardiolipina, essas reações podem apresentar resultados falso-positivos que, entretanto, ocorrem em menos de 2% dos casos rastreados e deve ser considerada uma condição de exceção. Outro problema dos testes não treponêmicos é que eles podem apresentar resultados falso-negativos em até 25% dos indivíduos em fase latente da doença. Como essa situação é a mais frequentemente observada em gestantes, recomenda-se a realização simultânea de rastreamento sorológico com testes não treponêmicos e treponêmicos. Os testes treponêmicos são específicos para sífilis e confirmam o diagnóstico da doença.

Quadro 1 – Métodos imunológicos para diagnóstico da sífilis

TESTES IMUNOLÓGICOS			
	Não treponêmicos	VDRL RPR TRUST USR	Quantificáveis (ex.: 1:2, 1:4, 1:8). Importantes para o diagnóstico e monitoramento da resposta ao tratamento.
	Treponêmicos	FTA-Abs ELISA/ EQL/CMIA TPHA/ TPPA/ MHA-TP Teste Rápido (TR)	São os primeiros a se tornarem reagentes. Na maioria das vezes, permanecem reagentes por toda a vida, mesmo após o tratamento. São importantes para o diagnóstico, mas não estão indicados para monitoramento da resposta ao tratamento.

Fonte: Fluxogramas para prevenção da transmissão vertical do HIV, sífilis e hepatites B e C nas instituições que realizam parto. Ministério da Saúde, Secretaria de Vigilância em Saúde; Departamento de Vigilância das Doenças Transmissíveis. Brasil, 2021[18].

Entretanto, mesmo após tratamento adequado, eles não negativam, persistindo como marca sorológica da infecção. Assim, mesmo após tratamento adequado, a paciente poderá apresentar provas treponêmicas positivas ao longo de toda a vida[9].

Outra estratégia recomendada para o rastreamento de sífilis é a chamada *abordagem com algoritmo reverso*. Consiste em realizar inicialmente uma prova treponêmica automatizada, o que facilitaria a execução de grande número de exames simultaneamente, com a utilização de técnicas imunoenzimáticas (CLIA ou CMIA). Teriam a facilidade de baixo custo e automatização, com processamento de grande número de amostras em curto intervalo de tempo. Elas apresentam alta sensibilidade, mas menor especificidade. Assim, frente a uma prova imunoenzimática negativa, pode-se descartar a presença da infecção. Entretanto, frente a uma prova positiva, deverá ser realizada confirmação com a realização de VDRL associado a outra prova treponêmica. Caso o teste CLIA ou CMIA seja positivo e o VDRL e TPHA negativos, trata-se de um exame falso positivo. Frente a um CLIA/CMIA positivo e provas de VDRL/Treponêmicas positivas, confirma-se a presença de sífilis. Essas abordagens são sugeridas para locais que tenham uma rede laboratorial bem estruturada e ágil[19,20].

Nas situações de dificuldade de rede laboratorial e com a intenção de agilizar o diagnóstico de sífilis em gestantes, a recomendação do Ministério da Saúde do Brasil, a partir de 2015, inclui o rastreio de grávidas com a realização de teste rápido durante o pré-natal. Esses testes têm tecnologia semelhante ao teste rápido para outras infecções, como o HIV. São provas laboratoriais com excelente sensibilidade e especificidade. Como são testes treponêmicos, a sua positividade já confirma a presença de infecção e autoriza o tratamento. Devem, entretanto, ser acompanhados da realização de VDRL para se avaliar adequada resposta ao tratamento, já que, mesmo após tratamento correto, não ocorrerá negativação do teste rápido, situação igual à dos outros testes treponêmicos (TPHA ou FTA-Abs) que também não apresentam negativação, mesmo após adequado tratamento[2].

TRATAMENTO

O tratamento da sífilis na gestação deve ser realizado com a utilização de penicilina, já que não existe evidência de que nenhuma outra droga consiga tratar adequadamente o feto no ambiente intrauterino. Quanto mais cedo for realizado o tratamento, melhor será a evolução fetal, já que, pelas altas taxas de transmissão, o tratamento realizado após a 14ª semana é considerado tratamento de um feto potencialmente infectado. Apenas o tratamento no primeiro trimestre pode oferecer a possibilidade de prevenção da infecção fetal[21,22].

As doses de penicilina recomendadas são definidas a partir do diagnóstico de infecção recente ou tardia (Quadro 2). Nas situações de doença recente, ou seja, nas fases primária e secundária, em que há sinais clínicos da doença, a dose recomendada de penicilina benzatina é de 2.400.000 UI divididas em duas injeções, uma em cada um dos glúteos em uma única aplicação. Essa é a recomendação do protocolo do Ministério da Saúde[2]. O CDC e a Secretaria da Saúde de São Paulo recomendam uma dose total de 4.800.000 UI divididas em duas tomadas semanais de 2.400.000 UI para a doença recente[5].

A maioria das gestantes, entretanto, se encontra assintomática e sem referir história prévia de tratamento ou conhecimento da infecção. Nessa situação, o diagnóstico é de fase latente indeterminada, devendo ser tratada com 7.200.000 UI, divididas em 3 aplicações semanais de 2.400.000 UI. Essa mesma dose é a recomendada para a doença tardia. Nas situações de infecção de sistema nervoso central ou neurossífilis, recomenda-se a utilização de penicilina procaína ou cristalina, já que a benzatina tem baixa passagem pela barreira hematoliquórica[2].

A eficácia da penicilina em prevenir ou tratar a infecção fetal é bastante elevada[21-23]; ainda existe discussão em quais são os esquemas de tratamento mais eficientes; entretanto, não se tem dúvida da sua alta eficácia, já que o treponema segue sensível a esse antibiótico, com altas taxas de sucesso na prevenção da infecção fetal e tratamento da doença durante a gestação.

Outro ponto muito importante no tratamento da sífilis, assim como de qualquer outra doença sexualmente transmissível, é a abordagem adequada da parceria sexual. O parceiro sexual deverá ser sempre convocado pelo serviço de saúde para orientação, avaliação clínica, coleta de sorologia e tratamento.

Após a realização de tratamento adequado, está recomendada a realização de seguimento com realização de VDRL mensal, devendo o primeiro exame de controle ser colhido 30 dias após o término do tratamento.

O tratamento será considerado adequado durante a gestação se for iniciado até 30 dias antes do parto, com dose e intervalos corretos para a fase da doença. Idealmente, deve também ter ocorrido a adequada abordagem da parceria sexual.

A resposta laboratorial após tratamento deverá se basear na queda da titulação do VDRL. Se o título inicial for elevado, espera-se redução de 2 diluições em 2 a 3 meses, seguida de nova queda após essa avaliação nos 2 a 3 meses seguintes. A maioria das mulheres tratadas com títulos altos poderá apresentar negativação em até 6 meses. Nas

Quadro 2 – Esquemas terapêuticos das gestantes com sífilis	
ESTÁGIO CLÍNICO	**ESQUEMA TERAPÊUTICO**
Sífilis recente (com menos de 2 anos de evolução): sífilis primária, secundária e latente recente	Penicilina G benzatina 2,4 milhões UI, IM, dose única (1,2 milhões UI em cada glúteo)
Sífilis tardia (com mais de 2 anos de evolução): sífilis latente tardia ou latente com duração ignorada e sífilis terciária	Penicilina G benzatina 2,4 milhões UI, IM, semanal, por 3 semanas. Dose total: 7,2 milhões UI, IM
Neurossífilis	Penicilina cristalina 18-24 milhões UI/dia, IV, administrada em doses de 3-4 milhões de UI, a cada 4 horas ou por Infusão contínua, por 14 dias

Fonte: DCCI/SVS/MS.
Notas:
Esquemas alternativos não são recomendados durante a gestação.
Qualquer outro tratamento realizado durante a gestação, para fins de definição de caso e abordagem terapêutica da sífilis congênita, é considerado tratamento não adequado da mãe, e o RN será submetido a avaliação clínica e laboratorial, conforme seção específica deste PCDT-TV.
Gestantes que ultrapassarem o intervalo de 14 dias entre as doses devem reiniciar o esquema terapêutico.

situações de tratamento com títulos iniciais baixos, ou seja, menores que 1/8, poderemos observar apenas estabilidade do título, não necessariamente ocorrendo variações. A elevação de duas titulações deve levantar a suspeita de reinfecção e novo ciclo de tratamento estará recomendado[9,22,24].

Nas situações de alergia a penicilina, a principal recomendação é a dessensibilização, já que nenhuma outra droga apresenta passagem transplacentária adequada. A eritromicina não alcança níveis adequados no ambiente intrauterino, a azitromicina já apresenta resistência pelo treponema e a ceftriaxona ainda não tem comprovação científica da prevenção da sífilis congênita[2,21,25].

INVESTIGAÇÃO DO RECÉM-NASCIDO

A investigação da criança após o nascimento dependerá da situação clínica materna e da presença de um tratamento adequado ou não. Todo recém-nascido de mãe com sorologia positiva no pré-natal deverá ser submetido a coleta de sorologia de sangue periférico. Lembremos que tanto as provas não treponêmicas quanto as treponêmicas possuem anticorpos de classe IgG, portanto, poderão alcançar o ambiente fetal levando a sorologias positivas no recém-nascido. A interpretação dos exames no período neonatal deve seguir a rotina apresentada no fluxograma do Quadro 3.

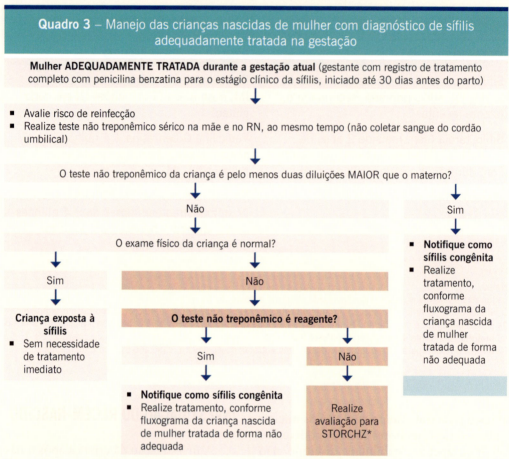

Fonte: Fluxogramas para prevenção da transmissão vertical do HIV, sífilis e hepatites B e C nas instituições que realizam parto. Ministério da Saúde, secretaria de Vigilância em saúde; Departamento de Vigilância das Doenças Transmissíveis. Brasil, 2021[18].

* Para orientações sobre investigação para STORCH (sífilis, toxoplasmose, rubéola, citomegalovírus e herpes vírus) consulte a Portaria nº 3.502, de 19 de dezembro de 2017, e o protocolo "Orientações integradas de vigilância e atenção à saúde no âmbito da Emergência de Saúde Pública de Importância Nacional", disponível em: www.saude.gov.br/publicações.

CONSIDERAÇÕES FINAIS / CONCLUSÕES

Sífilis persiste sendo um sério problema de saúde pública no Brasil e no mundo; sua ocorrência permanece elevada, apesar de vários esforços e campanhas nacionais e mundiais tentando alcançar a redução e o controle dessa infecção. Para seu enfrentamento, recomenda-se a triagem sorológica no início do pré-natal, às 28 semanas e na admissão para parto, a fim de detectar precocemente a infecção e serem tomadas medidas adequadas no pré-natal que reduzam o risco da infecção congênita e as complicações maternas da doença. Uma série de recomendações nacionais e internacionais estão disponíveis para o manejo da doença na gravidez; entretanto, dados recentes demonstram uma epidemia em ascensão entre gestantes e recém-nascidos expostos. Na maioria dos casos notificados, grande porcentagem dessas gestantes fez pré-natal, evidenciando que o problema da sífilis está diretamente relacionado à má qualidade da atenção pré-natal. O papel do obstetra é essencial no controle desse agravo.

De maneira geral, não se entende por que ainda não conseguimos controlar o problema da sífilis congênita, já que o agente é bem conhecido, apresenta alta suscetibilidade à penicilina, que é uma droga de fácil acesso e baixo custo. Fazendo um paralelismo entre o controle da transmissão vertical do HIV e da sífilis, não se consegue compreender como alcançamos um enorme sucesso no controle da primeira e apresentamos dados tão desastrosos no controle da segunda[26]!

A adequada assistência pré-natal deve incluir medidas de prevenção ou tratamento para qualquer agravo que possa incorrer em acometimento fetal. A pesquisa e o tratamento de sífilis são medidas que seguramente irão impactar em redução de morbidade e mortalidade dessas crianças. Necessitamos urgentemente da sensibilização dos profissionais da saúde para que realizem o rastreamento rotineiro de sífilis durante a gestação, interpretem de maneira adequada os exames solicitados, tratem de maneira adequada essas pacientes com uma abordagem também adequada de seus parceiros. Se houver uma ampla conscientização e uma adequada ação dos profissionais de saúde, com certeza conseguiremos o mesmo sucesso alcançado na prevenção da transmissão vertical do HIV. Com relação à sífilis, o rastreamento e o tratamento são muito menos dispendiosos do ponto de vista financeiro e estão facilmente disponíveis em todas as unidades de saúde em nosso país. Bastará apenas uma adequada atuação dos profissionais que atendem essas mulheres!

Necessitamos de uma busca urgente por soluções que auxiliem na melhoria dos Serviços de Saúde, de modo a garantir sua efetividade e resolutividade, com impacto positivo na prevenção de doenças com graves repercussões para o binômio materno-fetal.

REFERÊNCIAS BIBLIOGRÁFICAS

1. Hollier LM, Harstad TW, Sanchez PJ, Twickler DM, Wendel GD. Fetal syphilis: clinical and laboratorial characteristics. Obstet. Gynecol. 947-53. June, 2001.

2. Ministério da Saúde - Protocolo clínico e diretrizes terapêuticas para prevenção da transmissão vertical do HIV, sífilis e hepatites. Ministério da Saúde, outubro de 2020a.

3. Rothschild BM. The history of syphilis. Clin Infect Dis 2005; 40:1454-1463.

4. Genc M.; Ledger W.J. Syphilis in pregnancy. Sexually Transmitted Infections, 76(2);73-9, Apr 2000.

5. Centers for Disease Control and Prevention. Sexually transmitted diseases treatment guidelines, 2015. MMWR Recomm Rep 2015: 64:1-140.

6. World Health Organization. Global health sector strategy on sexually transmitted infections, 2016-2021: Towards ending STIs. Report No.: WHO/RHR/16.09. Geneva: WHO; jun. 2019. Disponível em: https://www.who.int/reproductivehealth/publications.

7. Korenromp EL, Rowley J, Alonso M, Mello MB, Wijesooriya NS, Mahiané SG, Ishikawa N, Le LV, Newman-Owiredu M, Nagelkerke N, Newman L, Kamb M, Broutet N, Taylor MM. Global burden of maternal and congenital syphilis and associated adverse birth outcomes-Estimates for 2016 and progress since 2012. .PLoS One. 2019 Feb

27;14(2):e0211720. doi: 10.1371/journal.pone.0211720. eCollection 2019.
8. Pan American Health Organization. 2010. Situation analysis: elimination of mother-to-child-transmission of HIV and congenital syphilis in Americas. Washington, PAHO 2011. Available in: http://www.paho.org.
9. Brasil. Ministério da Saúde – Secretaria de Vigilância em Saúde – Departamento de DST, Aids e hepatites virais - Brasil - Boletim epidemiológico de sífilis, 2020b.
10. Newman L, Kamb M, Hawkes S, Gomez G, Say L, Seuc A, Broutet N. Global estimates of syphilis in pregnancy and associated adverse outcomes: analysis of multinational antenatal surveillance data. Plos One Med, Feb, vol 10, issue 2, 1-9, 2013.
11. Gomez GB, Kamb ML, Newman LM, Mark J, Broutet N, Hawkes SJ. Untreated maternal syphilis and adverse outcomes of pregnancy: a systematic review and meta-analysis. Bull World Health Org: 91:217-226, 2013.
12. Amesen L, Serruya S, Durán P. Gestational syphilis and stillbirth in the Americas: a systematic review and metanalisis. Rev Panam Salud Publica 37 (6), 2015.
13. World Health Organization. The global elimination of congenital syphiis: rationale and strategy for action. Geneve: World Health Organization, 2007.
14. Centers for Disease Control and Prevention. Division of STD Prevention. National Center for HIV, STD, and TB Prevention. The National Plan to Eliminate Syphilis from the United States. October 1999.
15. Cooper JM, Sanchez P. Congenital syphilis. Semminars in Perinatology 2018, 42:176-184.
16. Kollman TR, Dobson SRM. Syphilis. In: Wilson CB, Nizet V, Maldonado YA, Remington JS, Klein JO, eds. Infectious diseases of the fetus and newborn infant. Philadelphia: Saunders, 2016. p. 512-43.
17. Saraceni, V. Avaliação da efetividade das campanhas para eliminação de sífilis congênita do município do Rio de Janeiro. Tese de doutorado apresentada à Escola Nacional de Saúde Pública Sérgio Arouca. Rio de Janeiro, 2005.
18. Brasil. Ministério da Saúde. Fluxogramas para prevenção da transmissão vertical do HIV, sífilis e hepatites B e C nas instituições que realizam parto. Ministério da Saúde, secretaria de Vigilância em saúde; Departamento de Vigilância das Doenças Transmissíveis. Brasil, 2021.
19. Lago E. Current perspectives on prevention of mother to child transmission of syphilis. Cureus 8 (3): e525, 2016.
20. Scwartzendruber A, Steiner RJ, Adler MR, Kamb ML, Newman LM. Introduction of rapid syphilis testing in antenatal care: a systematic review of the impact on HIV and syphilis testing uptake and coverage. Int J Gynaecol Obstet; 130 suppl 1: S15-21, 2015.
21. Walker GJA. Antibióticos para sífilis diagnosticada durante el embarazo (Revisión Cochrane traducida). En: 2008 Número 4. Oxford: Update Software Ltd. Disponible en: http://www.update-software.com. (Traducida, 2008 Issue 3. Chichester, UK: John Wiley & Sons, Ltd.).
22. Clement ME, Okeke NL, Hicks CB. Treatment of syphilis: a systematic review. JAMA Nov 12;312(18):1905-17, 2014.
23. Alexander JM, Sheffield JS, Sanchez PJ, Mayfield J, Wendel CD. Efficacy of treatment for syphilis in pregancy. Obstet Gynecol 1999; 93:5-8.
24. Rac MWF, Bryant SN, Cantey JB, McIntire DD, Wendel GD Jr, Sheffield JS. Maternal titers after adequate syphilotherapy during pregnancy. Clin Infect Dis 2015; 60:686-90.
25. Dallé J, Ramos MC, Jimenez MF, Escobar FG, Antonello VS. Oral Desensitization to

Penicillin for the Treatment of Pregnant Women with Syphilis: A Successful Program. Rev. Bras. Ginecol. Obstet. 2018; 40:43-46.

26. Milanez,H. Syphilis in Pregnancy and Congenital Syphilis: Why Can we not yet Face This Problem? Rev. Bras. Ginecol. Obstet ; 38(9): 425-427, Sept. 2016.

capítulo 29

Vulvovaginites

▶ Silvana Maria Quintana*

INTRODUÇÃO

As modificações do organismo materno durante a gestação promovem aumento da temperatura e da umidade do trato genital inferior feminino, sendo o aumento do conteúdo vaginal uma queixa frequente durante a gestação[1]. Entretanto, é importante a avaliação do profissional de saúde para diferenciar entre o conteúdo vaginal fisiológico e as vulvovaginites, isto é, processos infecciosos da mucosa vaginal e epitélio vulvar. Estudo nacional realizado em população de gestantes de baixo risco obstétrico apontou que 66,1% das gestantes apresentavam queixa de corrimento[2]. As principais vulvovaginites, tanto na gestação como fora deste período, são a vaginose bacteriana (VB), a candidíase e a tricomoníase.

Durante a consulta pré-natal, caso a gestante não tenha queixas, o profissional de saúde deve questionar sobre corrimento e/ou perdas vaginais. Caso a resposta seja afirmativa, é importante:
- caracterizar o fluxo genital: cor, quantidade, odor e sintomas associados, como prurido e ardor;
- realizar o exame ginecológico e especular: observar lesões no epitélio vulvar, como hiperemia, fissuras, edema, e as características do conteúdo vaginal (quantidade, grumos, coloração e odor).

---

* Coordenadora Científica de Obstetrícia da SOGESP; Professora Associada do Departamento de Ginecologia e Obstetrícia da FMRP-USP; Membro da CNE de Trato Genital Inferior da FEBRASGO; Associate Professor of Gynecology and Obstetrics - Ribeirão Preto Medical School, University of São Paulo.

> A anamnese e o exame ginecológico, embora importantes, apresentam sensibilidade de 50% para o diagnóstico etiológico das vulvovaginites. Os testes diagnósticos são rápidos, fáceis, de baixo custo e elevam a sensibilidade do diagnóstico etiológico para 80 a 85%. Os testes utilizados são:
>
> - Aferição do pH vaginal: deve utilizar fita própria para este fim e o material deve ser colhido do 1/3 médio das paredes vaginais laterais, pois o material do fundo de saco vaginal está misturado com muco cervical, que altera o pH.
> - Teste de Whiff ou teste das aminas: consiste na liberação de aminas voláteis quando o KOH 10% é misturado ao conteúdo vaginal. Estas aminas são a putrescina, a cadaverina e a trimetilamina, e o odor liberado é semelhante a peixe podre.
> - Bacterioscopia: poderá ser direta realizada a fresco com SF 0,9% ou com KOH 10% ou pela coloração pelo Gram.
> - Bacterioscopia direta: consiste em colocar uma gota de SF 0,9% no conteúdo vaginal depositado em lâmina de vidro, cobrir com lamínula e observar no microscópio. Nesta visualização procuram-se as clue cells e o tricomonas. Se for utilizado o KOH 10%, ocorrerá a destruição das células epiteliais e será mais fácil a visualização das pseudo-hifas.
> - Bacterioscopia corada pelo método de Gram: é considerada o padrão ouro para o diagnóstico da vaginose bacteriana.
>
> Mais recentemente, os testes rápidos utilizando biologia molecular têm sido preconizados para o diagnóstico das vulvovaginites.

ATENÇÃO

O esfregaço vaginal corado pela técnica de Papanicolaou pode ser utilizado para o diagnóstico etiológico das vulvovaginites, entretanto o principal objetivo deste exame é o diagnóstico de lesões pré-neoplásicas e/ou neoplásicas do colo uterino. Além disto, a identificação de alterações celulares inflamatórias com ou sem a identificação de um agente específico em mulheres assintomáticas não deve ser sempre sinônimo de tratamento.

As culturas de conteúdo vaginal, apesar de altamente específicas, são reservadas para as vulvovaginites de repetição ou em pacientes com quadros importantes com bacterioscopia negativa. As culturas de conteúdo vaginal de mulheres adultas, quando realizadas em meio de cultura inespecífico, NÃO TÊM VALOR PARA O DIAGNÓSTICO ETIOLÓGICO DAS VULVOVAGINITES.

VAGINOSE BACTERIANA

A vaginose bacteriana (VB) é considerada uma disbiose, ou seja, um desequilíbrio da flora vaginal com substituição dos lactobacilos por uma flora de bactérias anaeróbias que fazem parte do microambiente vaginal. É a infecção vaginal mais prevalente durante o menacme e nos Estados Unidos um terço das gestantes apresentam esta vulvovaginite[3]. A ocorrência de VB na gestação está associada a desfechos obstétricos desfavoráveis, como maior risco de abortamento tardio, infecção da cavidade amniótica, rotura prematura de membranas, trabalho de parto pré-termo e recém-nascido de baixo peso[2,4]. A mudança da flora vaginal com predomínio de bactérias anaeróbias potencialmente patogênicas consiste no principal fator predisponente para as complicações obstétricas previamente citadas. O desequilíbrio da flora vaginal levaria a produção de endotoxinas, tornando algumas mulheres mais suscetíveis a iniciar uma resposta inflamatória com produção de citocinas e prostaglandinas, culminando com o desencadeamento do trabalho de parto[2]. Um segundo mecanismo estaria associado à ascensão da flora bacteriana dominante na VB, invadindo as membranas corioamnióticas, decídua e líquido amniótico. Esta flora produz diversas enzimas, como as proteases, sialidases e prolidases, que desempenham diferentes funções, como a degradação da matriz extracelular, facilitação da infiltração celular, contribuindo para a quebra da barreira de proteção das mucosas e participando da patogênese da rotura prematura de membranas[5,6].

DIAGNÓSTICO

Quadro clínico

Assintomática/oligossintomática: até 50% das mulheres com esta mudança na flora são assintomáticas.
Corrimento homogêneo, acinzentado, com odor podre que piora pós-coito e menstruação.
Ocasionalmente, prurido, dispareunia e sintomas urinários.
Exame ginecológico não evidencia alterações como hiperemia ou fissuras, apenas aumento do conteúdo vaginal, geralmente com odor.

Testes diagnósticos

pH > 4,5
Teste das aminas (Whiff): positivo
Bacterioscopia:
- Técnica a fresco: Clue cells
Coloração de Gram: escore ≥ 7

Critérios diagnósticos

1. Critérios de Amsel

Corrimento homogêneo, acinzentado, baixa viscosidade
pH > 4,5
Teste das aminas (Whiff): positivo
Técnica a fresco: Clue cells e redução ou ausência de BD
Para o diagnóstico de vaginose bacteriana, é necessária a presença de pelo menos três dos quatro critérios de Amsel.

2. Escore de Nugent: Coloração pela técnica de Gram

Este método é considerado o padrão ouro para o diagnóstico da VB e se baseia na soma de valores diferenciados para a análise microscópica quantitativa de esfregaços vaginais corados pelo método de Gram. Os morfotipos bacterianos, tais como Lactobacillus, Mobiluncus e G. vaginalis, são identificados e quantificados. Os critérios de Nugent, apesar de serem menos sensíveis na identificação da VB, parecem ser mais confiáveis do ponto de vista de reprodutibilidade, pois eliminam os aspectos subjetivos encontrados nos critérios de Amsel[7]. Além disso, é um método rápido, de baixo custo e altamente utilizado em muitos laboratórios[8]. Os possíveis resultados na pontuação obtida são:

Escore de 0-3: é considerado saudável e caracteriza-se pela predominância de bastonetes Gram-positivos (lactobacilos).

Escore de 7-10: confere o diagnóstico de VB e é marcado pela ausência de lactobacilos e a presença de elevadas concentrações de morfotipos de G. vaginalis ou Mobiluncus spp.

Escore de 4-6: é compatível com um quadro intermediário, e tem morfotipos característicos de ambos os polos[9,10].

Estas informações estão expostas no Quadro 1.

TRATAMENTO

Tratamento da VB

Todas as gestantes com VB sintomática devem ser tratadas para aliviar os sintomas incômodos. A droga de escolha é o metronidazol, que sabidamente atravessa a placenta[11]. Embora estudos sugiram que o medicamento seja mutagênico em bactérias e carcinogênico em camundongos, estudos transversais e de coorte não relataram teratogenicidade ou efeitos mutagênicos em humanos[12-16]. Visto que a eficácia da terapia tópica é semelhante à terapia oral na efetivação da cura da VB ou na prevenção de resultados adversos da gravidez, como o parto pré-termo, o CDC recomenda a terapia oral ou tópica para o tratamento de gestantes sintomáticas[17].

Posologia:
Tratamento via oral
1ª escolha: Metronidazol
500 mg por via oral duas vezes ao dia por sete dias.
250 mg por via oral três vezes ao dia por sete dias.

Quadro 1 – Pontuação obtida pela coloração de Gram[10]

Escore	BD longos Gram +	GV e Bacteroides	Bacilos curvos: Gram variável
0	4+	0	0
1	3+	1+	1+ ou 2+
2	2+	2+	3+ ou 4+
3	1+	3+	
4	0	4+	

PONTUAÇÃO	INTERPRETAÇÃO
0 – 3	Flora normal
4 – 6	Flora intermediária
≥ 7	Flora de vaginose

2ª escolha: Clindamicina 300 mg por via oral duas vezes ao dia por sete dias

Tratamento via vaginal: Metronidazol gel 0,75%, 1 aplicador via vaginal à noite até o final do tubo (7 a 10 noites).

Apesar da associação entre VB e resultado obstétrico adverso, a triagem e o tratamento da VB assintomática durante a gravidez são controversos e variam em parte com base no risco inicial da gestante para o parto pré-termo[18]. Metanálises de estudos randomizados realizados em populações obstétricas gerais demonstraram que o tratamento da infecção assintomática não reduz a incidência de trabalho de parto pré-termo na população obstétrica geral[19-21], mas em alguns subgrupos de mulheres, como aqueles com alto risco de parto pré-termo, poderia reduzir este risco. A evidência disponível é discordante devido a diferenças na seleção de estudos e diferenças entre os estudos incluídos. Até este momento, a recomendação do Colégio Americano de Obstetras e Ginecologistas (ACOG), USPSTF, CDC e Sociedade de Obstetras e Ginecologistas do Canadá, é de não rastrear e tratar rotineiramente todas as gestantes com VB assintomática para prevenir o parto pré-termo e suas consequências[17,18,20,22,23], visto que não é possível caracterizar um subgrupo de gestantes que possam responder favoravelmente a um protocolo de triagem e tratamento.

AMAMENTAÇÃO

O tratamento da VB sintomática durante a amamentação deve ser realizado com metronidazol 500 mg duas vezes ao dia por sete dias[17]. A segunda escolha, a clindamicina, tem o potencial de causar efeitos adversos na flora gastrointestinal da criança amamentada, de modo que a criança deve ser monitorada quanto a diarreia, candidíase (assaduras) ou, raramente, sangue nas fezes, indicando possível colite associada a antibióticos[24]. Os efeitos colaterais do recém-nascido são menos prováveis com o uso vaginal do que com o oral, uma vez que apenas aproximadamente 30% da dose vaginal é absorvida.

CANDIDÍASE VULVOVAGINAL

A candidíase é causada por um fungo que em 80% a 90% dos casos é da espécie *albicans*. Sabe-se que esta infecção ocupa o segundo lugar entre as infecções do trato genital inferior, após a vaginose bacteriana. Até 75% das mulheres apresentarão pelo menos um episódio em suas vidas, mas as manifestações clínicas podem ser muito variáveis, onde 10% a 20% serão assintomáticas e 5% a 10% terão a chamada *candidíase recorrente*, que significa três ou mais episódios em um ano[25].

A candidíase vaginal pode ser classificada em complicada e não complicada. No Quadro 2, estão as principais características das duas formas. No período gestacional, a candidíase é classificada como complicada devido às adaptações imunológicas do organismo materno e a prevalência pode atingir de 12,5% a 33%[26,27].

Fatores predisponentes para a infecção por cândida

- Gravidez
- Anticoncepcional Hormonal Oral (ACHO)
- Diabetes
- Antibióticos/imunossupressores
- Roupas justas/absorventes diários
- Duchas vaginais
- Agentes irritativos

Quadro 2 – Classificação da candidíase	
Simples ou não complicada	Complicada
Quadro clínico leve a moderado	Sinais e sintomas exuberantes OU
Episódios anuais	Recorrência maior que 3 episódios ao ano OU
Candida *albicans*	Bacterioscopia KOH 10%: blastosporos sem hifas (espécies não *albicans*) OU
Mulheres saudáveis	Mulheres com resposta imune inadequada: • Gestantes • Mulheres vivendo com HIV • Uso de corticoide em altas doses e/ou drogas imunossupressoras • Depressão • Diabetes
Boa resposta ao tratamento por qualquer via	Preferencialmente via oral e prolongado

Quadro clínico

- Prurido vulvovaginal (89%)
- Corrimento branco, espesso, inodoro e grumoso
- Escoriação, edema, eritema vulvar
- Ardor urinário (66%)

Testes diagnósticos

- pH < 4,5
- Teste das aminas: negativo
- Bacterioscopia
- Técnica a fresco (SF 0,9% e KOH 84%): visualização pseudo-hifas
- Coloração de Gram
- Cultura (Sabouraud, Nickerson – 95%)

TRATAMENTO

Orientações

- Higiene genital
- Evitar substâncias irritantes
- Aeração dos genitais
- Evitar roupas justas ou sintéticas

Tratamento/controle de fatores predisponentes

Medicamentos: apesar de a candidíase na gestação ser classificada como complicada, a recomendação é o tratamento via vaginal com creme de miconazol a 2% ou clotrimazol 1% por sete noites. O tratamento do parceiro só está indicado se ele apresentar sintomas. Durante a gravidez, principalmente durante o primeiro trimestre, não se recomenda o uso oral dos derivados triazólicos, como fluconazol, porque pode aumentar o risco de aborto espontâneo e seu impacto sobre defeitos congênitos não é claro[28]. A terapia oral com fluconazol não parece aumentar o risco de natimortos ou morte neonatal[29]. Como a terapia tópica é uma alternativa eficaz à dosagem oral, recomenda-se o tratamento vaginal até que mais dados estejam disponíveis para apoiar a segurança do tratamento oral em baixa dose. Não se recomenda o tratamento de gestantes assintomáticas com exames identificando cândida.

TRICOMONÍASE

Vulvovaginite causada por um protozoário que apresenta grande mobilidade por apresentar seis flagelos: o Trichomonas vaginalis. Este parasita acomete o epitélio escamoso do trato urogenital: vagina, uretra e glândulas parauretrais, as glândulas de Bartholin e a bexiga, promovendo sintomatologia desconfortável e facilitando complicações como a Doença Inflamatória pélvica (DIP) e aquisição da infecção pelo HIV. É frequente a associação com o gonoco, clamídia, HPV e estreptococo grupo B. Esta vulvovaginite é uma Infecção Sexualmente Transmissível (IST), portanto justificam-se as ações complementares de controle das IST que incluem aconselhamento e oferecimento das sorologias (HIV, Hepatites e VDRL), assim como o tratamento do parceiro sexual.

A infecção por T. vaginalis durante a gravidez está associada a resultados obstétricos adversos, incluindo ruptura prematura das membranas, parto pré-termo e baixo peso ao nascer[30-34]. Em uma revisão sistemática de 2014 e uma metanálise da associação entre T. vaginalis e resultados perinatais, o risco de parto pré-termo aumentou 42% entre as mulheres infectadas (risco relativo 1,42, IC 95% 1,15-1,75; nove estudos)[35]. Os riscos de ruptura prematura de membranas e recém-nascido pequeno para a idade gestacional também aumentaram, mas estes achados foram observados em apenas dois estudos. Se o tratamento na gravidez afeta esses riscos, positiva ou negativamente, não está claro[17].

Quadro clínico

Fluxo genital amarelo esverdeado, bolhoso e abundante
Ardor, odor e prurido
Exame ginecológico: Hiperemia vaginal, fluxo esverdeado bolhoso e fétido, colpite focal (framboesa)

Testes diagnósticos

pH > 4,5
Teste das aminas: positivo
Bacterioscopia: Técnica a fresco: visualização do parasita em movimento
Testes POINT OF CARE (POC): consistem em testes rápidos realizados durante o atendimento das pacientes e podem ser úteis em áreas de elevada prevalência, como serviços de referência para IST ou quando a microscopia ou a cultura não estão disponíveis. São KITs disponíveis comercialmente que utilizam sondas de hibridação rápida de antígeno e DNA. Os principais são:
AFFIRM VPIII – O teste Affirm VPIII Microbial Identification System (Becton Dickinson) usa uma sonda de hibridação de DNA em uma amostra de swab vaginal. Os

resultados estão disponíveis em 45 minutos e a sensibilidade pode variar de 63 a 95%[25].

Teste rápido OSOM Trichomonas (Sekisui Diagnostics) é um teste rápido de antígeno que utiliza uma tecnologia imunocromatográfica em uma amostra de swab vaginal. Os testes podem ser feitos no ponto de atendimento e os resultados estão disponíveis em 10 minutos. Possui sensibilidade de 82% a 95% e especificidade de 97% a 100%[36].

NAAT: o teste de amplificação de ácido nucleico detecta RNA por amplificação mediada pela transcrição (reação em cadeia da polimerase [PCR] ou transcriptase reversa). São altamente sensíveis e específicos e se tornaram o padrão ouro aceito para o diagnóstico de T. vaginalis[37]. Um dos testes mais comumente usados, o Aptima T. vaginalis assay (Hologic), usa captura de alvo e amplificação de ácido nucleico mediada pela transcrição para detectar o ácido ribonucleico (RNA) específico da espécie para o T. vaginalis em um único swab vaginal ou amostra de urina. A sensibilidade relatada varia de 95% a 100% e a especificidade varia de 95% a 100%[38]. O ensaio Aptima T. vaginalis é aprovado pela US Food and Drug Administration (FDA).

TRATAMENTO DA TRICOMONÍASE

Recomenda-se que o tratamento deve ser sistêmico e prolongado. Os cremes vaginais podem ser utilizados para alívio dos sintomas, mas não atingem níveis séricos adequados para produzir cura.

A droga de escolha é o metronidazol, que sabidamente atravessa a placenta[11]. Embora estudos sugiram que o medicamento seja mutagênico em bactérias e carcinogênico em camundongos, estudos transversais e de coorte não relataram teratogenicidade ou efeitos mutagênicos em humanos[12-16].

Posologia: 500 mg (2 comprimidos de 250 mg) 12/12 horas por 7 dias ou 250 mg 8/8horas por 7 dias.

Embora os esquemas de dose única sejam aceitáveis, devem ser reservados para gestantes que não conseguem completar sete dias de tratamento ou preferem terapia de dose única. Não há dados específicos comparando regimes de dose única e de dose múltpla em gestantes.

A tricomoníase assintomática pode ser diagnosticada durante a gravidez com triagem de rotina de mulheres infectadas pelo HIV ou de alto risco para prematuridade. Embora o tratamento de mulheres grávidas assintomáticas não seja universal[17], acreditamos que os benefícios do tratamento superam os riscos potenciais. Uma preocupação histórica em relação ao tratamento de mulheres grávidas assintomáticas vem de um estudo[39] e subsequente metanálise baseada nesta revisão[12], que relataram um risco aumentado de nascimento prematuro em mulheres tratadas com metronidazol em comparação com mulheres não tratadas. No entanto, o estudo teve múltiplas limitações, incluindo o início da triagem no segundo trimestre, e estudos subsequentes não relataram resultados adversos do tratamento[13-15,35].

Parceria sexual: Como se trata de uma IST, o parceiro deve ser tratado, preferencialmente com dose única para melhor adesão ao tratamento. Poderá ser prescrito tinidazol ou secnidazol 2 gramas via oral dose única. Uma opção é prescrever 2 gramas de metronidazol (8 comprimidos de 250 mg) na posologia de 4 comprimidos no almoço e 4 comprimidos no jantar.

ATENÇÃO:

O casal deve ser orientado a não ingerir álcool durante o tratamento.

É importante o controle de cura, reavaliando a gestante em três semanas

Mulheres que amamentam: Devem ser tratadas com metronidazol via oral na dose de 400 mg por via oral 8/8 horas por sete dias. Este regime produz uma menor concentração de metronidazol no leite materno e é considerado compatível com a amamentação[17].

No Quadro 3, estão resumidas as principais características e manejo das vulvovaginites durante a gravidez.

CONSIDERAÇÕES FINAIS / CONCLUSÕES

As vulvovaginites, especialmente a vaginose bacteriana, podem se associar com

Quadro 3 – Diagnóstico e manejo das vulvovaginites na gravidez

VULVOVAGINITE	CANDIDÍASE	VAGINOSE BACTERIANA	TRICOMONÍASE
Etiologia	FÚNGICA Candida albicans (80%) Candida não *albicans* (glabrata)	BACTERIANA Redução Lactobacilos ↑ anaeróbios facultativos: Gardnerella vaginalis, peptoestreptococos, mobiluncus, Prevotela, Sneathia etc.	PROTOZOÁRIO Trichomonas *vaginalis*
Quadro clínico	Prurido e ardor Conteúdo vaginal esbranquiçado sem odor, com grumos ou placas, escoriações	Conteúdo branco acinzentado, homogêneo, com poucas e pequenas bolhas, odor fétido (piora com sêmen e sangue), sem prurido	Conteúdo amarelo esverdeado fétido, com muitas bolhas, colpite, prurido vaginal
Teste das aminas (Whiff teste)	NEGATIVO	POSITIVO	POSITIVO
pH	≤ 4,5	> 4,5	> 4,5
Exame a fresco	Pseudo-hifas ou esporos (KOH 10%)	*Clue cells* (SF 0,9%)	Protozoário flagelado (SF 0,9%)
Diagnóstico	Clínica + Exame a fresco (pseudo-hifas)	Clínica + Critérios de Amsel (3 de 4: corrimento, pH, teste do KOH e presença de *clue cells*) Padrão Ouro: Gram (Critérios de Nugent)	Clínica + Exame a fresco Padrão Ouro: NAAT
Tratamento	Eficácia VO = VV Tópico: - Miconazol 2% - Clotrimazol 1%	Eficácia VO = VV VO: - Metronidazol * 400 mg VO 12/12 h/7 dd * 250 mg VO 8/8 h/7 dd * 500 mg VO 12/12 h/7 dd Tópico: - Metronidazol	Eficácia VO maior VV VO: - Metronidazol: 500 mg VO 12/12 h/7 dd Tratar parceiro (Dose única)

desfechos desfavoráveis na gravidez e devem ser corretamente diagnosticadas e tratadas.

REFERÊNCIAS BIBLIOGRÁFICAS

1. Menezes ML, Faúndes AE. Validação do fluxograma de corrimento vaginal em gestantes. J Bras Doenças Sex Transm. 2004;16(1):38-44.
2. Gondo DCAF, Duarte MTC, Silva MG, Parada CMGL. Alteração de flora vaginal em gestantes de baixo risco, atendidas em serviço público de saúde: prevalência e associação à sintomatologia e achados do exame ginecológico. Rev. Latino-Am. Enfermagem, 18(5):[09 telas] set-out 2010.
3. Klebanoff MA, Hillier SL, Nugent RP, et al. Is bacterial vaginosis a stronger risk factor for preterm birth when it is diagnosed earlier in gestation? Am J Obstet Gynecol 2005; 192:470.
4. Guerra B, Chi T, Quarta S, Morselli-Labate AM, Lazzarotto T, Pilu G, et al. Pregnancy outcome after early detection of bacterial vaginosis. Eur J Obstet Gynecol Reprod Biol. 2006; 128(1):40-5. 2.
5. Fachini AM, Giraldo PC, Eleutério J Jr, Jacyntho C, Gonçalves AK, Linhares I. Vaginose bacteriana e trabalho de parto prematuro: uma Associação não muito bem compreendida. J Bras Doenças Sex Transm. 2005;17(2):149-52.
6. McGregor JA, French JI, Jones W, Milligan K, McKinney PJ, Patterson E, et al. Bacterial vaginosis is associated with prematurity and vaginal fluid mucinase and sialidase: results of a controlled trial of topical clindamicyn cream. Am J Obstet Gynecol. 1994;170(4):1048-59.
7. Giraldo PC, Passos MRL, Bravo R, Varella RQ, Campos WN, Amaral RL, et al. O frequente desafio do entendimento e do manuseio da vaginose bacteriana. DST-Jornal Brasileiro de Doenças Sexualmente Transmissíveis, Rio de Janeiro. 2007;19(2):84-91.
8. Vespero EC, Azevedo EMM, Pelisson M, Perugini MRE. Correlação entre critérios clínicos e critérios laboratoriais no diagnóstico de vaginose bacteriana. Semina: Ciências Biológicas e da Saúde. 1999;20(2):57-66.
9. Backer E, Verhelst R, Verstraelen H, Alqumber MA, Burton JP, Tagg JR, et al. Quantitative determination by real-time PCR of four vaginal Lactobacillus species, Gardnerella vaginalis and Atopobium vaginae indicates an inverse relationship between L. gasseri and L. iners. BMC microbiology. 2007;7(1):115.
10. Nugent RP, Krohn MA, Hillier SL. Reliability of diagnosing bacterial vaginosis is improved by a standardized method of gram stain interpretation. J Clin Microbiol. 1991 Feb;29(2):297-301.
11. Briggs GG, Freeman RK. Drugs in Pregnancy and Lactation, 10, (Eds), Wolters Kluwer Health, Philadelphia 2015. p.905.
12. Gülmezoglu AM, Azhar M. Interventions for trichomoniasis in pregnancy. Cochrane Database Syst Rev 2011:CD000220.
13. Mann JR, McDermott S, Zhou L, et al. Treatment of trichomoniasis in pregnancy and preterm birth: An observational study. J Womens Health (Larchmt) 2009; 18:493.c
14. Stringer E, Read JS, Hoffman I, et al. Treatment of trichomoniasis in pregnancy in sub-Saharan Africa does not appear to be associated with low birth weight or preterm birth. S Afr Med J 2010; 100:58.
15. Koss CA, Baras DC, Lane SD, et al. Investigation of metronidazole use during pregnancy and adverse birth outcomes. Antimicrob Agents Chemother 2012; 56:4800.
16. Goldenberg RL, Mwatha A, Read JS, et al. The HPTN 024 Study: The efficacy of antibiotics to prevent chorioamnionitis and preterm birth. Am J Obstet Gynecol 2006; 194:650.
17. Workowski KA, Bolan GA, Centers for Disease Control and Prevention. Sexually

transmitted diseases treatment guidelines, 2015. MMWR Recomm Rep 2015; 64:1.

18. US Preventive Services Task Force, Owens DK, Davidson KW, et al. Screening for Bacterial Vaginosis in Pregnant Persons to Prevent Preterm Delivery: US Preventive Services Task Force Recommendation Statement. JAMA 2020; 323:1286.

19. BROCKLEHURST et al. 2013.

20. Nygren P, Fu R, Freeman M, et al. Evidence on the benefits and harms of screening and treating pregnant women who are asymptomatic for bacterial vaginosis: an update review for the U.S. Preventive Services Task Force. Ann Intern Med 2008; 148:220.

21. Lamont RF, Nhan-Chang CL, Sobel JD, et al. Treatment of abnormal vaginal flora in early pregnancy with clindamycin for the prevention of spontaneous preterm birth: a systematic review and metaanalysis. Am J Obstet Gynecol 2011; 205:177.

22. Committee on Practice Bulletins—Obstetrics, The American College of Obstetricians and Gynecologists. Practice bulletin no. 130: prediction and prevention of preterm birth. Obstet Gynecol 2012; 120:964. Reaffirmed 2018.

23. Yudin MH, Money DM, Infectious Diseases Committee. Screening and management of bacterial vaginosis in pregnancy. J Obstet Gynaecol Can 2008; 30:702.

24. LactMed. https://toxnet.nlm.nih.gov/newtoxnet/lactmed.htm (Accessed on May 5, 2020).

25. Sobel J, Mitchell C, UPTODATE, 2020.

26. Nikolov A, Shopova E, Müseva A, Dimitrov A. Vaginal candida infection in the third trimester of pregnancy. Akush Ginekol (Sofiia). 2006;45(6):7-9.

27. Akinbiyi AA, Watson R, Feyi-Waboso P. Prevalence of Candida albicans and bacterial vaginosis in asymptomatic pregnant women in South Yorkshire, United Kingdom. Outcome of a prospective study. Arch Gynecol Obstet. 2008;278(5):463-6.

28. Bérard A, Sheehy O, Zhao JP, et al. Associations between low- and high-dose oral fluconazole and pregnancy outcomes: 3 nested case-control studies. CMAJ 2019; 191:E179.

29. Pasternak B, Wintzell V, Furu K, et al. Oral Fluconazole in Pregnancy and Risk of Stillbirth and Neonatal Death. JAMA 2018; 319:2333.

30. Cotch MF, Pastorek JG 2nd, Nugent RP, et al. Trichomonas vaginalis associated with low birth weight and preterm delivery. The Vaginal Infections and Prematurity Study Group. Sex Transm Dis 1997; 24:353.

31. Mann JR, McDermott S, Barnes TL, et al. Trichomoniasis in pregnancy and mental retardation in children. Ann Epidemiol 2009; 19:891.a

32. Mann JR, McDermott S, Gregg A, Gill TJ. Maternal genitourinary infection and small for gestational age. Am J Perinatol 2009; 26:667b.

33. Mann JR, McDermott S, Gill T. Sexually transmitted infection is associated with increased risk of preterm birth in South Carolina women insured by Medicaid. J Matern Fetal Neonatal Med 2010; 23:563.

34. Mann JR, McDermott S. Are maternal genitourinary infection and pre-eclampsia associated with ADHD in school-aged children? J Atten Disord 2011; 15:667.

35. Silver BJ, Guy RJ, Kaldor JM, et al. Trichomonas vaginalis as a cause of perinatal morbidity: A systematic review and meta-analysis. Sex Transm Dis 2014; 41:369.

36. Gaydos CA, Klausner JD, Pai NP, et al. Rapid and point-of-care tests for the diagnosis of Trichomonas vaginalis in women and men. Sex Transm Infect 2017; 93:S31.

37. Miller JM, Binnicker MJ, Campbell S, et al. A Guide to Utilization of the Microbiology

Laboratory for Diagnosis of Infectious Diseases: 2018 Update by the Infectious Diseases Society of America and the American Society for Microbiology. Clin Infect Dis 2018; 67:e1.

38. Schwebke JR, Hobbs MM, Taylor SN, et al. Molecular testing for Trichomonas vaginalis in women: Results from a prospective U.S. clinical trial. J Clin Microbiol 2011; 49:4106.

39. Okun N, Gronau KA, Hannah ME. Antibiotics for bacterial vaginosis or Trichomonas vaginalis in pregnancy: A systematic review. Obstet Gynecol 2005; 105:857.

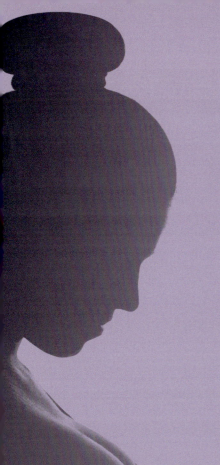

Seção **7**

NEAR MISS E MORTE MATERNA NO CONTEXTO DA PANDEMIA DE COVID-19

30 **A pandemia de COVID-19 entre gestantes – epidemiologia e apresentação clínica** 331

31 **Medidas de enfrentamento e lições aprendidas** 339

32 **Triagem dos casos graves e critérios de UTI** 347

33 **Vitalidade fetal e resolução da gestação nos casos críticos** 357

NEAR MISS E MORTE MATERNA NO CONTEXTO DA PANDEMIA DE COVID-19

▶ Jose Guilherme Cecatti*

De acordo com os Objetivos para o Desenvolvimento Sustentável (ODS) da Organização das Nações Unidas (ONU) de 2015, é necessário assegurar uma vida saudável e promover o bem-estar para todos, incluindo a melhora na saúde materna e a redução da razão de mortalidade materna (RMM) global para menos de 70 mortes por 100.000 nascidos vivos (NV), até 2030.

Apesar da redução global alcançada na mortalidade materna nas últimas décadas, ela é ainda insuficiente, sobretudo em locais de baixa e média renda. A maioria dos países do mundo não cumpriu a meta, incluindo o Brasil, que reduziu a RMM em 50%. No Brasil, durante o período de 2000 a 2015, a mortalidade materna manteve-se em patamares considerados elevados, independentemente do método utilizado para se estimar a Razão de Mortalidade Materna. Dados preliminares mais recentes indicam que a relativa estabilidade alcançada nos últimos anos possa ter sido comprometida com um aumento desproporcional de casos de óbitos maternos em decorrência da pandemia de Covid-19 pelo maior risco específico que a gestação parece agregar a esta condição.

Mas não é apenas a morte um evento importante. A morte finaliza o continuum de morbidades, desde complicações sem risco de morte até a morbidade grave e near miss. Dados de todo o mundo demonstram que para cada morte materna há pelo menos outras 15 a 30 mulheres que sobrevivem a estas complicações, com ou sem sequelas. Esse conjunto evolutivo de diferentes gravidades foi reconhecido oficialmente pela Organização Mundial da Saúde há mais de uma década, que padronizou os critérios para identificação de casos, desde complicações potencialmente ameaçadoras à vida (CPAV) até condições de near miss materno (NMM) e morte materna. Na última década, os estudos avançaram para além da mortalidade, com foco em morbidade materna grave, uma vez que essa abordagem permite amplo conhecimento a respeito da saúde materna, com estudo de eventos mais frequentes do que a morte e igualmente importantes pela repercussão a curto e longo prazo, em saúde materna e perinatal. Os casos de near miss materno são entendidos como apresentando condições clínicas graves, em que há comprometimento da função ou falência de órgãos e sistemas, de forma semelhante à que ocorre num caso de óbito.

Ainda que se reconheça de fato a importância biológica que representa uma morte materna, acometendo indivíduos no auge da idade adulta e em plena capacidade reprodutiva, essa dimensão é ainda superada pelo que representa em termos sociais e econômicos, acarretando quase sempre uma ruptura na estrutura da família, com evidentes rearranjos

---

* Professor Titular de Obstetrícia da Universidade Estadual de Campinas.

familiares e um impacto negativo também na saúde e vida dos filhos sobreviventes, além do impacto econômico pela perda da capacidade produtiva da mulher na composição do orçamento familiar e responsabilidades domésticas que normalmente lhe são atribuídas. Esse componente parece ter se tornado especialmente válido e doloroso no caso da atual pandemia de Covid-19 e no excesso de mortes maternas que ela acarretou, sobretudo no território nacional.

A maioria das mortes maternas é considerada como evitável e demoras relacionadas ao cuidado obstétrico ou clínico adequado podem ocorrer e são classificadas de acordo com o local onde tenha ocorrido: na identificação e/ou busca de cuidado pelo indivíduo e/ou sua família; para alcançar uma unidade de saúde capaz de prover o cuidado adequado; e na provisão dos cuidados necessários pelos profissionais, no momento adequado, na instituição de referência. Todas estão inter-relacionadas, e a maioria das mortes maternas e casos de morbidade near miss é causada por uma combinação desses fatores.

Entender a realidade local é fundamental para poder implementar melhoras na assistência à saúde materna e perinatal. Isso é especialmente verdade nos dias atuais no contexto da pandemia em que vivemos. De qualquer forma, existe um reconhecimento sobre a complexidade do problema e das múltiplas abordagens possíveis e necessárias de serem implementadas de forma individual e coletiva, no sistema público e privado, de forma coordenada para dar conta efetiva da multiplicidade de fatores envolvidos na identificação e manejo adequado das possíveis complicações associadas a gestação, parto e puerpério, interrompendo o continuum de gravidade e evitando os casos mais graves e óbitos, numa ação integrada que representa a qualidade de cuidado.

capítulo 30

A pandemia de COVID-19 entre gestantes – epidemiologia e apresentação clínica

▸ Alan Roberto Hatanaka*
▸ Marcelo Santucci Franca**
▸ Rosiane Mattar***

INTRODUÇÃO

Epidemiologia

A pandemia de COVID-19 surgiu no final de 2019 na província de Wuhan, na China, oriunda de um tipo de um RNA vírus tipicamente presente nos morcegos chamado SARS-CoV-2. Até o momento, a maior probabilidade é que tenha ocorrido uma mutação num pequeno mamífero chamado pangolim, apreciado como iguaria para consumo no norte da África e na China. Esta mutação tornou o vírus transmissível para humanos e, posteriormente, foi confirmada a capacidade de transmissão entre humanos[1]. O coronavírus causador da COVID-19 trata-se de RNA vírus do Reino Riboviria, Família Coronaviridae, Gênero Betacoronavirus, Espécie SARS Related Coronavirus, Indivíduo SARS-CoV-2.

Os coronavírus são conhecidos como causadores de grande parte das doenças respiratórias leves em crianças e adultos, principalmente o Alfa (229E e NL63) e o Beta (OC43 e HKU1) coronavírus[1,2]. Em 2002 surgiu na província de Cantão, na China, uma variante de coronavírus chamada de *SARS-CoV*, que causou a doença denominada *SARS*. A mutação ocorreu num animal

---

* Professor Adjunto do Departamento de Obstetrícia da Escola Paulista de Medicina – Universidade Federal de São Paulo.
** Médico assistente do Setor de Predição e Prevenção do Parto Pré-termo do Depto. de Obstetrícia da Universidade Federal de São Paulo. Médico Especialista em Medicina Fetal (AMB/FEBRASGO). Mestre em Obstetrícia pela UNIFESP/EPM.
*** Professora Titular do Departamento de Obstetrícia da EPM-UNIFESP; Diretora Científica da SOGESP; Presidente da CNE de Gestação de Alto Risco da FEBRASGO.

chamado Civeta e infectou cerca de 8 mil pessoas, levando a óbito pouco mais de mil pessoas (letalidade de 15%). Este vírus não se tornou pandêmico, pois tinha a característica de tornar-se transmissível após o décimo dia de doença. Em 2017, outro coronavírus patogênico surgiu, desta vez na Arábia Saudita, cujo reservatório foi o Dromedário. Tratou-se de infecção agressiva, mas aparentemente menos transmissível, afetando 2.494 pessoas e sendo fatal a 845 (letalidade de 34%).

O primeiro caso fora da China foi diagnosticado em Taiwan no dia 13 de janeiro de 2020 e rapidamente se espalhou para o resto mundo, tendo o primeiro caso no Brasil no dia 25 de fevereiro de 2020 e o primeiro óbito no dia 17 de março de 2020. Desde o início, a COVID-19 demonstrou ser mais agressiva em determinados grupos, como idosos e portadores de doenças preexistentes, semelhante ao SARS e MERS[3].

Considerando a maior gravidade da SARS e MERS nas gestantes, houve uma grande preocupação da comunidade Obstétrica com a SARS-CoV-2, entretanto, os parcos e pobres dados iniciais não demonstravam maior mortalidade da doença entre gestantes[4-6]. Entretanto, o comportamento da doença foi marcadamente distinto nos diversos países do mundo e também ao longo do tempo. O motivo dessa diversidade é certamente multifatorial, passando por influências socioeconômicas, políticas, geográficas e biológicas.

Foram identificadas diversas mutações do SARS-CoV-2, entretanto, as que o Centro de Doenças Americano considera variantes de preocupação até o início de 2022 são a Delta (Variante Indiana ou B.1.617.2) e a Ômicron (B.1.1.529 e linhagens BA). São variantes monitoradas pelo CDC a Alfa (Variante da Inglaterra ou linhagem B.1.1.7), Beta (Variante da África do Sul ou linhagem B1.351), Epsilon (Variantes da Califórnia ou linhagens B.1.427 e B.1.429) e a Gama (Variante Brasileira e Japonesa ou linhagem P.1). As variantes de preocupação são aquelas que possuem alguma evidência de impacto no diagnóstico, tratamento, vacinação, transmissibilidade ou gravidade[7].

Os dados brasileiros sobre COVID-19 podem ser encontrados na base SIVEP Gripe (Sistema de Informação da Vigilância Epidemiológica da Gripe), entretanto, por contemplar os dados de toda a população brasileira, torna-se árdua a interpretação dos dados das gestantes. Com o intuito de facilitar essa tarefa, foi criado o Observatório Obstétrico Brasileiro COVID-19[8].

O comportamento da doença no Brasil em gestantes e puérperas apresentou grande mudança desde o início da pandemia (Tabela 1). Houve aumento do número de internações, óbitos e letalidade. A piora no desfecho materno não se trata de achado esperado, pois houve aumento da testagem e melhora da assistência, o que levaria a queda dos índices de letalidade. A causa pode estar vinculada a maior agressividade, durante o período gravídico, da variante Gama do vírus SARS-Cov2, atualmente predominante no país.

A doença apresenta maior gravidade no terceiro trimestre e puerpério, condição que não sofreu mudanças desde o início da pandemia. A proporção de óbitos foi de 5% no primeiro trimestre, 21% no segundo trimestre, 37% no terceiro trimestre, 33% no puerpério e 4% naquelas com idade gestacional ignorada (Figura 1). Chama a atenção a alta morbimortalidade no período puerperal, cujo maior número de casos provém daquelas mulheres que evoluíram com quadros graves no terceiro trimestre e tiveram seu parto ultimado.

A presença de comorbidades eleva o risco de evolução letal da doença. As principais doenças relacionadas a morte materna foram obesidade, cardiopatia (que inclui doenças hipertensivas), diabetes, asma, imunodepressão e nefropatias (Figura 2). Importante reforçar que as comorbidades não são excludentes, ou seja, mulheres obesas podem ser hipertensas e/ou diabéticas.

Gestantes infectadas com o vírus SARS-CoV-2 têm maior chance de desenvolver outras patologias, como pré-eclâmpsia, infecções graves, admissão na Unidade de Terapia Intensiva, mortalidade materna, parto prematuro, maior índice de morbidade neonatal grave e maior índice de morbidade perinatal grave e mortalidade perinatal[9] (Tabela 2). Mesmo grávidas assintomáticas apresentam maior risco de morbidade materna e pré-eclâmpsia[9].

A variação regional da doença foi bastante acentuada em virtude da característica continental de nosso país. Os estados com maior índice de internações de Síndrome Respiratória Aguda Grave por COVID-19 foram São Paulo (24%), Rio de Janeiro (7%), Minas Gerais (7%), Ceará (6%), Amazonas (5%) e Paraná (5%), entretanto, os estados com maior letalidade em gestantes internadas foram Roraima (61%), Espírito Santo (28%), Sergipe (27%), Maranhão (26%), Tocantins (26%) e Rio Grande do Norte (16%)[8].

A avaliação da assistência à gestante demonstra dados preocupantes. É fundamental chamar a atenção da importância do fluxo correto e ágil das pacientes desde a Unidade Básica de Saúde até o centro de referência para atendimento à gestante com COVID-19. Considerando os óbitos de gestantes e puérperas, 8% não receberam nenhum suporte ventilatório, 24% evoluíram a óbito com ventilação não invasiva e 68% estavam em ventilação invasiva. Com estes dados, observamos que 32% das grávidas que evoluíram a óbito não receberam ventilação invasiva[8].

Interpretar e compreender os dados epidemiológicos da COVID-19 são premissas fundamentais para decisões corretas e assertivas em saúde pública, principalmente numa pandemia de doença pouco conhecida.

Tabela 1 – Evolução de casos de COVID-19 e letalidade em internadas durante o ciclo gravídico-puerperal no Brasil

	Internações/Semana	Mortes Maternas/Semana	Letalidade em Gestantes Internadas	Letalidade em Puérperas Internadas
2020	147	10	5%	13%
2021	310	42	11%	22%

Fonte: Observatório Obstétrico Brasileiro – COVID-19[8].

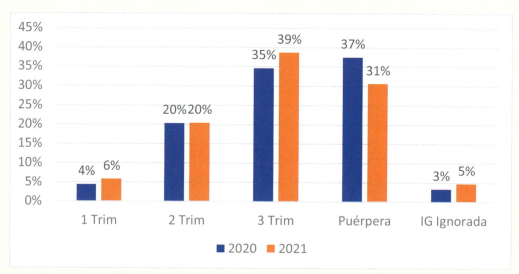

Figura 1 – Porcentagem de Óbitos Maternos por COVID-19 de Acordo com o Período Gestacional e Ano
Fonte: Observatório Obstétrico Brasileiro – COVID-19[8].

DIAGNÓSTICO

Apresentação Clínica

O principal modo pelo qual as pessoas são infectadas com o SARS-CoV-2 é através da exposição a fluidos respiratórios de portadores da infecção. A exposição ocorre de três maneiras principais: (1) inalação de gotículas respiratórias muito finas e partículas de aerossol, (2) deposição de gotículas respiratórias e partículas nas membranas mucosas expostas na boca, nariz ou olhos por respingos diretos e sprays, e (3) tocar membranas mucosas com as mãos que foram sujas diretamente por fluidos respiratórios contendo vírus ou

capítulo **30** A pandemia de COVID-19 entre gestantes – epidemiologia e apresentação clínica

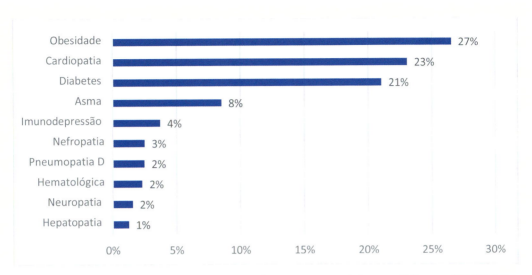

Figura 2 – Comorbidades em gestantes e puérperas que evoluíram a óbito por COVID-19 no Brasil*

* As comorbidades não são excludentes, ou seja, uma mulher pode possuir mais de uma comorbidade
Fonte: Observatório Obstétrico Brasileiro – COVID-19[8].

Tabela 2 – Risco Relativo de Morbidade Materna em Gestantes com COVID-19	
Patologia	Risco Relativo (IC 95%)
Pré-eclâmpsia	1,76 (1,27-2,43)
Infecções graves	3,38 (1,63-7,01)
Admissão em UTI	5,04 (3,31-8,10)
Mortalidade materna	22,3 (2,88-172)
Parto prematuro	1,59 (1,30-1,94)
Maior índice de morbidade neonatal grave	2,66 (1,69-4,18)
Maior índice de morbidade perinatal grave e mortalidade perinatal	2,14 (1,66-2,75)

Fonte: Adaptado de Villar J e cols, JAMA Pediatrics[9].

indiretamente tocando superfícies com vírus. A transmissão através das mãos e superfícies sujas pode ser evitada praticando uma boa higiene das mãos e limpando o ambiente[10].

Após a infecção, o período de incubação médio é de 7,8 dias, com mediana de 5,0 dias, que se enquadra nos intervalos propostos pela Organização Mundial de Saúde (0-14 dias)[11]. A evolução natural da doença é didaticamente dividida em 3 estágios, que são chamados de estágio *viral, pulmonar* e *inflamatório*, respectivamente[12].

O estágio I, ou viral, dura ao redor de 7 dias e é caracterizado por sintomas gerais como febre, tosse seca e linfopenia. O vírus liga-se ao seu alvo usando o receptor da enzima conversora de angiotensina II. Esses receptores estão abundantemente presentes no pulmão, no epitélio do intestino delgado, rins, fígado e endotélio vascular. Cerca de 80% dos pacientes não evoluem para as fases subsequentes da doença, independente de qualquer medida farmacológica.

Cerca de 20% dos pacientes evoluirão para o estágio II, ou pulmonar. Ele acontece entre o sétimo e o décimo dia, quando há multiplicação viral e inflamação no local. Os pacientes desenvolvem pneumonia viral e sintomas como tosse, febre, alguns evoluindo com sinais de dispneia e hipóxia. A radiografia de tórax ou a tomografia computadorizada revelam infiltrados bilaterais ou opacidades em vidro fosco. Há exacerbação da linfopenia, aumento das transaminases e pequeno aumento da proteína C reativa.

A evolução para o estágio III, ou inflamatório, acontece em apenas 5% dos casos. Ocorre a partir do décimo dia e se manifesta como uma síndrome de hiperinflamação sistêmica extrapulmonar. Nesse estágio, o paciente pode evoluir para Síndrome Respiratória Aguda Grave (SARS), insuficiência cardíaca e choque. Os marcadores inflamatórios apresentam-se em níveis elevados e o dímero-D pode ser utilizado como um marcador de risco tromboembólico.

Importante saber a evolução natural da doença em relação aos desfechos da doença. O tempo médio entre o início dos sintomas e a internação é de aproximadamente 7 dias, o tempo médio entre os sintomas e a cura é de 15 dias e o tempo médio até o óbito foi de 20 dias nas grávidas brasileiras[8].

A identificação da fase clínica da doença pode ser desafiadora durante o ciclo gravídico-puerperal. Para que a correta conduta possa ser tomada, tópico que será abordado em outro capítulo, é importante dividir a mulher quanto aos seus sintomas em doença leve, moderada e grave (Quadro 1)[13]. Alguns pontos críticos, particulares à gestante, devem ser ressaltados:

- para que ela seja considerada com quadro leve, é fundamental que não apresente dispneia;

- a saturação de oxigênio normal é considerada ≥ 95%;

- a frequência respiratória normal é considerada ≤ 24 rpm.

REFERÊNCIAS BIBLIOGRÁFICAS

1. Lam TT-Y, Shum MH-H, Zhu H-C, Tong Y-G, Ni X-B, Liao Y-S, et al. Identifying SARS-CoV-2 related coronaviruses in Malayan pangolins. Nature [Internet]. 2020 Mar 26;1–19. Available from: https://www.nature.com/articles/s41586-020-2169-0_reference.pdf.

2. Viruses CSG of the IC on T of. The species Severe acute respiratory syndrome-related coronavirus: classifying 2019-nCoV and naming it SARS-CoV-2. Nature microbiology. 2020 Apr;5(4):536-44.

3. Zhou F, Yu T, Du R, Fan G, Liu Y, Liu Z, et al. Clinical course and risk factors for

Quadro 1 – Classificação dos sintomas quanto à gravidade da COVID-19 na gestação

Leve	Moderada	Grave
Ausência de dispneia Síndrome gripal (SG): • Tosse • Dor de garganta • Coriza **Seguido ou não de:** • Anosmia • Ageusia • Diarreia • Dor abdominal • Febre • Calafrios • Mialgia • Fadiga • Cefaleia	• Tosse + febre persistente diária OU • Tosse persistente + piora do quadro com • Adinamia • Prostração • Hipotermia • Diarreia OU • Presença de fator de risco • Saturação < 95% • FR > 24 rpm (≥ 25)	**Síndrome respiratória aguda grave (SRAG):** • Dispneia • Desconforto respiratório OU • Pressão persistente no tórax OU • Sat O_2 < 95% (ar ambiente) • FR > 30 • PaO_2/FiO_2 < 300 OU • Cianose labial e de rosto

Adaptado do Manual de Recomendações para a Assistência à Gestante e Puérpera frente à Pandemia de Covid-19[13].

mortality of adult inpatients with COVID-19 in Wuhan, China: a retrospective cohort study. Lancet (London, England). 2020 Mar 11;395(10229):1054-62.

4. Schwartz DA. An Analysis of 38 Pregnant Women with COVID-19, Their Newborn Infants, and Maternal-Fetal Transmission of SARS-CoV-2: Maternal Coronavirus Infections and Pregnancy Outcomes. Archives of pathology & laboratory medicine. 2020 Mar 17.

5. Rasmussen SA, Smulian JC, Lednicky JA, Wen TS, Jamieson DJ. Coronavirus Disease 2019 (COVID-19) and Pregnancy: What obstetricians need to know. Am J Obstet Gynecol. 2020;222(5):415-26.

6. Dashraath P, Jeslyn WJL, Karen LMX, Min LL, Sarah L, Biswas A, et al. Coronavirus Disease 2019 (COVID-19) Pandemic and Pregnancy. American Journal of Obstetrics and Gynecology. 2020 Mar 23.

7. Prevention C for DC and. SARS-CoV-2 Variant Classifications and Definitions [Internet]. SARS-CoV-2 Variant Classifications and Definitions. 2021 [cited 2021 Jun 8]. Available from: https://www.cdc.gov/coronavirus/2019-ncov/variants/variant-info.html#Concern.

8. Lacerda L, Rodrigues A, Francisco RPV. Observatório Obstétrico Brasileiro Covid-19 [Internet]. n.d. [cited 2021 Jun 8]. Available

from: https://observatorioobstetrico.shinyapps.io/covid_gesta_puerp_br/.

9. Villar J, Ariff S, Gunier RB, Thiruvengadam R, Rauch S, Kholin A, et al. Maternal and Neonatal Morbidity and Mortality Among Pregnant Women With and Without COVID-19 Infection. Jama Pediatr. 2021;175(8).

10. Prevention C of DC and. Scientific Brief: SARS-CoV-2 Transmission [Internet]. 2021 [cited 2021 Jun 8]. Available from: https://www.cdc.gov/coronavirus/2019-ncov/science/science-briefs/sars-cov-2-transmission.html.

11. Zaki N, Mohamed EA. The estimations of the COVID-19 incubation period: A scoping reviews of the literature. J Infect Public Heal. 2021;14(5):638-46.

12. Siddiqi HK, Mehra MR. COVID-19 illness in native and immunosuppressed states: A clinical–therapeutic staging proposal. J Hear Lung Transplant [Internet]. 2020 Apr 29;39(5):405–7. Available from: https://www.jhltonline.org/action/showPdf?pii=S1053-2498%2820%2931473-X.

13. Brasil M da S do. Manual de Recomendações para a Assistência à Gestante e Puérpera frente à Pandemia de Covid-19 - Nota Informativa No 13/2020 - SE/GAB/SE/MS. 2020 Sep 13; Available from: http://aps.saude.gov.br.

capítulo **31**

Medidas de enfrentamento e lições aprendidas

▶ Adriana Dias*
▶ Daniela Dias Chead**
▶ Marisa Ferreira da Silva Lima***

INTRODUÇÃO

A mortalidade materna é tema de destaque nas agendas de governos em todo o território nacional. E esforços são direcionados para a implantação e implementação de políticas e programas voltados para promover a saúde materna e reduzir os desfechos trágicos advindos do ciclo gravídico-puerperal.

Mesmo com décadas de trabalho de múltiplos atores nos mais variados cenários, o direcionamento de esforços para a redução da mortalidade materna ainda se configura como uma necessidade, porque a persistência de altos números na razão de mortalidade materna ainda traz preocupação e demonstra que existem muitos problemas atrelados à rede de atendimento às mulheres no ciclo gravídico-puerperal[1].

As causas obstétricas diretas, como as síndromes hipertensivas e as doenças hemorrágicas, ainda permanecem gerando grande impacto na mortalidade materna no Brasil. Quando se observa o tocante da mortalidade por causas obstétricas diretas, é possível considerar a prevenção pautando ações que fortaleçam a integração da rede assistencial, em que estejam

---

* Enfermeira Especialista em Gestão de Saúde; Vice-Presidente do Comitê Estadual de Vigilância à Morte Materna Infantil e Fetal da Secretaria de Estado da Saúde de São Paulo; Responsável pelo Grupo de Enfrentamento a Morte Materna Infantil e Fetal; Membro do Grupo Condutor Estadual da Rede Cegonha do Estado de São Paulo.
** Enfermeira intensivista neonatal e especialista em saúde da criança.
*** Enfermeira; Coordenadora da Área Técnica da Saúde da Mulher da Secretaria de Estado da Saúde do Estado de São Paulo; Mestre em Enfermagem pela UNG, Especialista em Administração de Serviços de Saúde pela Faculdade de Saúde Pública da USP.

presentes a atenção de qualidade no pré-natal e a assistência hospitalar qualificada ao parto e às situações de emergências. A morte materna é evidenciada como um problema de saúde pública, complexo, com causalidade multifatorial, que permeia as dificuldades de acesso à educação em saúde e aos serviços, problemas socioeconômicos, envolvendo ainda questões culturais e étnico-raciais. A morte materna transcende questões específicas do parto e puerpério e revela as desigualdades, falhas de acesso e na estrutura da rede assistencial, devendo ser trabalhada como indicador das condições de vida de uma mulher e não somente de saúde[1,2].

Todo óbito materno está envolto por um emaranhado de questões. A sua complexidade também tem impactos dolorosos e desagregadores, com consequências deletérias para a família e a sociedade. Por isso é essencial um direcionamento de políticas públicas bem articuladas.

Estratégias como a Rede Cegonha, que propõe o estabelecimento de uma rede integrada de cuidados, abrangendo o direito ao planejamento reprodutivo, à atenção humanizada e qualificada ao ciclo gravídico-puerperal, podem colaborar para a redução da mortalidade materna[3,4].

É preciso considerar o desenvolvimento de estratégias nos sistemas macrorregionais, que envolvam implementação de linhas de cuidados para direcionar a atuação multiprofissional no contexto da rede integrada de serviços que se comunica de maneira eficiente; pensar em ações no território, considerando os serviços assistenciais especificamente, com o desenvolvimento de estratégias que englobem a assistência baseada em evidências, como o estabelecimento de protocolos clínicos em todos os níveis de atenção do ciclo gravídico e puerperal[3].

A necessidade de intervenções diretas nos determinantes da mortalidade materna implica identificar as causas, os cenários e as circunstâncias em que está relacionada a ocorrência de cada óbito. Neste ponto, os Comitês de Vigilância à morte materna têm a sua atuação como estratégia fundamental, que visa identificar as situações e diagnosticar as falhas, levar a proposição de ações para reduzir a mortalidade materna[1,3].

Todas as medidas, quando articuladas e integradas, envolvendo todos os níveis do sistema para a prestação de serviços e produção do cuidado, podem contribuir para a qualificação da assistência prestada e atendimento em tempo oportuno às gestantes e puérperas, gerando impactos na redução das mortes maternas[4].

A pandemia por Covid-19 estabeleceu grandes desafios para os processos de trabalho dos serviços de saúde e a produção de cuidados. Na saúde ma-

capítulo 31 — Medidas de enfrentamento e lições aprendidas

> terna, os desafios impostos pela pandemia não foram menores. A limitação de informações sobre os fatores de risco para o desenvolvimento das formas graves da Covid-19 em gestantes e puérperas traz diversas questões para a condução de medidas preventivas e tratamento. As mudanças nos cenários dos serviços de saúde, visando reduzir a transmissão do vírus, impôs a tomada de medidas que afetaram direta e indiretamente a assistência à gestação, parto e nascimento. O isolamento social dificultou o acesso à saúde, e garantir que a gestante mantenha a assistência pré-natal em tempos de pandemia passou a ser um grande desafio.

DIAGNÓSTICO

A reorganização dos serviços hospitalares visou o estabelecimento de fluxos para evitar a transmissão do vírus, acarretando em dificultadores para a manutenção de práticas já consolidadas na humanização da assistência obstétrica, como, por exemplo, o direito ao acompanhante durante o parto e pós-parto[5].

Os processos de trabalho da rede de serviços são desenvolvidos com a finalidade de atender as necessidades dos usuários nos territórios. Na pandemia, o desconhecimento e o fluxo contínuo de novas informações implicam mudanças recorrentes dos protocolos, exigindo que os serviços se reorganizem rapidamente para garantir o acesso, a qualidade e a continuidade do cuidado para mulheres e recém-nascidos. E para além da capacidade de adaptação, os serviços tiveram que se reinventar na produção do cuidado[6].

Com as mudanças impostas pela pandemia, é necessário trabalhar com agilidade na disseminação de informações de qualidade para garantir o atendimento das necessidades da população e o cuidado efetivo.

Para garantir a integralidade da assistência no ciclo gravídico-puerperal durante a pandemia, é preciso contemplar o trabalho com estratégias diversificadas[7]. No cenário atual crítico da assistência à saúde, a identificação das tecnologias digitais como aliadas na produção de cuidado pode ser destacada como uma potencialidade para a qualificação dos serviços, proporcionando o fortalecimento da comunicação e a capacitação ágil dos profissionais.

A redução da mortalidade materna vem sendo trabalhada através das metas dos objetivos de desenvolvimento do milênio estabelecidos pela Organização das Nações Unidas (ONU), tendo como base os Objetivos de Desenvolvimento Sustentável[8], em que o terceiro objetivo é norteador das ações para o Grupo de Enfrentamento à Morte Materna e Infantil da Secretaria Estadual de Saúde de São Paulo.

A gestão do Grupo está na Coordenadoria de Controle de Doenças, sob responsabilidade do Comitê Estadual de Vigilância à Morte Materna Infantil e Fetal. Sua composição se dá pelo Gabinete do Secretário da Saúde, Coordenadoria de Regiões de Saúde (Área Técnica da Saúde da Mulher, Área Técnica da Saúde da Criança, Grupo de Regulação), Coordenadoria de Serviços de Saúde, Coordenadoria de Gestão de Contratos de Serviços de Saúde, Conselho dos Secretários Municipais de Saúde. O seu escopo de trabalho busca a qualificação assistencial, considerando o ciclo gravídico-puerperal e puericultura.

O trabalho do Grupo está estabelecido na projeção das metas que estão alinhadas ao

Plano Estadual de Saúde 2020-2023, estas com vistas à redução da Razão de Morte Materna até 2023 para 35/100.000 nascidos vivos[9].

O trabalho engloba o acompanhamento da mulher em todo seu caminhar na rede, desde o diagnóstico da gravidez até o puerpério, considerando todos os níveis de atenção e a articulação da rede assistencial, incluindo a atenção primária, rede especializada e demais áreas que integram a oferta de cuidados à mulher no ciclo gravídico-puerperal. Esta é uma prioridade do Estado de São Paulo que visa promover a qualificação da atenção às gestantes, puérperas e crianças.

As proposições vão em direção à adoção de medidas que visem à ampliação do acesso, qualidade do pré-natal, boas práticas na assistência ao parto, puerpério, vinculação a referência ao parto, transporte seguro, direito a acompanhante. O caráter Bipartite do Grupo torna-o deliberativo, com o compromisso de desenvolver ações pactuadas[10].

Atualmente, no plano de trabalho, estão definidos sete eixos de atuação, que se integram pelo conceito de qualificação da assistência, contemplando o ciclo gravídico puerperal.

- Fortalecimento das Redes Regionalizadas de Atenção à Saúde.

- Fortalecimento da Atenção Básica.

- Atenção à gestação, parto, puerpério e nascimento.

- Atenção à saúde sexual e reprodutiva.

- Sistemas de Informação e Comunicação.

- Qualificação das Ações em Saúde Sexual e Saúde Reprodutiva.

- Processo Educativo[10].

O fomento do trabalho está amparado nas linhas de ação para o fortalecimento das redes de serviços de saúde, considerando as capacitações profissionais como primordiais, assim como o trabalho em rede compartilhado e articulado.

TRATAMENTO

Foram realizados fóruns virtuais para mapeamento da rede com as regiões de saúde, apresentando o cenário atual de cada região inserida no cronograma e a necessidade de definir fluxos de triagem para as usuárias sintomáticas e assintomáticas, considerando a segurança, diminuição do risco de contágio e propagação da doença. Foram realizados 46 fóruns até abril de 2020.

O mapeamento da rede de serviços trouxe a possibilidade de pactuações, assim como aproximação dos profissionais, incluindo ampliação da comunicação entre os pares, bem como a troca de experiências.

Nos Fóruns, o acolhimento, considerando a singularidade das usuárias, sempre foi destacado como estratégia importantíssima para garantir a adesão e vinculação ao serviço.

Questões relacionadas ao transporte, estrutura e comunicação entre as unidades e profissionais, também foram temáticas trabalhadas, ampliando as possibilidades de êxito para as referências e contrarreferências.

A proposta do trabalho compartilhado tem permitido incluir diferentes atores e buscar mudanças nas relações de trabalho e na comunicação, considerando que os saberes e as experiências podem produzir o cuidado. A proposta tem favorecido o apoio institucional e conhecimentos dos pares[6].

Reconhecer quem são as mulheres que acessam os serviços e as diferenças socioeconômicas e culturais é um dos pontos centrais do trabalho que está sendo desenvolvido. Também é trabalhado o raciocínio do profissional para as seguintes situações: proposição de trabalho com protocolos clínico-assistenciais e administrativos que atendam às necessidades em cada serviço de saúde; articulação com a rede de atenção; apoio aos trabalhadores dos serviços; qualificação das práticas; organização dos encaminhamentos.

As discussões foram moderadas pelos integrantes do Grupo de Enfrentamento à Morte Materna e Infantil e o matriciamento técnico ficou sob responsabilidade da Equipe do Departamento de Obstetrícia e do Departamento de Pediatria do Hospital das Clínicas da Faculdade de Medicina da Universidade de São Paulo (HCFMUSP), conduzido pela Professora Doutora Rossana Pulcinelli Vieira Francisco, professora associada da disciplina de obstetrícia do HCFMUSP SP, diretora da Divisão de Obstetrícia e Ginecologia do HCFMUSP SP e presidente da Associação de Obstetrícia e Ginecologia de São Paulo – SOGESP.

Os convites são direcionados para profissionais de saúde que trabalham na assistência à mulher no ciclo-gravídico puerperal e à criança em todos os níveis de atenção, através de e-mail, mídias sociais e aplicativos de mensagens para celulares.

A Tabela 1 apresenta o início dos Fóruns de Discussões e manejo do Ciclo Gravídico puerperal distribuídos ao longo dos anos de 2020 e 2021; somados aos fóruns de monitoramento, são 182 eventos até o momento.

Quanto aos Fóruns de Discussões, inicialmente foram realizados de segunda a sexta-feira, no período da tarde, com temas pertinentes ao manejo dos profissionais na ótica da Covid-19 e transferência e continuidade dos cuidados, regulação de leitos, planejamento familiar durante a pandemia.

Até julho de 2020, foram realizadas 41 edições. Em agosto de 2020, os fóruns passaram a acontecer com maior intervalo, às terças e quintas-feiras no mesmo período, e desta vez foram inseridos temas referentes ao alto risco e discussões de casos de óbito materno, fetal e neonatal; 39 edições foram realizadas até dezembro.

Em 2021, os encontros passaram a acontecer às terças-feiras, também no período da tarde, mantendo a lógica de trabalho sobre os temas, com 27 discussões realizadas; juntamente com os Fóruns de Monitoramento, somam 182 encontros.

Os fóruns possibilitaram a manutenção das atualizações referente ao manejo no ciclo gravídico-puerperal e puericultura, assim como matriciamento de profissionais, ampliação da rede de profissionais, troca de experiências, inserção de novos atores. Considerando o alcance da ferramenta utilizada, a proposta inicialmente traçada foi potencializada.

Tabela 1 – Tabela de Distribuição de Fóruns de Discussões por período e frequência

Ano	Período do Fórum	Nº fóruns/dias semana	Quantidade realizada
2020	Abril a Julho	5	4
2020	Agosto a Dezembro	2	39
2021	Janeiro a Agosto	1	27

Fonte: Grupo de Enfrentamento à Morte Materna e Infantil, 2021.

Os movimentos iniciaram em território municipal, ampliado posteriormente para a região metropolitana de São Paulo, porém, com o alastramento da pandemia, a necessidade do apoio se estendeu para os profissionais do estado. Com o êxito obtido através da estratégia, houve a expansão da iniciativa para âmbito nacional.

Com o alcance das ferramentas virtuais, aliadas à necessidade de disseminação e capilarização da informação, foi criada uma playlist no canal do Youtube "Vigilância em Saúde em Pauta", da Secretaria de Estado da Saúde de São Paulo. Assim, as discussões gravadas são inseridas em um catálogo de vídeos denominado "Playlist Saúde Materna Infantil e Fetal no Estado de São Paulo".

A considerar que a magnitude, as causas e determinantes da mortalidade materna, bem como o impacto nas estatísticas, são de responsabilidade dos Comitês de Vigilância à Mortalidade, com a ação destes núcleos foi possível intensificar o apoio para o enfrentamento da pandemia no contexto da gestação, parto e nascimento, com base nas políticas de saúde.

Os Comitês de Vigilância à Mortalidade Materna e Infantil são instâncias onde acontecem as apurações das circunstâncias de cada óbito materno e infantil ocorridos. Destas instâncias surgem proposições de estratégias de qualificação para a oferta dos serviços de saúde e produção do cuidado, bem como discussões sobre as garantias de acesso. Todos os pontos de fragilidade são trabalhados de modo a contribuir para a prevenção de novas ocorrências[12].

CONSIDERAÇÕES FINAIS / CONCLUSÕES

Na assistência materno-infantil, os fóruns são compreendidos como dispositivo de transformação dos processos de trabalho, que apresentam efeitos positivos nos contextos de organização e articulação dos serviços e qualificação do cuidado produzido em rede.

Mesmo com todos os desafios impostos pela pandemia, o uso das tecnologias digitais possibilitou manter vivos e aquecidos os espaços para a construção coletiva do cuidado perinatal, com a participação ativa dos sujeitos. A interação multiprofissional ampliou as discussões, apresentando alcance transversal no cuidado[6].

Os fóruns possibilitam inúmeras oportunidades para a análise e tomada de decisões, permanecendo a prioridade coletiva de qualificação da assistência à mulher no ciclo gravídico-puerperal acometida ou não pela Covid-19.

A estratégia possibilitou minimizar a distância e concorrência com agendas de atividades, elevando o potencial das capacitações e fornecendo um eixo central para discussões e experiências. Viabilizou a aproximação dos pares com o nível central da gestão, possibilitando uma análise mais ampla dos dados e das situações, transformando os dados em informações estratégicas. O dinamismo da estratégia on-line possibilitou a inclusão de vários encontros na agenda, havendo a otimização de recursos, dispensando deslocamentos e facilitando a flexibilidade de horários.

Todo o processo desenvolvido evoca diferentes leituras do significado de mudanças nos processos de trabalho e a necessidade de revisitar as práticas. No que diz respeito à educação permanente, é imprescindível o dever da qualificação profissional; sobre a prestação de serviços, a necessidade de oferta de acordo com a necessidade de cada território precisa ser considerada[6].

As discussões sobre o Manejo no Ciclo Gravídico-puerperal e Puericultura na Covid-19 apresentaram possibilidades de materialização das dificuldades vivenciadas pelos profissionais frente à pandemia, onde os debates viabilizaram a construção de propostas e estratégias de intervenção para responder às necessidades de mudanças assistenciais e reorganização da rede.

REFERÊNCIAS BIBLIOGRÁFICAS

1. Scarton J, Thurow MRB, Ventura J, Silva DN, Perim LF, Siqueira HCH. Maternal mortality: causes and prevention strategies. RSD [Internet]. 2020 [cited 2021 Jun 23]; 9(5):e67953081. Disponível em: https://www.rsdjournal.org/index.php/rsd/article/view/3081.

2. Patrício da Silva JVC, dos Santos LA, Pontes LTA, de Vasconcelos TH, Teodósio DO, Melo GB. Fatores de risco e complicações relacionados à mortalidade materna. CBioS [Internet]. 2020 [citado 2021 Jun 23];6(2):87. Disponível em: https://periodicos.set.edu.br/fitsbiosaude/article/view/7491.

3. Teodoro MS, Santos PHE dos, Souza MC de, Riskalla DB, Barbosa JVB, Guimarães BDG, Passos MZ. Condicionantes e características da mortalidade materna no Brasil. REAS [Internet]. 2021 [citado 2021 Jun 23];13(4):e7050. Disponível em: https://acervomais.com.br/index.php/saude/article/view/7050.

4. Gama SGN da, Thomaz EBAFB, Sonia DA. Avanços e desafios da assistência ao parto e nascimento no SUS: o papel da Rede Cegonha. Ciência & Saúde Coletiva [Internet]. 2021 [citado 2021 Jun 23];v.26,n.3 pp. 772. Disponível em: https://doi.org/10.1590/1413-81232021262.41702020. ISSN 1678-4561.

5. Dias de Armada e Silva HC, Bernardo da Silva MR, Loureiro da Cunha A, do Nascimento EC, Bohusch G, da Silva Medeiros C, de Sousa de Deus FR. Desafios para gestão do cuidado no pré-natal durante a pandemia da COVID-19: um relato de experiência. Glob Acad Nurs [Internet]. 2021 [citado 2021 Jun 23];2(Spe.1):e93. Disponível em: https://globalacademicnursing.com/index.php/globacadnurs/article/view/174.

6. Viana, MMO; Campos, GWS. Formação Paideia para o apoio matricial: uma estratégia pedagógica centrada na reflexão sobre a prática. Cad. Saúde Pública. 2018; vol. 34, n. 8. Disponível https://www.scielo.br/scielo.php?script=sci_arttext&pid=S0102311X2018000805002. Acesso em:22 de jan. de 2021.

7. Política Nacional de Humanização: folheto [Internet]. Brasília, DF: Ministério da Saúde; 2013. Disponível em: http://bvsms.saude.gov.br/bvs/publicacoes/politica_nacional_humanizacao_pnh_folheto.pdf. Ministério da Saúde (Br) Acesso em 14 jun. 2021.

8. PROGRAMA DAS NAÇÕES UNIDAS PARA O DESENVOLVIMENTO (PNUD). Acompanhando a agenda 2030 para o desenvolvimento sustentável: subsídios iniciais do Sistema Nações Unidas no Brasil sobre a identificação de indicadores nacionais referentes aos objetivos de desenvolvimento sustentável/ Programa das Nações Unidas para o Desenvolvimento. Brasília: PNUD, 2015. Disponível em: https://odsbrasil.gov.br/ Acesso em 10.jun.2021.

9. São Paulo. Secretaria de Estado da Saúde de São Paulo. Indicadores do Plano Estadual de Saúde (PES) 2020-2023. Disponível em: https://www.saude.sp.gov.br/ses/perfil/gestor/documentos-de- planejamento-em-saude/plano-estadual-de-saude-2020-2023/1-plano-estadual-de-saude-2020- 2023-diagnostico-matriz-de-objetivos-metas-e-indicadores-e-ficha-de-qualificacao-dos-indicadores. Acesso em 10.jun.2021.

10. São Paulo. Secretaria de Estado da Saúde de São Paulo. Plano de Enfrentamento da Mortalidade Materna, Infantil e Fetal no Estado de São Paulo – Grupo de Enfrentamento a Morte Materna e Infantil - Coordenadoria de Controle de Doenças – 2019.

11. Brasil, Ministério da Saúde. Banco de dados do Sistema Único de Saúde-DATASUS. Disponível em http://www.datasus.gov.br. Acesso em 10.jun.2021.

12. Brasil. Ministério da Saúde. Secretaria de Vigilância em Saúde. Departamento de Análise de Situação em Saúde. Guia de vigilância epidemiológica do óbito materno / Ministério da Saúde, Secretaria de Vigilância em Saúde, Departamento de Análise de Situação em Saúde. – Brasília : Ministério da Saúde, 2009. 84 p. : il. – (Série A. Normas e Manuais Técnicos) ISBN 978-85-334-1616-1 pg 25-27. Disponível: https://bvsms.saude.gov.br/bvs/publicacoes/guia_vigilancia_epidem_obito_materno.pdf.

capítulo 32

Triagem dos casos graves e critérios de UTI

▶ Adriana Gomes Luz*
▶ Paulo Sergio Dos Reis Junior**

INTRODUÇÃO

A identificação precoce da gravidade da doença em gestantes ou puérperas possibilita o início oportuno de medidas adequadas, como tratamento de suporte, encaminhamento e admissão rápida em leito de enfermaria hospitalar ou unidade de terapia intensiva de acordo com os protocolos institucionais ou nacionais.

A classificação da doença é ferramenta fundamental neste processo. A infecção por COVID-19 divide-se em 3 principais acometimentos: leve, com apenas síndrome gripal, moderado, com insuficiência respiratória com necessidade de suplementação de O_2, e grave, com necessidade de internação de UTI e procedimentos invasivos.

No caso do acometimento mais grave, temos uma resposta inflamatória exacerbada, com tempestade de citocinas características, evoluindo com piora do quadro geral e necessidade de oxigenioterapia suplementar e terapia intensiva.

Condições críticas, que justificam a admissão de gestantes na Unidade de Terapia Intensiva (UTI), são relativamente raras (5 % dos casos). A incidência variava entre 0,4% e 16% de todas as admissões na UTI, sendo a insuficiência

---

* Mestrado e Doutorado em Tocoginecologia na UNICAMP; Docente da divisão de Obstetrícia do Departamento de Tocoginecologia na UNICAMP; Secretária da CNE Pré-natal FEBRASGO.
** Médico Residente de Ginecologia e Obstetrícia do segundo ano do Departamento de Tocoginecologia do Centro de Atenção Integral à Saúde da Mulher - DTG/CAISM/UNICAMP. Campinas-SP.

respiratória aguda (IRpA) o motivo mais frequente de disfunção associada à admissão na UTI.

Na IRpA, classicamente temos a descrição de SARA: $PaO_2/FiO_2 < 300$ mmHg, infiltrados difusos na radiografia/tomografia de tórax e falência respiratória não relacionada a problemas pulmonares ou cardiovasculares, sendo que o suporte intensivo é a principal maneira de tratamento dessa afecção.

No contexto da infecção por COVID-19, temos a chamada SRAG (síndrome respiratória aguda grave): sintomas gripais associados a dispneia, dor torácica, dessaturação ($SatO_2 < 95\%$ em ar ambiente) ou sinais de desconforto respiratório.

Diversos estudos já descreveram as características clínicas, radiológicas e tomográficas associadas com a infecção por COVID-19 na população adulta. Os sintomas mais comumente relatados são febre, tosse, hipo ou anosmia e outros sintomas de infecção viral de vias aéreas superiores.

Os achados laboratoriais mostram comumente linfopenia, aumento do D-dímero e fibrinogênio, além do aumento da proteína C reativa. Na tomografia, apresenta uma opacidade em vidro fosco na grande maioria dos casos com sintomas respiratórios.

Frente a todas essas informações, o grande desafio para os Obstetras ocorre porque mulheres grávidas têm características únicas, e sua gestão é desafiada pela fisiologia cardiorrespiratória alterada, a presença de crescimento do feto e doenças específicas da gravidez. Como para todos os pacientes criticamente enfermos, o manejo inicial consiste em uma história rápida, avaliação sistêmica com uma abordagem baseada em órgãos individuais e consideração especial da idade gestacional do feto. A equipe deve ser multidisciplinar e envolver os obstetras em todos os momentos, pois a equipe de terapia intensiva pode desconhecer o monitoramento do bem-estar fetal. A viabilidade do feto, vantagens e desvantagens na continuação da gravidez e o modo de parto, se necessário, são algumas das questões importantes que precisam ser discutidas no início. A COVID-19 mostrou de maneira devastadora a necessidade deste trabalho em equipe multidisciplinar para conseguirmos melhores resultados.

Frente a isso, ainda temos que as mulheres grávidas são consideradas grupo de risco por causa de preocupações sobre o efeito da infecção por Covid-19 durante e após a gravidez, e em seus neonatos.

Com o adequado reconhecimento dos cenários, devemos tomar uma ação mais rápida e efetiva. Munidos de critérios clínicos, radiológicos e laboratoriais junto com os fatores de risco, conseguindo reconhecer precocemente o quadro grave na gestante e realizar ações e planejamento de cuidados clínicos maternos e fetais adequados, talvez consigamos evitar desfechos graves.

DIAGNÓSTICO
Critérios de UTI

De acordo com o manual do Ministério da Saúde, é necessário que a gestante apresente aos menos um dos critérios abaixo para internação em UTI:

- Sem melhora da saturação de oxigênio apesar da oferta de O_2 ($SatO_2 <$ 95% com oferta de 6 L/min).

- Esforço ventilatório (uso de musculatura acessória, tiragem intercostal, batimento de asa nasal), apesar da oferta de O_2;

- relação $pO_2/FiO_2 < 300$.

- Hipotensão arterial (PAS) < 100 mmHg ou pressão arterial média (PAM) < 65 mmHg;

- alteração da perfusão periférica (tempo de enchimento capilar);

- alteração do nível de consciência;

- oligúria

MEOWS (Modified Early Obstetric Warning Score)

Uma maneira mais específica e direcionada para a população obstétrica é o "Escore de Alerta Obstétrico Precoce Modificado (MEOWS)" (Figura 1). Este foi projetado

PARÂMETRO	NORMAL	ALERTA AMARELO	ALERTA VERMELHO
Frequência Respiratória (mrp)	11-19	20-24	< 10 ou ≥ 25
Saturação de O_2 (em %)	96-100		≤ 25
Temperatura (°C)	36-37,4	35,1-35,9 ou 37,5-37,9	≤ 35 ou ≥ 38
Frequência Cardíaca (bpm)	60-99	50-59 ou 100-119	≤ 50 ou ≥ 120
PA sistólica	100-139	90-99 ou 140-159	≤ 89 ou ≥ 160
PA diastólica	50-89	40-49 ou 90-99	≤ 39 ou ≥ 100
Sensório	Alerta		Qualquer alteração

Figura 1 – Parâmetros
Adaptada de Clinical Guideline for: The use of the Modified Early Obstetric Warning Score (MEOWS).

para permitir o reconhecimento precoce da deterioração orgânica em parturientes a partir de parâmetros objetivos da avaliação de sinais vitais. Pela avaliação repetida das pacientes, quando temos uma pontuação > 0, isso motiva uma ação da equipe assistente, que intensifica o nível de monitoramento, realiza revisão do caso e toma ações imediatas a serem consideradas.

Essa ferramenta oferece um guia aos profissionais de saúde das maternidades para agir rapidamente e precocemente frente a alterações de dados vitais e parâmetros clínicos, tentando, assim, assegurar um atendimento rápido, preciso e uniforme da paciente. Com esse reconhecimento precoce e mobilização precoce das equipes, podemos evitar desfechos graves.

O score utiliza-se de parâmetros como temperatura, pressão arterial sistólica e diastólica, frequência cardíaca e respiratória, além de nível de diurese e consciência, utilizando a escala AVPU.

A – Alerta e consciente.
V – Voice: responde a comandos verbais.
P – Pain: reage a dor.
U – Unresponsive: sem resposta a estímulo.

Baseado nessa tabela e na avaliação das equipes, quando temos:

- 1 ou mais alertas vermelhos;

- 2 ou mais alertas amarelos;

- SRAG (dispneia, dessaturação (SatO$_2$ < 95% em ar ambiente) ou sinais de desconforto respiratório);

- fatores de risco associado (hipertensão crônica/doença cardiovascular, diabetes prévio, IMC > 30; Idade > 35);

devemos: monitorizar a paciente, com oxigenação periférica, reavaliações frequentes, solicitar exames e avaliar o bem-estar fetal.

Gasometria

Como já mencionado, durante o período gestacional, temos diversas mudanças na mecânica cardiorrespiratória. Dentre elas temos o aumento do volume corrente, causando uma leve alcalose respiratória, sendo que a pressão parcial de dióxido de carbono ($PaCO_2$) normal na gestação é de 27-34 mmHg. Enquanto isso, a pressão parcial de oxigênio (PaO2) varia entre 90 e 110 mmHg.

Outra mudança é a diminuição da capacidade residual funcional (CRF) que, junto com o aumento na demanda de oxigênio (O_2), leva ao fechamento precoce das vias aéreas de menor calibre, quando o volume pulmonar é reduzido, colocando pacientes grávidas em risco de rápida dessaturação.

Para proteger o feto e mãe desses efeitos, devemos ter uma meta de saturação maior para as gestantes, com $SatO_2$ maior ou igual a 95%, que corresponde a um PaO_2 de pelo menos 70 mmHg na gasometria, sendo o ideal acima de 75 mmHg.

No caso do CO_2, o menor gradiente necessário para troca é de 10 mmHg, sendo que para o final da gestação, pode-se tolerar uma $PaCO_2$ entre 45 e 55 mmHg. Uma $PaCO_2$ acima de 65 mmHg está associada ao baixo peso ao nascer, retardo de crescimento intrauterino (RCIU), parto prematuro e aumento da morbidade e mortalidade perinatal. Sendo assim, apesar de ser aceito para população geral uma meta mínima de PaO_2 de 55 mmHg e Sat O_2 acima de 89%, na população obstétrica a meta é maior. Para adequada oxigenação fetal e bem-estar fetal, temos a meta: PaO_2 > 70 mmHg e $PaCO_2$ < 50 mmHg, com uma $SatO_2$ > 95%.

Cabe lembrar também da relação da pressão parcial de O_2 com a fração inspirada de O_2 (PaO_2/FiO_2), muito utilizada para classificar a gravidade da síndrome do desconforto respiratório agudo (SDRA). Classificando-se como:

- PaO_2/FiO_2 > 200, mas < 300: leve;

- PaO_2/FiO_2 entre 100 e 200: moderada;

- PaO_2/FiO_2 < 100: grave.

Para o cálculo, usamos o PaO_2 encontrado na gasometria arterial e dividimos de FiO_2. Em ar ambiente, temos uma FiO_2 de 21% (ou 0,21 para o cálculo). Em cateter nasal, a FiO_2 fica entre 24% e 40% e na máscara não reinalante com reservatório, a FiO_2 chega até 90% com fluxo de 15 L/min, como será mais bem explicado abaixo.

Tomografia

A tomografia computadorizada (TC) de alta resolução de tórax é uma ferramenta essencial para avaliação de casos moderados a graves de COVID-19 em gestantes. A TC tem uma alta sensibilidade (97%) para o diagnóstico de COVID-19, sendo uma ferramenta importante para diagnóstico clínico-radiológico, além de avaliar o comprometimento pulmonar e complicações associadas (como pneumonia bacteriana secundária).

O receio das pacientes e da equipe assistente em não realizar TC durante a gestação não é justificado. A restrição de crescimento fetal, microcefalia e déficit intelectual fetal está associada com efeito de altas doses de radiação (> 610 mGy). Em um exame de TC de tórax, a dose de radiação é 0,01–0,66 mGy, muito menor que a dose considerada perigosa para o feto. Mesmo assim, a decisão pela realização do exame deve ser feita em conjunto com a paciente/responsável, com aplicação do termo de consentimento informado, além de realizar proteção abdominal para a gestante.

Cabe lembrar que, em casos de suspeita de TEP, devemos prosseguir com a investigação com angiotomografia pulmonar, mesmo durante a gestação, visto que os benefícios superam os riscos.

Enquanto os achados na radiografia simples (RX) são opacidade periféricas, na tomografia temos opacidades em vidro fosco multilobares bilaterais ou consolidações. São achados inespecíficos e que precisam ser correlacionados com a clínica da paciente.

TRATAMENTO

Tratamento da insuficiência respiratória hipoxêmica

Para o tratamento da insuficiência respiratória hipoxêmica, precisamos garantir um suporte de oxigênio que será ofertado com o objetivo de manter os seguintes alvos a fim de garantir a troca entre feto e mãe: $SatO_2$ ≥ 95%, FR 20 a 24 rpm, evitar hipercapnia (pCO_2 > 45) e promover estabilidade cardiovascular.

Para este objetivo, temos diversos dispositivos que atendem de forma diferente. O sequenciamento que sugerimos está apresentado na Figura 2.

Apresentamos na Figura 3 os dispositivos que podem ser utilizados:

- Cânula nasal de baixo fluxo: trata-se de um sistema de baixo fluxo, confortável e que permite tosse, alimentação e fala. Apresenta uma FiO_2 variável = 24% a 44 %, a depender do fluxo (adequado de 1 a 6 L/min), em um sistema não umidificado.

- Máscara não reinalante com reservatório: trata-se de um sistema de alto fluxo, não muito confortável para o doente, visto que dificulta alimentação e fala. Nele temos uma

CATETER NASAL DE O_2: fluxo máximo 6 L/min
MÁSCARA VENTURI/NÃO REINALANTE: até FiO_2 50%
CATETER NASAL DE ALTO FLUXO: 40-70 L/min (a depender do fabricante)
VNI: suporte ventilatório com pressão positiva com uso de interface/máscara
INTUBAÇÃO OROTRAQUEAL

Figura 2 – Sequenciamento de dispositivos de oferta de O_2

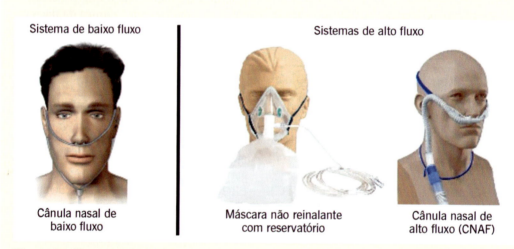

Figura 3 – Representação dos sistemas de baixo e alto fluxo para oferta de O_2

FiO_2 de 60%-80%, conforme o fluxo (adequado entre 10 a 15 L/min). No Covid-19, não recomendamos este sistema umidificado.

- Cânula nasal de alto fluxo: outro sistema de alto fluxo, confortável para uso da paciente, aquecido e umidificado. Permite tosse, alimentação e fala. Nele temos uma FiO_2 fixa e ajustada de 21% a 100%, com fluxo adequado entre 40 a 70 L/min (a depender do fabricante)

- Intubação orotraqueal: quando nenhum dos dispositivos acima é capaz de tratar a insuficiência respiratória, este será o próximo passo para tratamento da hipoxemia, cujas indicações são:

- insuficiência respiratória;

- sinais de desconforto respiratório: pO_2 limítrofe, uso de musculatura acessória, batimentos de asa de nariz, taquipneia importante;

- rebaixamento de nível de consciência (Glasgow < 9);

- obstrução de vias aéreas ou incapacidade de manipular secreções respiratórias;

- choque circulatório com necessidade de doses elevadas de noradrenalina.

Independente do dispositivo utilizado no tratamento da insuficiência respiratória hipoxêmica, temos pontos de boas práticas para avaliação clínica de pacientes nesta condição:

Nunca interrompa a oxigenoterapia para obter uma medição de oximetria em ar ambiente em pacientes que claramente necessitam de oxigenoterapia.

O exame físico deve ser realizado com urgência. Isso pode fornecer evidências de um diagnóstico específico, como insuficiência cardíaca ou um grande derrame pleural, mas é comum que a causa da falta de ar não seja diagnosticada até que os resultados de exames, como radiografias de tórax, estejam disponíveis.

Registre a saturação de oxigênio arterial medida por oximetria de pulso (SpO_2) e considere a avaliação de gasometria em pacientes com confusão e agitação inexplicáveis, pois isso pode ser uma característica de hipoxemia e/ou hipercapnia (cianose é um sinal físico difícil de registrar com segurança).

Atenção: meça cuidadosamente a frequência respiratória e a frequência cardíaca, porque taquipneia e taquicardia são mais comuns do que um achado de cianose em pacientes hipoxêmicos.

Posição prona

A posição prona mostra-se muito útil no período pandêmico que vivemos. Essa conduta reduz a mortalidade em pacientes intubados e ventilados mecanicamente com síndrome do desconforto respiratório agudo (SDRA) moderada a grave. Com esse posicionamento, temos o aumento do volume pulmonar, a melhora da relação ventilação-perfusão e a distribuição mais uniforme da pressão pleural.

No caso de pacientes acordados, com respiração espontânea, apesar da melhora da oxigenação, não tivemos uma redução na taxa de intubação orotraqueal, nem comprovação de outros benefícios quando comparado com o tratamento padrão com CNAF (cateter nasal de alto fluxo) e VNI (ventilação não invasiva). Em pacientes obstétricas, quando indicado, deve-se realizar a posição prona, conforme protocolo estabelecido. Antes de realizar o procedimento, devemos assegurar a estabilidade hemodinâmica, coletar gasometria 1 hora antes do procedimento. Devemos assegurar a vitalidade fetal, quando IG > 24 semanas, tanto com a monitorização fetal, quanto com a avaliação ultrassonográfica com perfil biofísico fetal e doppler. Devemos também realizar a proteção dos olhos, mamas, proeminências e do abdome materno com o uso de coxins. No retorno à posição supina, devemos coletar nova gasometria 1 hora e 8 horas após, assim como nova avaliação da vitalidade fetal. Devemos também estar preparados para a necessidade de cesárea de urgência no momento da supinação.

CONSIDERAÇÕES FINAIS

O grande desafio para os Obstetras na COVID-19 está no fato de as mulheres grávidas apresentarem características únicas, e sua gestão ser desafiada pela fisiologia cardiorrespiratória alterada, a presença de crescimento do feto e doenças específicas da gravidez.

Profissionais e gestores de saúde devem considerar as gestantes e puérperas como grupo de risco para o desenvolvimento de formas graves ou fatais da COVID-19, principalmente a partir do 3º trimestre gestacional e na presença de doenças preexistentes.

Gestantes com sintomas graves devem ser direcionadas para centros com UTI de referência para COVID-19; a transferência oportuna para centros com esse suporte deverá ser providenciada quando for identificada necessidade de suporte com O_2.

Para proteger o feto e a mãe dos efeitos graves relacionados à hipoxemia, devemos ter uma meta de saturação maior para as gestantes, com $SatO_2$ maior ou igual a 95%, que corresponde a um PaO_2 de pelo menos 70 mmHg na gasometria, sendo o ideal acima de 75 mmHg e um $PCO_2 < 45$ mmHg.

A posição Prona pode ser utilizada em gestantes sedadas com IOT. Em mulheres grávidas que estão totalmente conscientes, sem comprometimento cardiovascular, pode ser gerenciado na posição sentada ou usar a posição lateral esquerda quando deitadas. As equipes devem estar preparadas para uma cesárea de urgência no momento da supinação.

REFERÊNCIAS BIBLIOGRÁFICAS

1. Bhatia PK, Biyani G, Mohammed S, Sethi P, Bihani P. Acute respiratory failure and mechanical ventilation in pregnant patient: A narrative review of literature. J Anaesthesiol Clin Pharmacol. 2016 Oct-Dec;32(4):431-439. doi: 10.4103/0970-9185.194779. PMID: 28096571; PMCID: PMC5187605.

2. Bircher C, Nieto J et al. JointTrust Guideline for the use of the Modified Early Obstetric Warning Score (MEOWS) in Detecting the Seriously Ill and Deteriorating Woman. 03/07/2020. Midwifery Guidelines Group, Obstetrics and Gynaecology Guidelines Group NICE CG50 2007 NICE CG107 201.

3. Brasil. Ministério da Saúde. Secretaria de Atenção Primária à Saúde. Departamento de Ações Programáticas e Estratégicas. Manual de Recomendações para a Assistência à Gestante e Puérpera frente à Pandemia de Covid-19 [recurso eletrônico] / Ministério da Saúde, Secretaria de Atenção Primária à Saúde. – Brasília: Ministério da Saúde, 2020.

4. Eric J. Lavonas, MD, MS; David J. Magid, MD, MPH; Khalid Aziz, MBBS, BA, MA, MEd(IT); Katherine M. Berg, MD; Adam Cheng, MD; Amber V. Hoover, RN, MSN; Melissa Mahgoub, PhD; Ashish R. Panchal, MD, PhD; Amber J. Rodriguez, PhD; Alexis A. Topjian, MD, MSCE; Comilla Sasson, MD, PhD; and the AHA Guidelines Highlights Project Team.Highlights of the 2020 American Heart Association's Guidelines for CPR and EC.

5. Dashraath P, Wong JLJ, Lim MXK, Lim LM, et al Coronavirus disease 2019 (COVID-19) pandemic and pregnancy, American Journal of Obstetrics and Gynecology, Volume 222, Issue 6, 2020, Pages 521-531, ISSN 0002-9378, https://doi.org/10.1016/j.ajog.2020.03.021. (https://www.sciencedirect.com/science/article/pii/S0002937820303434.

6. Matar R, Alrahmani L, Monzer N, et al. Clinical Presentation and Outcomes of Pregnant Women With Coronavirus Disease 2019: A Systematic Review and Meta-analysis. Clinical Infectious Diseases, Volume 72, Issue 3, 1 February 2021, Pages 521–533, https://doi.org/10.1093/cid/ciaa82.

7. O'Driscoll BR, Howard LS, Earis J, et al. British Thoracic Society Guideline for oxygen use in adults in healthcare and emergency settings. BMJ Open Resp Res 2017;4: e000170. doi:10.1136/ bmjresp-2016-00017.

8. Poon LC, Yang H, Dumont S, et al. ISUOG Interim Guidance on coronavirus disease 2019 (COVID-19) during pregnancy and puerperium: information for healthcare professionals - an update. Ultrasound Obstet Gynecol. 2020;55(6):848-862. doi:10.1002/uog.2206.

9. Rosén J, et al. Awake prone positioning in patients with hypoxemic respiratory failure due to COVID-19: the PROFLO multicenter randomized clinical trial. Crit Care (2021) 25:209 https://doi.org/10.1186/s13054-021-03602-.

10. Trikha A, Singh P. The critically ill obstetric patient - Recent concepts. Indian J Anaesth. 2010 Sep;54(5):421-7. doi: 10.4103/0019-5049.71041. PMID: 21189880; PMCID: PMC2991652.

capítulo 33

Vitalidade fetal e resolução da gestação nos casos críticos

▶ Fernanda Spadotto Baptista*
▶ Rossana Pulcineli Vieira Francisco**

INTRODUÇÃO

A gestante com a forma crítica do COVID-19 é aquela que tem uma deterioração clínica, em especial da função respiratória, acarretando a necessidade da sua internação em Unidade de Terapia Intensiva (UTI)[1].

Para falarmos das indicações fetais de resolução da gestação nos casos críticos de COVID-19, precisamos relembrar rapidamente as modificações gravídicas fisiológicas pelas quais uma mulher passa ao tornar-se gestante, e que irão impactar a evolução da Síndrome Respiratória Aguda Grave (SRAG) nessas pacientes.

As mudanças da função cardiovascular, da função respiratória e da coagulação da gestante incluem[1-6]:

- Aumento de 40%-50% do volume plasmático acompanhado de apenas um aumento de 20% volume eritrocitário: isso acarretará em anemia dilucional, com diminuição do transporte de oxigênio, principalmente observado a partir da 28ª semana de gestação.
- Aumento da Frequência Cardíaca em 15-20 bpm.
- Alterações dos fatores da coagulação, conferindo à gestante um estado pró-trombótico: aumento dos fatores de coagulação (II, VII,

---

* Coordenadora do Ambulatório de Alto Risco da Clínica Obstétrica do HCFMUSP. Assistente do Grupo de Hipertensão na gestação e do grupo de Tromboses na gestação da Clínica Obstétrica do HCFMUSP. Mestrado em Ginecologia e Obstetrícia pela Faculdade de Medicina da USP.
** Presidente da SOGESP; Professora Associada, Livre-docente da Disciplina de Obstetrícia do Departamento de Obstetrícia e Ginecologia da FMUSP; Presidente da Comissão de Pesquisa da FMUSP.

VIII, X e fibrinogênio), diminuição da atividade da proteína S, aumento da resistência à proteína C ativada, aumento dos fatores inibidores de fibrinólise (TAFI, PAI-1 e PAI-2), aumento do Dímero D.

- Diminuição da pressão arterial (PA) em posição supina e do retorno venoso com a compressão aortocaval, levando a um decréscimo do débito cardíaco em 30%.
- Diminuição da PA em 10-15 mmHg, da resistência vascular sistêmica, da pressão coloidosmótica e da pressão capilar pulmonar.
- Aumento de 20%-30% no consumo O_2 e de 30%-40% no volume corrente (valor médio = 700 mL/min).
- Aumento do esforço respiratório (ação direta da progesterona no centro respiratório).
- Diminuição de 20% do volume de reserva expiratório, da capacidade residual funcional em 10%-25%, do volume residual e da capacidade pulmonar total em 200 mL.
- Alterações na gasometria, próprias da gestação (Tabela 1).

Todas essas modificações conferem situação peculiar quando uma gestante com SRAG por COVID apresenta piora clínica e acaba sendo internada em unidade de terapia intensiva, sendo necessário, por exemplo, suporte ventilatório[1,2]. São pacientes mais lábeis e mais sujeitas a piora clínica, conforme já largamente demonstrado em literatura[7].

Tabela 1 – Modificações nos parâmetros da gasometria em gestantes

Parâmetro	Não gestante	Gestante 1º Trimestre	Gestante 2º Trimestre
pH	7,4	7,42-7,46	7,43
PaO_2 (mmHg)	93	105-106	101-106
$PaCO_2$ (mmHg)	37	28-29	26-30
Bicarbonato (mEq/L)	23	18	17

Adaptado de ACOG, 2019[1].

DIAGNÓSTICO

Parâmetros para a ventilação materna e impacto na vitalidade fetal

Está indicado suporte ventilatório materno a fim de garantir[8]:

- Sat $O_2 \geq 95\%$;
- FR 20 a 24 rpm;
- evitar hipercapnia ($pCO_2 > 45$);
- corrigir e tratar o esforço respiratório;
- promover estabilidade cardiovascular.

Isso porque, se não garantirmos esses parâmetros, podemos ter impacto sobre a vitalidade fetal e ocasionar sofrimento fetal agudo. Saturações de O_2 menores que 95% e PCO_2 maiores que 45 mmHg podem acarretar dificuldade de troca dos gases a nível da interface materno-fetal, acarretando hipoxemia, acidemia e consequente sofrimento fetal[1,3,6,8]. Da mesma forma, a instabilidade hemodinâmica materna pode ter o mesmo efeito deletério[2,6,9]. Tais efeitos se traduzirão principalmente na cardiotocografia fetal com presença de taquicardia fetal persistente, bradicardia fetal, diminuição ou aumento de variabilidade ou ainda desacelerações tardias ou desacelerações variáveis de repetição[3,8].

Em relação aos outros parâmetros do perfil biofísico fetal (PBF), devemos lembrar que a gestante crítica, em ventilação mecânica, encontra-se sedada, e a sedação pode interferir em parâmetros como movimentos corpóreos e movimentos respiratórios, que podem estar alterados e perdem seu valor prognóstico de avaliação dos distúrbios de oxigenação fetal[6,8].

Pacientes com SRAG podem ter vários fatores que interferem no volume de líquido amniótico: aumento de frequência respiratória, aumentando a perda de líquidos corpóreos, ventilação mecânica acarretando perdas de líquidos pelas vias aéreas, balanço hídrico negativo (conduta comum no tratamento da doença inflamatória pulmonar em internação em UTI). Todas essas condições acarretam o aumento da ocorrência de oligoâmnio e, se não forem contornadas, acabam por indicar o parto[6,8].

Dificilmente, na gestante crítica com Covid, teremos alteração da dopplervelocimetria que indique resolução da gestação (diástole reversa em doppler de artéria umbilical, diástole zero em doppler de artéria umbilical acima de 34 semanas e índice de pulsatilidade do ducto venoso maior ou igual a 1,0). Tal condição é mais comumente observada quando a gestante apresenta doenças que acarretam alterações de função placentária, com trombose vascular placentária, tais quais doenças hipertensivas, colagenoses, diabetes etc.[3,8].

Outra questão que precisamos discutir é que a gestante que apresenta piora da sua função respiratória tem necessidade de suporte de oxigênio progressivo a fim de garantir os parâmetros acima mencionados: cateter nasal de O_2, máscaras faciais de O_2, ventilação não invasiva, cateter nasal de alto fluxo de O_2 e por último a intubação orotraqueal (IOT), e como isso pode impactar a vitalidade fetal.

A IOT, se necessária, não deve ser postergada, em especial nas gestantes[2,8]. Porém, se necessário realizar a IOT de uma gestante, a equipe multidisciplinar da UTI (obstetra, intensivista, neonatologista, anestesiologista, enfermagem e fisioterapeutas) tem que estar preparada e alinhada para uma possível cesárea de emergência na própria UTI, uma vez que no momento da intubação, a gestante pode ter quedas mais duradouras da saturação de O_2 no sangue, evoluindo com anoxia fetal, não passível de correção[2,8].

Outros cuidados com a gestante e o feto durante a internação de UTI:

- É sabido que a paciente com SRAG, após o 7º dia da evolução da doença, em uso de suplementação de O_2, se beneficia do uso de corticoterapia para o tratamento da inflamação pulmonar materna; os esquemas preconizados são Dexametasona 6 mg endovenosa diariamente ou Metilpredinisona 1 mg/kg/dia endovenosa, dividida em 2 doses. Porém, ao estarmos manejando uma gestante que se encontra entre a idade gestacional de viabilidade do serviço e 34 semanas, devemos também pensar em corticoterapia para a maturação pulmonar fetal. A droga que comumente usamos para esse fim, a Betametasona, acaba por não ter benefício no tratamento da SRAG, assim recomenda-se que, numa situação como essa, utilizemos a Dexametasona 6 mg ev 12/12 hs por 48 hs (maturação pulmonar fetal) e finalizado este ciclo passemos para Dexametasona 6 mg endovenosa ou via oral por dia ou ainda mudemos para Metilpredinisona, que apresenta menor passagem placentária e portanto menos efeitos colaterais fetais[8,10].

- Gestantes com SRAG se beneficiam do uso de anticoagulação profilática, sendo a droga de escolha a enoxaparina profilática (40 mg por dia ev em pacientes eutróficas). Doses intermediárias (1 mg/kg/dia) em pacientes com fatores de riscos trombóticos podem ser requeridas, porém a anticoagulação terapêutica (2 mg/kg/dia divididas em duas doses) somente é indicada em pacientes com diagnóstico de um episódio recente de tromboembolismo venoso, ou ainda as que estão em ECMO ("Extracorporeal Membrane Oxygenation")[8,10]. Para as pacientes anticoaguladas, se houver uma indicação materna ou fetal de resolução da gestação, cuidados adicionais com risco hemorrágico deverão ser instituídos.

TRATAMENTO

Resolução da gestação: indicação materna e indicação fetal

Quando pensamos em uma paciente tão grave como a gestante crítica com COVID-19, logo somos tomados de uma grande dúvida: se fizermos o parto, essa gestante não poderá melhorar? Se, por um lado, as alterações gravídicas aqui já expostas podem determinar um agravo no manejo da gestante, por outro lado, aprendemos ao longo desses 18 meses de pandemia que procedimentos cirúrgicos realizados na fase ativa da doença podem agravar o estado inflamatório do paciente e acarretar uma piora da evolução da SRAG[11,12].

Assim, se estivermos diante de uma gestação inviável, devemos desconsiderar a hipótese da realização do parto, exceto se a situação preencher critérios para a realização da cesárea perimortem (fundo uterino na altura da cicatriz umbilical)[6].

Após a viabilidade até 34 semanas

Durante esse período da gestação, a gestante crítica com COVID não se beneficia da resolução da gestação. Se houver necessidade de melhorar a assistência ventilatória, a IOT deve ser feita e, caso não se garanta a boa oxigenação materna com parâmetros altos de ventilação mecânica, ou seja, se a relação PaO_2/FiO_2 não for ≥ 150, uma alternativa é utilizar a posição prona (decúbito ventral horizontal). Embora existisse resistência inicial das equipes de promover a "pronação" de gestantes, isso se mostrou eficaz e seguro desde o início da pandemia[1,8,10].

Nessa fase da gestação, as indicações de parto são:

- trabalho de parto;
- alterações da vitalidade (Tabela 2);
- cesárea perimortem.

Após 34 semanas

Após 34 semanas, se a gestante apresenta piora da função respiratória e tem necessidade de IOT, deve-se considerar que as necessidades fetais de oxigênio também são maiores quanto maior o peso fetal e, portanto, há maior risco de alterações de vitalidade fetal.

São indicações de resolução da gestação em pacientes com SRAG por Sars-Cov-2, após 34 semanas de idade gestacional:

- necessidade de IOT (realizar a IOT em Centro Obstétrico, caso a condição clínica da paciente permita o transporte e proceder ao parto em seguida);
- trabalho de parto;
- alterações da vitalidade (Tabela 2);
- cesárea perimortem.

Cesárea Perimortem

Quando uma gestante internada em UTI evolui para uma parada cardiorrespiratória (PCR), as recomendações para a ressuscitação cardiopulmonar (RCP) são as mesmas das não gestantes (massagem cardíaca externa, garantir vias aéreas, desfibrilação e cuidados pós-parada). Ofertar oxigênio é fundamental (rapidamente e sempre a 100%), bem como deslocar o útero pelo menos 15° para esquerda para diminuir a compressão aortocaval e melhorar a hemodinâmica materna. O uso das drogas para RCP deve ser igual ao preconizado para não gestantes, sem preocupação com teratogenicidade, e ainda, a avaliação fetal não deve ser realizada, uma vez que não modificará a conduta e essa avaliação pode prejudicar e retardar as manobras de reanimação[1,2,6,9,13].

Não é consenso, mas na maioria do guidelines, se indica realizar a CPM toda vez que o fundo uterino atingir a cicatriz umbilical[1,6,9].

Após 4 minutos de RCP, ou seja, 2 ciclos de massagem cardíaca, a equipe de Obstetrícia deve se preparar para a histerotomia de emergência ou cesárea perimortem (CPM). Se em 5 minutos após constatada a PCR não houver reversão da mesma, a CPM deve ser iniciada a fim de melhorar a hemodinâmica materna e aumentar a chance de sucesso na RCP. Durante a realização da CPM, as manobras de RCP devem continuar e o útero deve continuar a ser deslocado para a esquerda manualmente[1,2,6].

Não se deve transportar a gestante, esperar por equipamentos cirúrgicos (basta um bisturi) ou gastar tempo em procedimentos antissépticos. Simplificar o procedimento com incisão mediana infraumbilical, abertura da parede abdominal a bisturi e por divulsão bidigital e incisão uterina corporal de 5-7 cm a partir do fundo uterino. Após a retirada do feto, deve-se proceder a histerorrafia e uso de ocitocina, aumentando a chance de recuperação pós-PCR[6].

No período de recuperação materna (pós-RCP), ou seja, caso a paciente recupere os sinais vitais, deve-se proceder à realização de vitalidade fetal em fetos viáveis e considerar o parto em gestações a termo, caso as condições maternas permitam[1].

Tabela 2 – Alterações da vitalidade fetal que indicam o parto na gestante crítica[8]

PARÂMETROS	ALTERAÇÕES
Cardiotocografia (alterações mantidas após tentativa de tratar hipóxia e instabilidade hemodinâmica materna)	✓ Bradicardia (BCF < 110) ou Taquicardia (BCF > 160) fetal persistente ✓ Desacelerações tardias (DIP2) ✓ Desacelerações variáveis de repetição ou de mau prognóstico
Líquido Amniótico (alteração mantida após tentativa de corrigir balanço hídrico negativo e taquipneia materna)	✓ ILA ≤ 5 cm ✓ Maior Bolsão < 2 cm
Perfil Biofísico Fetal (exceto nas condições de extrema sedação materna quando esse parâmetro pode estar prejudicado)	✓ PBF persistente ≤ 6
Dopplervelocimetria	Diástole Zero (IG > 34 semanas) Diástole Reversa IPV do Ducto Venoso ≥ 1,0

IG = idade gestacional; ILA= índice de líquido amniótico; IPV = índice de pulsatilidade para veias

CONSIDERAÇÕES FINAIS

A SRAG por COVID-19 em gestantes é uma condição de extrema gravidade, com altas taxas de morte materna, morte fetal e neonatal em pacientes críticas admitidas em UTI[1,13,14]. O manejo dessas pacientes deve ser multidisciplinar e somente a integração de equipes, com estabelecimento de protocolos conjuntos entre obstetras e intensivistas, com a participação de fisioterapeutas, neonatologistas e enfermagem, é capaz de reduzir esse problema.

REFERÊNCIAS BIBLIOGRÁFICAS

1. ACOG Practice Bulletin No. 211: Critical Care in Pregnancy. Obstetrics and Gynecology. 2019.
2. Cobb B, Lipman S. Cardiac Arrest: Obstetric CPR/ACLS. Clinical Obstetrics and Gynecology. 2017.
3. Zugaib M. Zugaib Obstetrícia. 4 th. Zugaib, M.; Francisco RPV, editor. Barueri: Manole; 2019.
4. Marik PE, Plante LA. Venous thromboembolic disease and pregnancy. The New England journal of medicine [Internet]. 2008

Nov 6 [cited 2019 Oct 29];359(19):2025–33. Available from: http://www.ncbi.nlm.nih.gov/pubmed/18987370.

5. Lockwood CJ. Pregnancy-associated changes in the hemostatic system. Clinical Obstetrics and Gynecology. 2006.

6. Jeejeebhoy FM, Zelop CM, Lipman S, Carvalho B, Joglar J, Mhyre JM, et al. Cardiac arrest in pregnancy: A scientific statement from the American heart association. Circulation. 2015.

7. Zambrano LD, Ellington S, Strid P, Galang RR, Oduyebo T, Tong VT, et al. Update: Characteristics of Symptomatic Women of Reproductive Age with Laboratory-Confirmed SARS-CoV-2 Infection by Pregnancy Status — United States, January 22–October 3, 2020. MMWR Morbidity and Mortality Weekly Report [Internet]. 2020 Nov 6 [cited 2021 May 30];69(44):1641-7. Available from: https://pubmed.ncbi.nlm.nih.gov/33151921/.

8. Manual de Recomendações para a Assistência à Gestante e Puérpera frente à Pandemia de Covid-19 [recurso eletrônico] / Ministério da Saúde, Secretaria de Atenção Primária à Saúde. – Brasília: Ministério da Saúde. Saúde. 2020.

9. European Society of Gynecology (ESG) V, Association for European Paediatric Cardiology (AEPC) CB, German Society for Gender Medicine (DGesGM) C, Regitz-Zagrosek V, Blomstrom Lundqvist C, Borghi C, et al. ESC Guidelines on the management of cardiovascular diseases during pregnancy: the Task Force on the Management of Cardiovascular Diseases during Pregnancy of the European Society of Cardiology (ESC). European heart journal. 2011.

10. American College of Obstetrician and Gynecologists (ACOG). Novel coronavírus 2019 (Covid-19). Practice Advisory. [Internet]. december. 2020 [cited 2021 Jun 3]. Available from: https://www.acog.org/clinical/clinical-guidance/practice-advisory/articles/2020/03/novel-coronavirus-2019.

11. Madrazo Z, Osorio J, Otero A, Biondo S, Videla S. Postoperative complications and mortality following emergency digestive surgery during the COVID-19 pandemic A multicenter collaborative retrospective cohort study protocol (COVID-CIR). 2020;4479150. Available from: http://dx.doi.org/10.1097/MD.0000000000024409.

12. Martin Carrier F, Amzallag É, Lecluyse V, Côté G, Couture ÉJ, Kandelman S, et al. Postoperative outcomes in surgical COVID-19 patients: a multicenter cohort study. Available from: https://doi.org/10.1186/s12871-021-01233-9.

13. F.M. J, L.J. M. Maternal cardiac arrest: A practical and comprehensive review. Emergency Medicine International. 2013.

14. Francisco RPV, Lacerda L RAS. Obstetric Observatory BRAZIL - COVID-19: 1031 maternal deaths because of COVID-19 and the unequal access to health care services. Clinics. 2021;76(e3120).

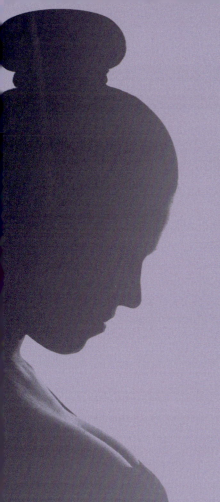

Seção 8

PREVENÇÃO QUATERNÁRIA EM SALA DE PARTO: ESTAMOS PREPARADOS?

34 Definindo prevenção quaternária e o impacto sobre a mortalidade materna e neonatal 369

35 Estratégias para prevenção de danos no 1º período do trabalho de parto 379

36 Estratégias para prevenção de danos no 2º período do trabalho de parto 387

37 Estratégias para prevenção de danos no 3º e 4º período 397

38 Prevenção quaternária e judicialização da assistência obstetrícia 401

PREVENÇÃO QUATERNÁRIA EM SALA DE PARTO: ESTAMOS PREPARADOS?

▶ Francisco Lazaro Pereira de Sousa*

O conceito de prevenção quaternária foi desenvolvido pelo médico belga Marc Jamoulle, que agrega o conjunto de estratégias adotadas para se reconhecerem pessoas que estejam submetidas a possível hipermedicalização e assim diminuir a chance eventual de intervenções excessivas ou até desnecessárias.

Considerando que o idealizador do termo quaternário era um profissional de medicina generalista, é possível se inferir que este teria uma possibilidade de avaliar amplamente a cadeia de atendimento e as oportunidades de minimizar ou evitar iatrogenias.

O artigo "Sobre o parto e o nascer: a importância da prevenção quaternária" (2014), dos autores João Paulo Souza e Cynthia Pileggi-Castro, foi uma das relevantes contribuições para destacar esta filosofia na especialidade de Obstetrícia.

A *transição obstétrica*, denominação da diminuição das taxas de mortalidade materna, demonstrou a relevância do elenco de ações executadas, entre elas a tecnologia usada de modo mais abundante. Ao serem alcançados os índices atuais, reconheceu-se que o excesso de tecnologia pode também causar danos para a genitora e para o produto da concepção.

Um exemplo hodierno da hipermedicalização poderia ser a prática da cesariana, que pode ser um recurso potencialmente danoso quando aplicado como um ato cirúrgico banalizado, oriundo de uma interação multifatorial.

Saliente-se que nem todas as intervenções médicas beneficiam as pessoas igualmente e, quando desnecessárias ou excessivas, quer sejam curativas ou diagnósticas, podem ameaçar a saúde. E quando não estão amparadas por uma concreta e documentada justificativa, podem colidir com o princípio *primum non nocere*, o que amplia as chances de interpelações judiciais.

Pela intensidade das necessidades da gestante e do nascituro em um processo dinâmico e evoluindo em emoções e expectativas, o trabalho de parto acaba por se caracterizar em um evento repleto de oportunidades, tanto de prevenção quaternária quanto de interferências em exagero questionáveis cientificamente.

A experiência positiva durante o trabalho de parto tem sido uma agenda impulsionada pela Organização Mundial de Saúde. Nesta circunstância, no primeiro e segundo períodos do parto, insere-se a evitabilidade de medidas "de rotina" e despersonificadas, em uma "cascata" de intervenções desnecessárias que por vezes limitam as ações de apoio psicoafetivo e se baseiam apenas na duração cronológica de todo o processo e não no bem-estar materno e fetal.

---

* Mestre e Doutor pelo Departamento de Obstetrícia da UNIFESP; Estadia de Pesquisa na Universidade Friedrich--Schiller de Jena / Alemanha; Professor do Departamento de Tocoginecologia do Centro Universitário Lusíada/UNILUS-Santos-SP; Membro da Rede Brasileira para estudos da hipertensão na gravidez.

Por seu turno, o manejo ativo e o monitoramento da puérpera se constituem ensejos de prevenção quaternária aplicáveis à atenuação da morbimortalidade materna por hemorragia pós-parto no terceiro e quarto períodos.

Em ampla perspectiva, a prevenção quaternária é um convite constante para se evitar modismos; incita a um comportamento embasado em um compromisso ético que não se apoia na proposta simples de agir segundo uma "medicina defensiva".

O tocólogo que pratica a prevenção quaternária é dotado de autonomia, conhecimento técnico-científico consistente, flexibilidade, tirocínio clínico, resolubilidade e valiosa habilidade de comunicação. E o momento do trabalho de parto, parto e nascimento é um marco fundamental para se garantir o êxito nesta missão que suplanta resultados biológicos.

A tarefa de atuar neste campo é um convite constante para que o profissional, frequentemente formado em uma maneira tradicional de conduzir o ato de parir, enfrentando por vezes resistências culturais, as suas próprias convicções pessoais e também o medo infundado de estar liderando um ato que poderá culminar com um decesso materno ou fetal, o que influencia para a busca em encurtar aquele momento, possa se constituir em um expectador ativo, cuja precaução na tomada de decisões deve favorecer um roteiro de cuidados que não representem procrastinações, mas também não se constituam extremos estéreis ou danosos, sendo frequentemente um desafio na realidade, fazendo-nos realçar a indagação: prevenção quaternária na sala de parto- estamos preparados?

Mesmo que o desafio permaneça, é sabido que algumas mulheres precisam de mais tempo para dar à luz, devendo, portanto, prevalecer o bom senso, sob a égide da segurança e da qualidade, pois, neste momento, as recomendações fortalecem a convicção de que nascer bem é melhor do que nascer rápido!

capítulo 34

Definindo prevenção quaternária e o impacto sobre a mortalidade materna e neonatal

▶ Roxana Knobel*
▶ Carla Betina Andreucci Polido**

INTRODUÇÃO

Mortalidade materna é um indicador de saúde relevante que permite avaliar não somente as condições de saúde da população feminina, como também seu acesso aos serviços de saúde e a qualidade da assistência prestada. É um dos mais sensíveis indicadores de pobreza e iniquidade social, sendo um indicador do status da mulher em uma sociedade[1]. A mortalidade neonatal precoce também é um indicador que reflete o acesso e a qualidade da assistência obstétrica[2].

Apesar de diversas melhorias em indicadores de saúde materna e infantil nos últimos anos no Brasil, como a ampliação do acesso ao pré-natal e cuidado hospitalar para o parto e nascimento, ampliação do acesso a programas de planejamento familiar, aumento do número de programas de incentivo ao aleitamento materno e diminuição das internações por consequências do abortamento inseguro, a mortalidade materna permanece alta[3].

---

* Residência médica em GO (1996) pela UNICAMP, especialização em medicina chinesa e acupuntura pela Escola Paulista de Medicina (1996); mestrado (1997) e doutorado (2002) em Ciências Médicas pela UNICAMP, pós-doutorado em enfermagem pela Universidade Federal de Santa Catarina (2005) e especialização em educação para as profissões da saúde pela Universidade Federal do Ceará (2014). Professora do curso de medicina da UFSC e na residência médica de GO no Hospital Universitário de Florianópolis.
** Médica Obstetra, Pós-doutorado em Epidemiologia pela London School of Hygiene and Tropical Medicine; Doutora e Mestre em Tocoginecologia pela UNICAMP; Professora Adjunta pelo Departamento de Medicina da Universidade Federal de São Carlos.

Os níveis de prevenção em saúde primária, secundária e terciária foram propostos por Leavell & Clark em 1965, baseados na história natural das enfermidades[4]. O termo *prevenção quaternária* é mais recente, e consiste no conjunto de medidas para diminuir os riscos da hipermedicalização e do hiperdiagnóstico[5].

Tanto a morbidade materna quanto a neonatal são eventos multifatoriais, e as iniquidades sociais, as dificuldades de acesso aos serviços de saúde, além de outras disparidades representam importantes fatores de risco[3].

A prevenção de eventos adversos, tanto maternos como neonatais, engloba diversos níveis de prevenção. A percepção de que há importantes fatores determinantes sociais e de estruturação dos serviços de saúde envolvidos, no entanto, não isenta a responsabilidade de medidas preventivas a serem adotadas por profissionais de assistência ao pré-natal, parto e pós-parto, tanto individualmente como de forma coletiva, por intermédio de seus serviços de atuação, associações e representações.

Neste capítulo, propomos a reflexão sobre medidas que poderiam ajudar a reduzir a mortalidade materna e neonatal, a partir de diminuição de ações iatrogênicas de hipermedicalização e de hiperdiagnóstico durante o pré-natal, parto e atendimento ao puerpério de mães e bebês.

PREVENÇÃO QUATERNÁRIA

O termo *prevenção quaternária* foi proposto no final da década de 1990 por Marc Jamoulle, e foi desde então amplamente utilizado pela organização mundial de médicos de família (WONCA)[4,5]. A descrição mais recente proposta do termo refere-se a "medidas tomadas para proteger indivíduos de intervenções médicas que provavelmente causarão mais danos do que benefícios"[6].

A prevenção quaternária se baseia em um conceito básico do cuidado em saúde que remonta dos tempos hipocráticos: "primeiro não causar danos"[5]. No entanto, a prevenção quaternária vai além desse conceito, tratando dos males causados pela medicalização excessiva. É necessário que os profissionais de assistência e os gestores do sistema de saúde reconheçam e minimizem as atitudes intervencionistas e patologizadoras que são potencialmente danosas[4].

Atualmente, o Brasil passa pela denominada "transição obstétrica", momento da assistência em que há incorporação de tecnologias associadas ao cuidado obstétrico, levando à redução de taxas de mortalidade, porém simultaneamente gerando excesso de medicalização da assistência, que potencialmente resulta em danos para mulheres e recém-nascidos[7,8].

Na assistência obstétrica, são muitas as intervenções desnecessárias e potencialmente danosas ainda praticadas rotineiramente em diversos locais do Brasil[9].

MORTALIDADE MATERNA

Mortalidade materna é definida como "toda morte de mulheres causada por problemas relacionados à gravidez ou ao parto, ou ocorrido até 42 dias depois do nascimento ou término da gestação, excetuando-se mortes incidentais ou acidentais"[10].

No Brasil, de 2009 a 2019, morreram 18.187 mulheres nesse período da vida, o que corresponde a uma média de 1.653,35 mortes maternas ao ano[11].

Para avaliações epidemiológicas e comparações, o número total de óbitos não é um bom indicador, optando-se pelo uso do cálculo da Razão de Morte Materna (RMM). Tal índice é calculado pelo número de mortes maternas em determinado local e ano, dividido pelo número de nascidos vivos no mesmo local, multiplicado por 100.000[10]. Pela possibilidade de subnotificações, sugere-se utilizar um fator de ajuste de 1,19 para o Brasil, sendo variável nas diferentes regiões do país[12].

Nesse período de 10 anos, a RMM média foi de 67,55, já com o fator de ajuste. É um número considerado alto, e não houve um decréscimo importante nesses últimos anos. O ano com maior número de óbitos foi 2009, com 1.817 mulheres mortas e uma RMM de 75,04 (com fator de ajuste aplicado). Esse ano coincide com a epidemia de H1N1. Calcula-se que em 2021, no Brasil, mais de 500 mulheres no ciclo grávido puerperal já morreram em consequência da COVID-19.

De forma preocupante, não há nenhum fator que pareça diminuir ou mitigar as mortes maternas por outras causas durante a pandemia. Ao contrário, as pressões da crise sanitária sobre o sistema de saúde, marcadas no atendimento às gestantes por deficiências no acompanhamento pré-natal, intensificação de dificuldades de acesso, superlotação de hospitais, e equipes de assistência sobrecarregadas, devem aumentar também as mortes maternas por causas obstétricas que já acometem nossa população há anos, como hipertensão, hemorragia e infecções.

MORTALIDADE NEONATAL

A mortalidade neonatal corresponde à morte de uma criança entre o nascimento e o 27º dia de vida, dividida em neonatal precoce (até o 6º dia de vida) e tardia (do 7º ao 27º dia)[2]. Desde a década de 1990, o principal componente da mortalidade infantil são os óbitos neonatais, principalmente a mortalidade neonatal precoce. Assim como a mortalidade materna, a mortalidade neonatal precoce é um marcador da assistência à saúde da gestante e da assistência ao parto e atenção ao recém-nascido[2].

O coeficiente de mortalidade neonatal é calculado dividindo-se o número de óbitos em determinado local e ano pelo número de nascidos vivos no mesmo local e ano, multiplicado por 1.000[2].

Apesar de haver ocorrido um decréscimo nos últimos anos na mortalidade neonatal e perinatal, estas ainda são elevadas no Brasil[13].

MORTE MATERNA E NEONATAL E PREVENÇÃO QUATERNÁRIA

A maioria das mortes maternas e das neonatais precoces no Brasil ocorre por causas evitáveis[14,15]. Os distúrbios hipertensivos, a hemorragia pós-parto, as infecções e os abortamentos inseguros correspondem a 75% de todas as mortes maternas[15]. A prematuridade iatrogênica e suas consequências ainda são uma realidade no país[16].

Até que ponto algumas dessas mortes podem ser atribuídas ao excesso de intervenções médicas é difícil de mensurar. Os dados oficiais disponíveis não permitem a análise caso a caso, nem o acesso aos dados de prontuários das mulheres. Não há como saber individualmente se as mulheres que morreram após uma cesariana tiveram uma indicação clínica para a cirurgia, por exemplo. Mas é possível fazer algumas suposições no sentido de propor mudanças na assistência que permitam a redução dos óbitos maternos.

A CESARIANA

O número excessivo de intervenções não benéficas na assistência obstétrica é uma realidade no Brasil. Desde 2012, mais de 55% dos nascidos vivos no Brasil nascem por cesariana, e essa porcentagem vem aumentando ano a ano (Figura 1); e, infelizmente, nada parece indicar que venha a ser reduzida nos próximos anos.

Diversos estudos mostram a maior possibilidade de mortalidade materna e neonatal associadas à cirurgia cesariana[16-18].

Uma análise nas taxas de mortalidade após procedimentos disponíveis apenas para mulheres atendidas pelo SUS[19] demonstram essa hipótese. Analisamos anualmente os dados referentes aos procedimentos obstétricos hospitalares do SUS por local de residência em todo o Brasil, no período de 2009 a 2019. A taxa de mortalidade foi calculada pelo número de óbitos específicos para cada procedimento obstétrico segundo o ano, dividido pelo número de internações para o mesmo procedimento naquele ano de competência, multiplicado por 10.000[19].

Ao considerar todas as internações, as taxas de mortalidade após procedimento nesse período de 10 anos é de 1,65 para o parto vaginal, e de 4,16 para a cesariana. No entanto, diversos fatores confundidores podem estar envolvidos, sendo o principal que a indicação da cirurgia pode estar relacionada com a causa da morte. Para diminuir esse viés, retiramos da análise os procedimentos classificados como "parto cesariano em gestação de alto risco". Mesmo assim, a taxa de

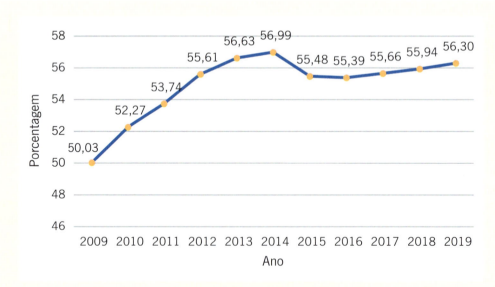

Figura 1 – Porcentagem de Nascidos Vivos que nasceram por cirurgia cesariana – Brasil 2009 a 2019
Fonte: SINASC.

mortalidade é de 1,65 para partos (em que foram mantidas as gestações de alto risco), e de 3,26 para as cesarianas, o que corresponde a um Risco Relativo de 1,98 (IC 1,87-2,10) (Figura 2). Para esta análise, apenas os dados do SUS foram analisados.

Se subtrairmos o número de procedimentos obstétricos realizados através do SUS do número de nascidos vivos no Brasil, teremos uma aproximação da porcentagem de procedimentos realizados pelo SUS. No período analisado, aproximadamente 88,85% dos partos ocorreram pelo SUS, e 49,59% das cesarianas. No setor privado, a taxa de cesarianas é muito maior, chegando a 87%[16].

Uma das principais causas de mortalidade neonatal é a prematuridade e suas consequências. No Brasil, a prematuridade alcança 11%, que é aproximadamente o dobro da prevalência encontrada em países europeus. Enquanto a prematuridade espontânea se associa com fatores de vulnerabilidade social, há uma parcela de prematuridade iatrogênica que está associada com melhores condições socioeconômicas[16], aqui incluídas as cesarianas realizadas na saúde suplementar.

Além dos dados de mortalidade diretamente relacionados com a cirurgia cesariana, há outros fatores a considerar. O mais evidente e diretamente relacionado é que o aumento das taxas de cesáreas, e principalmente as cesarianas de repetição, aumentam o risco de placentação anômala em gestações futuras[20]. No período de 2009

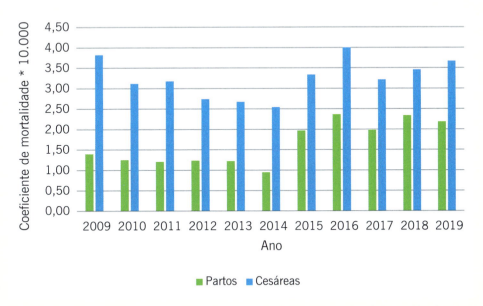

Figura 2 – Coeficiente de mortalidade após procedimentos obstétricos no SUS – BRSIL 2009 a 2019 – partos em mulheres de alto e baixo risco obstétrico – cesarianas apenas em mulheres de baixo risco obstétrico
Fonte: DATASUS.

a 2019, 216 mulheres morreram e tiveram a causa de óbito registrada como "transtornos da placenta" ou "placenta prévia".

Outro fator é que, uma vez submetida à cesariana, a mulher tem mais chances de ter outras cesarianas em gestações futuras, aumentando seus riscos e os riscos para a prole. Entre as mulheres do grupo de Robson 5 (todas multíparas com pelo menos uma cesárea anterior, com feto único, cefálico, ≥ 37 semanas), a taxa de nascimento por via abdominal no Brasil é de 85,7%[21]. Por isso, o ACOG (American College of Obstetricians and Gynecologists) e outras entidades insistem que é de suma importância evitar a primeira cesariana, ou seja, minimizar ao máximo a indicação de cesarianas em primigestas, dentro de limites seguros[22].

Não é possível justificar a taxa de cesarianas no Brasil por indicações clínicas[17,19]. Estudos sobre a preferência das mulheres pela via de parto também mostram que, mesmo no Basil, a preferência da mulher pela cesariana é de 27,2%[23]. A grande diferença nas taxas de cesarianas em mulheres nos setores público e privado se deve ao maior número de cesáreas indesejadas entre pacientes particulares, e não a uma diferença nas preferências de parto[24]. Ou seja, a alta taxa de cesarianas no país deve-se a múltiplos fatores, e não apenas à referida preferência das mulheres por essa via de nascimento. Citam-se fatores culturais, ligados aos profissionais que atendem o parto e particularmente aos médicos obstetras, e fatores da organização dos serviços de saúde[25]

Todos os aspectos citados devem ser abordados para mudança da realidade brasileira do excesso de cesarianas, uma vez que a redução das taxas de nascimento por cirurgia é uma importante medida de prevenção quaternária para prevenção da morte materna.

PROCEDIMENTOS DESNECESSÁRIOS NA ASSISTÊNCIA AO PARTO

Uma das principais causas de morte materna são os quadros hemorrágicos, que correspondem a cerca de 12% de todas as mortes maternas. Entre as causas de sangramento potencialmente fatal, o mais prevalente é a hemorragia pós-parto. No período de 10 anos de 2009 a 2019, 1.106 mulheres morreram por hemorragia pós-parto[11].

Muitas intervenções podem estar relacionadas com aumentos dos quadros de hemorragia pós-parto, como o uso de ocitocina durante o trabalho de parto em grandes quantidades, e a adoção de manobras invasivas que aumentam os danos perineais e a possibilidade de hemorragia, como a episiotomia e a manobra de Kristeller. A pesquisa "Nascer no Brasil" mostrou que, entre os anos 2011 e 2012, 40% das mulheres receberam ocitocina durante o trabalho de parto, 56% foram submetidas a episiotomia, e ainda 37% foram submetidas à pressão fúndica uterina (manobra de Kristeller) durante seus partos. A amniotomia foi realizada em 40% das mulheres[9].

Outra causa importante de morte materna são as infecções. Alguns procedimentos rotineiramente realizados também podem aumentar a chance de infecções puerperais, como múltiplos toques vaginais e amniotomia.

A cirurgia cesariana, já discutida, também aumenta a chance tanto de hemorragia, quanto de infecções e de complicações anestésicas, sendo um fator de risco independente para morte materna[16,18].

É essencial que a assistência obstétrica seja focada em uma prática baseada em evidências, com aplicação cuidadosa de intervenções. Muitas vezes, procedimentos invasivos e desnecessários são utilizados sem indicação, não trazendo benefícios e apresentando risco de eventos adversos.

Outras pessoas em risco para desenvolver hemorragias e infecções graves são as que se submetem a abortamentos inseguros. É impossível falar em prevenção de morte materna sem abordar esse tópico[15,16]. A garantia de direitos reprodutivos, o acesso universal a métodos anticoncepcionais e o direito ao abortamento seguro (com a descriminalização do aborto) são formas comprovadas de diminuir sequelas graves e mortes maternas.

GESTAÇÕES MÚLTIPLAS

Com o advento da fertilização assistida, também houve um aumento das gestações múltiplas no mundo. Desde os anos 1990, há um aumento da proporção de gestações gemelares globalmente.

As gestações múltiplas têm maior risco de nascimento por cesariana. O grupo 8 de Robson (todas mulheres com gestação múltipla, incluindo aquelas com cesárea(s) anterior(es)) atinge uma porcentagem de cesarianas de 82,8%[21].

Outras complicações maternas têm maior prevalência em gestações múltiplas, inclusive as síndromes hipertensivas, que são a maior causa de morte materna no Brasil. Outras complicações com maior prevalência são o parto prematuro, a rotura prematura de membranas, a atonia uterina pós-parto, as distocias durante o parto e a própria mortalidade materna[26]. De 2009 a 2019 ocorreram 12 óbitos maternos cuja causa de morte foi classificada como "gestação múltipla".

Para os múltiplos conceptos, há também maior chance de prematuridade (incluindo a prematuridade extrema), restrição de crescimento intrauterino e baixo peso ao nascer, morte intrauterina e mortalidade neonatal[26].

Como toda intervenção médica, a fertilização assistida tem indicações precisas, e pode ser a única alternativa para algumas pessoas gestarem. No entanto, as possíveis complicações de gestações múltiplas devem ser levadas em consideração quando o tratamento é proposto. Da mesma forma, devem ser cuidadosamente avaliadas as condições clínicas da mulher, bem como a capacidade do sistema de saúde em absorver as possíveis complicações das gestações múltiplas.

USO INDISCRIMINADO DE MEDICAMENTOS

Ao prescrever um medicamento a uma gestante, o profissional de saúde deve considerar os riscos e benefícios de seu uso, tanto para a gestante, quanto para o concepto. O uso de medicações pela mãe pode ter efeitos graves no desenvolvimento do embrião e do feto. A idade gestacional no momento da exposição e o tipo de droga prescrita são fatores fundamentais para os efeitos colaterais e teratogênicos que as drogas podem ter[27].

O abuso na prescrição de medicamentos assume outros riscos ao considerar os antibióticos. O uso de determinados antibióticos é potencialmente danoso para o embrião e o feto, podendo levar a malformações, lesões em órgãos e sistemas, agenesia de órgãos e carcinogênese do embrião[27]. A prescrição de antibióticos sem uma indicação clínica aumenta a chance de aparecimento de superbactérias resistentes a todos os antibióticos[28], o que pode ser catastrófico em médio prazo para a saúde de toda a humanidade.

ALOCAÇÃO DE RECURSOS

Ao considerar a prevenção quaternária, é necessário fazer uma reflexão sobre alocação de recursos. Os recursos do sistema de saúde são finitos e devem ser utilizados seguindo os princípios do SUS de equidade, universalização e integridade.

Se os recursos estão sendo utilizados em procedimentos sem indicações, faltarão recursos para os procedimentos necessários. Um claro exemplo é a sífilis acometendo a gestante. No período de 2009 a 2019, ocorreram 1.214 óbitos neonatais por sífilis congênita[11], uma doença que o profissional de assistência tem diversas oportunidades de diagnosticar e tratar, durante todo o acompanhamento pré-natal.

O parto obstruído não resolvido é uma causa frequente de complicações obstétricas graves agudas e crônicas, e ainda é uma causa importante de mortalidade em alguns países de baixa renda. A morte materna e/ou perinatal por parto obstruído não deveria ocorrer em um país com recursos e com um sistema de saúde organizado. No entanto, de acordo com dados oficiais do país, ao menos 53 mulheres morreram entre 2009 e 2019 no Brasil por trabalho de parto prolongado ou obstruções do trabalho de parto[11].

Durante a pandemia de COVID-19, a iniquidade e a distribuição inadequada de recursos ficaram ainda mais evidentes. As pressões da pandemia sobre um sistema de saúde já deficitário e com poucos recursos e investimento custaram a vida de muitas mulheres no ciclo grávido puerperal. Até julho de 2020, 25% das mulheres durante a gestação e puerpério que morreram por Síndrome Respiratória Aguda Grave não tiveram acesso a qualquer suporte respiratório, invasivo ou não. Alguns fatores de risco para o desfecho morte entre essas mulheres estavam diretamente relacionados ao acesso ao sistema de saúde, como viver em uma área periurbana e/ou em local sem acesso ao programa de saúde da família e/ou a mais de 100 km do hospital de notificação[29]. Outro fator de risco encontrado foi ter a cor da pele preta[30].

Há disparidades raciais na mortalidade materna. As mulheres pretas são mais atingidas[3]. Também há relatos de que as mulheres pretas (ou não brancas) sofrem mais maus tratos e abusos durante o parto, e recebem menos tratamentos adequados. É necessário que sejam propostos e seguidos planos de ação para melhorar o acesso das populações mais vulneráveis, além de estratégias para combater o racismo estrutural na assistência à saúde[3,30].

CONSIDERAÇÕES FINAIS / CONCLUSÕES

A mortalidade materna não apresenta diminuição significativa no Brasil, e a mortalidade neonatal ainda apresenta níveis preocupantes. Ações de prevenção são necessárias para que esse cenário mude. A prevenção quaternária, que consiste em proteger as pessoas da hipermedicalização, hiperdiagnóstico e hipertratamento, assume importante papel na obstetrícia, principalmente no sentido de buscar soluções para o número excessivo de procedimentos desnecessários e de cesarianas no país.

O conhecimento e a utilização de práticas obstétricas adequadas e baseadas em evidências científicas podem ajudar a diminuir o número de mortes maternas e neonatais.

É necessário proteger, garantir investimentos e fortalecer o Sistema Único de Saúde do Brasil para assegurar a manutenção do sistema de dados das estatísticas vitais (e o cálculo da RMM e o conhecimento das causas de morte), o gerenciamento de vagas de UTI, a criação e a manutenção de bancos de sangue, passando pela assistência pré-natal e melhores garantias de acesso com equidade para todas as mulheres.

REFERÊNCIAS BIBLIOGRÁFICAS

1. Leal MDC. Desafio do milênio: a mortalidade materna no Brasil. Cad Saude Publica. 2008 Aug;24(8):1724–1724.
2. Bittencourt RM, Gaíva MAM. Early neonatal mortality related to clinical interventions. Rev Bras Enferm. 2014 Mar;67(2):195–201. Doi:10.5935/0034-7167.20140025.

3. Alves LGR, Guimarães RM. Race inequalities in maternal mortality in the city of Rio de Janeiro, Brazil: 2010-2019. Rev Assoc Med Bras. 2021 Jan;67(1):120–4. Doi:10.1590/1806-9282.67.01.20200633.

4. Tesser CD. Por que é importante a prevenção quaternária na prevenção? Rev Saude Publica. 2017 Dec;51:116. Doi:10.11606/S1518-8787.2017051000041.

5. Jamoulle M. Quaternary prevention: first, do not harm. Rev Bras Med Família e Comunidade. 2015 Jun;10(35):1–3. Doi:10.5712/rbmfc10(35)1064.

6. Martins C, Godycki-Cwirko M, Heleno B, Brodersen J. Quaternary prevention: reviewing the concept: Quaternary prevention aims to protect patients from medical harm. Eur J Gen Pract. 2018 Jan;24(1):106–11. Doi:10.1080/13814788.2017.1422177.

7. Souza JP, Tunçalp Ö, Vogel JP, Bohren M, Widmer M, Oladapo OT, et al. Obstetric transition: the pathway towards ending preventable maternal deaths. BJOG. 2014 Mar;121 Suppl:1–4. Doi:10.1111/1471-0528.12735.

8. Souza CJP, Souza JP, Pileggi-Castro C. Sobre o parto e o nascer: a importância da prevenção quaternária On labor and childbirth: the importance of quaternary prevention Sobre el parto y el nacimiento: la importancia de la prevención cuaternaria. Cad Saúde Pública2 [Internet]. 2014;30(Sup):S11–3. . Available from: http://dx.doi.org/10.1590/0102-311XPE02S114.

9. Leal M do C, Pereira APE, Domingues RMSM, Filha MMT, Dias MAB, Nakamura-Pereira M, et al. Intervenções obstétricas durante o trabalho de parto e parto em mulheres brasileiras de risco habitual. Cad Saude Publica. 2014 Aug;30(suppl 1):S17–32. Doi:10.1590/0102-311X00151513.

10. Saúde M. Manual dos comitês de mortalidade materna. Ministério da Saúde Bras\'\ilia; 2002.

11. Brasil. Ministério da Saúde. DATASUS - SISTEMA DA INFORMACAO DE MORTALIDADE. Departamento de Informática. 2020.

12. Luizaga CT de M, Gotlieb SLD, Jorge MHP de M, Laurenti R. Mortes maternas: revisão do fator de correção para os dados oficiais. Epidemiol e Serviços Saúde. 2010 Mar;19(1):8–15. Doi:10.5123/s1679-49742010000100002.

13. Fonseca SC, Coutinho E da SF. Pesquisa sobre mortalidade perinatal no Brasil: revisão da metodologia e dos resultados. Cad Saude Publica. 2004;20(suppl 1):S7–19. Doi:10.1590/s0102-311x2004000700002.

14. Lourenço E de C, Brunken GS, Luppi CG. Mortalidade infantil neonatal: estudo das causas evitáveis em Cuiabá, Mato Grosso, 2007. Epidemiol e Serviços Saúde. 2013 Dec;22(4):697–706. Doi:10.5123/s1679-49742013000400016.

15. Pacagnella R, Nakamura-Pereira M, Gomes-Sponholz F, Aguiar R, Guerra G, Diniz C, et al. Maternal Mortality in Brazil: Proposals and Strategies for its Reduction. Rev Bras Ginecol e Obs / RBGO Gynecol Obstet. 2018 Sep;40(09):501–6. Doi:10.1055/s-0038-1672181.

16. Leal M do C, Szwarcwald CL, Almeida PVB, Aquino EML, Barreto ML, Barros F, et al. Saúde reprodutiva, materna, neonatal e infantil nos 30 anos do Sistema Único de Saúde (SUS). Cien Saude Colet. 2018 Jun;23(6):1915–28. Doi:10.1590/1413-81232018236.03942018.

17. Ye J, Betrán AP, Vela MG, Souza JP, Zhang J. Searching for the Optimal Rate of Medically Necessary Cesarean Delivery. Birth. 2014 Apr; Doi:10.1111/birt.12104.

18. Esteves-Pereira AP, Deneux-Tharaux C, Nakamura-Pereira M, Saucedo M, Bouvier-Colle MH, Do Carmo Leal M. Caesarean delivery and postpartum maternal mortality: A population-based case control study in Brazil. PLoS One. 2016 Apr;11(4). Doi:10.1371/journal.pone.0153396.

19. Ministério da Saúde B. DATASUS - internações hospitalares. DATASUS. 2021.
20. Morlando M, Sarno L, Napolitano R, Capone A, Tessitore G, Maruotti GM, et al. Placenta accreta: incidence and risk factors in an area with a particularly high rate of cesarean section. Acta Obstet Gynecol Scand. 2013 Apr;92(4):457–60. Doi:10.1111/aogs.12080.
21. Knobel R, Lopes TJP, Menezes MO, Andreucci CB, Gieburowski JT, Takemoto MLS. Taxas de cesariana no Brasil de 2014 a 2016: Análise transversal utilizando a classificação de Robson. Rev Bras Ginecol Obstet. 2020;42(9). Doi:10.1055/s-0040-1712134.
22. The American College of Obstetricians and Gynecologists. Obstetris Care Consensus - Safe prevention of the Primary Cesarean Delivery. Cochrane Database Syst Rev [Internet]. 2016;2(12):7. . Available from: https://www.acog.org/-/media/Obstetric-Care-Consensus-Series/oc001.pdf?dmc=1&ts=20190802T0946463531.
23. Reiter M, Betrán AP, Marques FK, Torloni MR. Systematic review and meta-analysis of studies on delivery preferences in Brazil. Vol. 143, International Journal of Gynecology and Obstetrics. John Wiley and Sons Ltd.; 2018. p. 24–31. Doi:10.1002/ijgo.12570.
24. Potter JE, Hopkins K, Faúndes A, Perpétuo I. Women's autonomy and scheduled cesarean sections in Brazil: a cautionary tale. Birth Berkeley Calif. 2008;35(1):33–40.
25. Tesser CD, Knobel R, Rigon T, Bavaresco GZ. Os médicos e o excesso de cesáreas no Brasil [Physicians and the excess of cesarean sections in Brazil]. Saúde Transform Soc / Heal Soc Chang [Internet]. 2011;2(1):04–12. . Available from: http://periodicos.incubadora.ufsc.br/index.php/saudeetransformacao/article/view/1088.
26. Scaranello Santana D, Garanhani Surita F, Guilherme Cecatti J. Multiple Pregnancy: Epidemiology and Association with Maternal and Perinatal Morbidity. Rev Bras Ginecol Obs. 2018;40:554–62. Doi:10.1055/s-0038-1668117.
27. Tsamantioti ES, Hashmi MF. Teratogenic Medications. StatPearls. StatPearls Publishing; 2020.
28. Huemer M, Mairpady Shambat S, Brugger SD, Zinkernagel AS. Antibiotic resistance and persistence—Implications for human health and treatment perspectives. EMBO Rep. 2020 Dec;21(12). Doi:10.15252/embr.202051034.
29. Menezes MO, Takemoto MLS, Nakamura-Pereira M, Katz L, Amorim MMR, Salgado HO, et al. Risk factors for adverse outcomes among pregnant and postpartum women with acute respiratory distress syndrome due to COVID-19 in Brazil. Int J Gynecol Obstet. 2020 Oct;ijgo.13407. Doi:10.1002/ijgo.13407.
30. De D, Santos S, De M, Menezes O, Andreucci CB, Nakamura-Pereira M, et al. Disproportionate impact of COVID-19 among pregnant and postpartum Black Women in Brazil through structural racism lens. Clin i. 2020;july:1–9. Doi:10.1093/cid/ciaa1066/5877027.

capítulo 35

Estratégias para prevenção de danos no 1º período do trabalho de parto

▶ Wagner Rodrigues Hernandez*
▶ Danielle Domingues Mangabeira Albernaz**
▶ Jacqueline Kobayashi Cippiciani***

INTRODUÇÃO

O trabalho de parto é classicamente dividido em três períodos: o primeiro corresponde à dilatação cervical, que é composta pela fase latente e pela fase ativa, na qual a progressão do colo uterino torna-se mais acentuada até atingir seu completo esvaecimento e dilatação. Neste ponto, inicia-se o segundo período, o expulsivo, que termina na ultimação do parto, seguido da dequitação placentária, encerrando o terceiro e último período[1].

A atuação do obstetra em todos esses momentos é fundamental para garantir a adequada evolução do trabalho de parto e prevenção de complicações maternas e perinatais, já que a necessidade de intervenção é imprevisível mesmo nas gestações de baixo risco. Ao avaliar os dados de mais de dez milhões de gestações nos Estados Unidos, foi evidenciado que 29% das mulheres classificadas com gestação de baixo risco e, portanto, consideradas de menor risco para desfechos perinatais e maternos adversos, apresentaram complicações com necessidade de intervenções obstétricas e neonatais não consideradas rotineiras[2].

É importante destacar que todas as ações tomadas podem repercutir de forma positiva ou negativa nos desfechos do trabalho de parto, sendo

---

* Mestre em Ciências pela Faculdade de Medicina da Universidade de São Paulo (FMUSP).
** Médica assistente da Clínica Obstétrica do Hospital das Clínicas da Faculdade de Medicina da Universidade de São Paulo (HCFMUSP).
*** Obstetra e Ginecologista pelo Hospital das Clínicas da Faculdade de Medicina da Universidade de São Paulo (HCFMUSP). Ex-preceptora de Obstetrícia da residência de Obstetrícia e Ginecologia do Hospital das Clínicas da Faculdade de Medicina da Universidade de São Paulo (HCFMUSP).

> importante fornecer suporte adequado e intervir apenas quando necessário. Vale lembrar que, nos tempos atuais, por mais que resultados neonatais e maternos possam ser bons, intervenções desnecessárias, como uma cesárea sem indicação ou algo que possa mudar a percepção da "experiência" do parto, também podem ser consideradas danos. Para ficar mais claro e facilitar medidas de prevenção, dividimos as estratégias de prevenção de danos em dois momentos principais: a admissão hospitalar da parturiente e o acompanhamento adequado do trabalho de parto.

DIAGNÓSTICO

Na admissão

Internações precoces, antes de quatro centímetros de dilatação, podem levar a maiores taxas de intervenções obstétricas, partos cesáreos e desfechos neonatais adversos[3].

Com o objetivo de avaliar o melhor momento para a internação da parturiente, Kauffman e colaboradores avaliaram retrospectivamente os resultados das internações antes e após quatro centímetros de dilatação em mulheres com trabalho de parto espontâneo de termo (entre 37 e 43 e 6/7 semanas), excluindo pacientes com ruptura prematura de membranas ovulares ou antecedente de cesárea anterior. As admissões precoces foram associadas a maior uso de analgesia tanto em nulíparas quanto em multíparas (84,8% vs 71,8% e 66,3% vs 53,1% – RR 1,18; 95% IC 1,13-1,24 e RR 1,25; 95% IC 1,18-1,32, respectivamente), maior uso de ocitocina (RR 1,56; 95% IC 1,5-1,63 em nulíparas e RR 2,14; 95 % IC 1,87-2,44 em multíparas) e maiores taxas de cesáreas (21,8% vs 14,5% em primíparas e 3,7% vs 1,9% em multíparas, RR 1,50;95% IC 1,32-1,70 e RR 1,95;95% IC 1,47-2,57, respectivamente)[3].

Os resultados perinatais também sofreram interferência, com aumento de internações em UTIs neonatais de recém-nascidos de primíparas internadas precocemente (RR 1,38; 95% IC 1,01-1,89). Além disso, a mudança no perfil das internações entre 2012 e 2014, com aumento das taxas de internação em fases mais tardias do trabalho de parto, levou a uma queda nas taxas de cesáreas de 10,5% para 7,9% (p < 0,001) naquele serviço, reforçando que internações precoces devem ser evitadas[3].

Além da admissão hospitalar no momento adequado, a avaliação do líquido amniótico, que já costuma ser prática comum, deve ser estimulada, pois pode identificar a presença de mecônio. Tal achado pode estar associado somente à maturidade fetal, porém pode ser secundário à hipóxia aguda ou crônica e, consequentemente, sofrimento fetal. Entre 1992 e 1999, Locatelli e colaboradores realizaram estudo prospectivo que incluiu 19.090 mulheres admitidas em trabalho de parto com gestações a termo (entre 37 e 42 semanas). Eles avaliaram o líquido amniótico por amnioscopia ou por visualização direta após ruptura de membranas na admissão ou quando houve piora do aspecto do mecônio ao longo do trabalho de parto[4].

A piora do aspecto (aumento da espessura do mecônio em relação ao líquido amniótico ou mesmo o surgimento do mecônio ao longo do trabalho de parto) se mostrou mais atrelada a piores resultados perinatais do que a presença de mecônio desde a admissão, com resultados estatísticos significativos. Foram observadas maiores taxas de Apgar menores que sete no quinto minuto e de pH arterial do cordão umbilical menor que 7,1, sugerindo que o surgimento ou piora do mecônio durante o trabalho de parto pode estar associado a hipóxia e sofrimento fetal[4].

A amniotomia, além de propiciar a melhor visualização do líquido amniótico, também é acreditada como um artifício para encurtar o tempo total do trabalho de parto, bem como para corrigir possíveis distocias, por estar associada ao aumento de contrações uterinas. No entanto, revisão sistemática de 15 estudos envolvendo 5.583 mulheres em trabalho de parto espontâneo, que foram submetidas a amniotomia, não evidenciou redução significativa na duração do primeiro período do trabalho de parto (redução média de 20,43 minutos com IC -95,3 a 55,06), além de mostrar possível aumento do risco de cesárea nessas pacientes (RR 1,27; 95% IC 0,99-1,63)[5].

Para complementar a avaliação inicial da paciente e tentar prever uma possível desproporção cefalopélvica, no início ou até mesmo antes do trabalho de parto, poderia ser realizada a pelvimetria. Porém, estudos mais recentes não recomendam sua avaliação de rotina, uma vez que não há associação estatisticamente significativa entre parâmetros da pelvimetria e resultados perinatais[6]. Como pode ser visto na revisão da Cochrane de 2017, que analisou estudos avaliando a pelvimetria próxima ao nascimento de 1.159 gestantes com apresentações fetais cefálicas, realizadas por radiografia da pelve comparada a pelvimetria clínica[6].

As mulheres submetidas a avaliação radiológica apresentaram maior probabilidade de serem submetidas a cesárea (RR 1,34; 95% IC 1,19-1,52), sem evidências de melhores resultados perinatais. Concluiu-se então que, até o momento, não se apresentam evidências suficientes para endossar o uso da radiografia como método para predizer a melhor via de parto, além de não existirem estudos que avaliem outros métodos de imagem em comparação à radiografia (por exemplo, tomografia computadorizada ou ressonância magnética) para predizer o risco de desproporção. Portanto, a prova de trabalho de parto ainda se mantém como único método eficaz para predizer o sucesso de parto normal[6].

Durante o trabalho de parto

Após a admissão, algumas indicações de cesárea podem ocorrer ao longo do trabalho de parto, sendo as principais: alterações na frequência cardíaca fetal e distocias funcionais, que juntas correspondem a mais de 50% dessas indicações. Porém, o aumento significativo do número de cesáreas em nulíparas, sem evidências consistentes de redução da morbimortalidade materna e neonatal, põe em dúvida se as indicações não estão sendo feitas de maneira inadequada[7].

Alterações na frequência cardíaca fetal

O advento da cardiotocografia e seu uso durante o trabalho de parto possibilitou um método não invasivo para a avaliação da vitalidade fetal a fim de predizer o risco de acidose e de danos neurológicos neonatais. Sabe-se, porém, que existem altas taxas de falsos positivos para resultados não tranquilizadores e que a avaliação do traçado sofre grande variação inter e intraobservadores, mesmo entre os obstetras mais experientes[7].

O American College of Obstetricians and Gynecologists (ACOG) preconiza a ausculta intermitente dos batimentos cardíaco-fetais em gestações de baixo risco a cada 30 minutos no primeiro período do trabalho de parto e a cada 15 minutos nas gestações classificadas como de alto risco, o que justificaria a monitorização contínua das gestações de alto risco durante o trabalho de parto[7].

Revisão sistemática e metanálise[8] publicada em 2021 avaliou a efetividade da monitorização fetal intraparto relacionada aos resultados maternos e neonatais obtidos, na qual 33 estudos foram incluídos, totalizando 118.863 pacientes. A ausculta intermitente reduziu o risco de cesáreas de emergência comparada com outras formas de vigilância da vitalidade fetal no trabalho de parto, sem aumentar possíveis resultados neonatais ou maternos adversos (RR 0,83; 95% IC 0,72-0,97 para cardiotocografia tradicional)[8].

Nas pacientes monitorizadas, as alterações de vitalidade fetal levam a realização de ressuscitação fetal intraútero como mudança de decúbito, expansão volêmica, redução da infusão de ocitocina em casos de taquissistolia e administração de oxigênio independentemente do valor da saturação parcial de oxigênio periférica materna[8].

O resultado do lactato arterial no sangue do cordão umbilical de recém-nascidos submetidos ou não a administração de oxigênio em máscara não reinalante a 10 litros/minuto quando a monitorização fetal foi classificada como categoria II foi comparado em um estudo randomizado[9]. Foram incluídas apenas pacientes com gestação única de 37 ou mais semanas de idade gestacional e, durante o trabalho de parto, 114 das pacientes incluídas apresentaram cardiotocografia suspeita, sendo 57 submetidas a administração de oxigênio e 57 mantidas em ar ambiente; dessas, 48 e 51 tiveram os resultados do lactato avaliados, respectivamente. O resultado do lactato arterial foi similar nos dois grupos, não atingindo o nível de 9 mg/dL de diferença para considerar efetiva a administração de oxigênio (diferença média de 0,9 mg/dL, 95% IC -4,5 a 6,3 mg/dL, p = 0,69)[9].

Posteriormente, outro grupo liderado por Raghuraman e colaboradores[10] reavaliou os traçados das cardiotocografias das mesmas 114 pacientes e também não encontraram diferença na melhora das desacelerações recorrentes dentro da primeira hora nas pacientes submetidas a administração de oxigênio e nas que permaneceram em ar ambiente (75,4% vs 86%, p = 0,15). As características suspeitas dos traçados eram semelhantes entre os dois grupos e o tempo para a resolução também foi similar, além de não haver diferença significativa na monitorização antes e depois da randomização. Esses resultados sugerem que a administração de oxigênio não tem impacto em modificar os parâmetros da monitorização fetal classificada como categoria II durante o trabalho de parto[10].

Distocias

A distocia funcional é classicamente definida como a não progressão da dilatação após os 4 cm, na presença de contrações regulares por duas horas. Portanto, para o correto diagnóstico, é importante entender a evolução esperada na fase ativa do trabalho de parto e os fatores que podem interferir nesse processo[6].

Para definição da fase ativa é utilizada comumente a curva de evolução do trabalho de parto criada por Friedman na década de 50 e avaliada por Zhang na década de 60, que notaram uma aceleração na progressão da dilatação a partir de 4 a 5 cm, considerando esse ponto como o início da fase ativa do trabalho do parto[11]. Foi observada uma evolução de 1,2 cm por hora em nulíparas e de 1,5 cm por hora em multíparas, considerando-se inadequada a progressão mais lenta[6].

Porém, ao longo dos anos, houve uma mudança importante no perfil das pacientes e na prática dos obstetras. As mulheres estão engravidando mais tarde e com índice de massa corpórea (IMC) mais elevado, além do uso de ocitocina e de analgesia de parto estarem mais frequentes, assim como a indução do trabalho de parto. Todas essas mudanças estão associadas a um trabalho de parto mais longo, com uma mudança no padrão da curva de sua evolução[11], sendo observada uma tendência ao aumento da fase de latência e ao início da fase ativa somente após os 6 cm, por exemplo[12,13].

Com o intuito de avaliar se tais mudanças impactam na evolução do trabalho de parto e se a curva de Friedman ainda pode ser utilizada como padrão nos dias de hoje, foi realizado uma coorte multicêntrica retrospectiva nos EUA pelo Consortium on Safe Labor (CSL), através de uma base eletrônica de dados de mais de 228 mil mulheres em trabalho de parto no período de 2002 a 2008[11]. Laughon e colaboradores em 2012 compararam esses dados com os publicados por Zhang na década de 60 (coorte com 14.791 parturientes) e demonstraram diferenças importantes ao longo desses 50 anos[11].

Avaliando todas as mulheres nulíparas e multíparas, foram evidenciados idade materna mais avançada (26,8 × 24,1 anos; p < 0,001) e maior IMC tanto pré-gravídico (24,6 × 22,6 kg/m²; p < 0,001) como no momento do parto (29,9 × 26,3 kg/m²; p < 0,001). A analgesia epidural foi muito mais frequente (55% × 4%; p < 0,001), assim como o uso de ocitocina (31% × 12%; p < 0,001). A taxa de cesárea intraparto foi quatro vezes maior (12% × 3%; p < 0,001); já o parto vaginal instrumental e a episiotomia foram significativamente menores (6% × 40% e 17% × 68%, respectivamente)[11].

A mudança nas curvas de evolução do trabalho de parto foi confirmada tanto em nulíparas como em multíparas, com tempo mediano da fase ativa do trabalho de parto (de 4 cm à dilatação total) 2,6 horas mais longo. O tempo se manteve mesmo após ajuste para fatores maternos e fetais (idade, raça, IMC, idade gestacional no parto, rotura de membranas e peso fetal), sugerindo que as mudanças na prática obstétrica podem ter contribuído para um trabalho de parto mais prolongado[11].

O uso da ocitocina e a amniotomia podem ser aliados na correção das distocias funcionais de hipoatividade e vários estudos já demonstraram, inclusive, que uma maior tolerância ao tempo de infusão de ocitocina pode resultar em considerável aumento da porcentagem de partos vaginais em nulíparas e multíparas[7]. Tal fato foi demonstrado em estudo prospectivo conduzido com 220 nulíparas e 99 multíparas em trabalho de parto espontâneo que não apresentaram evolução satisfatória ainda com menos de três centímetros de dilatação. Foi avaliado se o prolongamento do uso de ocitocina por quatro horas adicionais (totalizando oito horas) teria benefício nessas pacientes e observaram que 38% delas evoluíram para parto vaginal sem nenhuma repercussão neonatal[7].

Porém, quando usada indiscriminadamente, pode ocasionar taquissistolia (seis ou mais contrações em período de 10 minutos), hipertonia uterina e alterações na vitalidade fetal. Portanto, é importante usar com parcimônia e corretamente na correção de distocias[7].

Ao avaliar fatores como idade e IMC individualmente, os dados corroboram o impacto na evolução do trabalho de parto. A contratilidade uterina reduz com a idade materna, sendo observado um aumento de aproximadamente 0,5 h no trabalho de parto a cada 5 anos a mais na idade da parturiente (95% CI 0,46-0,51), impactando no aumento das taxas de parto vaginal operatório (OR 1,49 a cada 5 anos a mais, 95% CI 1,48–1,50)[14] e de cesáreas de emergência[15]. Kim e colaboradores observaram um risco 2 vezes maior de cesárea por distocia em mulheres com idade maior ou igual a 35 anos e 4,7 vezes maior após os 39 anos, além de maior risco de sofrimento fetal intraparto após os 39 anos (5,4 vezes)[15].

Mulheres obesas (IMC > 30 kg/m²) apresentam uma fase de latência maior e, diferente do que é comumente aceito, iniciam a fase ativa somente após os 6 cm de dilatação e podem até não apresentar um ponto de inflexão entre as duas fases, demonstrando que a evolução do trabalho de parto deve ser avaliada com cautela antes de se diagnosticar uma distocia[12,13].

Norman e colaboradores, em uma coorte retrospectiva, avaliaram mais de 5.000 mulheres e identificaram que a duração do primeiro período do trabalho de parto é significativamente maior em mulheres obesas, principalmente pelo maior tempo de progressão entre 4 e 6 cm (2,2 h × 1,9 h; p < 0,01), já que após 6 cm não houve diferença estatística. O impacto é ainda maior para mulheres com IMC > 40 kg/m², que apresentam um período de dilatação duas vezes mais longo que mulheres com peso adequado (IMC < 25 kg/m²)[12].

Resultados similares foram encontrados por Kominiarek e colaboradores, que, utilizando a base de dados do Consortium on Safe Labor, identificaram uma diferença de 1,2 horas para atingir o período expulsivo entre mulheres com peso adequado e obesas com IMC > 40 kg/m² [13], além de observar um aumento importante nas taxas de cesárea em mulheres obesas[16]. O risco de cesárea aumentou de 2% a 5% a cada aumento de 1 kg/m² no IMC (p < 0,001), com resultado significativo em todos os grupos: nulíparas e multíparas com ou sem cesárea anterior[16].

A evolução mais lenta do trabalho de parto, com o início da fase ativa mais tardia, leva a um maior tempo de contrações dolorosas, o que pode impactar diretamente na necessidade precoce de alívio farmacológico da dor. O método mais eficaz e amplamente utilizado é o bloqueio de neuroeixo para analgesia de parto, tanto epidural como duplo bloqueio. Entretanto, a anestesia foi associada por muito tempo a prolongamento no tempo de trabalho de parto, maior incidência de hipotensão e imobilidade na paciente, além de maiores taxas de cesárea[17], sendo recomendado somente realizá-la após 4 a 5 cm de dilatação[18].

Contudo, com a maior disponibilidade de analgesia nos serviços de saúde e com sua aplicação cada vez mais precoce, novos estudos randomizados foram realizados, não sendo encontrada associação desses desfechos desfavoráveis com a anestesia precoce (antes dos 4 cm de dilatação)[17,18], o que levou as principais sociedades a atualizarem suas recomendações. O ACOG, a partir de 2006, recomenda que na ausência de uma contraindicação médica, a solicitação materna é suficiente para indicação de analgesia para alívio da dor durante o trabalho de parto[17].

Essa recomendação foi reforçada por diversos estudos realizados posteriormente[17,18], como pode ser visto no estudo clínico randomizado realizado por Wang e colaboradores em 2009, que comparou os desfechos de dois grupos de pacientes que receberam analgesia na fase latente (entre 1 cm e 4 cm de dilatação) ou na fase ativa (a partir de 4 cm de dilatação). Não sendo encontrada diferença estatística entre os grupos em relação a taxas de cesárea e parto vaginal operatório, duração de trabalho de parto, necessidade e dose de ocitocina e desfechos neonatais[18]. Os mesmos resultados foram apresentados pela revisão sistemática da Cochrane em 2014, com inclusão de nove estudos de alta qualidade envolvendo 15.752 mulheres[17].

A necessidade da analgesia varia de acordo com o limiar de dor da paciente, mas também pode ser influenciada por alguns fatores, como a posição materna durante o trabalho de parto, principalmente durante o primeiro período. Já foi demonstrado que posições verticalizadas durante o período de dilatação reduz a necessidade de analgesia (RR 0,81; 95% CI 0,66 a 0,99), além de encurtar em aproximadamente uma hora e 20 minutos o primeiro período do trabalho de parto (MD -1,36; 95% CI -12,22 a -0,51; p < 0,00001)[19].

Tais dados são da metanálise da Cochrane realizada em 2013 com inclusão de 25 artigos

(5.218 mulheres), que comparou os desfechos da adoção de posições verticais ou deambulação com a restrição ao leito em posições mais horizontais durante o primeiro estágio do trabalho de parto. Além dos achados já descritos, foram observadas menores taxas de cesárea quando adotadas posições mais verticalizadas (RR 0,71, 95% CI 054 a 0,94). Em relação à duração da segunda fase do trabalho de parto, parto vaginal operatório e alterações no bem-estar materno-fetal, não houve diferença estatística entre os grupos[19].

Diante de todas as mudanças nas características das gestantes e nas mudanças de paradigmas na prática obstétrica apresentadas, é preciso avaliar com cautela a evolução do trabalho de parto e o diagnóstico de distocia, para que as medidas de correção e a indicação de cesárea por distocia sejam feitas da maneira mais adequada possível. Assim, o consenso nº 1 do ACOG recomenda que as indicações de cesárea por distocia funcional não corrigível devem ser reservadas a dilatações a partir de seis centímetros, cujas membranas já tenham sido rompidas e mesmo assim não apresente adequada progressão da dilatação. Considerando-se quatro horas de contrações adequadas sem evolução do colo ou seis horas de contrações inadequadas com uso de ocitocina[7].

CONSIDERAÇÕES FINAIS / CONCLUSÕES

Em suma, não existem grandes estratégias de prevenção de danos no primeiro período. Claramente, respeitar a evolução do trabalho de parto frente aos novos paradigmas da mulher moderna parece ser a melhor forma para isso, mas sempre aliado ao que a obstetrícia baseada em evidências nos ensina diariamente.

REFERÊNCIAS BIBLIOGRÁFICAS

1. Zugaib M, Francisco RPV. Zugaib Obstetrícia. 4ª edição. Barueri: Manole, 2019.
2. Danilack VA, Nunes AP, Phipps MG. Unexpected complications of low-risk pregnancies in the United States. Am J Obstet Gynecol 2015;212:809.e1-6.
3. Kauffman E, Souter VL, KatonJG, Sitcov K. Cervical Dilation on Admission in Term Spontaneous Labor and Maternal and Newborn Outcomes. Obstet Gynecol 2016;127:481–8.
4. Locatelli A, Regaliaa AL, Patregnania C, Rattia M, Tosoa L, Ghidinib A. Prognostic Value of Change in Amniotic Fluid Color during Labor. Fetal Diagn Ther 2005;20:5–9.
5. Smyth RMD, Markham C, Dowswe llT. Amniotomy for shortening spontaneous labour. Cochrane Database of Systematic Reviews 2013, Issue 6. Art. No.: CD006167.
6. PattinsonRC, CuthbertA, VannevelV. Pelvimetry for fetal cephalic presentations at or near term for deciding on mode of delivery. Cochrane Database of Systematic Reviews 2017, Issue 3. Art. No.: CD000161.
7. American College of Obstetricians and Gynecologists (College); Society for Maternal-Fetal Medicine, Caughey AB, Cahill AG, Guise JM, Rouse DJ. Safe prevention of the primary cesarean delivery. Am J Obstet Gynecol. 2014 Mar;210(3):179-93.
8. Wattar BHA, Honess E, Bunnewell S, Welton NJ, Quenby S, Khan KS, et al. Effectiveness of intrapartum fetal surveillance to improve maternal and neonatal outcomes: a systematic review and network meta-analysis. CMAJ 2021 April 6;193:E468-77.
9. Raghuraman N, Wan L, Temming LA, Woolfolk C, Macones GA, Tuuli MG, et al. Effect of Oxygen vs Room Air on Intrauterine Fetal Resuscitation: A Randomized

Noninferiority Clinical Trial. JAMA Pediatr. 2018;172(9):818-823.

10. Raghuraman N, López JD, Carter EB, Stout MJ, Macones GA, Tuuli MG, Cahill AG. The effect of intrapartum oxygen supplementation on Category II fetal monitoring. Am J Obstet Gynecol 2020;223(6):905.e1-7.

11. Laughon SK, Branch DW, Beaver J, et al. Changes in labor patterns over 50 years. Am J Obstet Gynecol 2012;206:419.e1-9.

12. Norman SM, Tuuli MG, Odibo AO, Caughey AB, Roehl KA, Cahill AG. The Effects of Obesity on the First Stage of Labor. Obstet Gynecol 2012;120(1):130–5.

13. Kominiarek MA, Zhang J, VanVeldhuisen P, et al. Contemporary labor patterns: the impact of maternal body mass index. Am J Obstet Gynecol 2011;205:244.e1-8.

14. Smith GCS, Cordeaux Y, White IR, Pasupathy D, Missfelder-Lobos H, Pell JP, et al. The effect of delaying childbirth on primary cesarean section rates. PLoS Med 2008;5(7): e144.

15. Kim SY, Park JY, Bak SE, Jang YR, Wie JH, Ko HS, et al. Effect of maternal age on emergency cesarean section. J Matern Fetal Neonatal Med. 2019 Mar 25;1-8.

16. Kominiarek MA, VanVeldhuisen P, Hibbard J, et al. The maternal body mass index: a strong association with delivery route. Am J Obstet Gynecol 2010;203:264.e1-7.

17. Sng BL, Leong WL, Zeng Y, Siddiqui FJ, Assam PN, Lim Y, Chan ESY, Sia AT. Early versus late initiation of epidural analgesia for labour. Cochrane Database of Systematic Reviews 2014, Issue 10. Art. No.: CD007238.

18. Wang FZ, Shen XF, Guo XR, Peng YZ, Gu XQ. Epidural Analgesia in the Latent Phase of Labor and the Risk of Cesarean Delivery: A Five-year Randomized Controlled Trial. Anesthesiology 2009; 111:871–80.

19. Lawrence A, Lewis L, Hofmeyr GJ, Styles C. Maternal positions and mobility during first stage labour. Cochrane Database Syst Rev. 2013.

capítulo 36
Estratégias para prevenção de danos no 2º período do trabalho de parto

▶ Carla Betina Andreucci Polido*
▶ Roxana Knobel**

INTRODUÇÃO

A prevenção de danos durante cuidados em Saúde engloba o conceito da prevenção quaternária, que consiste no conjunto de medidas para diminuir os riscos da hipermedicalização e hiperdiagnóstico. Essas medidas visam reduzir as intervenções desnecessárias ou excessivas, minimizando iatrogenias[1,2]. O Brasil passa por um momento da assistência ao parto denominado *transição obstétrica*, em que está em andamento a redução significativa da mortalidade materna devido ao uso de tecnologias associadas ao parto, mas também caracterizado pelo excesso de medicalização da assistência, gerando danos para mulheres e recém-nascidos[1,3].

Para prevenir danos durante a assistência ao parto, é importante conhecer e respeitar os processos fisiológicos, incluindo mecanismos de parto em diferentes apresentações fetais, além de tempo e duração dos períodos de parto. Conhecendo a fisiologia, a equipe de assistência poderá identificar as alterações e os momentos em que intervenções são realmente necessárias. Também é essencial o conhecimento técnico-científico das melhores

---
* Médica Obstetra, Pós-doutorado em Epidemiologia pela London School of Hygiene and Tropical Medicine; Doutora e Mestre em Tocoginecologia pela UNICAMP; Professora Adjunta pelo Departamento de Medicina da Universidade Federal de São Carlos.
** Residência médica em GO (1996) pela UNICAMP, especialização em medicina chinesa e acupuntura pela Escola Paulista de Medicina (1996); mestrado (1997) e doutorado (2002) em Ciências Médicas pela UNICAMP, pós-doutorado em enfermagem pela Universidade Federal de Santa Catarina (2005) e especialização em educação para as profissões da saúde pela Universidade Federal do Ceará (2014). Professora do curso de medicina da UFSC e na residência médica de GO no Hospital Universitário de Florianópolis.

> práticas baseadas em evidências científicas para escolha e aplicação dessas intervenções, quando necessárias.
>
> A prevenção de danos no segundo período consiste em realizar intervenções adequadas apenas quando há claros benefícios para os desfechos maternos e perinatais que sejam decorrentes de tais procedimentos.

DIAGNÓSTICO

O segundo período do trabalho de parto, também chamado de *período expulsivo*, é definido por dilatação cervical completa (de dez centímetros) associada à percepção materna de puxos espontâneos, que levam ao reflexo de expulsão do bebê. Não existem evidências sólidas que respaldem a definição exata da duração do segundo período do parto. Baseados em dados observacionais, vários protocolos têm considerado que a duração total do expulsivo geralmente não ultrapassa três horas em nulíparas, e duas horas em multíparas[4,5]. Os tempos de duração do expulsivo encontrados em diferentes estudos observacionais estão representados no Quadro 1. Um ensaio clínico randomizado comparando resultados maternos e neonatais entre primigestas sob analgesia demonstrou que não houve desfechos adversos associados com a adição da terceira hora de conduta expectante, ocorrendo redução da taxa de cesarianas nesse grupo[6]. Ressalta-se que, em primíparas, a mediana de tempo de expulsivo é de mais de uma hora[5]. Os limites de tempo são derivados de dados observacionais e protocolos de especialidades. Assim, se houver boa vitalidade fetal durante todo o período expulsivo, e não houver exaustão materna, a duração dessa etapa do trabalho de parto pode ser estendida, mediante consentimento/desejo da parturiente.

O toque vaginal é uma intervenção, e deve ser realizado apenas quando a avaliação resultante tem potencial de indicar uma conduta específica no manejo do trabalho de parto. Não há evidências de que a realização de múltiplos toques promova melhores desfechos maternos e/ou perinatais, e o

Quadro 1 – Duração do período expulsivo (mediana e percentil 95)[5]

	Mediana da duração	Percentil 95 da duração
Primíparas sem analgesia	14-66 minutos	65-138 minutos
Primíparas com analgesia	53-66 minutos	138-216 minutos
Multíparas sem analgesia	6-12 minutos	58-76 minutos
Multíparas com analgesia	18-24 minutos	96-120 minutos

World Health Organization. Intrapartum Care for a Positive Childbirth Experience, 2018.

exame é considerado muito desconfortável pela maioria das mulheres, podendo gerar stress, sensação de invasão de privacidade e maior dificuldade de lidar com a dor[7]. Particularmente no segundo período, com a dilatação cervical completa, a progressão deve considerar a rotação e a descida da apresentação fetal na pelve materna[5]. Não há necessidade de exames de toque frequentes, mas uma avaliação cuidadosa deve ser feita sempre que houver alteração de vitalidade fetal, para avaliar a presença de prolapso de cordão e, conforme o caso, definir via de nascimento. Outra indicação de realizar o exame é uma duração de período expulsivo maior do que o esperado. Um exame nesse momento – sugere-se após uma hora e meia (noventa minutos) do início dos puxos espontâneos – pode ajudar a detectar distocias de trajeto ou de objeto e guiar as condutas subsequentes.

Vitalidade fetal

A prevenção de danos no segundo período do parto deve incluir monitorização rigorosa do bem-estar fetal. A ausculta fetal intermitente com sonar Doppler é o método de escolha para acompanhamento do bem-estar fetal durante todos os períodos do trabalho de parto[5,8]. É importante que a ausculta seja qualificada, ou seja, em intervalos entre cinco minutos (gestantes de alto risco) e quinze minutos (gestantes de risco habitual), e durante pelo menos um minuto contínuo, antes, durante e depois de contrações. A ausculta também é uma intervenção, e deve-se levar em conta o possível desconforto para a mulher envolvido. Desta forma, é interessante que a ausculta seja realizada em posições confortáveis para a parturiente, ou seja, na posição de sua escolha durante o expulsivo. Deitar a parturiente para realizar a ausculta dos batimentos cardíacos fetais pode levar a alterações da vitalidade por compressão aortocava e hipofluxo placentário, além de aumentar o desconforto materno.

Durante a ausculta, é importante reconhecer se há alterações significativas. Desacelerações intraparto do tipo cefálico (precoces) são comuns e fisiológicas no período expulsivo, e normalmente não se associam ao risco de hipoxia/acidose para o concepto. Padrões que devem ser reconhecidos na ausculta intermitente são bradicardias fetais (frequência cardíaca abaixo de 110 batimentos por minuto), taquicardias fetais (frequência cardíaca acima de 160 batimentos por minuto), percepção subjetiva de baixa variabilidade entre batimentos, ou presença de desacelerações que sugiram hipóxia/acidose fetal. Nesses casos, é recomendável realizar a monitorização eletrônica dos batimentos cardíacos fetais através de cardiotocografia. Os traçados cardiotocográficos de categoria I são tranquilizadores, e o acompanhamento do trabalho de parto deve seguir conforme a rotina. Os traçados de categoria III indicam vitalidade fetal comprometida, e indicam intervenção imediata. Os traçados de categoria II são aqueles que não se enquadram na categoria I ou na III, e é necessário avaliar se há fatores que estão causando hipoxia ou piorando a oxigenação fetal, como uso de ocitocina (taquissistolia ou hipertonia uterina), posições supinas, jejum prolongado, febre intraparto, entre outros. Esses fatores desencadeadores podem ser removidos para melhorar o estado do feto e o padrão de frequência cardíaca fetal[9]. O esquema está descrito na Figura 1.

Diante de um traçado cardiotocográfico categoria III, faz-se necessária imediata intervenção. A primeira recomendação é a realização da ressuscitação intraútero, com hidratação intravenosa da gestante (500 a 1.000 mL de Ringer Lactato ou solução salina), mudança de posicionamento materno (retirar de posição supina, posicionar verticalizada ou em decúbito lateral) e retirada

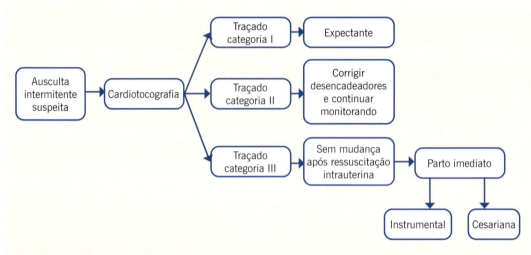

Figura 1 – Fluxograma de conduta na alteração da vitalidade fetal

de uterotônicos, se em uso[10]. A realização de tocólise com terbutalina 250 mcg subcutânea está indicada se as contrações não diminuírem após hidratação e suspensão do uterotônico. Adicionalmente, em caso de hipotensão secundária à analgesia farmacológica, a equipe de anestesiologia pode administrar epinefrina para melhor o fluxo uteroplacentário. Se não houver resposta à ressuscitação, traçados categoria III indicam parto imediato pela via mais rápida, por via vaginal se o parto instrumental for factível de acordo com critérios de aplicabilidade (fórcipe ou vácuo-extrator), ou cesariana.

Exaustão materna

A prevenção de danos no segundo período do parto deve incluir prover o bem-estar e conforto maternos, e todas as medidas devem ser tomadas para evitar a exaustão da parturiente. Algumas medidas já citadas contribuem para o conforto e confiança, como evitar toques vaginais sem necessidade e realizar a ausculta fetal na posição mais confortável para a mulher. Vários fatores contribuem para que as parturientes cheguem ao período expulsivo em melhores condições físicas e emocionais, sendo recursos fundamentais para preservar o bem-estar materno[5]:

1. Admissão hospitalar apenas em fase ativa.

2. Livre deambulação durante primeiro e segundo períodos do trabalho de parto.

3. Ambiência adequada (em salas de pré-parto-parto ao invés de centro cirúrgico).

4. Presença do acompanhante de escolha da mulher.

5. Incentivo ao suporte contínuo, individualizado e centrado na mulher, se possível com a presença de uma doula.

6. Alimentação e hidratação adequadas.
7. Privacidade.

Para muitas mulheres, a oferta de métodos para alívio de dor é fundamental. Os métodos não farmacológicos não resultam em piora de desfechos e promovem analgesia adequada para cerca de metade da população de gestantes durante o trabalho de parto, portanto devem ser esgotados antes da oferta da analgesia farmacológica[11]. A presença de um acompanhante de livre escolha da parturiente, especialmente de uma doula, resulta em menor necessidade de analgesia medicamentosa, e maior satisfação com o parto[12]. Por outro lado, a analgesia farmacológica não deve ser negligenciada nem postergada, quando solicitada pela mulher.

TRATAMENTO

Para prevenção de danos, intervenções durante o segundo período devem ser realizadas quando há claras evidências de benefícios (melhora do desfecho materno e perinatal). A determinação da necessidade das intervenções, no entanto, é subjetiva e deve ser individualizada caso a caso.

Procedimentos de intervenção realizados como rotina não se aplicam aos conceitos contemporâneos de assistência. Assim, o uso rotineiro para todas as mulheres de venóclise, uterotônicos (ocitocina), amniotomia, episiotomia e puxo dirigido está proscrito.

A administração de ocitocina intravenosa pode ser considerada durante o expulsivo após 1h30min de seu início, se não houve progressão da apresentação na pelve materna (descida e/ou rotação), e se o intervalo entre as contrações for maior do que três minutos[5]. A presença de contrações regulares e em intervalos menores do que três minutos contraindica a administração de uterotônicos (que podem desencadear hipersistolia, taquissistolia ou hipertonia). No segundo período, a lentificação da progressão da descida da apresentação estará mais frequentemente associada às variedades posteriores, distocias de rotação, assinclitismos ou possível desproporção céfalo-pélvica, e, portanto, não passível de correção com administração de ocitocina.

A realização da amniotomia artificial é um recurso que pode ser considerado após 1h30min de expulsivo, se não houve progressão da apresentação na pelve materna (descida e/ou rotação), na vigência de contrações já efetivas e com intervalo entre contrações menor do que três minutos[5]. No entanto, requer cuidados e só deve ser realizada se a apresentação fetal estiver fixa nos estreitos da pelve, e nunca em apresentações altas e móveis.

A episiotomia de rotina não deve ser realizada durante a assistência ao parto. A episiotomia seletiva, ou seja, aquela realizada em casos individualizados de acordo com a avaliação do profissional que assiste o parto, ainda é apregoada por alguns consensos de especialidades e por agências especializadas. Justificativas para sua realização, no entanto, carecem de fundamentação teórica ou de evidências sólidas de benefícios, especialmente para prevenção de danos. A episiotomia, por definição, já caracteriza uma laceração perineal de segundo grau, e a prevenção de danos ao períneo tem por objetivo a manutenção de sua integridade. A maior indicação para realização de episiotomias foi, historicamente, a prevenção de danos ao períneo, especialmente prevenção das lacerações perineais graves (de terceiro e quarto graus). No entanto, estudos controlados têm demonstrado que a realização da episiotomia não previne lacerações perineais graves, portanto a maior argumentação a favor do procedimento não se sustenta[13,14]. Adicionalmente, episiotomias não abreviam a duração do período expulsivo e não se associam a melhores desfechos neonatais[15]. Em casos excepcionais em que o profissional de saúde, mesmo conhecendo as evidências, decide pela realização seletiva de uma episiotomia, é essencial que ela seja feita sob analgesia medicamentosa, e com consentimento da parturiente, além de registro das indicações em prontuário clínico.

A prevenção da laceração perineal deve ser uma das metas durante o segundo período do trabalho de parto. A primeira medida para obtenção do períneo íntegro é a não realização da episiotomia. Diversos métodos são sugeridos para proteção perineal, como o uso de compressas mornas, massagem perineal (contando moedas) e proteção do desprendimento abrupto da apresentação com as mãos do profissional de saúde[5], mas a opção mais conservadora do "*hands off*" (postura expectante, sem que o profissional toque no períneo da parturiente) também associa-se com bons resultados perineais e com menos intervenções, podendo ser forma segura de assistência[16]. O conforto da mulher deve ser considerado para escolha de *hands on* ou *hands off*.

Com dilatação cervical completa, o prolongamento do segundo período está frequentemente associado a distocias de rotação, apresentações cefálicas posteriores ou transversas persistentes, ou assinclitismos. Dessa forma, o toque vaginal pode estar indicado após 1 hora e 30 minutos após início de puxos espontâneos com dilatação cervical completa.

Em muitas dessas situações (por exemplo, nas apresentações cefálicas defletidas de primeiro grau e nas apresentações posteriores), o expulsivo é mais demorado, mas o nascimento é possível sem intervenções. A livre movimentação da parturiente é especialmente importante nesse momento, já que instintivamente a mulher adota posições que facilitam a adaptação dos diâmetros fetais. Outra abordagem possível é a utilização de técnicas de posicionamento materno e terapias manuais, como a proposta pela abordagem Spinning Babies, que busca favorecer a fisiologia[17]. No entanto, rotações da apresentação podem ser intervenções necessárias nesse contexto.

A rotação manual pode ser realizada pelo parteiro segurando a cabeça fetal com as pontas dos dedos sobre a sutura occipital ou sobre os ossos parietais da cabeça fetal, buscando fletir e rodar a cabeça fetal entre as contrações no sentido anterior (rotação em torneira)[18] (Figura 2). A rotação manual é menos invasiva que o parto instrumental, e deve ser a primeira alternativa para prevenção de danos, por reduzir o risco de cesarianas[18]. Na falha do procedimento, fórcipes para rotação podem ser utilizados mediante obrigatória analgesia farmacológica. Vácuo-extratores são alternativas para correção de pequenas distocias de rotação ou parada da descida da apresentação, e podem ser aplicados sem necessidade de analgesia farmacológica, desde que as condições de aplicabilidade estejam presentes.

A cesariana é a intervenção indicada no caso de alteração significativa da vitalidade fetal sem que haja possibilidade de parto instrumental (cardiotocografia categoria III), instabilidade hemodinâmica ou instabilidade clínica maternas. Pode ocorrer a desproporção céfalo-pélvica absoluta ou relativa e sinais clínicos de parto obstruído, como a distensão de seguimento e o sinal de Bandl-Frommel, que devem ser pesquisados e identificados, indicando resolução por via alta. A cirurgia também pode ser necessária na falha completa de progressão do segundo período do trabalho de parto, de acordo com os conceitos de duração já descritos anteriormente.

Intervenções sem nenhuma evidência de benefícios durante o período expulsivo devem ser abolidas da prática obstétrica, até que novos estudos eventualmente comprovem qualquer melhora de desfechos maternos e perinatais associados a elas. O conceito da prevenção de danos ou quaternária inclui que

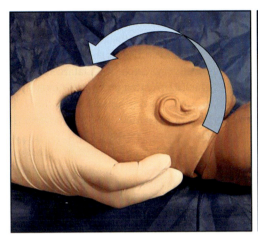 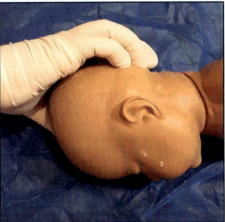

Figura 2 – Rotação Manual da cabeça fetal. O assistente busca fletir e rodar a apresentação fetal. Pode ser feita com todos os dedos ou apenas com indicador e médio. Se possível o polegar ajuda a fletir a apresentação apoiado em um dos parietais
Fonte: acervo pessoal de Roxana Knobel.

nenhum procedimento deve ser oferecido ao paciente se há evidência de danos e nenhuma evidência de benefício em sua realização. Encontram-se nessa categoria o posicionamento da parturiente em litotomia durante o segundo período (posição ginecológica), a orientação pelo profissional de saúde à parturiente para realização de puxos precoces (logo ao início da dilatação completa, sem que haja puxo espontâneo), e a realização da pressão fúndica uterina.

Posições maternas verticalizadas, sem uso de perneiras ou estribos, quando comparadas às posições supinas (especialmente de litotomia), associaram-se com redução na duração do segundo período do trabalho de parto, redução nas taxas de episiotomia e de necessidade de parto instrumental[19].

É prática comum na assistência ao parto solicitar que a parturiente abra as pernas e afaste os joelhos. No entanto, manter os joelhos unidos pode ajudar a ampliar os diâmetros do estreito inferior, e outras posições podem ajudar a ampliar os diâmetros da pelve[20]. Não se trata, no entanto, de trocar uma intervenção (manter pernas afastadas) por outra (obrigar a mulher a manter determinada posição). Em geral, a posição em que a parturiente se sente mais confortável é a mais adequada para o nascimento do bebê.

O puxo dirigido deve ser evitado, uma vez que não há melhora de desfechos maternos e perinatais associados a essa prática, e mulheres sentem-se mais no controle do processo obstétrico quando não são compelidas pelos profissionais a fazer força durante o expulsivo[5].

Não há evidências sobre os efeitos benéficos ou prejudiciais da pressão fúndica uterina, o que já estabelece a recomendação da não realização do procedimento sob a perspectiva de prevenção de danos.

Adicionalmente, não há evidências suficientes sobre a segurança para o bebê. Atualmente, não há evidências suficientes para o uso rotineiro de pressão uterina por qualquer método em mulheres no segundo estágio do trabalho de parto[5,21].

CONSIDERAÇÕES FINAIS / CONCLUSÕES

A prevenção de danos durante o segundo período do trabalho de parto consiste em reconhecer a fisiologia e aguardar a evolução espontâneoa do processo quando não há evidências de desvio da normalidade, observando a vitalidade fetal preservada e a ausência de exaustão materna. A prevenção consiste em permitir posições de escolha da mulher e manter ausculta fetal intermitente entre cinco e quinze minutos de intervalo. A prevenção quaternária visa evitar os possíveis danos da hipermedicalização, como evitar fazer toques vaginais ou exames clínicos invasivos que sejam desnecessários, evitar o uso rotineiro de episiotomias, puxo dirigido, ocitocina e amniotomia de rotina.

REFERÊNCIAS BIBLIOGRÁFICAS

1. Souza CJP, Souza JP, Pileggi-Castro C. Sobre o parto e o nascer: a importância da prevenção quaternária On labor and childbirth: the importance of quaternary prevention Sobre el parto y el nacimiento: la importancia de la prevención cuaternaria. Cad Saúde Pública2. 2014;30(Sup):S11-S13. http://dx.doi.org/10.1590/0102-311XPE02S114.

2. Jamoulle M. Quaternary prevention, an answer of family doctors to overmedicalization. Int J Heal policy Manag. 2015;4(2):61-64. doi:10.15171/ijhpm.2015.24.

3. Souza JP, Tunçalp Ö, Vogel JP, et al. Obstetric transition: the pathway towards ending preventable maternal deaths. BJOG. 2014;121 Suppl:1-4. doi:10.1111/1471-0528.12735.

4. The American College of Obstetricians and Gynecologists. Obstetris Care Consensus – Safe prevention of the Primary Cesarean Delivery. Cochrane Database Syst Rev. 2016;2(12):7. https://www.acog.org/-/media/Obstetric-Care-Consensus-Series/oc001.pdf?dmc=1&ts=20190802T0946463531.

5. World Health Organization. Intrapartum Care for a Positive Childbirth Experience.; 2018. http://apps.who.int/iris/bitstream/10665/260178/1/9789241550215-eng.pdf?ua=1%0Ahttp://www.who.int/reproductivehealth/publications/intrapartum-care-guidelines/en/.

6. Gimovsky AC, Berghella V. Randomized controlled trial of prolonged second stage: extending the time limit vs usual guidelines. Am J Obstet Gynecol. 2016;214(3):361.e1-6. doi:10.1016/j.ajog.2015.12.042.

7. Downe S GGMLDHG, Singata M. Routine vaginal examinations for assessing progress of labour to improve outcomes for women and babies at term. Cochrane Database Syst Rev. 2013;(7). doi:10.1002/14651858.CD010088.pub2.

8. Devane D LJGDSMWCA, Smith V. Cardiotocography versus intermittent auscultation of fetal heart on admission to labour ward for assessment of fetal wellbeing. Cochrane Database Syst Rev. 2017;(1). doi:10.1002/14651858.CD005122.pub5.

9. Ayres-de-Campos D, Spong CY, Chandraharan E. FIGO consensus guidelines on intrapartum fetal monitoring: Cardiotocography. Int J Gynaecol Obstet Off organ Int Fed Gynaecol Obstet. 2015;131(1):13-24. doi:10.1016/j.ijgo.2015.06.020.

10. Bullens LM, van Runnard Heimel PJ, van der Hout-van der Jagt MB, Oei SG. Interventions for Intrauterine Resuscitation in Suspected Fetal Distress During Term

Labor: A Systematic Review. Obstet Gynecol Surv. 2015;70(8):524-539. doi:10.1097/OGX.0000000000000215.

11. Jones L, Othman M, Dowswell T, et al. Pain management for women in labour: an overview of systematic reviews. Cochrane database Syst Rev. 2012;2012(3):CD009234. doi:10.1002/14651858.CD009234.pub2.

12. Bohren MA, Hofmeyr GJ, Sakala C, Fukuzawa RK, Cuthbert A. Continuous support for women during childbirth. Cochrane Database Syst Rev. 2017;(7). doi:10.1002/14651858.CD003766.pub6.

13. Carroli G, Belizan J. Episiotomy for vaginal birth (Review). 2009;(4).

14. Pergialiotis V, Bellos I, Fanaki M, Vrachnis N, Doumouchtsis SK. Risk factors for severe perineal trauma during childbirth: An updated meta-analysis. Eur J Obstet Gynecol Reprod Biol. 2020;247:94-100. doi:10.1016/j.ejogrb.2020.02.025.

15. M Amorim M, Coutinho IC, Melo I, Katz L. Selective episiotomy vs. implementation of a non-episiotomy protocol: a randomized clinical trial. Reprod Health. 2017;14(1):55. doi:10.1186/s12978-017-0315-4.

16. Aasheim V, Nilsen ABV, Reinar LM, Lukasse M. Perineal techniques during the second stage of labour for reducing perineal trauma. Cochrane Database Syst Rev. 2017;2017(6). doi:10.1002/14651858.CD006672.pub3.

17. Tully G. Spinning Babies: Guia de Consulta Rápida. 1. ed. (Lexema E, ed.).; 2016.

18. Shaffer BL, Cheng YW, Vargas JE, Caughey AB. Manual rotation to reduce caesarean delivery in persistent occiput posterior or transverse position. J Matern neonatal Med Off J Eur Assoc Perinat Med Fed Asia Ocean Perinat Soc Int Soc Perinat Obstet. 2011;24(1):65-72. doi:10.3109/14767051003710276.

19. Gupta JK, Sood A, Hofmeyr GJ, Vogel JP. Position in the second stage of labour for women without epidural anaesthesia. Cochrane database Syst Rev. 2017;5(5):CD002006. doi:10.1002/14651858.CD002006.pub4.

20. Siccardi M, Valle C, Di Matteo F. Dynamic External Pelvimetry Test in Third Trimester Pregnant Women: Shifting Positions Affect Pelvic Biomechanics and Create More Room in Obstetric Diameters. Cureus. 2021;13(3):e13631-e13631. doi:10.7759/cureus.13631.

21. Hofmeyr GJ, Vogel JP, Cuthbert A, Singata M. Fundal pressure during the second stage of labour. Cochrane database Syst Rev. 2017;3(3):CD006067. doi:10.1002/14651858.CD006067.pub3.

capítulo 37

Estratégias para prevenção de danos no 3º e 4º período

▶ Vera Therezinha Medeiros Borges*

INTRODUÇÃO

Neste capítulo, descreveremos as estratégias para prevenção dos danos no terceiro e quarto período do parto.

DIAGNÓSTICO

1.Terceiro Período do Parto: inicia-se após o nascimento do bebê até a expulsão da placenta. Este momento é de extrema importância, pois é quando a mulher e o acompanhante conhecem o bebê. Portanto, devemos assegurar que a assistência e qualquer intervenção levem isso em consideração no sentido de evitar a separação entre mãe e bebê.

Além disso, a assistência neste período é muito importante porque é neste momento que é possível prevenir a hemorragia puerperal, que é a segunda causa de morte materna.

Para o terceiro período, há dois tipos de conduta[1]:

Conduta ativa: é a mais conhecida e que se resume no uso rotineiro de substâncias uterotônicas, clampeamento precoce do cordão umbilical e tração controlada do cordão umbilical após os sinais de separação placentária.

Conduta fisiológica ou expectante: não há uso de uterotônicos; a dequitação da placenta é fisiológica e o clampeamento do cordão umbilical pode ser feito após um minuto ou quando parar a pulsação e a dequitação espontaneamente.

---

* Professora Associada do Departamento de Ginecologia e Obstetrícia da Faculdade de Medicina de Botucatu; Responsável pelo Serviço de Cardiopatia e Gravidez do HC da Faculdade de Medicina de Botucatu; Responsável pelo Serviço de Atendimento a gestantes usuárias de Álcool e Drogas do HC da Faculdade de Medicina de Botucatu; Diretora Técnica da Maternidade Santa Isabel em Bauru.

Para a decisão da melhor conduta a ser tomada, o ideal é que as mulheres recebam informações no início do trabalho de parto sobre os benefícios e os riscos de ambas as condutas para que possam fazer uma escolha informada e consciente.

Segundo Begley et al. (2019)[2], a conduta ativa no terceiro período, comparada à conduta expectante, demonstrou uma redução da perda sanguínea (500 ml e ≥ 1.000 ml), da transfusão sanguínea, da necessidade de uso de uterotônicos, incidência de anemia (Hb inferior a 9 g/dL) pós-parto materna e aumento das náuseas e vômitos. Não houve diferença significativa em relação à necessidade de remoção manual da placenta ou à remoção cirúrgica de restos placentários. Em relação aos recém-nascidos de partos com conduta ativa, tiveram um peso médio significativamente menor do que aqueles nascidos em partos com conduta expectante. Todos os outros resultados neonatais não mostraram diferenças entre as duas condutas. Deve ser pontuado que a revisão de Begley et al. (2019)[2] incluiu pequeno número de estudos com tamanho amostral pequeno, com baixa qualidade de evidência para os desfechos primários.

Embora as evidências sejam claras em demonstrar os benefícios da conduta ativa em relação à conduta expectante, devemos destacar que os efeitos secundários, como náuseas e vômitos, podem interferir na vivência do parto e no entrosamento entre mãe e bebê. Nessas situações particulares, quando a opinião da mulher, orientada sobre os efeitos colaterais, for favorável à conduta expectante, cabe aos profissionais apoiá-la na sua escolha. Entretanto, caso ocorra hemorragia ou a dequitação não ocorra dentro do prazo de uma hora, o profissional deve mudar para a conduta ativa[2].

Em relação ao uso de drogas uterotônicas, a ocitocina é a medicação de escolha para prevenção de hemorragia pós-parto porque demonstrou ser mais efetiva e com menos efeitos colaterais. Recomenda-se 10 U de ocitocina intramuscular após o nascimento e antes do clampeamento do cordão umbilical[3]. A conduta ativa pode ter algumas variações, no entanto o uso de ocitocina deve sempre estar presente.

Atualmente, não há evidências que sustentem o clampeamento precoce (menor que um minuto) do cordão umbilical, caso não haja necessidade de reanimação neonatal. Segundo os estudos avaliados, não houve diferença significativa entre os grupos para os desfechos maternos (hemorragia, valor de hemoglobina materna, transfusão de sangue, remoção manual da placenta). Em relação aos desfechos perinatais, os recém-nascidos do grupo clampeamento precoce do cordão umbilical apresentaram menor incidência de icterícia, de níveis de hemoglobina com 24-48 horas de vida, entretanto não houve diferenças significativas no nível de hemoglobina com 2-4 meses ou 6 meses após o nascimento. Além disso, não houve diferença significativa entre os grupos para os seguintes resultados: incidência de icterícia ao exame clínico; Apgar menor que 7 no 5º minuto; admissão em unidade de terapia intensiva neonatal; desconforto respiratório e policitemia[3,4]. Portanto, a recomendação é o clampeamento tardio do cordão, definido de um a cinco minutos após o nascimento[4]. Além disso, possibilita a realização do contato pele a pele imediato, uma vez que não há necessidade de manipulação do recém-nascido pelo médico nos primeiros minutos de vida, facilitando o vínculo mãe e filho.

A tração controlada do cordão umbilical deve ocorrer após a aplicação da ocitocina intramuscular e sinais de separação da placenta. Alertamos que só deve ser realizada por profissional capacitado e sempre estar associada à manobra de Brandt para estabilização uterina para que não ocorra inversão. A realização dela diminui a perda sanguínea e a duração do terceiro período do parto (OMS). Caso o profissional não esteja capacitado, deve se evitar a realização da tração devido ao risco de inversão uterina[3].

2. Quarto Período do Parto: inicia-se após a dequitação e até a primeira ou segunda hora pós-parto. Neste período, são fundamentais os cuidados maternos, pois apresenta risco aumentado de hemorragia e, além disso, a ocorrência de trauma perineal no parto.

Segundo a OMS, após a dequitação, recomenda-se a avaliação do tônus uterino, para diagnóstico precoce de atonia uterina. Também não se recomenda o uso de antibiótico profilático nos partos vaginais sem complicações[3].

O tipo de trauma, manipulação do local e aproximação dos planos teciduais na sutura são aspectos importantes para redução da dor e boa cicatrização. Além disso, o material utilizado para a sutura das lacerações perineais após o parto pode ter influência na intensidade da dor experimentada pelas mulheres, tanto a curto quanto a longo prazo.

Os traumas perineais são classificados, de acordo com a área lesionada, em:

- primeiro grau: pele e mucosa;

- segundo grau: músculos perineais sem atingir o esfíncter anal;

- terceiro grau: complexo do esfíncter anal;

- quarto grau: complexo do esfíncter anal (esfíncter anal interno e externo) e o epitélio anal.

Os traumas são as formas mais comuns de lesão obstétrica. Para avaliar adequadamente a extensão do trauma perineal, é necessária uma avaliação sistemática da vagina, períneo e reto. Os estudos têm demonstrado que o treinamento dos profissionais é inadequado para avaliar o trauma perineal e que aqueles que são apropriadamente treinados realizam um cuidado do períneo consistente e de alto padrão. Antes de avaliarmos o trauma, devemos explicar à mulher o que será realizado e por que, oferecer analgesia adequada, assegurar boa iluminação e posicionar a mulher de maneira confortável e com boa exposição das estruturas genitais. Uma vez identificado o trauma perineal, uma avaliação sistemática deve ser realizada, incluindo toque retal[5].

Durante a sutura, devemos assegurar analgesia efetiva com a infiltração de até 20 ml de lidocaína 1% ou equivalente ou realizar nova dose de anestésico peridural se a mulher estiver com cateter, ou realizar raquianestesia, dependendo da extensão e o tempo do procedimento[5].

As evidências demonstram que os traumas pequenos podem cicatrizar sem a realização de reparos. Se houver necessidade de sutura da pele, utilizar uma técnica subcutânea contínua. No reparo da musculatura perineal, deve ser realizada sutura contínua simples, pois está associada a menos dor no curto prazo, além de aumento da satisfação e sensação de normalidade da mulher aos três meses. O material de sutura sintético de absorção rápida deve ser escolhido, pois está associado a menos dor no curto prazo, menos deiscência de sutura e menor necessidade de nova sutura do períneo até três meses após o parto, quando comparado a sutura realizada com fio do tipo catgut[3,5].

Este e outros procedimentos não devem interferir na relação mãe e filho. Eles podem ser postergados ou realizados de forma a não prejudicar o contato pele a pele imediato, que deve ser prioridade.

Observação e Monitorização da Mulher Após o Parto

As duas primeiras horas de puerpério é o momento em que a mulher pode apresentar as maiores complicações, por isso é fundamental manter uma observação rigorosa durante este período. Após a dequitação, deve-se:

- avaliar temperatura, pulso e pressão arterial, a coloração da pele, mucosas, respiração;
- avaliar lóquios e contrações/retração uterina, perda sanguínea;
- examinar a placenta e a membrana, avaliando suas condições, estrutura, integridade e vasos umbilicais.

A vigilância à mulher neste período deve ser feita de forma sistemática, independente da categoria de risco e de ter ou não feito o manejo ativo[1].

REFERÊNCIAS BIBLIOGRÁFICAS

1. Brasil. Ministério da Saúde. Secretaria de Ciência, Tecnologia e Insumos Estratégicos. Departamento de Gestão e Incorporação de Tecnologias em Saúde. Diretrizes nacionais de assistência ao parto normal: versão resumida [recurso eletrônico] / Ministério da Saúde, Secretaria de Ciência, Tecnologia e Insumos Estratégicos, Departamento de Gestão e Incorporação de Tecnologias em Saúde. – Brasília: Ministério da Saúde, 2017. 51 p.: il.
2. Begley CM, Gyte GML, Devane D, McGuire W, Weeks A, Biesty LM. Active versus expectant management for women in the third stage of labour. Cochrane Database of Systematic Reviews 2019, Issue 2. Art. No.: CD007412.
3. WHO recommendations: intrapartum care for a positive childbirth experience. Geneva: World Health Organization; 2018.
4. National Institute for Health and Care Excellence (NICE). Intrapartum care for healthy women and babies (CG190) Clinical guideline, 3 December 2014. Atualizado 2017.
5. RCOG. The Management of Third- and Fourth-Degree Perineal Tears Green-top Guideline No. 29. June 2015.

capítulo 38

Prevenção quaternária e judicialização da assistência obstetrícia

▶ Roseli Mieko Yamamoto Nomura*

INTRODUÇÃO

O conceito de Prevenção Quaternária foi proposto pelo belga Marc Jamoulle em 1999. Consiste em prevenir a medicalização exagerada e evitar intervenções desnecessárias, buscando reduzir danos à saúde do paciente por meio de práticas qualificadas, personalizadas e humanizadas de cuidado[1,2]. O conceito é plenamente aplicável na assistência obstétrica, em que diversos atores exercem papéis importantes no cuidado da mulher, com uso de intervenções que nem sempre são necessárias. A assistência ao parto é o cenário em que isso mais se destaca pelo número de intervenções em que se demonstrou não haver evidência científica que subsidiasse o uso na prática obstétrica. O conceito de prevenção quaternária almejou sintetizar, de forma operacional e na linguagem médica, vários critérios e propostas para o manejo do excesso de intervenção e medicalização, evitando-se, assim, o adoecimento iatrogênico.

A prevenção quaternária foi estabelecida com o intuito de proteger indivíduos em risco de tratamento excessivo, evitando-se intervenções médicas inapropriadas e estabelecendo alternativas eticamente aceitáveis no seu cuidado em saúde. Esse nível de prevenção se faz muito necessário

---

* Professora Adjunta do Departamento de Obstetrícia da Escola Paulista de Medicina – Universidade Federal de São Paulo – UNIFESP. Professora Associada Livre-docente da Faculdade de Medicina da USP. Presidente da Comissão Nacional do TEGO e Presidente da CNE de Medicina Fetal da Febrasgo. Advogada especialista em Direito Médico e Direito Administrativo e Constitucional. Membro da Câmara Técnica de Ginecologia e Obstetrícia do CREMESP. Membro titular da Comissão Nacional de Ética em Pesquisa.

e efetivo quando se pensa nos excessos de rastreamento, de exames e de medicamentos. É importante avaliar todos os riscos e benefícios de determinada intervenção médica antes de propor como necessária ao paciente. É enfatizado o perigo do adoecimento iatrogênico, que consiste em promover um estado de adoecimento, efeitos adversos ou complicações, decorrentes de uma intervenção em saúde[3].

Dessa forma, segundo Norman (2015)[4], as palavras são a maior ferramenta da prevenção quaternária:

> "(...) as palavras escolhidas pelos médicos deveriam pertencer ao universo cultural das pessoas (ou pacientes) e precisariam ser cuidadosamente utilizadas para que suas crenças, ansiedades e medos possam ser calmamente acolhidos e processados conjuntamente, de modo a tematizar de forma tranquila as complexidades e incertezas inerentes ao processo do cuidado."

A assistência obstétrica no Brasil é uma questão de saúde pública, pois envolve o planejamento e gestão responsável por todos os envolvidos. Isso ultrapassa o trabalho médico, pois muitos profissionais e gestores atuam em conjunto, e as devidas competências e responsabilidades devem ser reconhecidas.

Nesse processo, a humanização da assistência ao parto, na busca pela redução do excesso de intervenção e medicalização, se alinha aos princípios da prevenção quaternária. A adequação da ambiência nas instituições que prestam serviços à saúde e o atendimento acolhedor e personalizado à parturiente, respeitando-se seus direitos, promovem o melhor cuidado obstétrico e maior satisfação da mulher.

DIAGNÓSTICO

Judicialização da assistência obstétrica

A judicialização consiste em socorrer-se ao Poder Judiciário para resolução de uma demanda ou conflito. Na área da saúde, é frequente a existência de conflitos entre pacientes e médicos, ou entre pacientes e instituições de saúde. Os pacientes, frequentemente, buscam seus direitos para receberem assistência conforme desejado, no sistema de saúde. O reconhecimento de direitos e obrigações é condição básica para a estabilidade de um sistema social. Quando ocorre um desequilíbrio, é necessário recorrer ao Judiciário.

Muitas vezes, o Poder Judiciário é acionado na negativa de cobertura de procedimento na área da saúde para determinado paciente, tanto no setor de saúde privada como no setor público. O direito à saúde é constitucionalmente garantido e os usuários do Sistema Único de Saúde e da Saúde

Suplementar buscam a preponderância do direito fundamental à saúde. As operadoras e, por vezes, os gestores da saúde pública, sustentam a impossibilidade de fornecimento de tratamento não coberto ou não indicado, principalmente quando é de alto custo.

O direito à saúde, assim, é compreendido atualmente a partir de um entendimento abrangente, ou seja, não se trata apenas de saúde física, mas de uma tradução do conceito de saúde da Organização Mundial da Saúde (1948) em que a saúde é o estado de completo bem-estar físico, mental e social e não mera ausência de moléstia ou enfermidade.

Na assistência obstétrica, muitas são as situações em que podem ocorrer conflitos ou solicitação de demandas que exijam a intervenção do Judiciário, principalmente na assistência ao parto. Nesse contexto, a prevenção quaternária desempenha papel importante. Ao fortalecer e aprimorar a relação médico-paciente, com a adoção de diferentes modelos de assistência, é possível minimizar a ocorrência de conflitos e evitar a judicialização. A prática da assistência obstétrica centrada na mulher irá balizar a assistência personalizada. Independentemente das limitações financeiras, que são reais, principalmente no setor público, a comunicação, a integração e o acolhimento são elementos fundamentais para promover o melhor cuidado da mulher e minimizar ocorrência de conflitos e até mesmo cenários de violência.

Na assistência obstétrica, uma violação dos direitos humanos pode transitar pelas práticas assistenciais. O uso de intervenções dolorosas, potencialmente arriscadas e sem indicação clínica clara, baseada em evidências científicas, compõe esse cenário, que pode desencadear uma demanda judicial. A condição de pessoa desrespeitada, bem como sua integridade física e emocional ameaçada, podem gerar demandas judiciais com base na violência obstétrica. A assistência prestada pelos profissionais de saúde e seus protocolos institucionais deve estar pautada e embasada pelas melhores evidências em saúde disponíveis. Para melhorias na assistência obstétrica, a prevenção quaternária tem papel fundamental, por preconizar intervenções questionáveis e/ou desnecessárias que levem a uma demanda judicial posteriormente. Segundo Aguiar e Tanaka (2016)[5]:

"Compreender as necessidades de saúde dessas mulheres é reconhecê-las como sujeitos de direitos; é individualizar a assistência, respeitando sua autonomia, garantindo o acesso às tecnologias e estabelecendo vínculo (a)efetivo com o profissional de saúde" (Aguiar; Tanaka, 2016)[5].

TRATAMENTO
Modelos de Assistência Obstétrica

O modelo de assistência obstétrica, principalmente aquela prestada por ocasião do parto, foi centrado no modelo tecnocrático por muito tempo no nosso país, conforme modelos preconizados por Davis-Floyd (2001)[6]. Nesse modelo, ocorre uma separação entre corpo e mente, em que a paciente é um objeto, seu corpo é entendido como uma máquina e existe uma alienação do paciente pelo profissional e uma supervalorização da tecnologia, e realizam-se intervenções agressivas. Com os movimentos de humanização na assistência ao parto, houve mudança progressiva das práticas realizadas, com uma migração para o modelo humanístico, em que Floyd preconiza a conexão do corpo com a mente, a paciente é entendida como um sujeito relacional que participa do processo, o corpo é um organismo e existe conexão entre o profissional e a parturiente, em um contexto em que a tecnologia é contrabalanceada com o humanismo e o foco é na prevenção, no caso, quaternária. Floyd apresenta ainda o modelo holístico, em que prevê a unidade entre o corpo, a mente e o espírito, onde o corpo é entendido como um sistema de energia, a pessoa é vista de forma completa em seu contexto de vida, havendo uma unidade essencial entre o profissional e a cliente, a tecnologia é utilizada a serviço da pessoa e a busca é pela saúde a longo prazo.

O desafio da obstetrícia contemporânea é criar sistemas de atendimento que possam associar e entrelaçar os elementos de cada modelo, para desenvolver sistemas eficientes e seguros na assistência obstétrica. Há informações sobre conhecimentos tradicionais do cuidado no parto, tais como as práticas indígenas ou de outras culturas, como massagens, exercícios e posições que tem sido progressivamente estudados e introduzidos na prática com base em evidências demonstradas. Entretanto, a literatura ainda carece de estudos científicos sobre a fisiologia do parto e os tipos de cuidados que realmente satisfazem as mulheres. A aplicação de tecnologias apropriadas é benéfica quando em combinação com os valores do humanismo e respeito à individualidade de cada mulher.

Uma característica do modelo tecnocrático de medicina é que o corpo humano é entendido como uma máquina. A mente ou a consciência é vista como componente separado do corpo. Esse entendimento cria uma crise da pessoa humana, com uma visão dualista essencialmente enraizada no gnosticismo, que afirma que apenas as realidades espirituais ou não corporais são boas e verdadeiras[7]. Outra característica desse modelo tecnocrático da medicina diz respeito ao paciente visto como objeto de dominação, o que resulta na alienação do paciente do médico, dos outros e até de si mesmo. Na assistência obstétrica, a ênfase deve ser colocada no princípio da obstetrícia centrada na mulher. Na medida em que algumas tecnologias e métodos passam a ser incorporados à prática médica, uma análise cuidadosa deve ser conduzida. O uso de tecnologias de saúde favorece a redução da morbimortalidade materna, mas a hipermedicalização ou o uso excessivo e desnecessário representam também riscos para as mulheres e recém-nascidos.[8]

No Brasil, nos últimos tempos, a assistência obstétrica oferecida atende, em geral, a dois modelos: aquele centrado no médico e outro colaborativo. Existem aspectos dos modelos de Floyd que permeiam a assistência prestada, mas entende-se que, quanto mais próximo do modelo humanístico, maior será a prevenção quaternária. O modelo centrado no médico é tradicional no país, por ser mais antigo e com base na atenção hospitalar. O modelo colaborativo é baseado na atuação de equipes compostas por médicos, enfermeiras, obstetrizes, doulas e outros profissionais; em que o atendimento por médico é reservado aos casos de risco materno ou fetal, com equilíbrio e ponderação na realização de intervenções, com uso racional da ocitocina, amniotomia e episiotomia, vinculando o cuidado à parturiente e ao neonato ao espaço físico. A humanização fortalece as relações interpessoais e demais fatores: a junção do cognitivo ao afetivo, do conhecimento técnico ao acolhimento à paciente, considerando ainda a sua cultura e individualidade[9].

Bioética aplicada na solução de conflitos

Na solução de conflitos na prática obstétrica, uma proposta é a utilização do modelo principialista da bioética, pela aplicação dos princípios da autonomia, beneficência, não maleficência e justiça. A bioética clínica refere-se a um dos ramos mais complexos da bioética, pois diretamente relacionada à análise de questões de ordem moral ou ética muito mais amplas[10]. Os problemas éticos consistem sempre em conflitos de valores que devem ser ponderados na tomada de decisões sobre o uso ou não de determinada tecnologia ou intervenção.

A bioética da beira do leito, segundo Grinberg (2016)[11], valoriza a tomada de decisão específica entre as partes envolvidas, onde a conveniência expresse de modo claro que elas estejam motivadas para se comprometerem à margem da "melhor" prática. Presta-se ao exame comparativo de múltiplas consequências, que pode indicar a melhor sustentação para o sucesso de conciliação entre as partes que se sentem prejudicadas em seus interesses pessoais e profissionais. Ela chama a atenção para o fato de que o poder que o médico exerce é sempre interpessoal e de caráter social, caso contrário torna-se força, um comportamento que expõe a apreciações antiéticas.

A ética do médico relaciona-se com a consciência humana, pois se baseia no equilíbrio entre o poder do profissional e o estar à disposição da sociedade perante desnível de conhecimentos específicos e de habilidades resolutivas, em contextos sobre necessidades de atenção à saúde para determinado caso. Dúvidas de consciência profissional costumam desafiar os princípios da prudência numa tomada de decisão na aplicação do que deve ser decidido. Grinberg propõe o Pentágono da Beira do Leito para embasar as tomadas de decisões. Nesse pentágono, ao centro encontra-se a decisão a ser tomada que contemple cinco aspectos que devem ser integrados na decisão: (1) aspectos técnicos da medicina, (2) a autonomia do paciente e da família, (3) a autonomia do profissional da saúde, (4) as repercussões para a instituição de saúde e (5) os efeitos nos sistemas de saúde[11].

CONSIDERAÇÕES FINAIS

A prevenção quaternária representa uma abordagem ética e válida para prevenir eventos iatrogênicos e obter acesso igual e justo aos serviços de saúde[12]. Representa um conceito de saúde pública por promover a identificação e prevenção de situações de risco, reduzindo a mortalidade e custos da saúde.

Na assistência obstétrica, alguns aspectos são essenciais para evitar a judicialização excessiva, com base na prevenção quaternária: implementar boas práticas obstétricas baseadas em evidências científicas, publicadas em diretrizes nacionais e internacionais; realizar comunicação efetiva e clara com a parturiente e familiares; elaborar o plano de parto em comum acordo com o a mulher e a família; e registrar todos os passos em prontuário pelo preenchimento dos formulários essenciais.

REFERÊNCIAS BIBLIOGRÁFICAS

1. Norman AH, Tesser CD. Prevenção quaternária na atenção primária à saúde: uma necessidade do Sistema Unico de Saúde. Cad Saude Publica. 2009;25(9):2012-20.
2. Vogt H, Hofmann B, Getz L. The new holism: P4 systems medicine and the medicalization of health and life itself. Med Health Care Philos. 2016;19(2):307-23.
3. Martins C, Godycki-Cwirko M, Heleno B, Brodersen J. Quaternary prevention: reviewing the concept. Eur J Gen Pract. 2018;24(1):106-111.
4. Norman AH, Tesser CD. Prevenção quaternária: as bases para sua operacionalização na relação médico-paciente. Rev Bras Med Fam Comunidade. 2015;10(35):1-10.
5. Aguiar Cde A, Tanaka AC. Memórias coletivas de mulheres que vivenciaram o near miss materno: necessidades de saúde e direitos humanos. Cad Saude Publica. 2016;32(9):e00161215.
6. Davis-Floyd R. The technocratic, humanistic, and holistic paradigms of childbirth. Int J Gynaecol Obstet. 2001;75 Suppl 1:S5-S23.
7. Travaline JM. The Moral Dangers of Technocratic Medicine. Linacre Q. 2019;86(2-3):231-238.

8. Souza JP, Pileggi-Castro C. On labor and childbirth: the importance of quaternary prevention. Cad Saude Publica. 2014;30 Suppl 1:S1-3.
9. Santos RAA, Melo MCP, Cruz DD. Trajetória de humanização do parto no Brasil a partir de uma revisão integrativa de literatura. Caderno de Cultura e Ciência. 2015; 13(2):76-89.
10. Figueiredo AM. Bioética clínica e sua prática. Rev Bioética (Impr.) 2011; 19(2): 343 - 58.
11. Grinberg M. Acerca da Bioética da beira do leito. Rev Assoc Med Bras 2010; 56(6): 615-37.
12. Depallens MA, Guimarães JMM, Almeida Filho N. Quaternary prevention: a concept relevant to public health? A bibliometric and descriptive content analysis. Cad Saude Publica. 2020;36(7):e00231819.

Seção 9

ASSISTÊNCIA À MULHER COM ROTURA PREMATURA DE MEMBRANAS PRÉ-TERMO

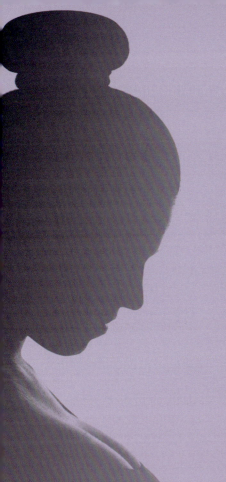

39 Antibioticoterapia na rotura prematura pré-termo 411

40 Aspectos específicos da assistência ao parto pré-termo na gestação com rotura prematura de membranas 415

41 Fatores de risco, diagnóstico e tratamento de rotura prematura de membranas 423

42 Tocólise e corticoide: quando e por que fazer? 433

43 Viabilidade fetal e manejo clínico da mulher com rotura prematura de membranas pré-termo (internação vs. acompanhamento ambulatorial) 437

ASSISTÊNCIA À MULHER COM ROTURA PREMATURA DE MEMBRANAS PRÉ-TERMO

▶ Eduardo de Souza*

É denominada rotura prematura pré-termo de membranas ovulares aquela que ocorre fora do trabalho de parto e antes de 37 semanas completas de gestação. Ocorre em cerca de 3 a 4% de todas as gestações, sendo responsável por cerca de 1/3 dos nascimentos prematuros.

Não constitui tarefa fácil determinar com exatidão alguns aspectos de sua etiologia. Valoriza-se a presença de fatores inflamatórios e/ou infecciosos, por vezes associados a um processo de cervicodilatação precoce.

O seu diagnóstico frequentemente é clínico e fácil de ser constatado. Diante de dúvidas, há manobras, testes e exames subsidiários que podem ser muito úteis.

A conduta na rotura prematura pré-termo de membranas ovulares não encontra uniformidade plena na literatura e entre os serviços de obstetrícia. A determinação exata da idade gestacional é um dos principais elementos para a tomada de decisão, além da ausência ou presença de infecção intrauterina. Dependendo desses fatores, a conduta pode ser considerada como ativa ou expectante. A postura ativa, estabelecendo a resolução da gestação, ameniza o risco infeccioso, enquanto a expectante visa prolongar a gestação, tentando diminuir os agravos da prematuridade. Durante a expectação impõe-se vigilância infecciosa e do bem-estar fetal, de maneira rigorosa, e discute-se o uso de tocolíticos, corticosteroides e antibióticos. Esse tratamento expectante pode prolongar-se, em alguns casos, e critérios para tratamento em regime de internação ou ambulatorial devem ser ponderados.

É extremamente importante ressaltar o cuidado na adoção de protocolos assistenciais fundamentalmente apoiados na idade gestacional. Não devem ser seguidos de maneira rígida e imutável, sobretudo num país como o nosso, de dimensões continentais e realidades locais muito diversas. Quando estabelecemos, por exemplo, o limite de 24 semanas para uma determinada intervenção, em outras regiões e serviços, pode ser mais adequado considerar 22 ou 26 semanas. O mesmo raciocínio crítico deve ser aplicado nas idades gestacionais mais avançadas. O limite de 34 semanas, determinante de postura específica para um serviço, às vezes só deverá ser seguido após 35-36 semanas em outra instituição. É claro que a qualidade de cada berçário e da unidade de terapia intensiva neonatal é o fator mais relevante para essa tomada de decisão baseada na idade gestacional. Consideramos, portanto, que os protocolos assistenciais fundamentalmente apoiados na idade gestacional devem ser utilizados como norteadores da conduta.

---

* Professor Associado e Livre-docente do Departamento de Obstetrícia da Universidade Federal de São Paulo – EPM-UNIFESP; Coordenador Médico da Maternidade do Hospital São Luiz – Anália Franco.

A assistência ao parto nos casos de rotura prematura pré-termo de membranas ovulares também reveste-se de detalhes importantes, com o objetivo de proporcionar os melhores resultados para a mãe e seu concepto.

Observa-se, portanto, que este tema sempre suscita discussões acaloradas nas sessões clínicas de eventos científicos de nossa especialidade.

capítulo 39

Antibioticoterapia na rotura prematura pré-termo

▶ Eduardo Augusto Brosco Fama*
▶ Thais Alquezar Facca**
▶ Mauro Sancovski***

INTRODUÇÃO

A rotura prematura de membranas ovulares pré-termo (RPMOPT) complica entre 2% e 3% das gestações e é responsável por 30% da morbidade e mortalidade neonatal[1,2].

A conduta expectante na RPMOPT até 37 semanas vem sendo sugerida por diversos protocolos internacionais que não encontraram diferenças clinicamente importantes na incidência de sepse neonatal entre mulheres que tiveram parto imediato e aquelas submetidas à conduta expectante[3,4,5].

O manejo expectante consiste em admissão hospitalar, monitoramento fetal frequente, avaliação de sinais de infecção (clínicos e laboratoriais), administração de corticosteroide nas gestações entre 24 semanas e 33 semanas e 6 dias, e administração de antibióticos para prolongar o período de latência[4].

No presente capítulo, iremos tratar do uso da antibioticoterapia na RPMOPT.

---

* Mestre em Ciências da Saúde pela Faculdade de Medicina do ABC (FMABC); Doutorando em Ciências da Saúde pela Faculdade de Medicina do ABC (FMABC); Docente da Universidade de São Caetano do Sul.
** Pós-doutorado em Nefrologia pela Universidade Federal de São Paulo - UNIFESP (2020), Doutora (2017) e Mestre (2011) em Ciências pelo Departamento de Obstetrícia no setor de Hipertensão Arterial e Nefropatias na Gestação da UNIFESP.
*** Professor Titular de Obstetrícia da Faculdade de Medicina do ABC; Membro do CNE Febrasgo - Hiperglicemia na Gestação.

TRATAMENTO

O uso de antibioticoterapia para aumentar o período de latência na RPMOPT durante muitos anos foi motivo de questionamentos quanto a seu real benefício[6].

Um dos primeiros ensaios clínicos randomizados que avaliou o uso de antibiótico na RPMOPT foi o ORACLE I. Nele, 4.826 mulheres com RPMOPT foram divididas aleatoriamente em quatro grupos: um usou 250 mg de eritromicina (n = 1.197), outro usou 325 mg de amoxicilina com clavulanato (250 mg de amoxicilina mais 125 mg de ácido clavulânico; n = 1212), um terceiro usou ambos (n = 1192) e o último usou placebo (n = 1.225) quatro vezes ao dia por 10 dias ou até o parto. O desfecho primário foi um composto de morte neonatal, doença pulmonar crônica ou anormalidade cerebral importante na ultrassonografia antes da alta hospitalar. A conclusão dos autores foi que a eritromicina para mulheres com RPMOPT está associada a uma série de benefícios para o recém-nascido não apenas por aumentar a latência, mas também especificamente por reduzir a exposição fetal a infecção e inflamação intrauterina e que o uso de amoxicilina com clavulonato não pode ser recomendado rotineiramente devido à sua associação com enterocolite necrosante neonatal[7].

Em 2013, a Cochrane realizou uma revisão sistemática sobre o tema, onde foram selecionados 22 ensaios envolvendo 6.872 gestantes e seus recém-nascidos. Os autores concluíram que a prescrição de antibióticos de rotina para mulheres com ruptura prematura das membranas está associada ao prolongamento da gravidez e à melhora de uma série de morbidades neonatais de curto prazo, porém sem nenhuma redução significativa da mortalidade perinatal. Apesar da falta de evidências de benefícios de longo prazo na infância, as vantagens sobre as morbidades de curto prazo são tais que os autores recomendam a prescrição de antibióticos de rotina. Nesse sentido, antibiótico de escolha não está claro, mas associação de amoxicilina com clavulanato deve ser evitada devido ao risco aumentado de enterocolite necrosante neonatal[8].

O Colégio Americano de Ginecologia e Obstetrícia recomenda o uso de eritromicina e ampicilina intravenosa por 2 dias seguido por um regime oral de eritromicina e amoxicilina por 5 dias[9].

Atualmente, muitos serviços têm preconizado o uso de azitromicina em vez de eritromicina. Isso se deve à escassez de eritromicina, bem como à facilidade de administração da azitromicina, melhor perfil de efeito colateral e diminuição do custo em comparação com a eritromicina[10,11,12].

Em 2019, foi publicado um estudo de coorte multicêntrico retrospectivo de mulheres com gestações únicas com ruptura confirmada de membranas entre 23 e 33 semanas e 6 dias (janeiro de 2010 a junho de 2015). Essas pacientes eram excluídas se houvesse qualquer contraindicação para a conduta expectante de ruptura prematura das membranas. As pacientes foram divididas em 4 grupos e receberam um dos seguintes regimes de antibióticos: (1) azitromicina 1.000 mg por via oral dose única (azitromicina 1 grupo diurno); (2) azitromicina 500 mg por via oral dose única, seguido por azitromicina 250 mg por via oral diariamente durante 4 dias (grupo de azitromicina 5 dias); (3) azitromicina 500 mg por via intravenosa por 2 dias, seguido por azitromicina 500 mg por via oral diariamente durante 5 dias (azitromicina grupo de 7 dias); ou (4) eritromicina por via intravenosa por 2 dias seguido de eritromicina por 5 dias (eritromicina grupo). Além disso, todas as pacientes receberam ampicilina por via intravenosa por 2 dias seguida por amoxicilina oral por 5 dias. Os autores concluíram que não houve diferença no período de latência, incidência de corioamnionite ou resultados neonatais adversos ao se comparar diferentes regimes de tratamento com azitromicina e a eritromicina, com uma única exceção de que no grupo (2) houve mais relatos de síndrome do desconforto respiratório nos recém-nascidos. Dessa forma, a azitromicina pode ser considerada como uma alternativa à eritromicina no tratamento expectante na rotura prematura pré-termo das membranas ovulares se a eritromicina não estiver disponível ou for contraindicada.

Nesse sentido, a disciplina de obstetrícia da Faculdade de Medicina do ABC (FMABC) utiliza desde o início dos anos 2000 antibioticoterapia na conduta expectante da rotura prematura pré-termo das membranas ovulares. Inicialmente, utilizava-se ampicilina 1 grama por via intravenosa de 6 em 6 horas por 7 dias. Recentemente, utiliza-se a ampicilina 2 gramas intravenosa de 6 em 6 horas por 48 horas seguido de amoxicilina 500 mg por via oral por 5 dias associada a azitromicina 500 mg via oral por 7 dias.

CONSIDERAÇÕES FINAIS / CONCLUSÕES

Atualmente, parece que não há mais espaço para a discussão se se deve ou não utilizar antibiótico na conduta expectante nos casos de RPMOPT, visto que a antibioticoterapia tem demonstrado diversos benefícios a curto prazo quando se compara com gestantes que não usaram esta terapia. A longo prazo, o benefício deve ser ainda avaliado em novos estudos.

Assim, a melhor associação de antibióticos para a conduta expectante da RPMOPT no momento é a associação de ampicilina, amoxicilina e azitromicina.

REFERÊNCIAS BIBLIOGRÁFICAS

1. Romero R, Athayde N, Maymon E, Pacora P, Bahado-Singh R. Premature rupture of the membranes. Medicine of the fetus and mother. 2nd ed. Philadelphia: Lippincott-Raven Publishers;1999. p. 1581-625.
2. Nelson LH, Anderson RL, O'Shea TM, Swain M. Expectant management of preterm premature rupture of the membranes. Am J Obstet Gynecol 1994;171:350-6; discussion 356e8.
3. Thomson AJ; Royal College of Obstetricians and Gynaecologists. Care of Women Presenting with Suspected Preterm Prelabour Rupture of Membranes from 24+0 Weeks of Gestation: green-top Guideline No. 73. BJOG. 2019;126(9):e152-66.
4. ACOG. Committee on Practice Bulletins-Obstetrics. ACOG Practice Bulletin No.217: Prelabor Rupture of Membranes. Obstet Gynecol. 2020;135(3):e1-14.
5. Bond DM, Middleton P, Levett KM, van der Ham DP, Crowther CA, Buchanan SL, et al. Planned early birth versus expectant management for women with preterm prelabour rupture of membranes prior to 37 weeks' gestation for improving pregnancy outcome. Cochrane Database Syst Rev. 2017 Mar;3(3):CD004735.
6. Federação Brasileira das Associações de Ginecologia e Obstetrícia (FEBRASGO). Rotura prematura de membranas ovulares. São Paulo: FEBRASGO; 2021 (Protocolo FEBRASGO Obstetrícia, n. 45/ Comissão Nacional Especializada em Assistência Pré-Natal).
7. Kenyon SL, Taylor DJ, Tarnow-Mordi W; ORACLE Collaborative Group. Broad-spectrum antibiotics for preterm, prelabour rupture of fetal membranes: the ORACLE I randomised trial. ORACLE Collaborative Group. Lancet 2001;357:979-88.
8. Kenyon S, Boulvain M, Neilson JP. Antibiotics for preterm rupture of membranes. Cochrane Database Syst Rev 2013:CD001058.

9. American College of Obstetricians and Gynecologists. ACOG BulletinseObstetrics. Premature rupture of membranes. ACOG Practice bulletin no. 172. Obstet Gynecol 2016;128:e165-77.
10. Gelber S, Brent E, Varrey A, Fridman B, Sapra K, Frayer W. Equivalence of erythromycin and azithromycin for treatment of PPROM. Am J Obstet Gynecol 2013;208:291.
11. Finneran MM, Appiagyei A, Templin M, Mertz H. Comparison of azithromycin versus erythromycin for prolongation of latency in pregnancies complicated by preterm premature rupture of membranes. Am J Perinatol 2017;34:1102-7.
12. Pierson RC, Gordon SS, Haas DM. A retrospective comparison of antibiotic regimens for preterm premature rupture of membranes. Obstet Gynecol 2014;124:515-9.
13. Navathe R, Schoen CN, Heidari P, et al. Azithromycin vs erythromycin for the management of preterm premature rupture of membranes. Am J Obstet Gynecol 2019;221:144.e1-8.

capítulo 40

Aspectos específicos da assistência ao parto pré-termo na gestação com rotura prematura de membranas

- Sergio Floriano de Toledo*
- Francisco Lazaro Pereira de Sousa**
- Rogerio Gomes dos Reis Guidoni***

INTRODUÇÃO

A assistência à parturição na gestante portadora de rotura prematura das membranas ovulares no pré-termo se reveste em um enorme desafio, em função de sua complexidade, que envolve o binômio mãe-feto, assim como em pontos controversos em sua conduta.

A despeito de sua incidência na prematuridade ser de 2% a 3%, ela será responsável por 30% dos nascimentos prematuros, resultando em elevados índices de morbidade e mortalidade perinatal[1,2].

No sentido de minimizar suas possíveis controvérsias, estudos científicos vem sendo elaborados no intuito de nos fornecer condutas clínicas baseadas em evidências científicas, de encontro a amenizar o prognóstico do binômio feto-materno em tais circunstâncias.

---

* Professor Mestre da Disciplina de Obstetrícia da Faculdade de Ciências Médicas de Santos – UNILUS; Coordenador do Setor de Endocrinopatias e Gestação do Hospital Escola Guilherme Álvaro em Santos.
** Mestre e Doutor pelo Departamento de Obstetrícia da UNIFESP; Estadia de Pesquisa na Universidade Friedrich--Schiller de Jena / Alemanha; Professor do Departamento de Tocoginecologia do Centro Universitário Lusíada/UNILUS-Santos-SP; Membro da Rede Brasileira para estudos da hipertensão na gravidez.
*** Professor da Disciplina de Obstetrícia da Faculdade de Ciências Médicas de Santos – UNILUS, Santos, SP. Mestre em Obstetrícia pela UNIFESP, São Paulo, SP. Diretor Clínico Conceptus Medicina Fetal ABC, Santo André, SP. Responsável pela Medicina Fetal Hospital Brasil – Rede D'Or.

CONDUTA TERAPÊUTICA

A resolução obstétrica no pré-termo em gestantes com rotura prematura das membranas ovulares deverá ser realizado fundamentalmente em um hospital que disponibilize uma assistência obstétrica e neonatal terciárias, com infraestrutura adequada para obtermos melhores resultados em relação à mesma.

Nesse sentido, na hipótese de o nascimento não ser iminente, e não disponibilizar de Unidade de Terapia Intensiva Neonatal (UTI Neo) adequada, a transferência materna se faz necessária[3].

Como princípio básico de uma assistência de qualidade, deverão estar presentes na sala de parto 02 obstetras experientes, 01 neonatologista apto a possível reanimação neonatal de qualidade, 01 anestesista caso haja necessidade de uma intervenção cirúrgica inesperada e 01 enfermeira no auxílio do suporte neonatal[4].

Um dos aspectos relevantes na assistência à parturição na prematuridade visa à profilaxia da infecção neonatal, onde a sepsis neonatal é responsável por elevados índices de morbidade e mortalidade neonatal, principalmente na prematuridade, cujo agente etiológico é o Estreptococo do Grupo B (Streptococcus agalactiae)[5,6].

Sua coleta no sentido da detecção de uma possível colonização através do swab vaginal e perianal em gestantes de risco habitual deverá ser realizada entre a 35ª e a 37ª semanas de idade gestacional, no intuito de implementar medidas profiláticas que se façam necessárias quando a mesma iniciar a parturição.

Em uma revisão sistemática da biblioteca Cochrane onde foram alocadas 6.872 gestantes em 22 ensaios clínicos randomizados, foram observadas evidências científicas favoráveis à redução de infecção materna por corioamnionite (RR) 0,66, 95% intervalo de confiança (IC) 0,46-0,96. Foi observada redução dos seguintes marcadores de morbidade neonatal: o de infecção neonatal (RR 0,67, 95% IC 0,52-0,85), na necessidade de surfactante em recém-nascidos encaminhados a UTI Neo (RR 0,83, 95% IC 0,72-0,96), e também na diminuição de oxigenioterapia no mesmo grupo (RR 0,88, 95% IC 0,81-0,96) (Gráfico 1).

Nesse sentido, no início do trabalho de parto, a opção terapêutica de 1ª linha será a prescrição de penicilina cristalina 5.000.000 de UI endovenosa (EV) de dose de ataque, e 2.500.000 UI de 4 em 4 horas até o parto, ou de ampicilina 2,0 g (EV) de dose de ataque, e de 1,0 g EV de 4 em 4 horas até o parto. Nas gestantes com alergia, deverá ser prescrita a clindamicina 900 mg EV a cada 8 horas até a resolução obstétrica[7].

Entre as mais significativas sequelas da prematuridade, a paralisia cerebral encontra lugar de destaque, fazendo parte de um grupo heterogêneo de distúrbios graves do movimento e da postura, com possibilidade de uma significativa injúria intelectual no seu desenvolvimento[8].

A neuroproteção dos fetos com idade gestacional inferior a 32 semanas de idade gestacional se faz através da administração de sulfato de magnésio[9,10].

Em uma extensa revisão sistemática da biblioteca Cochrane, foi observada uma redução significativa do risco de paralisia cerebral no recém-nascido (risco relativo (RR) 0,68; 95% Intervalo de confiança (IC) 0,54-0,87). (Foram alocados nessa revisão cinco ensaios clínicos randomizados com 6.145 recém-nascidos inclusos.) Foi observada também uma redução significativa na taxa de disfunção motora grave (RR 0,61; 95% IC 0,44-0,85) (quatro ensaios clínicos randomizados com 5.980 recém-nascidos). O esquema terapêutico administrado é o sulfato de magnésio 4 g IV (20-30 minutos), seguidas de 1 g/hora EV até o parto, ou por 24 horas (o que ocorrer primeiro), sem nenhuma repetição imediata de doses (Gráfico 2).

capítulo 40 — Aspectos específicos da assistência ao parto pré-termo na gestação com rotura prematura de membranas

Study or subgroup	Antibiotic n/N	Placebo n/N	Risk Ratio M-H, Random, 95% CI	Weight	Risk Ratio M-H, Random, 95% CI
Ernest 1994	3/77	9/67		6,36%	0,29[0,08, 1,03]
Garcia-Burguillo 1995	3/30	1/30		2,52%	3[0,33, 27,23]
Grable 1996	4/31	8/29		7,9%	0,47[0,16, 1,39]
Johnston 1900	3/40	16/45		7,25%	0,21[0,07, 0,67]
Kurki 1992	1/50	7/51		2,85%	0,15[0,02, 1,14]
Lockwood 1993a	10/35	10/37		12,43%	1,06[0,5, 2,23]
McGregor 1991	7/28	6/27		9,39%	1,13[0,43, 2,92]
Mercer 1992	18/105	22/112		15,87%	0,87[0,5, 1,53]
Mercer 1997	69/299	101/312		22,32%	0,71[0,55, 0,93]
Ovalle-Salas 1997	2/42	11/45		5,17%	0,19[0,05, 0,83]
Svare 1997a	6/30	5/37		7,93%	1,48[0,5, 4,38]
Total (95% CI)	**767**	**792**		**100%**	**0,66[0,46, 0,96]**

Total events: 126 (Antibiotic), 196 (Placebo)
Heterogeneity: Tau² = 0,14; Chi² = 18,29, df = 10(P = 0,05); I² = 45,34%
Test for overall effect: Z = 2,18(P = 0,03)

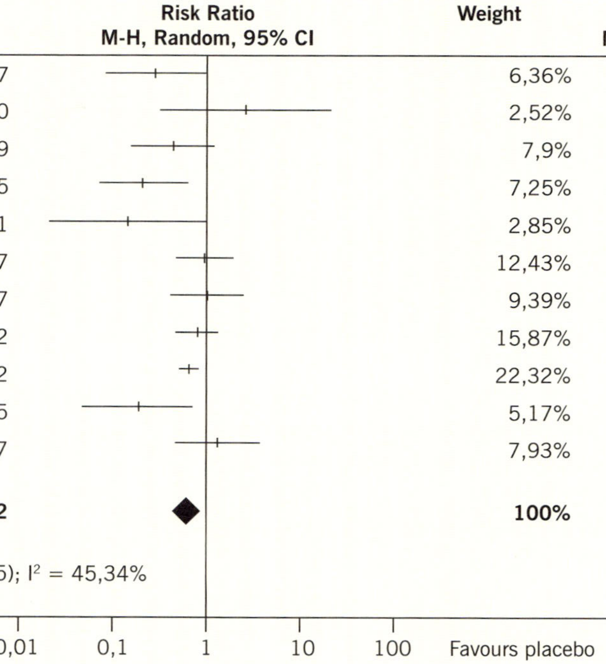

Favours antibiotic   0,01   0,1   1   10   100   Favours placebo

Gráfico 1 – Any antibiotic versus placebo, Outcome 11 Chorioamnionitis

417

Outro aspecto de extrema relevância na assistência à parturição na prematuridade é a maior incidência das apresentações anômalas[11].

O feto prematuro é mais suscetível a lesões por acidose e anoxia, e a ultimação através de uma via que proporcione o menor risco de tocotraumatismos e anoxia se faz necessária. No intuito de a ultimação do parto ocorrer com menores riscos de tocotraumatismos e anoxia fetal, os estudos apontam para a resolução obstétrica ser mais bem obtida através de um parto cesariano[12,13].

O parto em apresentação pélvica se caracteriza por ser o parto das dificuldades crescentes, ou seja, a passagem do polo pélvico apresenta uma dificuldade menor do que a passagem do diâmetro bisacromial, e esse menor ainda do que a passagem do polo cefálico. Outro aspecto relevante nesse mecanismo de parto é que para a passagem do ovoide córmico pode haver sua evolução sem a obrigatoriedade da cervicodilatação total, e em função disso, acarretar uma dificuldade da ultimação do polo cefálico, originando a cabeça derradeira encravada, com sua elevada morbiletalidade neonatal.

Ao optarmos por essa via de parto, no intuito de nos fornecer um campo cirúrgico mais amplo, será fundamental um planejamento especial, inicialmente com a forma de abordagem da incisão cutânea, assim como seu tamanho e o conhecimento das manobras fetais de extração, que iremos realizar na ultimação do parto.

Outro cuidado deverá ser na realização da histerotomia, onde, em razão da prematuridade, o segmento inferior pode se apresentar mal formado, dificultando a extração fetal, onde a opção através da histerotomia longitudinal, segmento corporal, pode se fazer necessária. Na opção inicial pela histerotomia segmentar transversa, diante da dificuldade da extração fetal, deverá ser realizado o prolongamento da mesma através do sentido longitudinal (em T) no intuito de permitir uma ampliação no campo para a ultimação com o menor traumatismo fetal.

Na ausência comprovada de claro benefício na inibição do trabalho de parto prematuro em pacientes com rotura prematura das membranas no pré-termo, é consenso a não realização da tocólise, uma vez que tal prática imporia um maior risco infeccioso materno, na ausência de minimizar os riscos neonatais.

A possível controvérsia sobre a inibição do trabalho de parto somente se justificaria por sua realização em uma situação pontual, na maternidade, diante da ausência de uma assistência neonatal adequada, pela indisponibilidade de uma UTI neonatal, e havendo tempo suficiente do transporte da gestante para uma instituição que disponibilize uma assistência terciária ao binômio feto-materno adequada[14].

Dessa forma, corroborada por publicações científicas como a revisão sistemática da Biblioteca Cochrane de 2014, a mesma sugere que não há evidências suficientes para apoiar a terapia tocolítica para gestantes com rotura prematura das membranas ovulares na prematuridade, pois houve um aumento na corioamnionite materna sem benefícios significativos para o concepto. A tocólise profilática nessa revisão sistemática também foi associada ao aumento do período de latência, sendo a diferença média de 73,12 horas; IC 95% 20,21-126,03[15].

No intuito da vigilância constante da vitalidade fetal, o feto prematuro é mais suscetível a lesões por acidose e anoxia, eventos mais prevalentes na associação com a rotura prematura das membranas na prematuridade[16,17,18].

Em função de sua maior susceptibilidade, os mesmos deverão ser monitorados continuamente. É fundamental que a análise crítica da interpretação diagnóstica dos traçados cardiotocográficos seja realizada com os critérios nas gestações com idades

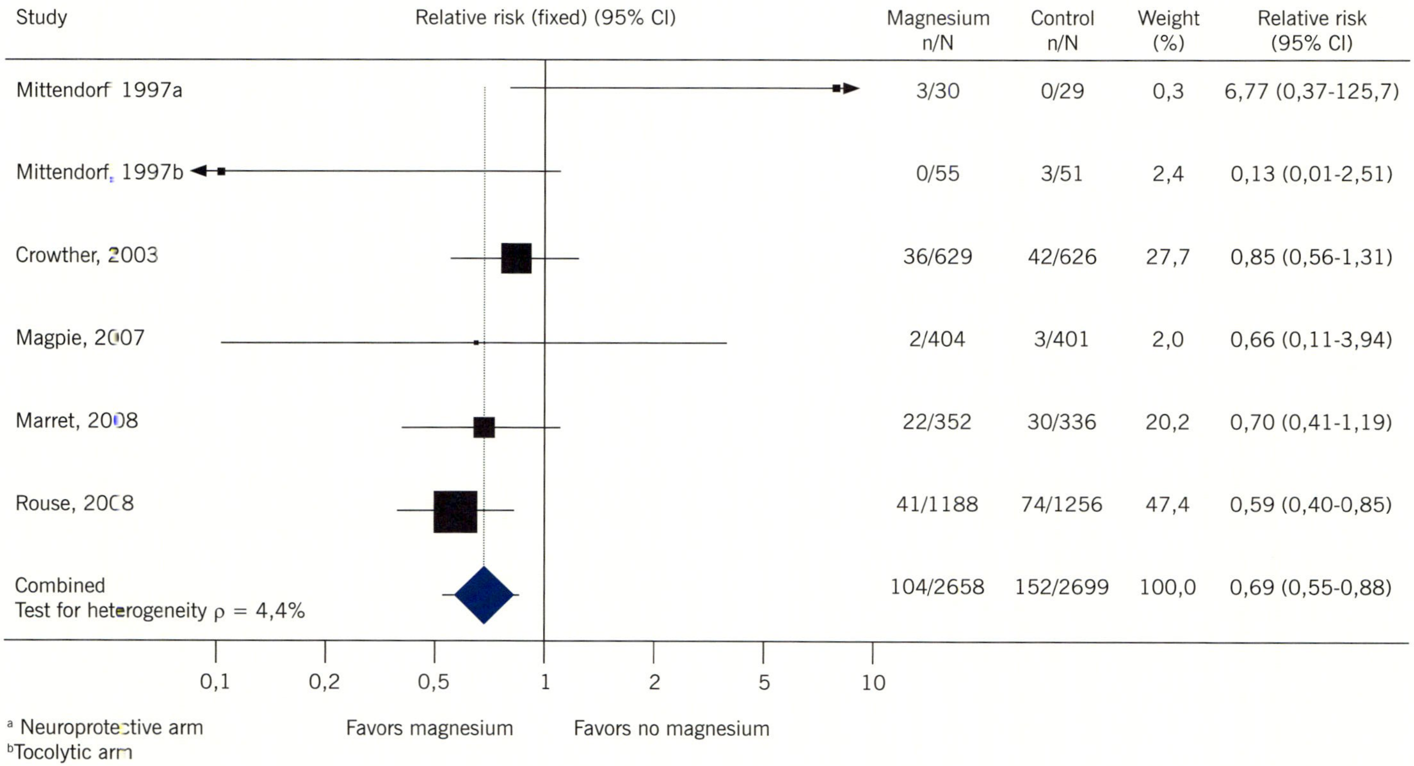

capítulo 40 — Aspectos específicos da assistência ao parto pré-termo na gestação com rotura prematura de membranas

Study	Magnesium n/N	Control n/N	Weight (%)	Relative risk (95% CI)
Mittendorf 1997a	3/30	0/29	0,3	6,77 (0,37-125,7)
Mittendorf 1997b	0/55	3/51	2,4	0,13 (0,01-2,51)
Crowther, 2003	36/629	42/626	27,7	0,85 (0,56-1,31)
Magpie, 2007	2/404	3/401	2,0	0,66 (0,11-3,94)
Marret, 2008	22/352	30/336	20,2	0,70 (0,41-1,19)
Rouse, 2008	41/1188	74/1256	47,4	0,59 (0,40-0,85)
Combined	104/2658	152/2699	100,0	0,69 (0,55-0,88)

Test for heterogeneity $p = 4,4\%$

[a] Neuroprotective arm
[b] Tocolytic arm

Gráfico 2 – Gráfico da metanálise a favor da neuroproteção fetal com a administração de sulfato de magnésio prévio a resolução obstétrica na prematuridade

inferiores a 32 semanas, para sua inclusão nas 03 categorias distintas, para a realização da conduta obstétrica adequada[19].

A recomendação na parturição da oferta da analgesia deverá ser baseada no desejo materno. Em relação à mesma, deve ser evitada a oferta de sedativos, medicamentos analgésicos e tranquilizantes, pois podem provocar depressão respiratória nos fetos prematuros. Nesse intuito, quando necessário, deverá ser ofertada uma analgesia que forneça o mínimo de bloqueio motor, menor quantidade de substâncias anestésicas e que proporcione a menor repercussão hemodinâmica da mesma, que deverá ser ofertada idealmente através da anestesia combinada (duplo bloqueio raqui-peridural)[20,21].

O número de toques vaginais no trabalho de parto deverá ser o estritamente necessário, no intuito de minimizar o risco de morbidade infecciosa materna.

No período expulsivo, a assistência obstétrica será ofertada de forma semelhante à parturição de uma gestação a termo. Deve permitir sua evolução natural, evitando manobras intempestivas de ultimação fetal.

A realização da incisão ampliadora perineal na prematuridade foi durante muito tempo prática preconizada rotineiramente em sua assistência ao período expulsivo. Atualmente, não há evidências de que sua realização sistemática seja necessária, no intuito da prevenção de tocotraumatismos fetais[22,23].

Sua realização deverá ser feita de forma criteriosa e individual para que possa permitir que o recém-nascido não tenha resistência perineal para sua ultimação e a mesma ocorra da forma mais fisiológica possível.

A ultimação do parto através do parto vaginal operatório deve ser evitada através do vácuo extrator fetal, pois na prematuridade ele determina uma maior chance de hemorragias intraventriculares. Não se recomenda da mesma forma a aplicação profilática do fórcipe no prematuro, especialmente quando a estimativa do peso fetal estimado for inferior a 1.500 g, situações em que seu emprego pode acarretar em maior número os tocotraumatismos e hemorragias intraventriculares fetais[24].

Em relação à prevenção da hemorragia pós-parto, da mesma forma que realizamos no parto vaginal a termo o manejo ativo do terceiro período do parto, o mesmo deverá ser praticado sistematicamente, através da administração de ocitocina intramuscular na dosagem de 10 UI, a tração controlada do cordão umbilical e do clampeamento do cordão umbilical oportuno, tardio, desde que o concepto nasça em boas condições de oxigenação[25].

O secundamento na prematuridade pode ocorrer de uma forma mais prolongada, comparado às gestações a termo. A retenção placentária é mais comum que no termo e, se não houver sangramentos importantes, a despeito de ter mais de 30 minutos do nascimento, a extração manual da placenta deve ser evitada, por sua maior dificuldade técnica e pelo risco de incrementar o seu volume sanguíneo. A dequitação deverá ser ultimada, quando necessário, através de fármacos uterotônicos, evitando manipulações desnecessárias[26].

CONSIDERAÇÕES FINAIS / CONCLUSÕES

A assistência à parturição dos fetos prematuros na vigência de rotura prematura das membranas ovulares se torna um enorme desafio ao adequado tirocínio clínico a essas parturientes.

Uma conduta individualizada e baseada na melhor prática assistencial deverá ser instituída no intuito do melhor porvir desse nascituro.

REFERÊNCIAS BIBLIOGRÁFICAS

1. Waters TP, Mercer B. Preterm PROM: prediction, prevention, principles. Clin Obstet Gynecol. 2011;54:307-12.
2. Goldenberg RL, Culhane JF, Iams JD, Romero R. Epidemiology and causes of preterm premature rupture of the membranes. Lancet. 2008;371(9606):75-84.
3. Warner B, Musial J, Chenier T, et al. The effect of birth hospital type on the outcome of very low birth infants. Pediatrics. 2004;113(1 Pt 1): 35-41.
4. Bottoms S. Delivery of the premature infant. Clin Obstet Gynecol. 1995;38(4):780-789.
5. Mercer BM, Miodonnik M, Thurnau GR, goldenburg RL, Das AF, Ramsey RD, et al. Antibiotic therapy for reduction of infant morbidity after preterm premature rupture of membranes. JAMA 1997;278:989-95.
6. Centers for Disease Control and Prevention. Prevention of perinatal group B streptococcal disease: morbidity and mortality weekly report 2002; 51: 1-23. Disponível em: http://www.cdc.gov. Acesso em: 22/10/2010.
7. Hannah M. Antibiotics for preterm labour rupture of membranes and preterm labour. Lancet 2001; 357:973 – 4.
8. Yeargin-Allsopp M, Van Naarden Braun K, Doemberg NS et ai. Prevalence of cerebral palsy in 8-year-old children in three areas of the United States in 2002: a multisite collaboration. Pediatrics 2008; 121:547.
9. Crowther CA, Hiller JE, Doyle LW, Haslam RR (ACTOMgS04) Collaborative Group. Effect of magnesium sulfate given for neuroprotection before preterm birth: a randomized controlled trial. Jama 2003; 290: 2669-76.
10. Marret S, Marpeau L, Zupan-Simunek V. On behalf of the Premag trial group. Magnesiun sulphate given before very-preterm birth to protect infant brain: the randomized controlled Premag trial. BJOG 2006; 114: 310-8.
11. Moczygemba CK, Paramsothy P, Meikle S, Kourtis AP, Barfield WD, Kuklina E, et al. Route of delivery and neonatal birth trauma. Am J Obstet Gynecol 2010;202(4):361.e1-6.
12. Wolf H, Schaap AH, Bruinse HW. Vaginal delivery compared with cesarean section in early preterm breech delivery: a comparison of long term outcome. Br J Obstet Gynaecol 1999;106(5):486-91.
13. Alfirevic Z, et al. Caesarean section versus vaginal delivery for preterm birth in singletons. Cochrane Database of Systematic Reviews 2018, Issue 9.Art. No.: CD000078.
14. Combs C, Andrew et al. Tocolysis does not prolong pregnancy or reduce neonatal morbidity after preterm premature rupture of the membranes. American Journal of Obstetrics & Gynecology, volume 190, Issue 6, 1723-1728.
15. Mackeen AD, Seibel-Seamon J, Muhammad J, Baxter JK, Berghella V. Tocolytics for preterm premature rupture of membranes. Cochrane Database Syst Rev. 2014 Feb 27;(2):CD007062.
16. Westgren LM, Malcus P, Svenningsen N. Intrauterine asphyxia and long-term outcome in preterm fetuses. Obstet Gynecol. 1986;67(4):512-516.
17. Ayres-de-Campos D, Arulkumaran S; FIGO Intrapartum Fetal Monitoring Expert Consensus Panel. FIGO consensus guidelines on intrapartum fetal monitoring: physiology of fetal oxygenation and the main goals of intrapartum fetal monitoring. Int J Gynaecol Obstet. 2015;131:5-8.
18. Alfirevic Z, Devane D, Gyte GM, Cuthbert A. Continuous cardiotocography (CTG) as a form of electronic fetal monitoring (EFM) for fetal assessment during labour. Cochrane Database Syst Rev. 2017 Feb;2(1):CD006066.
19. Macones GA, Hankins GD, Spong CY, Hauth J, Mooreet T. The 2008 NICHD workshop report on electronic fetal monitoring: update

on definitions, interpretation and research guidelines. Obstet Gynecol. 2008;112:661-6.
20. Anand KJ – International Evidence-Based Group for Neonatal Pain – Consensus statement for the prevention and management of pain in the newborn. Arch Pediatr Adolesc Med, 2001; 155:173-180.
21. Anand KJ – Clinical importance of pain and stress in preterm neonates. Biol Neonate, 1998;73:1-9.
22. Macleod M, Strachan B, Bahl R, Howarth L, Goyder K, Van de Venne M, et al. A prospective cohort study of maternal and neonatal morbidity in relation to use of episiotomy at operative vaginal delivery. BJOG. 2008; 115(13):1688-94.
23. Platek D, Chazotte C, Schulman M. Episiotomy does not protect against intraventricular hemorrhage in the very low birth weight neonate. Am J Obstet Gynecol. 1993;168:371-376.
24. American College of Obstetricians and Gynecologists. Operative vaginal delivery. Clinical management guidelines for obstetrician. Int J Gynaecol Obstet.2001;74(1):69-76.
25. Begley CM, Gyte GML, Devane D, McGuire W, Weeks A. Active versus expectant management for women in the third stage of labour. Cochrane Database of Systematic Reviews 2015.
26. Romero R. hsu YC, Athanassiadis AP, et al. Preterm delivery: a risk factor for retained placenta. Am J Obstet Gynecol. 1990;163(3):823-825.

Gráficos:

Metanálise 01

Kenyon S, Boulvain M, Neilson J. Antibiotics for preterm rupture of membranes. Cochrane Database of Systematic Reviews 2013, Issue 12. Art. No.: CD001058. DOI: 10.1002/14651858. CD001058.pub3.

Metanálise 02

Doyle LW, Crowther CA, iMddleton P, Marret S, Rouse D. Magnesium sulphate for women at risk of preterm birth for neuroprotection of the fetus. Cochrane Database of Systematic Reviews 2011, Issue 1. Art. No.: CD004661.

Metanálise 03

Mackeen AD, Seibel-Seamon J, Muhammad J, Baxter JK, Berghella V. Tocolytics for preterm premature rupture of membranes. Cochrane Database Syst Rev. 2014 Feb 27;(2):CD007062

[PARA AUTOR: Favor fornecer em PDFs anexos os Gáficos 1 e 2.]

capítulo 41

Fatores de risco, diagnóstico e tratamento de rotura prematura de membranas

- Marcelo Santucci França*
- Alan Roberto Hatanaka**
- David Baptista da Silva Pares***

INTRODUÇÃO

A amniorrexe prematura é uma entidade nosológica obstétrica de frequência baixa (3%) que determina o parto prematuro em grande parte das pacientes acometidas. Tem recorrência da ordem de 15% e pode ser influenciada pelos mesmos fatores bioquímicos que influenciam a gênese do parto prematuro espontâneo (interleucinas e metaloproteinases). É também conhecida por *rotura prematura das membranas* (RPPTM) e seu diagnóstico passa pela história clínica, exame físico ginecológico/obstétrico, ultrassonografia obstétrica com medida de líquido amniótico e testes laboratoriais.

DEFINIÇÃO

A definição de amniorrexe prematura encontra-se na rotura das membranas ovulares, com perda vaginal de líquido amniótico, antes do início do trabalho de parto e antes de 37 semanas de gestação.

Prevalência da amniorrexe prematura

Ocorre em cerca 3% dos partos prematuros, sendo que cerca de 0,5% em gestações menores que 27 semanas, 1% em gestações entre 27 e 34 semanas e 1,5% em gestações entre 34 e 37 semanas. Assim, é mais provável

---

* Médico assistente do Setor de Predição e Prevenção do Parto Pré-termo do Depto. de Obstetrícia da Universidade Federal de São Paulo. Médico Especialista em Medicina Fetal (AMB/FEBRASGO). Mestre em Obstetrícia pela UNIFESP/EPM.
** Professor Afiliado do Departamento de Obstetrícia da Escola Paulista de Medicina – Universidade Federal de São Paulo.
*** Diretor do serviço e médico associado da Medicina Fetal – RDO; Professor Adjunto da Disciplina de Medicina Fetal na UNIFESP-EPM (1988); Chefe do Serviço de atendimento à Gestante e do Setor de Rastreamento de Aneuploidias da UNIFESP-EPM (1988-atual).

que se tenha amniorrexe prematura em períodos mais tardios da gestação[1].

DIAGNÓSTICO

Etiologia

A etiologia mais provável ocorre em decorrência de quadros infecciosos, inflamatórios, por sangramento ou estresse mecânico da membrana por hiperdistensão (polidrâmnio ou gestações múltiplas). A fisiopatologia envolvida neste processo pode ser descrita como uma perda de adesão celular e da integridade da membrana amniótica, pela redução de proteínas extracelulares da membrana, como laminina, colágeno e fibronectina. Devido a esta redução proteica da matriz extracelular, ocorre um subsequente aumento da secreção de metaloproteinases da matriz extracelular como MMP-8 ou MMP-2 e de interleucinas como IL-8 e IL-2. A secreção destas substâncias resulta em maior contratilidade e dinâmica uterina, que fragiliza ainda mais a integridade da membrana e reduz ainda mais as proteínas extracelulares, como laminina, fibronectina, e se estabelece um ciclo vicioso que culmina na amniorrexe prematura[2].

Fatores de Risco

História Clínica

A história clínica de rotura prematura de membranas prévia é o principal fator de risco para uma subsequente rotura de membranas na gestação atual com Risco Relativo de 5,5 (IC 95% 2,1-6,6), sendo que a rotura prematura de membranas ocorre em 2,5% das gestações sem rotura prematura prévia e em 13,5% nas gestantes com rotura prematura de membranas prévia[3].

Infecções sistêmicas

A infecção do trato genital inferior pode estar correlacionada à gênese da amniorrexe prematura. A fisiopatologia envolvida foi descrita na etiologia/fisiopatologia da doença. O risco relativo de uma gestante com infecção do trato genital inferior ou respiratória

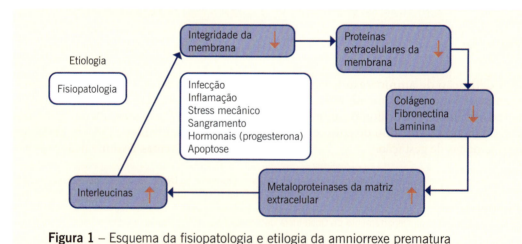

Figura 1 – Esquema da fisiopatologia e etilogia da amniorrexe prematura
Parry S, Strauss JF. Premature Rupture of the Membranes. N Engl J Med. 1998;338(10):663-70.

apresentar amniorrexe prematura pode ser identificado na Tabela 1[4].

Tabagismo

O tabagismo está correlacionado a RPPTM e apresenta 4,2 vezes (IC 95% 1,8-10,0) mais risco se a gestante é a única tabagista residente no ambiente, e aumenta em 2,1 vezes (IC 95% 1,2-3,5) se a gestante e seu parceiro são ambos tabagistas[4].

Sangramento genital

O sangramento genital é outro fator correlacionado a RPPTM, quando ocorre no 2º ou 3º trimestre, segundo a Tabela 3. O sangramento de 1º trimestre não está associado a RPPTM.

O sangramento de 2º trimestre se associa positivamente com a RPPTM (OR 3,6) e com o parto prematuro sem RPPTM (OR 2,4). Ambas as associações apontam para risco de parto prematuro e devem ser consideradas com atenção no acompanhamento pré-natal[4].

Diagnóstico de amniorrexe prematura

História Clínica

Perda repentina de líquido transparente ou amarelo claro pela vagina, com odor diferente da urina, que se assemelha ao odor de água sanitária.

Tabela 1 – Regressão logística de diferentes etiologias das infecções na gestação

Infecção durante a gestação	Rotura Prematura Pré-termo de Membranas			
	Caso n = 184 (100%)	Controle n = 184 (100%)	Odds Ratio	IC 95%
Infecção intra-amniótica	18 (9,8%)	2 (1,1%)	9,00	2,09-38,80
Infecção gonocócica cervical	28 (15,2%)	11 (6%)	5,60	2,16-14,50
Infecção do trato urinário inferior	47 (25,5%)	20 (10,9%)	3,08	1,65-5,75
Cultura cervical para clamídia				
Negativa	142 (77,2%)	149 (81,0%)	1,00	
Positiva	11 (6%)	3 (1,6%)	3,67	1,02-13,10
Não disponível	31 (16,8%)	32 (17,4%)	0,96	0,54-1,69
Infecção do trato respiratório	11 (6%)	5 (2,7%)	2,20	0,76-6,33

Adaptada de Ekwo et al, 1993[4].

Tabela 2 – Risco relativo de número de cigarros/dia e RPPTM

Número de cigarros/dia	RPPTM com Tabagismo OR (95% IC)	Gestante não Tabagista OR (95% IC)
1-9	1,8 (1,2-2,6)	1,0
9-19	1,7 (1,1-2,5)	1,0
> 20	2,1 (1,5-2,9)	1,0

Associação positiva entre o número de cigarros/dia na gestação e a amniorrexe prematura, não havendo dose/dependência, ou seja, aparentemente 1 cigarro e 1 maço de cigarro ao dia têm a mesma repercussão para RPPTM e consequentemente na prematuridade[5].

Tabela 3 – Risco relativo de rotura prematura de membranas após sangramento genital na gestação atual

Sangramento Genital	Pré-termo com RPPTM OR (95% IC)	Pré-termo sem RPPTM OR (95% IC)
1º trimestre	0,6 (0,1-4,1)	2,2 (0,5-10,0)
2º trimestre	3,6 (2,0-6,5)	2,4 (1,4-4,1)
3º trimestre	2,0 (1,5-5,6)	1,9 (1,4-2,5)

O risco relativo de RPPTM é mais importante quando o sangramento ocorre no 2º trimestre da gestação, enquanto no 1º trimestre não há aumento desse risco.

Exame físico

Exame especular (aconselha-se o uso de espéculo estéril): visibiliza-se exteriorização de líquido pelo OEC, habitualmente não associado a grumos, uma vez que, no período que antecede as 37 semanas, a quantidade de grumos é muito reduzida.

Recomenda-se evitar o toque vaginal, pois identificou-se maior repercussão neonatal para diversas questões pós-natais, como síndrome do desconforto respiratório do RN, corioamnionite, endometrite, sepse neonatal, hemorragia intraventricular, óbito neonatal e a composição de resultados perinatais desfavoráveis, que apontam para maior risco de ocorrência (ainda que não estatisticamente significante) em pacientes submetidas a 1 ou 2 toques vaginais, quando comparadas a pacientes que não foram submetidas a nenhum toque vaginal[6].

Diagnóstico Ultrassonográfico da RPPTM

Estudos apontam a ultrassonografia obstétrica como um potencial fator confirmador ou excludente da RPPTM.

Em casos em que a amniorrexe é clinicamente suspeitada pela história, porém não pode ser confirmada pelo exame físico, o ultrassom pode ter um importante papel diagnóstico.

Estudos apontam que, nesta situação, se o índice de líquido amniótico for < 5,0 cm, ou o maior bolsão vertical for < 2,0 cm, o valor preditivo positivo deste exame na confirmação de amniorrexe é da ordem de 70%-80% e seu valor preditivo negativo entre 50% e 60%, ou seja, maiores bolsões pequenos ou índice de líquido amniótico alterados (oligoâmnio) podem confirmar a amniorrexe prematura a partir destes valores[7].

Por outro lado, índices de líquido amniótico > 10 têm valores preditivos negativos de 85%-90% e valores preditivos positivos entre 60% e 80%, ou seja, maiores bolsões grandes ou índice de líquido amniótico normais podem descartar amniorrexe[8].

Sludge do Líquido amniótico

O sludge do líquido amniótico identificado na ultrassonografia transvaginal do colo uterino pode ser um fator infeccioso relacionado a RPPTM[9]. Apesar de não ser consenso sua associação a amniorrexe prematura, é nítida a similaridade da gênese do encurtamento cervical e da amniorrexe prematura. Ambos se iniciam pela presença de interleucinas e metaloproteinases na região cervical, que culmina em trabalho de parto e/ou rotura das membranas[2,10]. Portanto, se apresentam fisiopatologia similar, é muito provável que haja associação positiva entre os eventos, como dizem alguns autores[11].

Deve ser estimulada a realização universal do ultrassom transvaginal do colo uterino na ocasião do ultrassom morfológico de 2º trimestre, para detecção do colo curto e de seus cofatores[12]. Atualmente, o sludge do líquido amniótico na associação ao colo curto apresenta recomendação de tratamento com antibioticoterapia de amplo espectro[13].

O protocolo atual da Escola Paulista de Medicina propõe o esquema tríplice, associando Claritromicina, Metronidazol e uma cefalosporina. No Brasil, temos utilizado a cefalotina/cefalexina, enquanto nos EUA a ceftriaxona[14,15]. Optamos pela realização de cefalosporina de 1ª geração devido à eficácia necessária aos patógenos vaginais, tanto gram-negativos quanto gram-positivos e principalmente pela disponibilidade destas

Tabela 4 – Valores preditivos positivos e negativos da ultrassonografia na RPPTM

	VPP (%)	VPN (%)
1) ILA < 5 cm	80	49
1) MB < 2 cm	70	62
2) ILA > 10 cm (32-36 sem)	60	86
2) ILA > 10 cm (28-32 sem)	79	95

Os valores expressos na Tabela 4 demonstram que oligoâmnio pode ter importante valor preditivo positivo para aminiorrexe e valores normais de líquido amniótico podem ter importante valor preditivo negativo para essa doença.

medicações pela via endovenosa e via oral, permitindo um esquema misto, com menor impacto para o sistema de saúde, no que diz respeito ao tempo de internação da gestante tratada. Nos casos mais graves, com colo < 15 mm, ou associado a prematuridade anterior < 34 semanas, o esquema misto é o indicado com internação hospitalar, com 48 horas de medicação endovenosa (claritromicina 500 mg 8/8h; Metronidazol 400 mg 8/8h e Cefalotina 500 mg 6/6h), seguido de alta hospitalar e 5 dias de tratamento via oral (Claritromicina 500 mg 8/8h; Metronidazol 500 mg 8/8h; Cefalexina 1 g 12/12h). Nos casos de gravidade habitual, apenas o esquema via oral é instituído por 7 dias.

Apresentam-se evidências bastante robustas de que o tratamento do sludge do líquido amniótico pode reduzir a prematuridade em cerca de 75% após o tratamento das pacientes de alto risco, em associação ao colo curto < 25 mm[16,17].

Testes laboratoriais de detecção de RPPTM

Os dois testes laboratoriais mais utilizados na detecção de RPPTM apresentam o mesmo racional para sua aplicação clínica; ambos detectam proteínas que estão exclusivamente presentes no líquido amniótico e que apresentam reação antígeno-anticorpo em teste de beira de leito, com alta sensibilidade, muito similar para ambas.

As proteínas em questão são:
PAMG-1 (Amnisure®) – placental alfa-microglobulin-1; e
IGFBP-1 (Actim PROM®) – insulin-like growth factor-binding protein-1.

As taxas de sensibilidade, especificidade, valor preditivo positivo e negativo são altas e similares, com leve vantagem para o IGFBP-1, conforme resultados expressos na Tabela 5[18].

TRATAMENTO

Tratamento da amniorrexe prematura

Há uma gama de tratamentos para amniorrexe prematura, que vão desde a conduta expectante, até a indicação do parto. Diversas são as possibilidades envolvidas no tratamento farmacológico da amniorrexe prematura com intuito de minimizar o impacto da prematuridade sobre o concepto; entre eles, podemos citar a antibioticoterapia, a corticoterapia, o uso de sulfato de magnésio. Tocolíticos não devem ser considerados.

Tabela 5 – Valores de sensibilidade, especificidade, VPP e VPN para os testes laboratoriais de detecção de RPPTM

	Sensibilidade (%)	Especificidade (%)	VPP (%)	VPN (%)
Amnisure®	95(82-99)	94,8 (79-98)	95 (85-100)	95 (88-100)
Actim PROM®	97 (86-100)	97 (82-99)	97 (88-100)	97 (92-100)

A Tabela 5 demonstra que há grande similaridade entre os testes atualmente disponíveis para detecção de RPPTM.

Conduta expectante

A conduta expectante, visando aguardar o amadurecimento e crescimento fetal com vigilância atenta para sinais ou sintomas infecciosos ou de alteração da vitalidade fetal, é a principal recomendação para pacientes com amniorrexe prematura entre 24 e 34 semanas.

A gestante deve permanecer em ambiente hospitalar até o parto, sob regime de repouso relativo, com oferta de hiperidratação oral (2 a 3 litros/dia). Deve ser instituído controle rigoroso de pulso, pressão arterial e temperatura a cada 6 horas e acompanhamento com propedêutica abdominal (observação de altura uterina e sensibilidade uterina), além de verificar o aspecto, odor e cor dos pensos vaginais[19]. A coleta de secreção vaginal e perianal para pesquisa de estreptococo do grupo B deve ser oferecida (nível A de evidência)[20].

Conduta ativa

Abaixo de 24 semanas: deve ser exposto ao casal o risco de RPPTM abaixo da viabilidade e as reais chances de insucesso, tanto na manutenção da gestação, quanto nas repercussões neurossensoriais e pulmonares para eventuais conceptos sobreviventes[21]. Caso o casal esteja de acordo, a conduta ativa pode ser considerada após aplicação de consentimento informado. No caso de não obtenção do consentimento, a conduta expectante deve ser instituída.

Acima de 34 semanas: por outro lado, a partir de 34 semanas, deve ser considerada a indução do parto (conduta ativa), de preferência com ocitocina ou misoprostol[22] (Nível B de evidência). Levando-se em consideração a menor quantidade possível de toques vaginais e, na necessidade de realização do toque, a recomendação é de uso de luvas estéreis.

Antibioticoterapia profilática

Há recomendação de algumas entidades acadêmicas para o tratamento da amniorrexe prematura com antibioticoterapia profilática. Segundo o ACOG, deve ser considerado o uso de ampicilina 2 g EV de 6 em 6 horas após a constatação da RPPTM, associado a estearato de eritromicina 250 mg EV de 6 em 6 horas, além de amoxicilina 500 mg VO de 8 em 8 horas pelo período de 7 dias (nível A de evidência)[22,23]. Segundo o protocolo institucional da Escola Paulista de Medicina – UNIFESP, é recomendada a infusão endovenosa de 2 g de ampicilina a cada 6 horas durante 48 horas, seguida de 500 mg de amoxicilina, por via oral, a cada 8 horas, por mais 5 dias. Gestantes com menos de 26 anos e/ou com mais de 2 parceiros sexuais no último ano podem merecer adição de Azitromicina 1 g, via oral, dose única[14].

Corticoterapia anteparto

O uso de ciclo único de corticoide com a finalidade de antecipação da maturidade pulmonar fetal pode ser considerado, com forte recomendação (nível A de evidência), na amniorrexe prematura entre 24 e 34 semanas[24], pois demonstrou proteção contra a síndrome de desconforto respiratório do RN, enterocolite necrotizante e hemorragia intraventricular, além mortalidade neonatal.

Não deve ser considerada a utilização de doses semanais de corticoide, a despeito de redução de peso fetal, redução da circunferência cefálica fetal[25] e de evidências na modificação da apoptose neuronal em regiões de hipocampo em animais de experimentação[26].

O corticoide mais utilizado é a betametasona na dose de 12 mg via intramuscular a cada 24 horas por 2 dias, em um único ciclo, entre 24 0/7 e 34 0/7 semanas. Recentemente, uma análise em pacientes de risco de parto prematuro entre 34 1/7 e 37 0/7 semanas demonstrou leve eficácia na maturidade pulmonar do RN após uso de corticoides, porém neste estudo não foi realizada análise de subgrupo para RPPTM[27].

Sulfato de magnésio

Em gestações com amniorrexe prematura abaixo de 32 0/7 semanas, pode ser considerada, na iminência do parto, a utilização de sulfato de magnésio com intuito de neuroproteção fetal, reduzindo o risco de paralisia cerebral em 30% (RR 0,71 IC 95% 0,55-0,91)[28].

A dose utilizada ainda não é consenso mundial; os protocolos institucionais da EPM/UNIFESP[14] utilizam a seguinte forma de administração:

1. Sondagem vesical de demora, monitorização da paciente.

2. Ataque:
   - 4 g MgSO4 em 20 min;
   - 8 ml de MgSO4 50% + 100 ml SF0,9%; correr em BIC a 324 ml/h.

3. Manutenção:
   - 1 g MgSO4 por hora;
   - 1 ampola MgSO4 50% + 500 ml SG 5% em BIC a 100 ml/h.

OBS.: O tempo mínimo adequado para a neuroproteção é de 4 horas.

Tocolíticos profiláticos

O uso de tocolíticos profiláticos não é recomendado na amniorrexe prematura.

Em resumo, a tocólise profilática pode estar associada ao prolongamento do período de latência e ao aumento do risco de corioamnionite sem aumento significativo dos benefícios maternos e/ou fetais (nível B de evidência)[22].

CONSIDERAÇÕES FINAIS

Trata-se, portanto, de uma condição clínica grave e de vital importância na obstetrícia moderna. A sua prevenção primária pode ser de grande valia, evitando-se o tabagismo na gestação, e infecções do trato genital inferior devem ser pesquisadas ainda no período pré-gestacional e tratadas a fim de reduzir o impacto de bactérias patogênicas sobre a gênese da doença. Na prevenção secundária, o sludge pode ser identificado via ultrassonografia transvaginal para medida do colo uterino e seu tratamento, quando pertinente, pode reduzir o aparecimento do RPPTM.

E na prevenção terciária, algumas terapêuticas não farmacológicas, como a conduta expectante, e outras farmacológicas, como a indução do parto, antibiótico-profilaxia, sulfato de magnésio e corticoterapia antenatal, devem ser consideradas, para o aumento do período de latência e redução dos índices de corioamnionite materna/sepsis fetal e de complicações fetais decorrentes da prematuridade, que podem ser minimizadas com a neuroproteção e maturação pulmonar, intestinal e de sistema nervoso central.

REFERÊNCIAS BIBLIOGRÁFICAS

1. Mercer BM. Preterm Premature Rupture of the Membranes : Current Approaches to Evaluation and Management. Obstet Gynecol Clin North Am. 2005;32:411–28.

2. Parry S, Strauss JF. Premature Rupture of the Membranes. N Engl J Med. 1998;338(10):663–70.

3. Mercer BM, Goldenberg RL, Moawad AH, Meis PJ, Ianis JD, Das AF, et al. The Preterm Prediction Study: Effect of gestational age and cause of preterm birth on subsequent obstetric outcome. Am J Obstet Gynecol. 1999;181(5 (Part 1)):1216–21.

4. Ekwo EE, Gosselink CA, Woolson R, Moawad A. Risks for Premature Rupture of Amniotic Membranes. Int J Epidemiol. 1993;22(2):495–503.

5. Williams MA, Mittendorf R, Stubblefield PG, Lieberman E, Schoenbaum SC, Monson RR. Cigarettes, coffee, and preterm premature rupture of the membranes. Am J Epidemiol. 1993;135(8):895–903.

6. Alexander JM, Mercer BM, Miodovnik M, Thurnau GR, Goldenberg RL, Das AF, et al. The impact of digital cervical examination on expectantly managed preterm rupture of membranes. Am J Obstet Gynecol. 2000;183(4):1003–7.

7. Chauhan SP, Magann EF, Morrison JC, Whirworth NS, Hendrix NW, Devoe LD. Ultrasonographic assessment of amniotic fluid does not reflect actual amniotic fluid volume. Am J Obstet Gynecol. 1997;177(2):291–7.

8. Weissmann-Brenner A, O'Reilly-Green C, Ferber A, Divon MY. Values of amniotic fluid index in cases of preterm premature rupture of membranes. J Perinat Med. 2009;37(3):232–5.

9. Hatanaka AR, Mattar R, Kawanami TEN, França MS, Rolo LC, Nomura RMY, et al. Amniotic fluid "sludge" is an independent risk factor for preterm delivery. J Matern Neonatal Med. 2016 Jan 2;29(1):120–5.

10. Fuchs F, Boucoiran I, Picard A, Dube J, Wavrant S, Bujold E, et al. Impact of amniotic fluid "sludge" on the risk of preterm delivery. J Matern Neonatal Med. 2015;28(10):1176–80.

11. Tsunoda Y, Fukami T, Yoneyama K, Kawabata I, Takeshita T. The presence of amniotic fluid sludge in pregnant women with a short cervix: an independent risk of preterm delivery. J Matern Neonatal Med. 2020;33(6):920–3.

12. Einerson BD, Grobman WA, Miller ES. Cost-effectiveness of risk-based screening for cervical length to prevent preterm birth. Am J Obstet Gynecol [Internet]. 2016;215(1):100.e1-100.e7. Available from: http://dx.doi.org/10.1016/j.ajog.2016.01.192.

13. Jin WH, Ha Kim Y, Kim JW, Kim TY, Kim A, Yang Y. Antibiotic treatment of amniotic fluid "sludge" in patients during the second or third trimester with uterine contraction. Int J Gynecol Obstet. 2021;153(1):119–24.

14. Mattar R, Lobo G do R, Nomura RMY, Hatanaka AR, Araujo Júnior E, Sun SY, et al. Protocolos de Conduta - Departamento Obstetrícia - UNIFESP/ EPM [Internet]. https://sites.google.com/huhsp.org.br/obstetricia/protocolos-de-conduta. 2021. Available from: https://sites.google.com/huhsp.org.br/obstetricia/protocolos-de-conduta.

15. OH kyung J, Romero R, Park JY, Lee J, Conde-Agudelo A, Hong J-S, et al. Evidence that antibiotic administration is effective in the treatment of a subset of patients with intra-amniotic infection/ inflammation presenting with cervical insufficiency. Am J Obs Gynecol. 2020;221(2):140.e 1-140.e18.

16. Hatanaka AR, Franca MS, Hamamoto TENK, Rolo LC, Mattar R, Moron AF. Antibiotic treatment for patients with amniotic fluid "sludge" to prevent spontaneous preterm birth: A historically controlled observational study. Acta Obstet Gynecol Scand. 2019.

17. Pergialiotis V, Bellos I, Antsaklis A, Loutradis D, Daskalakis G. Presence of amniotic fluid sludge and pregnancy outcomes: A systematic review. Acta Obstet Gynecol Scand. 2020;99(11):1434–43.

18. Marcellin L, Anselem O, Guibourdenche J, De La Calle A, Deput-Rampon C, Cabrol D, et al. Analyse comparative de deux tests diagnostiques de rupture prématurée des membranes dans les sécrétions cervico-vaginales.

J Gynecol Obstet Biol la Reprod [Internet]. 2011;40(7):651–6. Available from: http://dx.doi.org/10.1016/j.jgyn.2011.06.007.

19. CV S, J G, JP P, LD P. Clinical utility of the nonstress test in the conservative management of women with preterm spontaneous premature rupture of the membranes. J Reprod Med. 1987;32(1):1–4.

20. Middleton P, Shepherd E, Flenady V, Mcbain RD, Crowther CA. Planned early birth versus expectant management (waiting) for prelabour rupture of membranes at term (37 weeks or more). Cochrane Database Syst Rev. 2017;2017(1).

21. American College of Obstetrics and Gynecology. ACOG practice bulletin. Number 38. Perinatal care at the threshold of viability. Int J Gynaecol Obstet [Internet]. 2002;79(2):181–8. Available from: http://www.ncbi.nlm.nih.gov/pubmed/12481756.

22. Kuba K, Bernstein PS. ACOG practice bulletin no. 188: Prelabor rupture of membranes. Obstet Gynecol. 2018;131(6):1163–4.

23. Kenyon SL, Taylor DJ, Collaborative O. Broad-spectrum antibiotics for preterm, prelabour rupture of fetal membranes: the ORACLE I randomised trial. Lancet. 2001;357:979–88.

24. Roberts D, Dalziel S. Antenatal corticosteroids for accelerating fetal lung maturation for women at risk of preterm birth (Review). Cochrane Libr [Internet]. 2007;3(4):1–141. Available from: http://www.epistemonikos.org/es/documents/de5c709b6d4a2316afe1d-bee20d6d214ac3d2bf8%5Cnhttp://www.ncbi.nlm.nih.gov/pubmed/16856047.

25. Thorp JA, Jones PG, Knox E, Clark RH. Does antenatal corticosteroid therapy affect birth weight and head circumference? Obstet Gynecol. 2002;99(1):101–8.

26. França MS, Moron AF, Araujo E, Avedissian M, Pares DBS, Nardozza LMM, et al. Neonatal neuronal apoptosis after betamethasone administration in pregnant Wistar rats. J Matern Neonatal Med. 2016 Apr 2;29(7):1089–93.

27. Cynthia Gyamfi-Bannerman, MD, MSc, Elizabeth A. Thom, PhD, Sean C. Blackwell, MD, Alan T.N. Tita, MD, PhD, Uma M. Reddy, MD, MPH, George R. Saade, MD, Dwight J. Rouse, MD, David S. McKenna, MD, Erin A.S. Clark, MD, John M. Thorp Jr., MD, Edward K. Chien,. Antenatal corticosteroids for women at risk of Late preterm delivery. N Engl J Med. 2017;374(14):1311–20.

28. Doyle LW, Crowther CA, Middleton P, Marret S, Rouse D. Magnesium sulphate for women at risk of preterm birth for neuroprotection of the fetus. Cochrane Database Syst Rev. 2009;(1).

capítulo 42

Tocólise e corticoide: quando e por que fazer?

▶ Vera Therezinha Medeiros Borges*

INTRODUÇÃO

Neste tópico, iremos abordar a tocólise e a corticoterapia em relação às indicações e quando devem ser realizadas.

DIAGNÓSTICO

1.Tocólise: antes de descrever o uso da tocólise, temos que saber que as indicações da tocólise nas pacientes com rotura prematura de membranas pré-termo (RPM-PT) são muito pontuais: a necessidade de retardar o parto por 48 h, com objetivo de administrar o corticoide e, caso seja necessário, encaminhamento para um centro de referência, para recepcionar o recém-nascido prematuro. Como regra geral, não deve ser administrado por mais de 48 h, ou em situações de trabalho de parto avançado (> 4 cm), qualquer achado sugestivo de corioamnionite subclínica ou evidente, sinais de hipóxia fetal, descolamento da placenta.

Mackeen et al. (2014)[1] realizaram uma revisão sistemática com 8 trials (408 mulheres), comparando os desfechos da gestação entre mulheres com RPM-PT antes de 34 semanas que receberam ou não tocolíticos. O desfecho primário foi a morbimortalidade perinatal (RR = 1,67; IC: 0,85-3,29), que não mostrou significância. Em relação aos desfechos secundários, observou-se que no grupo que recebeu a tocólise houve maior período de latência (73 horas, IC 95%: 20-126 horas), aumento da taxa de corioamnionite (RR: 1,79, IC 95%: 1,02-3,14), menor número de partos dentro de 48 h (RR: 0,59, IC 95%: 0,34-1,00); entretanto, não houve

---

* Professora Associada do Departamento de Ginecologia e Obstetrícia da Faculdade de Medicina de Botucatu; Responsável pelo Serviço de Cardiopatia e Gravidez do HC da Faculdade de Medicina de Botucatu; Responsável pelo Serviço de Atendimento a gestantes usuárias de Álcool e Drogas do HC da Faculdade de Medicina de Botucatu; Diretora Técnica da Maternidade Santa Isabel em Bauru.

significância estatística quanto ao número de partos dentro 7 dias, óbito fetal, sepses neonatais e endometrite materna. Os autores concluem que ainda não há evidências suficientes para indicar a tocólise em mulheres com RPM-PT. Devemos destacar que no período dessa revisão, nem todas as pacientes receberam corticoterapia ou antibiótico profilático, o que diverge com a terapêutica atual, podendo explicar a falta de resultados importantes.

2.Corticoide: o mecanismo de ação é acelerar o desenvolvimento dos pneumócitos tipo 1 e 2, levando a mudanças estruturais e bioquímicas que melhoram a mecânica pulmonar e as trocas gasosas, levando a produção do surfactante[2]. Outros efeitos incluem a indução de receptores beta-pulmonares, que desempenham um papel na liberação de surfactante e na absorção de fluido alveolar quando estimulados; indução de enzimas antioxidantes pulmonares fetais; e regulação positiva de genes para mediadores de sódio epitelial pulmonar e absorção de líquido, que são importantes para a absorção pós-natal de fluido pulmonar[3,4,5]. Para que essas mudanças ocorram, os pulmões precisam ter atingido um estágio de desenvolvimento que seja biologicamente responsivo aos corticosteroides.

A indicação do uso de corticoterapia nos casos de RPM-PT é baseada em duas revisões sistemáticas, nas quais demonstraram redução dos seguintes desfechos perinatais: morte neonatal, síndrome do desconforto respiratório, hemorragia intraventricular, enterocolite necrotizante, sem aumento de infecção materna ou neonatal[6,7].

A idade gestacional preferencialmente indicada para administração do corticoide em gestantes com RPM-PT é entre 24 e 34 semanas de gestação. Antes de 24ª semana, pode ser indicada nos casos que optarem por manter a gestação. Nas gestações acima de 34 semanas, poderão ser administrados quando a decisão for a conduta expectante e que não receberam corticoide anteriormente e que estão programados para parto entre 24 horas e até 7 dias[8].

O tempo ideal para o uso do corticoide e o parto é entre dois e sete dias após a administração da primeira dose[9]. Os dados observacionais sugerem que os benefícios neonatais começam a se acumular algumas horas após a administração do corticoide e, portanto, existem algumas evidências de que os bebês que receberam uma dose de corticoide no útero, mas nasceram antes da segunda dose, tiveram melhores resultados do que aqueles que não receberam nenhuma dose[10].

As duas opções de corticoides são:

- Betametasona: 12 mg, por via intramuscular, a cada 24 horas por dois dias.

- Dexametasona: 6 mg, por via intramuscular, 12/12 horas, por dois dias.

Ambas as drogas apresentam eficácia semelhante, embora a betametasona seja mais utilizada devido a sua posologia ser mais facilmente realizada[1].

Segundo McGoldrick et al. (2020)[1], ao compararem administração de corticoide semanal com esquema único, não encontraram diferença na morbidade neonatal entre os grupos, entretanto houve maior frequência de corioamnionite no grupo que recebeu corticoide semanal, portanto, não recomendam repetir semanalmente a corticoterapia em pacientes com RPM; sugerem apenas realizar um esquema de resgate, caso o tempo seja maior do que 14 dias.

TRATAMENTO

Tratamento está junto do diagnóstico.

REFERÊNCIAS BIBLIOGRÁFICAS

1. McGoldrick E, Stewart F, Parker R, Dalziel SR. Antenatal corticosteroids for accelerating fetal lung maturation for women at risk of preterm birth. Cochrane Database of Systematic Reviews 2020, Issue 12. Art. No.: CD004454.
2. Bonanno C, Wapner RJ. Antenatal corticosteroid treatment: what's happened since Drs Liggins and Howie? Am J Obstet Gynecol. 2009;200(4):448.
3. Ballard PL, Ballard RA. Scientific basis and therapeutic regimens for use of antenatal-glucocorticoids. Am J Obstet Gynecol 1995; 173:254.
4. Grier DG, Halliday HL. Effects of glucocorticoids on fetal and neonatal lungdevelopment. Treat Respir Med 2004; 3:295.
5. Süvari L, Helve OM, Kari MA, et al. Glucocorticoids, sodium transport mediators, andrespiratory distress syndrome in preterm infants. Pediatr Res 2021; 89:1253.
6. Park CK, Isayama T, McDonald SD. Antenatal Corticosteroid Therapy Before 24 Weeks of Gestation: A Systematic Review and Meta-analysis. Obstet Gynecol 2016; 127:715.
7. Roberts D, Brown J, Medley N, Dalziel SR. Antenatal corticosteroids for accelerating fetal lung maturation for women at risk of preterm birth. Cochrane Database Syst Ver 2017; 3:CD004454.
8. ACOG Practice Bulletin,Prelabor Rupture of Membranes: Number 217. Obstet Gynecol 2020; 135:e80.
9. WHO recommendations on interventions to improve preterm birth outcomes Highlights and Key Messages from the World Health Organization's 2015 Global Recommendations.
10. Norman M, Piedvache A, Børch K, et al. Association of Short Antenatal CorticosteroidAdministration-to-Birth Intervals With Survival and Morbidity Among Very PretermInfants: Results From the EPICE Cohort. JAMA Pediatr 2017; 171:678.

capítulo 43

Viabilidade fetal e manejo clínico da mulher com rotura prematura de membranas pré-termo (internação *vs.* acompanhamento ambulatorial)

▶ Renato Passini Junior*
▶ Monica Lopez Vazquez**
▶ Claudio Barsanti***

INTRODUÇÃO

Serão abordados três temas nesse capítulo: a viabilidade fetal e o manejo de situações de rotura prematura de membranas, as considerações sobre dilemas no manejo de recém-nascidos periviáveis, independentemente da causa que motivou o nascimento, e a discussão sobre o manejo ambulatorial da rotura prematura de membranas pré-termo.

I. VIABILIDADE FETAL E MANEJO CLÍNICO DA MULHER COM ROTURA PREMATURA DE MEMBRANAS PRÉ-TERMO

O conceito de viabilidade do ser humano envolve inúmeros aspectos em sua análise, mas o mais objetivo leva em consideração a idade gestacional a partir da qual o recém-nascido tem acima de 50% de chance de sobrevida, ou seja, consegue sobreviver ao nascimento e receber alta hospitalar. Esse é um dos conceitos existentes, havendo outros, que abordam outros aspectos e desdobramentos dessa definição[1,2]. Além desse termo, também existe o conceito de limite de viabilidade, que consiste na idade gestacional em que a maturação fetal

---

* Professor Associado do Departamento de Tocoginecologia da Faculdade de Ciências Médicas da Universidade Estadual de Campinas (UNICAMP).
** Professora Assistente da Faculdade de Ciências Médicas da Santa Casa de São Paulo. Advogada, Sócia do Escritório Barsanti, Vazquez Advogados.
*** Doutor em Medicina pela Faculdade de Ciências Médicas da Santa Casa de Misericórdia de São Paulo. Sócio do Escritório Barsanti, Vazquez Advogados.

assegura razoáveis chances de sobrevida extrauterina se oferecido suporte tecnológico[3]. Nesse aspecto, a possibilidade de sobrevida nessa fase da evolução fetal é agregada à necessidade de suporte tecnológico de qualidade prestado ao recém-nascido. São conceitos complexos, que se complementam e que não devem ser vistos como estanques, estando sempre em constante evolução, conforme o conhecimento científico e social avançam. Os limites de viabilidade, por exemplo, têm mudado com o tempo, com a observação de maiores taxas de sobrevida em menores idades gestacionais[4,5].

Este tema tem sido motivo de preocupação por parte de obstetras e neonatologistas, pelas profundas incertezas contidas no manejo de gestações e recém-nascidos nascidos nos limites da viabilidade, o que tem levado entidades importantes de Obstetrícia e Pediatria a lançarem guias específicos sobre esse tema[6,7,8]. Todos apontam as dificuldades de atuação nessa fase da gravidez, em termos de condutas e decisões, propondo várias ações e condutas, nem sempre havendo consenso nas propostas.

Em 2014, o Instituto Nacional de Saúde dos Estados Unidos da América definiu o termo *nascimento periviável* como aquele que ocorre entre 20,0 semanas até 25 semanas e 6 dias[9]. Esse período engloba os limites do nascimento considerados como abortamento, que para alguns está em 20 semanas e para outros está em 22 semanas, e os limites de viabilidade, que podem variar de local para local. Os nascimentos nessa fase, que engloba fetos e recém-nascidos pré e periviáveis, geram muitas dificuldades de conduta obstétricas e neonatais, como também podem ter repercussões nas esferas ética e legal, além de tantas outras. As condutas a serem adotadas nessa fase, em face de determinados problemas que podem ocorrer na gravidez, terão que envolver a certeza de idade gestacional, porque poucos dias de diferença na estimativa podem gerar grandes repercussões para o concepto, como também devem levar em conta que muitos dos parâmetros utilizados para adoção dessas condutas podem ser modificáveis segundo o local onde estamos atuando e onde a criança nascerá, se o parto for ocorrer, os avanços científicos, preceitos legais e éticos de cada época, características sociais e culturais da população e da gestante, além de tantos outros.

Para definir melhor o que seria limite de viabilidade, é necessário avaliar as estatísticas nacionais e da instituição onde uma gestante com risco de nascimento nesse período está sendo atendida. Publicação recente da Rede Brasileira de Pesquisas Neonatais[10], com dados de nascimentos de 20 instituições universitárias públicas, com informações de 2011 a 2019, identificou que não há sobrevida hospitalar antes de 23 semanas de gestação. Dentre os nascidos com 23 semanas, apenas 7% sobreviveram e tiveram alta hospitalar. A partir de 24 semanas, o percentual de sobreviventes começa a aumentar, mas só é atingido o valor de 50% ou mais de sobreviventes entre 25 e 26 semanas, sendo esse o limite de viabilidade que pode ser inferido por esses dados para a população brasileira, por enquanto. Mas não é só sobrevida que importa, ou seja, capacidade de um recém-nascido receber alta hospitalar vivo. Sabemos que o nascimento no período periviável pode estar associado a elevada mortalidade e morbidade infantil, com risco de sequelas graves e doenças na vida adulta[11,12,13,14]. Portanto, as situações obstétricas que podem gerar partos nessa fase pré e periviável devem ser motivo de medidas preventivas e avaliadas cuidadosamente quando de sua ocorrência.

DIAGNÓSTICO

A rotura prematura de membranas ovulares é uma das condições obstétricas que pode ocorrer na pré e periviabilidade. Devido a todas essas questões abordadas anteriormente, esse tema traz inúmeras dificuldades na orientação de condutas obstétricas e neonatais. Sem dúvida, é uma das questões mais desafiadoras enfrentadas por obstetras e neonatologistas, pois envolve decisões complexas tecnicamente, eticamente difíceis, num cenário emocionalmente bem alterado e com repercussões múltiplas. A rotura de membranas na periviabilidade (RPM-p) rompe expectativas, médicas e familiares, por isso acarreta muita dificuldade de manejo.

É condição obstétrica pouco frequente, atingindo menos de 1% das gestações[15], mas está associada com aproximadamente 1/3 dos nascimentos nessas faixas de idade gestacional[16]. Nessas situações, o obstetra deve atentar para a certeza do diagnóstico da rotura e a confirmação da idade gestacional, pois poucos dias de diferença na duração da gravidez podem trazer grandes repercussões nas estimativas de sobrevida neonatais. As formas de diagnosticar tanto a rotura de membranas, principalmente em situações de dúvida, e os critérios para confirmação de idade gestacional fogem ao escopo desse capítulo, devendo ser considerados como leitura complementar pelo leitor.

TRATAMENTO

Feito o diagnóstico e confirmada a idade gestacional, devemos avaliar alguns aspectos clínicos, como a presença de trabalho de parto e de algumas complicações, como infecções ou sangramento. Exame clínico detalhado e avaliação obstétrica criteriosa são necessários. Toque vaginal só deve ser feito se houver evidente necessidade (trabalho de parto instalado, por exemplo). Exames laboratoriais e de imagem devem ser providenciados, para esclarecer se existem ou não alterações que indiquem complicações não identificadas, bem como, no caso de exame ultrassonográfico, avaliar o volume de líquido amniótico residual (importante fator no prognóstico), bem como anormalidades fetais, placentárias, uterinas etc.

A conduta na rotura de membranas pré-termo está mais bem estabelecida a partir de 24 semanas, o que contempla parte do período considerado como de periviabilidade. A conduta conservadora a partir de 24 semanas, desde que não existam complicações, tem sido a mais preconizada.

Abaixo de 24 semanas, as dúvidas e falta de consenso são maiores nos casos de rotura prematura de membranas. É esse período de idade gestacional que iremos abordar daqui para frente no texto. As condutas nesse período são muito variáveis de país para país, instituição para instituição e de profissional para profissional. Parte dessas gestantes entrará espontaneamente em trabalho de parto e terá seu parto em breve. Esse intervalo entre a rotura das membranas e o parto é o que se denomina período de latência, podendo variar muito nesses casos. Estimativas apontam que 40% a 50% dessas gestantes terão parto espontâneo na primeira semana, e que de duas a cinco semanas, cerca de 70% a 80% terão os nascimentos ocorridos[15]. Algumas, portanto, não entrarão em trabalho de parto mesmo semanas após a rotura. A depender do local das membranas em que ocorreu a rotura e da causa que a determinou, existe a possibilidade de tamponamento espontâneo dessa área, com parada de perda de líquido amniótico, o que pode ocorrer num número pequeno de casos, existindo até a possibilidade de reacúmulo de líquido nesses casos, acarretando melhor prognóstico[15]. Entretanto, muitas apresentarão pouco ou nenhum líquido amniótico restante, e podem continuar perdendo líquido por um longo tempo. Portanto, é necessária cautela nessa fase inicial, no sentido de proposição de condutas. Devido a múltiplas dificuldades envolvidas no atendimento dessas mulheres, a transferência da gestante para uma instituição com maiores recursos e com maior experiência no atendimento a essas situações poderá ser muito recomendável, podendo, inclusive, mudar o prognóstico gestacional[8].

Para o obstetra, é importante ter em mente os principais fatores prognósticos frente a uma situação de rotura de membranas nessas idades gestacionais tão precoces[17,18]. Além disso, ter claro que o prolongamento da gestação, mesmo que por alguns dias, nessa fase da gravidez, pode diminuir a mortalidade e morbidade neonatal, principalmente quando acompanhada de medidas obstétricas e neonatais. Assim, uma melhor compreensão da eficácia e das intervenções disponíveis dentro deste período da gravidez é fundamental[19]. Isto, entretanto, não poderá ser feito se existirem ou surgirem situações associadas à rotura das membranas que acarretem risco ao binômio materno-fetal, como, por exemplo, a infecção intrauterina.

É importante analisar os riscos maternos e fetais/neonatais de uma forma ampla, principalmente para expor aos pais eventuais repercussões, tanto quando se opta pela resolução da gestação, como quando se opta pela conduta conservadora. O nascimento abaixo de 23 semanas implica ausência de sobrevida no país até esse momento. No caso da conduta conservadora, há que se destacar os riscos de corioamnionite (que já pode estar presente quando da rotura das membranas) e que é mais frequente quando existe baixo volume residual de líquido amniótico e foi realizado toque vaginal. Outros riscos envolvem o descolamento prematuro de placenta (descrito em percentuais variáveis, sendo maior quanto menor a idade gestacional da rotura), acidentes com o cordão umbilical (compressão ou prolapso de cordão, este mais frequente em apresentações pélvicas ou situação transversa do feto), compressão torácica e hipoplasia pulmonar (principalmente em roturas abaixo de 24 semanas), ocorrência de defeitos faciais e de membros (quando ocorre oligoâmnio acentuado prolongado), óbito fetal, nascimento na extrema prematuridade (o que aumenta a probabilidade de óbito neonatal ou sequelas graves em parcela significativa dos sobreviventes). Também os riscos maternos devem ser destacados[20], como infecção intrauterina, endometrite puerperal, sepse e mais raramente a morte, além dos relacionados com o parto (o que também deve ser abordado no caso de conduta resolutiva), tais como a necessidade de transfusão de sangue e histerectomia em casos de certas complicações[21]. Tudo deve ser exposto de forma clara e transparente para os pais, sem exageros ou tendências, pois eles devem estar diretamente envolvidos nas decisões que serão tomadas.

Há vários resultados publicados na literatura sobre a conduta conservadora nas situações de rotura de membranas na pré e periviabilidade, avaliando sobrevida hospitalar e sequelas futuras nos sobreviventes[20,22,23]. Geralmente, são estudos retrospectivos, realizados em instituições de países diferentes, com condutas muito diferentes, o que pode trazer resultados de difícil interpretação e risco de viés. Apesar disso, temos até revisões sistemáticas abordando os desfechos da conduta conservadora. Uma delas, avaliando 15 estudos de outros países publicados entre 2009 e 2015, demonstrou uma latência média entre 20 e 43 dias, um percentual de nascidos vivos em torno de 63%, com uma taxa de sobrevida do recém-nascido na alta em 45% dos casos, sendo maior quando a bolsa rompeu em idades mais avançadas do que nas mais precoces. Entretanto a morbidade neonatal continuou sendo alta, apesar de avanços tecnológicos, já que muitos acabam nascendo na prematuridade extrema, mesmo com a adoção da conduta conservadora. Já a morbidade materna grave não apareceu em taxas elevadas e não foram descritos casos de morte materna nessa revisão sistemática, sendo os principais desfechos maternos a corioamnionite e a necessidade de realização de cesáreas[24]. Esses resultados podem ser muito variáveis a depender do local e das formas de manejo dos casos. O que se observa, também, é que quanto menor a idade gestacional da rotura de membranas, menores serão as chances de sobrevida neonatal[15].

As mudanças nos resultados a curto e longo prazo com o passar das décadas têm mudado alguns posicionamentos e condutas obstétricas e neonatais. Isto decorre também da postura de algumas mulheres, que optam por condutas mais conservadoras. Dentre as condutas obstétricas recomendadas quando se pretende adotar a conduta conservadora na periviabilidade, desde que não existam complicações, temos as propostas pelo Colégio Americano de Obstetrícia e Ginecologia, em conjunto com a Sociedade de Medicina Materno-Fetal[6]. Assim, a orientação que essas entidades preconizam que seja feita em relação ao uso de corticosteroides para indução de maturidade pulmonar fetal é de que não seja realizado até 22 semanas e 6 dias, podendo ser considerado na semana 23 e recomendado a partir da semana 24. No mesmo sentido, é feita a orientação de neuroproteção com sulfato de magnésio, se houver risco de ocorrência do parto nas próximas horas, e de antibioticoprofilaxia para prevenção da infecção neonatal pelo estreptococo do grupo B. Para o uso de antibióticos com objetivo de aumentar o período de latência, a orientação é de que eles já devem ser considerados a partir de 20 semanas e recomendados a partir de 24 semanas. Não há consenso nessas recomendações com o proposto por outras entidades científicas internacionais, sendo fundamental INDIVIDUALIZAR o atendimento em cada situação.

Portanto, o obstetra, ao se deparar com uma situação de rotura de membranas na periviabilidade em idades gestacionais abaixo de 24 semanas, terá que enfrentar a dúvida sobre o que fazer, devendo ponderar com prudência, esclarecer adequadamente os pais e familiares, não tentar impor opiniões pessoais e considerar que múltiplos aspectos estão envolvidos (técnicos, éticos, legais, emocionais), de tal forma que o melhor são decisões compartilhadas entre a equipe e os familiares em relação às condutas a serem tomadas. Se houver divergência de opiniões, principalmente em relação à equipe médica e pais, mais cautela ainda devemos ter em relação a como proceder.

Há necessidade de diálogo constante com os pais sobre riscos e benefícios conhecidos das condutas a serem tomadas e esse diálogo deve ser feito em conjunto com neonatologista/pediatra, que será muito importante nas decisões a serem tomadas.

As condutas e decisões propostas poderão ser modificadas conforme os fatos forem ocorrendo durante o atendimento. Por exemplo: a decisão de adotar uma conduta conservadora deverá mudar se ocorrer infecção intra-amniótica (corioamnionite), já que a literatura é praticamente unânime no sentido de resolução da gestação na presença desta condição.

Outra questão importante e fundamental é dar tempo para tomada de decisões, tanto para a equipe médica, quanto para a família, exceto em situações de urgência/emergência.

Os profissionais da equipe médica também devem se entender e protocolos institucionais de conduta nessas situações devem ser preparados e sempre ajustados a cada situação particular, para evitar ações divergentes dentro da equipe. Preceitos legais e éticos devem ser respeitados e, em determinadas situações, pode até se cogitar em buscar auxílio jurídico para resolver determinadas situações de impasse e indecisão. Sempre adotar Termo de Consentimento para as condutas a serem adotadas e registrar tudo em prontuário.

II. DILEMAS ÉTICOS E ASPECTOS LEGAIS APÓS O NASCIMENTO NA PERIVIABILIDADE

Se ocorrer o nascimento no período de periviabilidade, independentemente da causa que acarretou o nascimento, dúvidas poderão surgir quanto ao atendimento neonatal a ser prestado. As diretrizes da Sociedade Brasileira de Pediatria, com base em dados nacionais e mundiais disponíveis, indicam que os recém-nascidos com menos de 23 semanas são muito imaturos e a possibilidade de sobrevivência é diminuta, devendo ser recepcionados por equipe apta a fornecer cuidados paliativos e apoio aos familiares. Quando a idade gestacional for igual ou superior a 25 semanas, as taxas de sobrevida já são consideráveis, justificando a máxima intervenção. Resta o intervalo chamado de zona cinzenta, entre 23 e 24 semanas, período polêmico, pois há muitas incertezas quanto aos resultados e prognóstico.

Na prática, os dados a respeito do feto que vai nascer nem sempre são confiáveis, pois muitas vezes a determinação da idade gestacional não é confiável e há erros possíveis na estimativa de peso fetal. Ainda, existem várias condições que podem interferir no crescimento e desenvolvimento fetal, tais como: presença de malformações congênitas, gestação múltipla, restrição de crescimento intrauterino, sofrimento fetal, uso antenatal de esteroides, presença de infecção, entre outras, dificultando ainda mais o planejamento das condutas pós-natais.

Somente após o exame físico realizado no recém-nascido e com o peso após o nascimento, existe maior segurança no conhecimento das condições fetais. Em prematuros periviáveis, iniciar ou não a reanimação é um ponto de inúmeras discussões éticas, devendo ser considerado o aspecto técnico já apresentado. Outra questão já citada e que deve ser lembrada é quanto ao relacionamento dos familiares com o recém-nascido. Estes podem planejar uma forma de abordagem diversa dos profissionais médicos, que deverão se pautar pela atuação médica em favor do menor. A dignidade e o melhor interesse do menor deve ser o ponto de partida para discussões no âmbito ético, emocional e técnico.

Desta forma, é importante lembrar do princípio bioético da Beneficência, em especial se o tratamento a ser instituído pode ser considerado fútil, ou seja, se a possibilidade de alcançar o objetivo é praticamente nula ou não. Cabe lembrar que o alívio do sofrimento faz parte da boa prática médica e, quando não houver possibilidade terapêutica, os cuidados paliativos devem ser instituídos.

Caso o tratamento seja considerado fútil, a sua suspensão, no Estado de São Paulo, não é considerada ilegal, conforme a Lei n. 10.241/1999[25]. Da mesma forma, o Conselho Federal de Medicina editou a Resolução n. 1.805/2006[26]. considerando que: "Na fase terminal de enfermidades graves e incuráveis é permitido ao médico limitar ou suspender procedimentos e tratamentos que prolonguem a vida do doente, garantindo-lhe os cuidados necessários para aliviar os sintomas que levam ao sofrimento, na perspectiva de uma assistência integral, respeitada a vontade do paciente ou de seu representante legal".

Para o adequado respeito ao princípio da autonomia, os genitores devem estar esclarecidos, o que é concretizado no Termo de Consentimento Livre e Esclarecido. Em casos de parto com idade gestacional muito precoce, é importante oferecer aos pais a escolha de limitar as intervenções em sala de parto, podendo haver a substituição por medidas de conforto em casos de mau prognóstico.

Dada a delicadeza do tema e os limites tênues da discussão, é fundamental que exista uma equipe de obstetras e neonatologistas bastante coesa e integrada em termos de condutas, evitando que os genitores recebam

capítulo 43 — Viabilidade fetal e manejo clínico da mulher com rotura prematura de membranas pré-termo

informações desconexas e distintas, o que apenas traz mais confusão. Também é importante o suporte da equipe multiprofissional.

Em relação à documentação, além do Termo de Consentimento Livre e Esclarecido, é necessário o registro de todas as informações em prontuário médico.

Do ponto de vista legal, existe documentação obrigatória. Segundo a Lei n. 12.662/2012[27], em caso de nascimento com vida, deverá ser realizada a Declaração de Nascido Vivo, emitida pelo profissional de saúde responsável por acompanhar a gestação, o parto ou o recém-nascido. Caso a criança venha a falecer, independente de quanto tempo houve de vida, deverá ser elaborada a Declaração de Óbito.

Em caso de parto, seja de recém-nascido vivo ou natimorto, a parturiente terá direito à licença-maternidade de 120 dias.

A 10ª Revisão da Classificação Internacional de Doenças (CID – 10) definiu como óbito fetal precoce os óbitos ocorridos em fetos com peso superior ou igual a 500 g ou 22 semanas completas de gestação ou mais, ou comprimento superior ou igual a 25 centímetros. A RDC nº 222, de 28 de março de 2018[28], define que "a perda do produto da fecundação, sem sinais vitais, com peso menor que 500 gramas ou estatura menor que 25 centímetros ou idade gestacional menor que 20 semanas, que não tenha valor científico ou legal e não tenha havido requisição pelo paciente ou seus familiares", será considerado tecnicamente RSS (resíduo de serviço de saúde). O habitual é que seja então solicitado e emitido laudo anatomopatológico pelo médico patologista, sendo incluídos nestes laudos informações sobre presença ou ausência de malformações, o que é de grande valia. Contudo, caso a família deseje sepultar, mesmo sendo considerado RSS, a emissão da Declaração de Óbito poderá ser emitida. Embora a recomendação do Ministério da Saúde seja pela não emissão de Declaração de Óbito em caso de aborto, não há impedimento em que esta seja elaborada mediante requisição dos familiares para sepultamento do produto de concepção.

Em conformidade com a Resolução CFM nº 1.779/2005[29], "Em caso de morte fetal, os médicos que prestaram assistência à mãe ficam obrigados a fornecer a Declaração de Óbito quando a gestação tiver duração igual ou superior a 20 semanas ou o feto tiver peso corporal igual ou superior a 500 (quinhentos) gramas e/ou estatura igual ou superior a 25 cm".

III. INTERNAÇÃO HOSPITALAR VERSUS ACOMPANHAMENTO DOMICILIAR NA ROTURA PREMATURA DE MEMBRANAS PRÉ-TERMO

Quando uma gestante apresenta rotura de membranas em idades gestacionais pré-termo (não apenas na periviabilidade), ela deverá ser internada para avaliação e definição de condutas apropriadas para cada situação em particular. No caso de adoção de uma conduta conservadora, ou seja, quando haverá acompanhamento da gestação até que surja alguma complicação ou a paciente entre em trabalho de parto ou, ainda, se ela atingir idades gestacionais limite para a conduta conservadora, a estratégia mais utilizada atualmente é manter a gestante em internação hospitalar, o que pode acarretar um grande período de hospitalização. Isto pode acarretar consequências emocionais e psicológicas nessas mulheres, bem como envolve ocupação de leitos hospitalares e custos aumentados com saúde. De alguns anos para cá, essa prática tem sido mais estudada, no sentido de se avaliar até que ponto essa rotina é realmente necessária em todos os casos.

Dentre os eventuais benefícios de manter a gestante em cuidado não hospitalar, chamado *manejo ambulatorial*, teríamos a

443

possibilidade de maior satisfação materna por poder permanecer em casa, junto com seus familiares, menor risco de distúrbios emocionais e psicológicos e redução de custos hospitalares. Como riscos, existe a maior preocupação com a ocorrência de complicações materno-fetais não detectáveis no tempo adequado, com consequências que podem ser graves e até fatais. Dentre elas, podemos citar a infecção intra-amniótica (corioamnionite) e o descolamento prematuro de placenta, que acarretam grave risco materno e fetal, o prolapso de cordão umbilical e as alterações agudas da vitalidade fetal, que podem levar ao óbito fetal e, ainda, a possibilidade da instalação de trabalho de parto de rápida evolução, com ocorrência de parto domiciliar ou no transporte da parturiente para o hospital, com um recém-nascido prematuro, que precisaria de cuidados imediatos.

Para responder essa dúvida entre riscos potenciais e benefícios do manejo ambulatorial em gestantes com rotura prematura de membranas no período pré-termo, temos que avaliar os estudos já publicados e a experiência de instituições e obstetras. Várias publicações avaliaram essa questão[30-36], com a maioria mostrando resultados semelhantes no acompanhamento; porém, trata-se de estudos retrospectivos e observacionais.

Na Biblioteca Cochrane, há uma revisão sistemática desse assunto, publicada em 2014, sem novas atualizações[37]. Somente dois estudos preencheram os critérios de inclusão, com apenas 116 gestantes sendo analisadas no total. Nesses estudos, somente de 10% a 20% das gestantes com bolsa rota foram elegíveis para acompanhamento ambulatorial, devido aos critérios de segurança estabelecidos. Todas as mulheres participantes ficaram pelo menos 48-72 horas internadas, antes da liberação hospitalar. O que se verificou é que não houve diferença na mortalidade materna e perinatal, com maior satisfação materna e 10 dias a menos de internação hospitalar no grupo com acompanhamento ambulatorial. Obviamente, com número tão pequeno de casos, não é possível garantir a segurança dessa proposta.

Apesar da falta de estudos suficientes para orientar a conduta, o Colégio Britânico de Ginecologia e Obstetrícia, em 2019, admitiu a possibilidade de indicação de acompanhamento ambulatorial, numa decisão bem individualizada, respeitando critérios que envolvem principalmente a duração do tempo de latência[38]. O Colégio Americano de Ginecologia e Obstetrícia, em 2020, foi enfático na recomendação de manter a gestante internada até o parto quando existe viabilidade fetal, reconhecendo a falta de respaldo científico para agir de forma diferente. Entretanto, considera a possibilidade de acompanhamento ambulatorial na periviabilidade, depois de um período de internação hospitalar. Nesses casos de gestações periviáveis, essa entidade preconiza que se a gestante atingir o período de viabilidade fetal, ela então deveria ser internada, assim permanecendo até o parto[15].

De fato, para se considerar a proposta de acompanhamento ambulatorial é necessário avaliar a segurança da proposta em termos maternos e fetais, mas não só esse aspecto é importante. É preciso saber se realmente a gestante vai se considerar segura no seu domicílio e se é isso realmente que ela deseja. Várias vão precisar ficar internadas, pelo menos até se sentirem mais seguras quanto aos desfechos da gravidez. O custo e a ocupação prolongada de leitos hospitalares, muitas vezes escassos em maternidades, principalmente os denominados leitos de gestação de alto risco, são outros parâmetros importantes nessa análise. Entretanto, um desfecho materno ou neonatal insatisfatório (que pode ocorrer tanto no manejo hospitalar, quanto no ambulatorial), pode acarretar aumento das taxas de ocupação em maternidades e unidades de terapia intensiva neonatal, o que poderia gerar custos ainda maiores.

capítulo 43 Viabilidade fetal e manejo clínico da mulher com rotura prematura de membranas pré-termo

Antes de propor um possível acompanhamento ambulatorial, deve-se considerar que haverá critérios limitadores para permitir essa alternativa para a gestante. Não há uniformidade de tais critérios atualmente, havendo propostas de instituições e organizações que, embora destaquem alguns aspectos de forma semelhante, divergem em outros fatores. Há estudo mostrando a importância da idade gestacional da rotura < 26 semanas, apresentação não cefálica e oligoâmnio como importantes no prognóstico, aumentando o risco de complicações graves caso seja proposto o manejo ambulatorial[39].

Um dos critérios mais mencionados na literatura para avaliação da possibilidade de um acompanhamento ambulatorial consiste na capacidade de compreensão, por parte da gestante, da situação pela qual ela está passando, como seria o acompanhamento se ficasse internada e como será o acompanhamento ambulatorial, já que ela ficará em seu domicílio. Outro aspecto importante é a garantia de a gestante ser transportada rapidamente para o hospital de referência, caso alguma anormalidade ocorra. Também é destacado que o acompanhamento pré-natal deverá ser feito com frequência bem maior de consultas, geralmente semanais, com realização de exames laboratoriais, ultrassonográficos e cardiotocografia, num regime do tipo hospital-dia. A gestante também terá que ter capacidade de realizar alguns controles no próprio domicílio, tais como de dados vitais (verificação da frequência cardíaca, pressão arterial e temperatura corporal – para isso teria que ter alguns aparelhos que permitissem essas avaliações no domicílio), além do registro diário de movimentos fetais e observação da perda líquida, com suas características, bem como saber identificar a presença de contratilidade uterina. Não são todas as gestantes que terão capacidade de executar esse conjunto de tarefas. Por isso só um número limitado delas poderá ser acompanhado dessa maneira.

Além dos aspectos citados acima, alguns dias de observação hospitalar, sem contrações uterinas e sem qualquer alteração de parâmetros clínicos e laboratoriais são requisitos fundamentais. O líquido amniótico deve estar em quantidades moderadas ou ter redução apenas discreta e a apresentação deve ser cefálica. Não pode haver suspeita de corioamnionite, nem clínica, nem laboratorial. Não pode haver sangramento. Se o feto já estiver em idades gestacionais que permitam avaliação pormenorizada do seu bem-estar, exames de cardiotocografia, ultrassom com Doppler e, eventualmente, perfil biofísico fetal, devem ser realizados no ambiente hospitalar para constatar a boa vitalidade fetal.

Havendo preenchimento desses critérios, concordância médica e da gestante, um plano de acompanhamento domiciliar e ambulatorial deve ser instituído pela equipe de saúde. Para fazer essa proposta para a gestante, é fundamental que seja informada dos eventuais riscos e benefícios e que seja obtido o Termo de Consentimento Informado, ficando toda avaliação, justificativa e concordância registradas adequadamente em prontuário médico.

Portanto, se considerarmos que parte das gestantes com rotura de membranas pré-termo entrará em trabalho de parto na primeira semana depois da rotura e que só algumas delas preencherão os critérios de inclusão, o número das mulheres elegíveis para acompanhamento ambulatorial será muito baixo.

Devemos, entretanto, mais uma vez destacar que não há estudos que respondam satisfatoriamente essa questão, por isso cautela na adoção dessa conduta será fundamental.

CONSIDERAÇÕES FINAIS / CONCLUSÕES

As condutas referentes ao manejo da rotura de membranas na periviabilidade, ao manejo de recém-nascidos periviáveis independentemente da causa de nascimento nesta fase, bem como o manejo ambulatorial da rotura de membranas durante o período pré-termo da gestação ainda são controversas e necessitam de estudos que as fundamentem de forma mais clara. Enquanto isso, individualizar o atendimento é fundamental no tocante a essas questões, verificando limites legais e éticos de atuação, mantendo o diálogo e a cautela necessários no acompanhamento e registrando todas as decisões e informações em prontuário, incluindo Termo de Consentimento.

REFERÊNCIAS BIBLIOGRÁFICAS

1. Seri I, Evans J. Limits of viability: definition of the gray zone. J Perinatol 2008; 28 (Suppl 1):S4-S8.
2. Pignotti MS. The definition of human viability: a historical perspective. Acta Pædiatrica 2010; 99(1):33-36.
3. Skupski DW, Chervenak FA, McCullough LB, Bancalari E, Haumont D, Simeoni U et al. Ethical dimensions of periviability. J Perinat Med 2010; 38(6):579-583.
4. Mercer BM. Periviable Birth and the Shifting Limit of Viability. Clin Perinatol 2017; 44(2):283-286.
5. Patel RM, Rysavy MA, Bell EF, Tyson JE. Survival of Infants Born at Periviable Gestational Ages. Clin Perinatol 2017; 44 (2):287–303.
6. American College of Obstetricians and Gynecologists. Periviable birth. Obstetric Care Consensus No. 6. Obstet Gynecol 2017; 130(4):926-928.
7. Royal College of Obstetricians and Gynaecologists. Perinatal Management of Pregnant Women at the Threshold of Infant Viability (The Obstetric Perspective): Scientific Impact Paper No. 41; February 2014.
8. Ladhani NNN, Chari RS, Dunn MS, Jones G, Shah P, Barrett JFR. Obstetric Management at Borderline Viability. SOGC Clinical Practice Guideline No. 347, 2017; 39(9):781-791.
9. Raju TNK, Mercer BM, Burchfield DJ, Joseph GF. Periviable birth: executive summary of a joint workshop by the Eunice Kennedy Shriver National Institute of Child Health and Human Development, Society for Maternal-Fetal Medicine, American Academy of Pediatrics, and American College of Obstetricians and Gynecologists. Journal of Perinatology 2014; 34(5): 333-342.
10. Rede Brasileira de Pesquisas Neonatais -RBPN [homepage on the Internet]. Mortalidade em recém-nascidos de muito baixo peso nos 20 centros da RBPN: 2011-2019 [cited 2021 Mar 31]. Available from: http://www.redeneonatal.com.br.
11. Moore GP, Lemyre B, Barrowman N, Daboval T. Neurodevelopmental Outcomes at 4 to 8 Years of Children Born at 22 to 25 Weeks' Gestational Age. A Meta-analysis. JAMA Pediatr. 2013; 167(10):967-974.
12. Younge N, Goldstein RF, Bann CM, Hintz SR, Patel RM, Smith PB, Bell EF, Rysavy MA, Duncan AF, Vohr BR, Das A, Goldberg RN, Higgins RD, Cotten CM; Eunice Kennedy Shriver National Institute of Child Health and Human Development Neonatal Research Network. Survival and neurodevelopmental outcomes among periviable infants. N Engl J Med 2017; 376(7):617-628.
13. Ding S, Lemyre B, Daboval T, Barrowman N, Moor GP. A meta-analysis of neurodevelopmental outcomes at 4–10 years in children born at 22–25 weeks gestation. Acta Paediatr 2018; 108(7):1237-1244.
14. Kevin M. Dirksen , Joseph W. Kaempf & Nicholas J. Kockler Periviability in a Pandemic: Good Ethics Still Considered Essential,

The American Journal of Bioethics, 2020; 20(7):177-180.
15. American College of Obstetricians and Gynecologists. ACOG Practice Bulletin Nº 217. Prelabor Rupture of Membranes. Obstet Gynecol 2020; 135(3): e80-e97.
16. Mercer B, Milluzzi C, Collin M. Periviable birth at 20–26 weeks of gestation: proximate causes, previous obstetric history and recurrence risk. Am J Obstet Gynecol 2005; 193 (3 Pt 2):1175–80.
17. Dupont-Thibodeau A, Barrington KJ, Farlow B, Janvier A. End-of-life decisions for extremely low-gestational-age infants: Why simple rules for complicated decisions should be avoided. Seminars in Perinatology 2014; 3(8):31-37.
18. Sorano S, Fukuoka M, Kawakami K, Momohara Y. Prognosis of preterm premature rupture of membranes between 20 and 24 weeks of gestation: A retrospective cohort study. European Journal of Obstetrics & Gynecology and Reproductive Biology: X, 2020: 5:100102.
19. Chien EK, Gibson KS. Medical and surgical interventions available before a periviable birth. Clin Perinatol 2017; 44(2):347-360.
20. Gibson KS, Brackney K Periviable Premature Rupture of Membranes. Obstet Gynecol Clin N Am 2020; 47(4):633-651.
21. Rossi RM, DeFranco EA. Maternal Complications Associated With Periviable Birth. Obstet Gynecol 2018; 132(1):107-114.
22. Sim WH, Ng H, Sheehan P. Maternal and neonatal outcomes following expectant management of preterm prelabor rupture of membranes before viability. The Journal of Maternal-Fetal & Neonatal Medicine, 2020; 33(4):533-541.
23. Lorthe E, Torchin H, Delorme P, Ancel PY, Marchand-Martin L, Foix-L'Hélias L, Benhammou V, Gire C, d'Ercole C, Winer N, Sentilhes L, Subtil D, Goffinet F, Kayem G. Preterm premature rupture of membranes at 22-25 weeks' gestation: perinatal and 2-year outcomes within a national population-based study (EPIPAGE-2). Am J Obstet Gynecol 2018; 219(3):298.e1-298.e14.
24. Sim WH, Araújo Júnior E, Costa FS, Sheehan PM. Maternal and neonatal outcomes following expectant management of preterm prelabour rupture of membranes before viability. J. Perinat. Med. 2017; 45(1):29-44.
25. Assembleia Legislativa do Estado de São Paulo. Lei nº 10.241, de 17/03/1999. Disponível em: https://www.al.sp.gov.br/repositorio/legislacao/lei/1999/lei-10241-17.03.1999.html. Acesso em 08 de julho de 2021.
26. Conselho Federal de Medicina. Resolução CFM Nº 1.805/2006. Disponível em https://sistemas.cfm.org.br/normas/visualizar/resolucoes/BR/2006/1805. Acesso em 08 de julho de 2021.
27. Declaração de Nascido Vivo. Lei Nº 12.662, de 5 de junho de 2012. Disponível em http://www.planalto.gov.br/ccivil_03/_ato2011-2014/2012/lei/l12662.htm. Acesso em 08 de julho de 2021.
28. Agência Nacional de Vigilância Sanitária. Resolução da Diretoria Colegiada - RDC Nº 222, de 28 de março de 2018. Disponível em: http://antigo.anvisa.gov.br/documents/10181/3427425/%282%29RDC_222_2018_.pdf/679fc9a2-21ca-450f-a6cd-6a6c1cb7bd0b. Acesso em 08 de julho de 2021.
29. Conselho Federal de Medicina. Resolução CFM nº 1.779/2005. Disponível em https://sistemas.cfm.org.br/normas/visualizar/resolucoes/BR/2005/1779. Acesso em 08 de julho de 2021.
30. Beckmann M, Gardener G. Hospital versus outpatient care for preterm pre-labour rupture of membranes. Australian and New Zealand Journal of Obstetrics and Gynaecology 2013; 53: 119–124.

31. Huret E, Chanavaz-Lacheray I, Grzegorczyk-Martin V, Fournet P. Prise en charge à domicile des ruptures prématureées des membranes avant 37 semaines d'aménorrhée. Gynécologie Obstétrique & Fertilité 2014; 42:222-228.

32. Garabedian C, Bocquet C, Duhamel A, Rousselle B, Balagny S, Clouqueur E, Tillouche N, Deruelle P. Rupture prématurée des membranes: peut-on proposer une prise en charge à domicile? Journal de Gynécologie Obstétrique et Biologie de la Reproduction 2016; 45, 278-284.

33. Catt E, Chadha R, Tang S, Palmquist E, Lange I. Management of Preterm Premature Rupture of Membranes: A Comparison of Inpatient and Outpatient Care. J Obstet Gynaecol Can 2016;38(5):433-440.).

34. Palmer L, Grabowska K, Burrows J, Rowe H, Billing E, Metcalfe A. A retrospective cohort study of hospital versus home care for pregnant women with preterm prelabor rupture of membranes. Int J Gynecol Obstet 2017; 137: 180-184.

35. Bouchghoul H, Kayem G, Schmitz T, Benachi A, Sentilhes L, Dussaux C, Senat MV. Outpatient versus inpatient care for preterm premature rupture of membranes before 34 weeks of Gestation. Scientific Reports 2019; 9:4280.

36. Guckert M, Clouqueur E, Drumez E, Petit C, Houfflin-Debarge V, Subtil D, Garabedian C. Is homecare management associated with longer latency in preterm premature rupture of membranes? Archives of Gynecology and Obstetrics (2020) 301:61–67.).

37. Abou El Senoun G, Dowswell T, Mousa HA. Planned home versus hospital care for preterm prelabour rupture of the membranes (PPROM) prior to 37 weeks' gestation. Cochrane Database of Systematic Reviews 2014, Issue 4. Art. No.: CD008053.

38. Thomson AJ, on behalf of the Royal College of Obstetricians and Gynaecologists. Care of Women Presenting with Suspected Preterm Prelabour Rupture of Membranes from 24+0 Weeks of Gestation. BJOG 2019;126:e152–166.

39. Petit C, Deruelle P, Behal H, et al. Preterm premature rupture of membranes: Which criteria contraindicate home care management? Acta Obstet Gynecol Scand. 2018;97:1499-1507.

Seção **10**

ASSISTÊNCIA PRÉ-NATAL: ABORDAGEM DE RISCO EM SITUAÇÕES ESPECIAIS

44	Gestante adolescente	453
45	Gestante após cirurgia bariátrica	463
46	Gestante atleta	475
47	Gestante com obesidade	483
48	Gestante e as infecções virais emergentes	493

ASSISTÊNCIA PRÉ-NATAL: ABORDAGEM DE RISCO EM SITUAÇÕES ESPECIAIS

▶ Fernanda Garanhani de Castro Surita*

Avaliação de risco contínua é a função do PN, desde o período pré-gestacional, contando com fatores modificáveis e não modificáveis, ações de saúde e rotinas diagnósticas no sentido de prevenir as complicações da gestação, parto, pós-parto e muitas vezes com ações de saúde que podem ter impacto ao longo da vida da mulher. As medidas preventivas permeiam toda a assistência pré-natal, em situações de risco habitual ou de maior risco materno-fetal, como as que serão abordadas.

Ações de prevenção primária, como vacinação e prevenção de gestação não planejada, prevenção secundária, como diagnóstico, orientação e cuidado precoce de situações já existentes, como obesidade e antecedente de cirurgia bariátrica, bem como intercorrências, e terciárias, que são a condução adequada de situações graves já instaladas, que podem ocorrer, por exemplo, no acompanhamento de casos graves decorrentes do coronavírus, que modificou de forma substancial a obstetrícia dede 2020, e tudo isso lembrando que é fundamental o cuidado centrado na mulher.

A epidemia mundial de obesidade ou "globesity" trouxe consigo o desafio do acompanhamento das mulheres com os vários graus de obesidade e sobrepeso, bem como aquelas que, para o tratamento da obesidade, recorreram aos procedimentos cirúrgicos. Nessas duas situações, as orientações nutricionais e de ganho ponderal no pré-natal tornam-se relevantes e são um desafio ao obstetra. Do outro lado estão as mulheres que romperam barreiras históricas de gênero e se tornaram atletas de alta performance, as que se exercitam continuamente para melhora cardiovascular e qualidade de vida e ainda as que excessivamente buscam formas corporais inatingíveis. Sabe-se dos efeitos positivos do exercício físico na gestação, entretanto há questionamento sobre um limite para o nível de exercício na gravidez, e como deve ser o pré-natal das atletas.

A gravidez precoce pode trazer consequências para o bem-estar biológico e psicossocial da adolescente e pode ser considerada de alto risco, especialmente em adolescentes com menos de 15 anos, que muitas vezes nem constam dos dados estatísticos. Entre as complicações clínicas mais recorrentes estão anemia, pré-eclâmpsia, prematuridade e baixo peso ao nascer, além questões associadas aos fatores psicossociais que tendem a se apresentar com maior força nessa faixa etária. As complicações da gravidez e o parto são as principais causas de hospitalização e morte entre adolescentes nos países em desenvolvimento. Os

---

* Professora Associada e Chefe do Departamento de Tocoginecologia da FCM-UNICAMP; Professora do Programa de Pós-Graduação em Tocoginecologia da UNICAMP; Bolsista Produtividade em Pesquisa pelo CNPq; Coordenadora do Grupo de Pesquisa SARHAS - Saúde Reprodutiva e Hábitos Saudáveis; Presidente da CNE de Assistência Pré-natal da FEBRASGO; Diretora de Eventos da SOGESP Regional Campinas.

cuidados pré-natais na adolescência requerem uma visão crítica e muito acolhimento. A gestação na adolescência é um problema de saúde pública e apresenta diferentes dimensões como fenômeno humano e social em diferentes culturas, mas sua ocorrência muitas vezes pode comprometer o crescimento e o desenvolvimento pessoal e as oportunidades futuras de muitas meninas. Trata-se de uma questão de gênero e vulnerabilidade que reflete todos os tipos de inequidade e os profissionais de saúde devem estar atentos e apoiar as adolescentes durante seu pré-natal, parto e período pós-parto.

E por fim também será abordado neste capítulo o pré-natal relacionado às infecções virais emergentes, além do coronavírus, o zika-vírus, entre outros, e todas as reformulações feitas nos cuidados das gestantes em decorrência dessas situações.

Desta forma, este capítulo se propõe a abordar algumas situações especiais e frequentes dentro da assistência pré-natal.

capítulo 44

Gestante adolescente

▶ Albertina Duarte Takiuti*
▶ Sandra Dircinha Teixeira de Araujo Moraes**

INTRODUÇÃO

Este capítulo convida para uma reflexão sobre possíveis caminhos para aprimorar políticas públicas, programas e serviços que garantam os direitos sexuais e reprodutivos de adolescentes brasileiros(as), assim como o desenvolvimento integral da mãe adolescente e da criança que dela nasce. Abordam-se os determinantes sobre o tema e são trazidos novos elementos para que a família, o Estado e a sociedade se mobilizem para resgatar os direitos de adolescentes também quando ocorre uma gravidez, conforme prevê o Estatuto da Criança e do Adolescente, inclusive o direito à educação e à convivência familiar ou comunitária.

O capítulo também se propõe a discutir os impactos à saúde, integridade física e psicológica que podem resultar de uma gravidez precoce. Espera-se que esse capítulo possa colaborar no enfrentamento da gravidez na adolescência, especialmente nas não planejadas, em um contexto de implementação dos Objetivos de Desenvolvimento Sustentável, igualdade

---

* Médica Ginecologista e Obstetra, Mestrado e Doutorado pela FMUSP; Médica Sanitarista na Faculdade de Saúde Pública pela FMUSP; Responsável pelo Ambulatório de Ginecologia da Adolescência do HC-FMUSP; Coordenadora do Programa Saúde do Adolescente da Secretaria de Estado da Saúde.
** Médica Ginecologista e Obstetra – Mestrado e Doutorado pela Faculdade de Saúde Pública da Universidade de São Paulo – FMUSP. Pós-Doutorado pela Faculdade de Medicina da Universidade de São Paulo – FMUSP. Coordenadora do Programa de Residência Médica em Ginecologia e Obstetrícia da Secretaria Municipal de Saúde de Osasco-Hospital Municipal e Maternidade Amador Aguiar-SP.

de gênero e empoderamento de mulheres e meninas para que, até 2030, todas as meninas e todos os meninos tenham acesso universal aos serviços de saúde sexual e reprodutiva, com informação e educação, e que as meninas recebam todo o apoio de suas famílias, escolas, profissionais de saúde e rede de proteção para que conheçam e reivindiquem os seus direitos, inclusive nos casos de gravidez.

Do ponto de vista jurídico, o Estatuto da Criança e do Adolescente (ECA) define adolescente como a pessoa entre 12 e 18 anos incompletos. Do ponto de vista biomédico e orgânico, a adolescência é definida pela faixa etária: de 10 a 19 anos, idades que a Organização Mundial de Saúde (OMS) categoriza como de ocorrência da gravidez na adolescência.

Os determinantes sociais da saúde contribuem para o risco de desfechos adversos na gravidez em mães adolescentes. A raça afro-americana, a residência rural, a educação inadequada e o baixo nível socioeconômico são indicadores de maus resultados da gravidez em mães adolescentes[3].

Adolescentes mães tendem a abandonar os estudos para criarem seus filhos e têm três vezes menos oportunidades de conseguirem um diploma universitário, segundo o relatório do UNFPA e ganham em média 24% menos do que mulheres da mesma idade sem filhos[4,5].

Segundo o Instituto Brasileiro de Geografia e Estatística (IBGE), por meio do relatório de Estatísticas do Registro Civil, no Brasil, um em cada sete recém-nascidos é filho de mãe adolescente. A cada hora nascem 48 crianças, filhos de mães adolescentes! Um dado preocupante é o número de recém-nascidos de mães de até 14 anos, que contabilizou 19.330 nascimentos no ano de 2019, o que significa que, a cada 30 minutos, uma menina de 10 a 14 anos torna-se mãe[7]!

De acordo com o Ministério da Saúde, a queda no número de adolescentes grávidas está relacionada a vários fatores, como expansão do programa Saúde da Família, que as aproxima dos profissionais de saúde, maior acesso a métodos contraceptivos e ao programa Saúde na Escola, que oferece informação de educação em saúde[8]. E, no Estado de São Paulo, além de todos os fatores acima, o Programa Estadual do Adolescente contribuiu para a menor taxa de nascidos vivos em adolescentes.

As pesquisas indicam um discreto decréscimo no número de mães entre 15 e 19 anos a partir da década de 2000 no Brasil. Entre 2004 e 2014, o registro de nascidos vivos passou de 78,8 para 60,5 filhos por mil mulheres nesse grupo etário, o que indica uma diminuição de 18,4% para 17,4% no mesmo período. Tal queda contrasta com dados da década anterior, quando esse indicador subiu de 75 para 89,7, entre 1980 e 2000 (IBGE, 2015)[9].

Em 2018, gestantes adolescentes entre 10 e 19 anos representaram 15,5% do total de partos (nasceram 456.128 bebês filhos de mães adolescentes). Em 2019, observa-se redução para 14,7% do total de partos no país (419.252 filhos de adolescentes). Considerando que, em 2000, os nascidos vivos de adolescentes representavam 23,4% do total de partos no país, a redução entre 2000 e 2019 foi de 37,2% (MS/SVS/DASIS, 2019)[10].

No Estado de São Paulo, a redução da taxa de gestação na adolescência foi ainda maior entre mães de 10 a 19 anos. Em 1988, houve; 148.018 nascimentos, 405 nascimentos por dia, 16,8 nascimentos por hora. Em 2019: 67.710 nascimentos, 185 nascimentos por dia, sete nascimentos por hora. Uma redução de 54,25%.

Apesar da redução do total de grávidas adolescentes brasileiras a partir de 2001, nossos números ainda são altos. No Uruguai, a taxa reduziu-se à metade entre o grupo de 15 a 19 anos: de 72% em 2015 para 36% em 2018[11].

Embora tenha havido um ligeiro declínio nas gestações na adolescência nas últimas décadas, ainda existe uma associação evidente entre privação e gravidez na adolescência.

DIAGNÓSTICO E CONDUTA

Porcentagem de partos em adolescentes por regiões do Brasil - 2015-2019

No Brasil, segundo estatísticas do DATASUS, as gestantes adolescentes entre 10 e 14 anos de idade com as maiores taxas ocorreram na Região Norte: Roraima (7,3/1.000), Amazonas (6,1/1.000) e Acre (5,6/1.000). Na Região Nordeste, as maiores taxas ocorrem no Maranhão (4/1.000) e Alagoas (3,9/1.000). Taxas menores que 2/1.000 adolescentes de 10-14 anos ocorrem somente no Sudeste, Sul e no Distrito Federal[12].

Da mesma maneira, os partos de adolescentes de 15 a 19 anos também são mais frequentes na Região Norte (74,9/1.000), com taxa de 110,6/1.000 em Roraima, seguido pelo Amazonas e pelo Acre, ambos com 84,6/1.000 (Monteiro DLM, Martins JAF, Rodrigues NCP, Miranda FRD, Lacerda IMS, Souza FM, Wong ACT, Raupp RM e Trajano AJB. Adolescent pregnancy trends in the last decade. Rev Assoc Med Bras. 2019; 65(9):1209-15)[17].

Total de partos no Brasil em 2019: 2.849.146. Em adolescentes: 419.252 (14,7% e 4,6% são < 15 anos). Estas taxas variam entre as regiões: Região Norte: 22,10%; Nordeste: 17,8% (Ceará: 15,3%, Maranhão: 22,7%); Centro-Oeste: 14,20%, Sudeste: 11,6% (Rio de Janeiro: 13,8%, São Paulo: 10,4%); Sul: 11,40[12].

Características da Adolescência

A adolescência é uma etapa da vida marcada por intensa criatividade, e o/a adolescente deve ter seu potencial criador apoiado e estimulado. É uma fase na qual o projeto de vida pode ser facilitado ou prejudicado pelas possibilidades que o meio/determinantes sociais possam oferecer[13].

Pesquisadores referem algumas características dessa fase: busca de si mesmo e da identidade adulta; constantes flutuações de humor e ânimo; necessidade de intelectualizar e fantasiar; atemporalidade, deslocação temporal; contradições sucessivas nas manifestações de conduta; separação progressiva dos pais; atitude social reivindicatória; mudança sexual desde o autoerotismo até relações amorosas; crises religiosas e tendência grupal[11,13].

Referente aos Aspectos Emocionais: transitam entre o imaginário e a realidade; são vulneráveis em diversos aspectos e a resiliência varia de acordo com os determinantes sociais que interagem em suas vidas[11,13].

Portas de Entrada para a assistência da gestante adolescente

A unidade básica de saúde (UBS) e as casas do adolescente devem ser a porta de entrada da gestante adolescente no sistema de saúde, garantindo o acompanhamento continuado e longitudinal da mesma durante toda a gravidez. Para tal, é realizado o cadastro na unidade de saúde e o preenchimento do Cartão da Gestante, preferencialmente no 1º trimestre da gravidez, para que intervenções oportunas possam ser tomadas desde o início do período gestacional, sejam elas preventivas ou terapêuticas. Também é garantido o atendimento da totalidade das puérperas e recém-nascidos cadastrados[11,14,15].

Diagnóstico da gravidez: O teste rápido de gravidez foi incluído como teste de triagem na rotina de exames do pré-natal, pois o mesmo pode ser realizado na própria UBS, acelerando o processo para confirmação da gravidez e início do pré-natal. O mesmo torna-se reagente após cinco dias de atraso do ciclo menstrual. O beta-HCG (gonadotrofina coriônica humana), quando indicado, é utilizado como diagnóstico confirmatório e precoce da gravidez. Esse hormônio pode ser detectado no sangue periférico cerca de uma semana após a concepção. A partir disso, sua concentração sérica aumenta, atingindo o pico entre 60 e 90 dias durante a gestação. A ultrassonografia (USG) pode ser solicitada para o diagnóstico de certeza da gravidez, como também, dentre outros vários fatores, para a determinação da idade gestacional embrionária e/ou fetal, o que é de suma importância, já que muitas vezes a data da última menstruação (DUM) é relatada incorretamente, impossibilitando o cálculo real da data provável do parto (DPP) e da idade gestacional (IG)[14].

De acordo com a FEBRASGO (2019), o profissional de saúde seguirá os seguintes passos para a detecção precoce da gravidez: início do pré-natal em tempo oportuno; identificação de situações para uso de anticoncepção de emergência: relação desprotegida, ocorrida em até cinco dias, em situação de gravidez indesejada; ocorrência de violência sexual; orientação para planejamento reprodutivo; identificação, acolhimento e atendimento de mulheres em situação de gravidez indesejada e violência sexual; detecção de situações de risco para gravidez indesejada; orientação para mulheres e casais com dificuldades conceptivas; identificação de situações de exposição ao risco de infecção por doenças sexualmente transmissíveis (ISTs), vírus da imunodeficiência humana (HIV) e hepatites virais com oferta dos testes rápidos para a mulher e parceria sexual[14].

As consultas de pré-natal abrangem a anamnese obstétrica, o exame físico ginecológico, a solicitação de exames complementares indicados, os cuidados com a imunização e a oferta de medicamentos necessários (como sulfato ferroso e ácido fólico), além da avaliação do estado nutricional. Assim, embora o pré-natal seja o principal responsável pelo acompanhamento e identificação de riscos gestacionais, ele também funciona como ferramenta educativa, já que incentiva o parto normal, o aleitamento materno e os hábitos de vida saudáveis; identifica sinais de alarme durante a gestação e sinais do trabalho de parto; oferece orientações para os cuidados do recém-nascido; alerta a importância do acompanhamento pré-natal, da consulta de puerpério e do planejamento familiar; e informa sobre os direitos da gestante e do pai, sobre os riscos do tabagismo e do uso de álcool e da automedicação durante a gestação[11,13,14].

O atendimento psicológico é fornecido a gestantes vítimas de violência de qualquer tipo, seja doméstica, física, sexual ou psicológica, àquela em risco de depressão pós-parto e tem muitos fatores de vulnerabilidades, referenciando-as para equipes ou serviços específicos. O programa de pré-natal deve contar com uma equipe multiprofissional, composta por, no mínimo, um médico ginecologista/obstetra, um enfermeiro, um cirurgião-dentista (pré-natal na gestação de baixo risco), sendo devidamente encaminhada, quando necessário, para outras especialidades[11,13,14].

A primeira consulta de pré-natal

Na primeira consulta da gestante, deverão ser fornecidos: Cartão da Gestante, com a identificação preenchida, o número do Cartão Nacional da Saúde, o hospital de referência para o parto e as orientações sobre; o calendário de vacinas e suas orientações; a solicitação dos exames de rotina; as orientações sobre a participação nas atividades educativas (grupos, oficinas e visitas domiciliares). Inicialmente, as consultas deverão ser mensais até a 28ª semana, posteriormente quinzenais entre a 28ª e a 36ª semana e, por fim, semanais no termo (após 37ª semana). Dependendo dos determinantes sociais que interagem nesta gestação, as consultas serão agendadas com intervalos mais curtos[11,14,15].

Viabilizar ou proporcionar o Grupo de Adolescentes Grávidas é essencial para as adolescentes, pois possibilita a troca de experiências; melhora o vínculo da grávida com os profissionais e com outras grávidas; é fator de proteção e apoio durante a gravidez[11].

Avaliação do risco gestacional: Na primeira consulta pré-natal ou talvez nas subsequentes, irá se estabelecer a classificação do risco gestacional – o risco gestacional deverá ser realizado em toda consulta – e o encaminhamento, quando necessário, ao pré-natal de alto risco ou à urgência/emergência obstétrica, com o objetivo de reduzir a morbimortalidade materno-infantil[11,14,15,16].

Em todas as consultas, além de atentar para a anamnese, exames físico e obstétrico, avaliar: sentimentos; dúvidas, emoções, cotidiano; avaliação do estado social e psicológico; vínculos; prescrições anteriores; o que mudou[11]?

Informações adicionais

Eletroforese de hemoglobina: solicitada de rotina na 1ª consulta de pré-natal, para gestantes negras, com antecedentes familiares de anemia falciforme ou com histórico de anemia crônica. No intuito de rastrear doença falciforme, por conta do alto grau de miscigenação da população brasileira (Ministério da Saúde, 2013; Ministério da Saúde e Instituto Sírio-Libanês, 2016). Gestantes com esse diagnóstico devem ser encaminhadas para serviço de referência[11,14,15,16].

De acordo com a Federação Brasileira das Associações de Ginecologia e Obstetrícia – Febrasgo (2019), solicitar sorologia para hepatite C (Anti-HCV) no 1º trimestre ou 1ª consulta e no 3º trimestre da gravidez.

Solicitar ainda sorologia para rubéola (IgM e IgG): pode ser solicitada na 1ª consulta ou 1º trimestre e no 3º trimestre, entretanto, caso seja verificada a ocorrência de IgG negativo (existência de risco de infecção durante a gestação) ou IgM positivo (infecção ativa), não haverá indicação de nenhuma conduta específica, pois a vacina tríplice viral (contra sarampo, caxumba e rubéola) é contraindicada durante a gestação, bem como não existe nenhum tratamento que reduza as chances de infecção congênita neonatal em caso de infecção ativa[14,16].

A FEBRASGO (2018) orienta a realização trimestral da sorologia para sífilis (VDRL) e para toxoplasmose (IgM e IgG), justamente pelo aumento do risco de infecção fetal com o progredir da gestação em mães que apresentem a infecção ativa, devendo o tratamento ser realizado o mais precocemente possível. Malária: realizar o exame da gota espessa em todas as consultas, se necessário (para áreas endêmicas). Teste rápido de proteinúria indicada para mulheres com hipertensão na gravidez. O cultivo vaginal e endoanal do estreptococo do grupo B (EGB) é indicado em alguns serviços, porém a triagem universal não está claramente definida, sendo dirigida a determinados grupos de risco (trabalho de parto pré-termo, corioamniorrexe prematura e risco de prematuridade), e deve ser feito entre a 35ª e a 36ª semana de gravidez, para profilaxia intraparto, evitando a transmissão ao recém-nascido, que pode levar à pneumonia, meningite e septicemia[14,16].

Consultas de retorno pré-natal

Durante a anamenese, sugere-se fazer as seguintes perguntas: Apresenta queixas? Percebe os movimentos fetais ativos? Houve perdas transvaginais (corrimento, sangue ou líquido)? Como está o funcionamento do sistema digestivo (alimentação e evacuação)? Há queixas urinárias[11,13]?

No exame físico: Examinar mucosas, verificar pressão arterial, peso, pulso, medir o fundo uterino, realizar manobras de Leopold (após 28 semanas de gestação) e ausculta do batimentos cardiofetais. Fazer outros exames se necessário[14,15,16].

Inspeção geral: Avaliar: estado emocional, condições nutricionais; sinais vitais, altura e peso; temperatura: em média 0,5ºC maior do que a basal. O peso e a altura da paciente são fundamentais para determinar o índice de massa corporal (IMC) e, por consequência, o estado nutricional. Tratando-se mais especificamente do peso, o ganho adequado para uma paciente, segundo o Ministério da Saúde, fica no intervalo de 11,5 e 16 kg; respiração: no último trimestre de gestação, o crescimento uterino eleva o diafragma, o que pode levar a um quadro de dispneia; pulso[11,16].

A elevação da pressão arterial - PA, como hipertensão gestacional, hipertensão crônica e pré-eclâmpsia, é muito temida durante a gravidez e, em virtude disso, a verificação da pressão arterial deve ser uma constante em todas as consultas de pré-natal. A PA, idealmente, deve estar abaixo de 140/90 mmHg. Caso a PA antes da gravidez seja conhecida, a sistólica não pode ultrapassar 30 mmHg do normal e a diastólica, 15mmHg; hipertensão gestacional: pressão arterial sistólica (PAS) ≥ 140 e pressão arterial diastólica (PAD) ≥ 90[11,14,16].

Se a PA aumenta após a 20ª semana de gestação e sem proteinúria: Hipertensão crônica: PAS ≥ 140 e PAD ≥ 90 antes da gravidez, anterior à 20ª semana de gestação e após a 12ª semana de pós-parto. Pré-eclâmpsia: PAS ≥ 140 e PAD ≥ 90. Surgimento após a 20ª semana de gestação com ou sem proteinúria, hipertensão, edema. A eclâmpsia apresenta as mesmas características da pré-eclâmpsia, porém com o acréscimo de convulsão[14].

No primeiro trimestre, por conta de náuseas e vômitos, a grávida pode apresentar uma perda de até 5% do peso. Caso exceda esse valor, dentro dessas circunstâncias, suspeitar de hiperêmese gravídica. No segundo e terceiro trimestres, há ganho de 300-400 g por semana. Olhos: observar a coloração das conjuntivas (a gestante possui uma tendência à anemia). Boca: avaliar gengivas e dentes. Em relação aos últimos, sabe-se que infecções podem levar à prematuridade e a baixo peso ao nascimento. Tireoide: é esperado um discreto aumento simétrico da glândula devido a efeitos hormonais (mais evidente a partir da 20ª semana de gestação). Sempre inspecionar e palpar a tireoide. Tórax e pulmões: na gravidez, a partir dos aumentos crescentes de progesterona, há um aumento do volume corrente e da ventilação minuto alveolar, o que pode levar à dispneia e à alcalose respiratória. Investigar sinais como tosse e/ou desconforto respiratório para o diagnóstico precoce de asma[11,14,16].

Exame das mamas: Com 8 semanas de gestação: congestão mamária: hipertrofia. Aréola primária: aréola hiperpigmentada. Tubérculos de Montgomery: 12-15 glândulas mamárias acessórias ou sebáceas hipertrofiadas. Com 16 semanas de gestação: Colostro: líquido que sai da mama e precede o leite materno. É possível verificar com a expressão. Rede venosa de Haller: aumento da circulação venosa formando uma rede visível sob a pele transparente das mamas[14,16]. Com 20 semanas de gestação: Sinal de Hunter: desenvolvimento da aréola secundária, escurecimento das mamas[14,16].

Exame obstétrico: Medida da altura uterina. Palpação. Ausculta dos batimentos cardíacos fetais. Ausência de batimentos: morte fetal (deve ser confirmada com uso de sonar Doppler ou ultrassonografia)[14,15,16].

Exame Urogenital: toque obstétrico e exame especular[14,15,16].

Extremidades: Pesquisa de varizes. Inspeção de mãos e pernas, pesquisando edema.

Riscos e consequências da gestação precoce: Evasão Escolar. Riscos à saúde (ex.: ruptura do colo do útero). Mortalidade materna. Nascimento prematuro. Aborto espontâneo. Início tardio do pré-natal. Complicações no pré-natal (comportamento de risco, prevalência de síndromes hipertensivas na gestação). Complicações no parto/puerpério como prematuridade, baixo peso ao nascer, infecções[11,14].

Boa relação médico-paciente

A presença de pacientes adolescentes tem sido uma situação cada vez mais frequente nos consultórios dos ginecologistas. O estabelecimento da relação médico-paciente é o maior desafio que o profissional encontra ao atender uma paciente que está passando por um momento de transição do seu desenvolvimento biopsicossocial. Esta apresenta diferenças no seu modo de agir e pensar, de acordo com a fase da adolescência que ela está vivendo. O estabelecimento de uma boa relação médico-paciente, garantindo a privacidade e respeitando a confidencialidade, investigando sobre projetos de vida quanto ao futuro (escola; profissionalismo; independência econômica e felicidade), é aspecto fundamental para que a consulta transcorra de forma bem-sucedida e para que a adolescente estabeleça um vínculo com o ginecologista, cujo objetivo é promover a saúde sexual e reprodutiva dessa paciente[11,13,14].

Mortalidade Materna na Adolescência: As taxas de morbimortalidade são elevadas e chegam a 70 mil mortes de adolescentes por problemas na gravidez ou no parto. Entre as causas de maternidade precoce estão os elevados índices de casamentos infantis, organizados pelas próprias famílias, a extrema pobreza, violência sexual e falta de acesso aos métodos anticoncepcionais. Principais causas: síndromes hemorrágicas (mundo); síndromes hipertensivas (Brasil); infecções; aborto - em especial aborto inseguro (UNFPA, 2013).

CONSIDERAÇÕES FINAIS / CONCLUSÕES

Desenvolvimento de ações antes, durante e depois da gravidez: além do pré-natal, que deve ser um pré-natal integral e multiprofissional, promovendo políticas intersetoriais, inclusão e cidadania e acompanhamento dos filhos nascidos.

Intervenções e Promoção de Saúde

Abordar subjacentes fatores sociais e comunitários; incluir serviços de saúde reprodutiva e sexual; ampliação de métodos contraceptivos seguros e eficazes; incluir programas de desenvolvimento pessoal e a conclusão dos estudos; sensibilizar e capacitar profissionais da saúde para o atendimento de adolescentes e promover reciclagem periódica destes profissionais; promover rodas de conversa com Grupos de Adolescentes e formar, entre eles, agentes multiplicadores; promover interface com as Secretarias de Educação, Saúde, Cultura e Esporte e poder público, executivo e legislativo, buscando ações para medidas legislativas; estabelecer parceria com Instituições de Ensino Superior nas áreas de saúde, educação, esporte, cultura e entidades científicas; incentivar pesquisas na rede pública com financiamento e premiações.

A existência de leis e políticas públicas (ou sua adequação/inadequação) podem ser fatores decisivos para a ocorrência ou não da gravidez na adolescência. Esses fatores se referem a questões materiais e objetivas, como as regulações para a atenção às meninas gestantes e os serviços de saúde, educação, assistência, dentre outros, que são ofertados. Eles têm influência importante no percurso da saúde sexual e reprodutiva de muitos adolescentes, pois vão garantir ou não o acesso a ações de prevenção e de atenção quando da ocorrência da gravidez. Campanhas sobre os direitos sexuais reprodutivos, educação para saúde sexual nas escolas, políticas de planejamento familiar e distribuição de preservativos e anticoncepcionais são exemplos de iniciativas públicas que podem influenciar a ocorrência de casos da gravidez na adolescência.

O que é imprescindível é uma nova maneira de pensar sobre o desafio da gravidez na adolescência. Em vez de ver a adolescente como o problema e a mudança de seu comportamento como a solução, os governos, comunidades, famílias e escolas devem considerar como reais desafios a pobreza, a desigualdade de gênero, a discriminação, a falta de acesso a serviços e as opiniões negativas sobre meninas e mulheres.

REFERÊNCIAS BIBLIOGRÁFICAS

1. BRASIL. Lei no 8.069, de 13 de julho de 1990. Dispõe sobre o Estatuto da Criança e do Adolescente e dá outras providências. Diário Oficial [da] República Federativa do Brasil, Brasília, DF, 16 jul. 1990. Disponível em: <http://www.planalto.gov.br/ccivil_03/LEIS/L8069.htm#art266>. Acesso em: 20 jun. 2021.

2. BRASIL. Ministério da Saúde. Secretaria de Atenção à Saúde. Área de Saúde do Adolescente e do Jovem. Marco legal: saúde, um direito de adolescentes / Ministério da Saúde, Secretaria de Atenção à Saúde, Área de Saúde do Adolescente e do Jovem. – Brasília: Editora do Ministério da Saúde, 2007.

3. Sana Amjad et al. Determinantes sociais da saúde e resultados adversos maternos e de nascimento na gravidez na adolescência-uma revisão sistemática e uma meta-análise. Pediatr Perinat Epidemiol. 2019.

4. Fundo das Nações Unidas para a População (UNFPA). Relatório Situação da População Mundial 2020 - Contra minha vontade: desafiando as práticas que prejudicam mulheres e meninas e, impedem a igualdade. Disponível

em: https://brazil.unfpa.org/sites/default/files/pub-pdf/situacao_da_populacao_mundial_2020-unfpa.pdf).
5. Fundo das Nações Unidas para a População (UNFPA). Maternidade precoce: Enfrentando o desafio da gravidez na adolescência. Disponível em: swop2013.pdf (unfpa.org.br) Acessado em 29/06/2021.
6. INSTITUTO BRASILEIRO DE GEOGRAFIA E ESTATÍSTICA (IBGE). Perfil socioeconômico da maternidade nos extremos do período produtivo. Rio de Janeiro, 2005. Disponível em: http://clam.org.br/bibliotecadigital/uploads/publicacoes/439_342_Maes_jovens_e_maduras.pdf.
7. FEDERAÇÃO BRASILEIRA DAS ASSOCIAÇÕES DE GINECOLOGIA E OBSTETRÍCIA. Reflexões sobre a Semana Nacional de Prevenção da Gravidez na Adolescência 2021.
8. BRASIL. Ministério da Saúde. Gravidez na adolescência tem queda de 17% no Brasil. Disponível em: Gravidez na adolescência tem queda de 17% no Brasil — Português (Brasil) (www.gov.br) Acessado em: 20/06/2021.
9. Instituto Brasileiro de Geografia e Estatística (IBGE). Síntese de indicadores sociais. Uma análise das condições de vida da população brasileira. Rio de Janeiro, 2015.
10. Ministério da Saúde - Secretaria de Vigilância em Saúde - Departamento de Análise da Situação de Saúde (MS/SVS/DASIS) - Sistema de Informações sobre Nascidos Vivos – SINASC. Disponível em: http://tabnet.datasus.gov.br/cgi/deftohtm.exe?sinasc/cnv/nvuf.def.
11. Takiuti AD; Tardivo L S C, Paixão R A P. Maternidade e adolescência: histórias de adolescentes grávidas e mães do Brasil, Portugal e Guiné / organização de Albertina Duarte Takiuti, Leila Salomão de La Plata Cury Tardivo, Rui Alexandre Paquete Paixão – São Paulo: Gênio Criador, 2019. 344 p.
12. Ministério da Saúde - Secretaria de Vigilância em Saúde - Departamento de Análise da Situação de Saúde (MS/SVS/DASIS) - Sistema de Informações sobre Nascidos Vivos – SINASC. Disponível em: http://tabnet.datasus.gov.br/cgi/deftohtm.exe?sinasc/cnv/nvuf.def.
13. Takiuti AD. Utopia Análise de um Modelo de Atenção Integral à Saúde do Adolescente. São Paulo: Artes e Contos, 2001.
14. FEBRASGO. Tratado de Ginecologia. São Paulo. Editora: GEN Guanabara Koogan, 2018.
15. FEBRASGO. Manual de assistência pré-natal. 3 ed. São Paulo, 2018.
16. BRASIL; INSTITUTO SÍRIO-LIBANÊS DE ENSINO E PESQUISA. Ministério da Saúde. Protocolos da Atenção Básica: Saúde das Mulheres. Brasília: Ministério da Saúde, 2016. p. 63-149. Consultado na WWW: BRASIL. Ministério da Saúde.
17. Monteiro DLM, Martins JAF, Rodrigues NCP, Miranda FRD, Lacerda IMS, Souza FM, Wong ACT, Raupp RM e Trajano AJB. Adolescent pregnancy trends in the last decade. Rev Assoc Med Bras. 2019; 65(9):1209-15.

capítulo 45

Gestante após cirurgia bariátrica

▶ Patricia Moretti Rehder*
▶ Carolina de Freitas Alves Amaral Moreira**

INTRODUÇÃO

A obesidade é uma das principais comorbidades acompanhadas pelos obstetras no seguimento pré-natal. Com uma prevalência estimada em 30% em mulheres na fase reprodutiva, segundo dados dos Estados Unidos, ela pode cursar com infertilidade, malformações congênitas, perdas gestacionais precoces, alterações placentárias, além de predispor a resistência periférica à insulina e, consequentemente, ao diabetes mellitus gestacional, a hipertensão gestacional e pré-eclâmpsia, aumento das taxas de cesariana e durante o puerpério cursar com infecção de ferida operatória e tromboembolismo, somado a morbidade neonatal e, a longo prazo, obesidade, síndrome metabólica, diabetes mellitus a seus filhos[1,2]. Pela dificuldade de gestar e comorbidades associadas, somadas ao impacto na qualidade de vida dessas mulheres, há uma grande procura para um tratamento efetivo para obesidade[1]. Apesar de o tratamento para obesidade passar por mudanças no estilo de vida, dieta e exercício físicos, com a dificuldade em realizar essas mudanças e somadas a alta taxa de recidiva, desde 1991 a cirurgia bariátrica é considerada o tratamento mais efetivo para obesidade[3].

---

* Professora Doutora do Departamento de Tocoginecologia da Faculdade de Ciências Médicas da Universidade.
** Formada em Medicina pela UNICAMP em 2016, Residência médica em ginecologia e Obstetrícia pelo CAISM - UNICAMP de 2018-2021, Mestranda em ciências aplicadas à qualificação médica pela FCM-UNICAMP 2020. Extensão em Ultrassonografia Geral pelo CAISM – UNICAMP 2021.

A cirurgia bariátrica é indicada como falha de tratamento clínico a indivíduos com um índice de massa corporal (IMC) maior ou igual a 40 ou um IMC maior ou igual a 35 associados a comorbidades[4]. A Sociedade Europeia de Cirurgia Bariátrica também inclui os indivíduos com diabetes mellitus tipo 2 e IMC entre 30 e 35[2]. No Brasil, a cirurgia bariátrica teve um crescimento de 39% entre 2008 e 2018, conforme relatado pelo DATASUS[5], e, em 2014, o Brasil foi o segundo país em maior número de cirurgias bariátricas do mundo[4]. Essas cirurgias, condizentes com os números mundiais, foram realizadas principalmente em mulheres em idade fértil, e, como consequência, temos um número cada vez maior de gestações após cirurgia bariátrica[6-8].

Apesar de diminuir substancialmente os riscos para diabetes e hipertensão gestacional, dentre outras comorbidades associadas a obesidade, a gestação após cirurgia bariátrica merece atenção especial do obstetra, pois tem outros riscos associados, como deficiência de nutrientes e vitaminas e, consequentemente, podendo resultar em desnutrição materna, restrição de crescimento intrauterino e recém-nascidos pequenos para idade gestacional. Pelo aumento de mulheres submetidas a cirurgia bariátrica na fase fértil, ocasionando o aumento da fertilidade e maior número de gestações nesta população, a assistência pré-natal dessas mulheres deverá ser realizada com seguimento adequado para diminuir possíveis comorbidades maternas e fetais[9].

DIAGNÓSTICO

Ao iniciar o pré-natal de uma mulher com antecedente de cirurgia bariátrica, é essencial conhecermos a técnica cirúrgica realizada e o intervalo entre a cirurgia e a gestação. O conhecimento da técnica é importante pois a gestação é um fator de risco para complicações pós-operatórias, que são diferentes e até específicas para cada técnica[10]. Já sobre o intervalo entre cirurgia e gestação, recomenda-se que ele ocorra após a estabilização de peso, alcançada entre 12 e 24 meses, visto que até alcançá-lo há uma grande perda de peso e maior risco de desnutrição e restrição do crescimento intrauterino[9].

Principais técnicas de cirurgia bariátrica e suas complicações

A priori, existem três tipos de técnicas cirúrgicas para cirurgia bariátrica: restritivas, disabsortivas e mistas. As cirurgias restritivas diminuem o tamanho do estômago e contemplam a banda gástrica ajustável (consiste na colocação de um anel/banda ao redor do estômago). A gastroplastia vertical (Sleeve) consiste na remoção do fundo gástrico, enquanto as disabsortivas diminuem o tamanho do intestino. Já as mistas diminuem tanto o tamanho do estômago quanto alteram o trânsito intestinal, sendo a mais conhecida gastroplastia por Y de Roux, cirurgia de

Fobi-Capella ou somente como by-pass[11]. O procedimento com mais complicações cirúrgicas é o by-pass, sendo as complicações associadas a intussuscepção, hérnia intestinal, obstrução e necrose intestinal. Já a banda gástrica tem como principal complicação a migração da banda[10]. A sintomatologia, como descrito, cursa com sintomas gástricos, cólicas, dor abdominal, náusea e vômito e o diagnóstico pode ser feito com exames de imagem, como ressonância, ultrassonografia e tomografia computadorizada[10].

A preocupação em relação às complicações decorrentes da cirurgia bariátrica é o atraso diagnóstico delas, visto que seus sintomas são comumente confundidos com manifestações gravídicas, somado ao receio de realizar exames de imagens, como tomografia computadorizada[9,10,12]. Logo, é de extrema importância realizar a investigação diagnóstica se persistirem os sintomas[10,12].

Ganho de peso

Não existem recomendações específicas para o ganho de peso na gestação subsequente à cirurgia bariátrica, então utilizam-se as recomendações do Institute of Medicine, cujo ganho de peso na gestação se baseia no IMC pré-gestacional, conforme a Tabela 1[13].

Após cirurgia bariátrica, as mulheres têm uma tendência a ganho de peso insuficiente durante a gestação quando comparadas às demais gestantes[9], e este ganho inadequado durante a gestação tem relação com escores de índice de APGAR menores dos recém-nascidos[14].

Nutrição

A dieta materna deve garantir suporte nutricional para o desenvolvimento fetal, todavia a maioria delas não tem uma dieta adequada, com baixo suporte proteico e calórico[15], que pode se correlacionar com a preocupação em relação ao ganho de peso ou diminuição de ingesta e absorção dos nutrientes[16]. A deficiência de proteínas pode ser diagnosticada ao exame físico na avaliação de fâneros, língua, edema ou presença de anasarca, e se necessário pode ser avaliada pela dosagem sérica de albumina[17].

Durante a gestação, a hemoglobina e o hematócrito já cursam com uma hemodiluição fisiológica na gestação. Na gestante com antecedente de cirurgia bariátrica, a anemia é em torno de 50% dos casos, podendo estar relacionada à diminuição da ingesta e da absorção gástrica de ferro. A anemia ferropriva tem uma incidência alta nestas

Tabela 1 – Valores de referência do ganho de peso na gestação pelo IMC pré-gestacional, segundo o Institute of Medicine (IOM)

IMC pré-gestacional (em kg/m²)	Intervalo de ganho de peso sugerido (em kg)
Baixo peso (< 18,5)	12,5-18
Normal (18,5-24,9)	11,5-16
Sobrepeso (25-29,9)	7-11,5
Obeso (> 30)	5-9

gestantes, podendo ocasionar prematuridade, alterações comportamentais e alterações cardiovasculares maternas. Há consenso mundial na realização da dosagem de hemoglobina, hematócrito, ferro sérico e ferritina trimestralmente na assistência pré-natal para correções de possíveis insuficiências e/ou deficiências[9,18].

A deficiência de ácido fólico está presente em 0 a 16% dos casos das gestantes, devido à diminuição da ingesta de alimentos ricos com ácido fólico e à diminuição da absorção intestinal. Este intervalo de prevalência está relacionado a reposição após a cirurgia em todas as mulheres na idade fértil, como é recomendado pela Associação Americana de Endocrinologia, para evitar anemia megaloblástica e deficiência do tubo neural fetal e outras malformações. A dosagem sérica trimestral do ácido fólico só é recomendada em casos de deficiência ou quando não ocorre a reposição diária[9,19].

Além disso, uma alimentação inadequada pode levar a deficiência de micronutrientes como vitamina D e cálcio, responsáveis pela formação óssea fetal, podendo acarretar perda de massa óssea materna em casos de insuficiência ou deficiência. A deficiência de vitamina D é em torno 3% a 70%, dependendo da técnica cirúrgica utilizada. A dosagem sérica de vitamina D recomendada é trimestral durante a gestação para possíveis correções. Quanto à dosagem de cálcio sérico ou urinário, não é recomendada[9,20-21].

A anemia por deficiência de vitamina B12 está mais associada a cirurgias com redução gástrica, em que ocorrerá a diminuição da superfície de secreção do fator intrínseco e, consequentemente, a redução da acidez gástrica, levando a diminuição da absorção da vitamina B12, anemia, prematuridade, aborto de repetição, baixo peso ao nascimento, restrição de crescimento intrauterino, defeitos do tubo neural e alteração neurocognitiva da criança. A incidência da deficiência de Vitamina B12 é entre 48% e 53% das mulheres submetidas a cirurgia bariátrica. Deficientes podem cursar com anemia materna, malformação fetal e deficiência neurocognitiva da criança. Recomenda-se dosar a vitamina B12 sérica em cada trimestre da gestação[9,21]. A deficiência de vitamina B1 pode causar Síndrome de Wernicke na gestante, mas não há consenso para dosagem durante a gestação[16].

A deficiência da vitamina A é relatada em 10% a 58% dos casos; ela previne a cegueira noturna. Não há consenso para a dosagem sérica durante a gestação[21]. Os valores para serem considerados insuficientes na gestação estão descritos na Tabela 2[19-22].

Apesar de os riscos de deficiência nutricional serem maiores após procedimentos malabsortivos, eles também ocorrem nos restritivos ou mistos, e por isso deve-se realizar dosagem trimestral de alguns nutrientes

Tabela 2 – Valores de vitaminas e nutrientes considerados insuficientes na gestação

Nutriente	Níveis inadequados menores que
Vitamina A	1,05 μmol/L
Vitamina B12	100 pg/mL
Vitamina D	30 ng/mL
Ácido fólico	3 ng/mL
Ferritina	< 30 ng/mL
Cálcio	1,18 mmol/L
Zinco	(70 μg/dL)
Albumina	< 3,5

e realizar seguimento nutricional dessas gestantes[9].

Diabetes Mellitus

Em comparação com gestantes obesas, o risco de diabetes na gestação é menor após cirurgia bariátrica, e, caso ocorra, a maioria consegue controle adequado com a dieta[23]. Todavia, diferentemente das demais gestantes, não deve ser realizado o teste de tolerância a glicose, pois conforme demonstraram os estudos de Gobl e Rottenstreich, a absorção e o metabolismo da glicose são diferentes nessas pacientes, tornando os resultados não fidedignos, e predispõem a uma hipoglicemia reacional e a síndrome de Dumping[24,25].

O teste de tolerância a glicose não deve ser utilizado nessas gestantes. O rastreamento de diabetes deve ser feito com glicemia de jejum, hemoglobina glicosilada e perfil glicêmico com dieta geral ou associação de testes[9,26].

Hipertensão arterial e pré-eclâmpsia

Gestantes submetidas a cirurgia bariátrica têm menor risco de desenvolver doenças hipertensivas na gestação para todas as técnicas. Não há diferença de diagnóstico em relação a outras gestantes[27].

Seguimento crescimento e bem-estar fetal

A cirurgia bariátrica é um fator de risco para recém-nascidos pequenos para a idade gestacional, quando comparadas com gestantes obesas[28], e também para restrição de crescimento fetal tardio[29], e com maior risco após procedimentos disabsortivos, quando comparados aos restritivos[30]. É recomendada a correlação dos parâmetros do exame obstétrico de crescimento fetal com a ultrassonografia obstétrica.

A princípio, não há diferenças significativas na incidência de malformações fetais em relação aos grupos controles[31], mas as recomendações são estas gestantes serem submetidas a ultrassonografia morfológica do primeiro e segundo trimestre e, no terceiro trimestre, ultrassonografia relacionada aos parâmetros clínicos obstétricos[9].

Aleitamento materno

O leite materno das gestantes após cirurgia bariátrica tem maior concentração de proteínas e carboidratos quando comparado com o das gestantes de IMC normal[33]. Além disso, se a mãe apresentar anemia e/ou deficiência de vitaminas e nutrientes, isso pode repercutir no seu leite e na prole, que também apresentará tais deficiências. Portanto, a reposição de vitaminas e o aumento do suporte nutricional precisam ser mantidos durante o aleitamento materno[17].

Anticoncepção

As alterações no trato gastrointestinal consequentes da cirurgia podem alterar a absorção de anticoncepcionais orais, logo não devem ser utilizados após cirurgia bariátrica[9,26].

TRATAMENTO

Complicações cirúrgicas

O tratamento das complicações cirúrgicas é feito através de uma nova cirurgia, nos casos de complicações intestinais. E na migração da banda, muitas vezes, somente o seu esvaziamento pode resolver. A necessidade de resolução da gestação dependerá da idade gestacional e da vitalidade fetal, sabendo que qualquer intervenção cirúrgica materna aumenta a morbimortalidade fetal assim como o risco de abortamento e trabalho de parto prematuro. Devem ser avaliados tanto a gravidade do quadro materno quanto os riscos e benefícios, sendo uma escolha individualizada. Na literatura, os resultados variam desde sem graves repercussões até óbito materno e fetal. O fator de maior influência para um prognóstico foi um diagnóstico em tempo oportuno e adequado[10].

Nutrição

A avaliação do estado nutricional em mulheres submetidas a cirurgia bariátrica prévia deveria ser realizada antes da concepção para propiciar a identificação e manejo das possíveis necessidades nutricionais, reduzindo potencialmente os resultados adversos maternos e fetais. Em metanálises, desde 2015, quando comparadas as gestações de mulheres obesas com as submetidas a cirurgia bariátrica prévia a gestação, as complicações como perda de peso, estado nutricional materno, prematuridade e restrição de crescimento intrauterino neste último grupo foram reduzidas quando realizada a reposição de ácido fólico, ferro elementar, vitamina B12, Vitamina D, cálcio e polivitamínicos contendo vitamina A e zinco rotineiramente, durante a gestação[27-29]. Em uma revisão narrativa, em 2018, com estas reposições de vitaminas e nutrientes durante a gestação neste grupo de gestantes, também foram observadas a redução de comorbidades maternas e fetais[17].

A recomendação de proteínas para a gestante após a cirurgia bariátrica deve ser de 60 gramas por dia, se possível com orientação nutricional, para redução de desnutrição materna e restrição de crescimento intrauterino[20].

Quanto à reposição de ferro elementar profilática durante a gestação, a recomendação é de 45 a 130 mg por dia, via oral, e aproximadamente 40 mg de ferro elementar por dia. Em casos anemia, aumentar de 40 para 600 mg diárias. Havendo persistência da anemia, a reposição de ferro deverá ser efetuada por via parenteral semanal ou de três em três dias[17].

A demanda de ácido fólico é de 400 mg diárias, durante a fase pré-gestacional, até o aleitamento materno exclusivo, sendo que em mulheres com dieta pobre em ácido fólico a ingesta diária deverá ser reposta até 800 mg[16,17,26-30]. A Sociedade Europeia de cirurgia bariátrica recomenda a reposição de 400 mg diárias em mulheres na fase fértil pelo risco de possível gestação[19]. A reposição de vitamina B12 deve ser suplementada, 1.000 mg/dia, via oral, ou 500 mg/semana intranasal ou 1.000 mg por mês parenteral, principalmente nas mulheres submetidas a técnicas disabsortivas ou mistas[16,17].

A suplementação de vitamina D na gestação é de 600 UI/dia, pois são observados em 70% dos casos a insuficiência, isto é, gestantes com níveis sérios abaixo de 29 ng/ml. Lembrando que o nível tóxico de vitamina D é entre 10.000 e 40.000 UI[17]. A suplementação de cálcio de rotina durante a gestação de mulheres após a cirurgia bariátrica é de 1.000 a 1.500 mg de cálcio elementar por dia. Para garantir a ingesta e a absorção adequadas de cálcio, o citrato é a melhor opção, visto que este tipo de cálcio tem maior absorção em ambientes com pouca acidez. Quando optado pelo carbonato de cálcio, utilizar 1.500 a 2.000 g por dia[20-21].

Quanto à Vitamina A, deve ser suplementada em 4.000 a 5.000 UI por dia. A despeito do uso correto da reposição de rotina, caso os níveis séricos permaneçam abaixo dos níveis da normalidade, a reposição nunca deverá ultrapassar a dose de 10.000 UI, pelos riscos de danos estruturais fetais graves. Por este motivo, fica proscrita a prescrição de mais do que um comprimido diário de polivitamínico na gravidez[17,34].

Níveis maiores podem ser necessários se houver deficiência nutricional. Ressalta-se que apesar da suplementação, é necessária a dosagem trimestral, visto que diversas gestantes apresentam deficiência apesar da suplementação[34]. As dosagens diárias a serem suplementadas estão descritas na Tabela 3.

É recomendado o acompanhamento nutricional das gestantes por nutricionistas, visto que em sua maioria não têm uma dieta adequada devido a dificuldades de ingesta ou de reposição nutricional.

Diabetes Mellitus

Sobre o tratamento de diabetes, não há diferença no tratamento de gestantes após cirurgia bariátrica, e deve ser iniciado o tratamento com dieta e exercícios físicos e prosseguir para insulina se não obtiver o

Tabela 3 – Recomendação de suplementação diária nutricional

Nutriente	Dose	Observação
Vitamina A	4.000 U a 5.000 U/dia	Preferir reposição na forma de carotenos, pois retinoides são teratogênicos. Dose tóxica 10.000 UI.
Vitamina B1	12 a 50 µg/dia, via oral	Aumentar para 200 a 300 mg/dia se vômitos.
Vitamina B12	1.000 µg via oral/dia ou 500 µg/semana transnasal ou 1.000 µg/mensal parenteral	Nas técnicas cirúrgicas disabsortivas ou mistas, a preferência para a suplementação será a parenteral.
Vitamina D	600 UI/dia, via oral	A partir de 10.000 U/dia, a dose passa a ser tóxica.
Vitamina K	90-300 mcg/dia	Não há consenso para reposição.
Ácido fólico	400-800 µg/dia	Prévio a gestação até o término da amamentação.
Ferro	45-130 mg/dia	Se anemia 45-600 mg/dia ou via parenteral.
Cálcio	1.000 a 1.500 mg/dia	Preferência a citrato de cálcio.
Zinco	15 mg/dia	Suplementação no polivitamínico diário.
Proteínas	60 g/dia	Aumento do aporte de proteínas na dieta.

controle adequado. Todavia, o seguimento nutricional dessas gestantes é essencial, visto que elas têm alto risco de ter hipoglicemia pós-prandial e síndrome de Dumping, cuja principal forma de evitar é uma dieta balanceada e carboidratos de cadeia curta[26].

Prevenção de pré-eclâmpsia

Os anti-inflamatórios não esteroidais e salicilatos nas pacientes após cirurgia bariátrica, principalmente em doses acima de 100 mg/dia, têm o potencial de causarem úlcera gástrica, pois pela redução do estômago há diminuição na produção de muco, o que pode deixar o pH do estômago mais ácido[35]. Apesar de baixas doses de ácido acetilsalicílico (AAS) não terem aumentado o risco para úlcera gástrica marginal[36], devemos nos atentar a esse risco e considerar o uso de inibidores de bombas de próton associados[36]. Vários estudos relatam que a reposição de cálcio previne também risco para pré-eclâmpsia grave.

Via de parto

A via de parto após cirurgia bariátrica é obstétrica, todavia parece haver um maior risco para cesáreas de urgência e parto instrumental, o que sugere necessidade de monitorização adequada durante o trabalho de parto[37-41].

Aleitamento materno

A amamentação após cirurgia bariátrica deve ser recomendada e estimulada por pelo menos 6 meses, pois parece ter efeito protetor contra obesidade e diabetes na vida adulta, entretanto deve-se atentar para os níveis maternos de nutrientes e vitaminas, visto que podem interferir na composição do leite[9,34].

Anticoncepção

Os contraceptivos que podem ser utilizados no puerpério são os não orais, ou seja, devem ser utilizados os injetáveis ou os de longa duração, como os dispositivos intrauterinos e implante subdérmico, sendo esses considerados de primeira linha[9,26,34].

CONSIDERAÇÕES FINAIS / CONCLUSÕES

A gestação deve ocorrer após 12 a 24 meses ou após estabilização de peso.

- A técnica cirúrgica deve ser conhecida para o seguimento de pré-natal.

- Deve-se realizar o diagnóstico diferencial para complicações cirúrgicas.

- O ganho de peso deve seguir os critérios da IOM.

- As gestantes devem ter seguimento com nutricionista e realizar reposição de ferro elementar, ácido fólico, vitamina B12, cálcio, polivitamínico com zinco e aumento do aporte alimentar de proteínas.

- Realizar dosagem trimestral de perfil de ferro, ferritina, vitamina B12, vitamina D e hemograma.

- O rastreamento de diabetes deve ser realizado com glicemia de jejum, hemoglobina glicosilada e/ou perfil glicêmico e repetido entre 24 e 28 semanas. O teste de tolerância a glicose está proscrito.

- Realizar exames de ultrassonografia morfológicos no primeiro e segundo trimestre e seguimento de crescimento fetal no terceiro trimestre.

- A via de parto é obstétrica.

- O aleitamento materno deve ser estimulado e mantida a reposição de ferro elementar, vitamina B12 mensal, ácido fólico diário e polivitamínico até o desmame.

- Não devem ser utilizados anticoncepcionais orais no puerpério; dar preferência aos de longa duração e injetáveis.

REFERÊNCIAS BIBLIOGRÁFICAS

1. Catalano PM, Shankar K. Obesity and pregnancy: mechanisms of short term and long term adverse consequences for mother and child. BMJ. 2017;356:j1.
2. Fried M, Yumuk V, Oppert JM, Scopinaro N, Torres A, Weiner R, et al. Interdisciplinary European guidelines on metabolic and bariatric surgery. Obes Surg. 2014;24(1):42-55.
3. Sheiner E, Balaban E, Dreiher J, Levi I, Levy A. Pregnancy outcome in patients following different types of bariatric surgeries. Obes Surg. 2009;19(9):1286-92.
4. Pajecki D, Kawamoto F, Dantas ACB, Andrade PC, Brasil NC, Junqueira SM, et al. Real-world evidence of health outcomes and medication use 24 months after bariatric surgery in the public healthcare system in Brazil: a retrospective, single-center study. Clinics (Sao Paulo). 2020;75:e1588.
5. Tonatto-Filho AJ, Gallotti FM, Chedid MF, Grezzana-Filho TdJM, Garcia AMSV. BARIATRIC SURGERY IN BRAZILIAN PUBLIC HEALTH SYSTEM: THE GOOD, THE BAD AND THE UGLY, OR A LONG WAY TO GO. YELLOW SIGN! Arquivos brasileiros de cirurgia digestiva: ABCD = Brazilian archives of digestive surgery. 2019;32(4):e1470.
6. Kizy S, Jahansouz C, Downey MC, Hevelone N, Ikramuddin S, Leslie D. National Trends in Bariatric Surgery 2012-2015: Demographics, Procedure Selection, Readmissions, and Cost. Obes Surg. 2017;27(11):2933-9.
7. Maggard MA, Yermilov I, Li Z, Maglione M, Newberry S, Suttorp M, et al. Pregnancy and fertility following bariatric surgery: a systematic review. Jama. 2008;300(19):2286-96.
8. Carvalho AdS, Rosa RdS. Cirurgias bariátricas realizadas pelo Sistema Único de Saúde em residentes da Região Metropolitana de Porto Alegre, Rio Grande do Sul, 2010-2016. Epidemiologia e Serviços de Saúde. 2018;27.
9. Shawe J, Ceulemans D, Akhter Z, Neff K, Hart K, Heslehurst N, et al. Pregnancy after bariatric surgery: Consensus recommendations for periconception, antenatal and postnatal care. Obes Rev. 2019;20(11):1507-22.
10. Petrucciani N, Ciangura C, Debs T, Ducarme G, Calabrese D, Gugenheim J, et al. Management of surgical complications of previous bariatric surgery in pregnant women. A systematic review from the BARIA-MAT Study Group. Surg Obes Relat Dis. 2020;16(2):312-31.
11. Lupoli R, Lembo E, Saldalamacchia G, Avola CK, Angrisani L, Capaldo B. Bariatric surgery and long-term nutritional issues. World J Diabetes. 2017;8(11):464-74.
12. Narayanan RP, Syed AA. Pregnancy Following Bariatric Surgery-Medical Complications and Management. Obes Surg. 2016;26(10):2523-9.
13. Guidelines IoMUaNRCUCtRIPW. Weight Gain During Pregnancy: Reexamining the Guidelines. 2009.
14. Stentebjerg LL, Andersen LLT, Renault K, Støving RK, Jensen DM. Pregnancy and perinatal outcomes according to surgery to conception interval and gestational weight gain in

women with previous gastric bypass. J Matern Fetal Neonatal Med. 2017;30(10):1182-8.

15. Maslin K, James A, Brown A, Bogaerts A, Shawe J. What Is Known About the Nutritional Intake of Women during Pregnancy Following Bariatric Surgery? A Scoping Review. Nutrients. 2019;11(9).

16. Slater C, Morris L, Ellison J, Syed AA. Nutrition in Pregnancy Following Bariatric Surgery. Nutrients. 2017;9(12).

17. Falcone V, Stopp T, Feichtinger M, Kiss H, Eppel W, Husslein PW, et al. Pregnancy after bariatric surgery: a narrative literature review and discussion of impact on pregnancy management and outcome. BMC Pregnancy Childbirth. 2018;18(1):507.

18. Ben-Porat T, Elazary R, Sherf-Dagan S, Weiss R, Levin G, Rottenstreich M, et al. Factors Associated with the Development of Anemia During Pregnancy After Sleeve Gastrectomy. Obes Surg. 2020;30(10):3884-90.

19. Mechanick Jl, Yodim A, Jones Db, Timothy Garvey W, Hurley DL, Molly McMahon M, et al. Clinical practice guideline for the perioperative Nutricional, metabolic, and nonsurgical support of Bariatric Surgery patient -2013 uptade: csponsored by American Association of Clinical Endocrinologists, The Obesity Society, and American Society for metabolic & Bariatric Surgery. Surgery. Surg Obes Relat Dis . 2013; 9(2): 159-91.

20. American College of Obstetricians and Gynecologist. ACOG pratice bulletin no. 105: bariatric surgery and pregnancy. Obst Gynecol. 2009; 113(6):1405-13.

21. Busetto L, Dicker D, Azran C, Batterhan RL, Farpour-Lambert N, Fried M, et al. Practical recommendations of the Obesity management task force of the European Association for the Study of Obesity for the Study of Obesity for the post-bariatric Surgery medical management. Obes Facts. 2018, 10(6):597-632.

22. Cruz S, de Matos AC, da Cruz SP, Pereira S, Saboya C, Ramalho A. Maternal Anthropometry and Its Relationship with the Nutritional Status of Vitamin D, Calcium, and Parathyroid Hormone in Pregnant Women After Roux-en-Y Gastric Bypass. Obes Surg. 2018;28(10):3116-24.

23. Nomura RM, Dias MC, Igai AM, Paiva LV, Zugaib M. Anemia during pregnancy after silastic ring Roux-en-Y gastric bypass: influence of time to conception. Obes Surg. 2011;21(4):479-84.

24. Chagas C, Saunders C, Pereira S, Silva J, Saboya C, Ramalho A. Vitamin A status and its relationship with serum zinc concentrations among pregnant women who have previously undergone Roux-en-Y gastric bypass. Int J Gynaecol Obstet. 2016;133(1):94-7.

25. Mead NC, Sakkatos P, Sakellaropoulos GC, Adonakis GL, Alexandrides TK, Kalfarentzos F. Pregnancy outcomes and nutritional indices after 3 types of bariatric surgery performed at a single institution. Surg Obes Relat Dis. 2014;10(6):1166-73.

26. Balestrin B, Urbanetz AA, Barbieri MM, Paes A, Fujie J. Pregnancy After Bariatric Surgery: a Comparative Study of Post-Bariatric Pregnant Women Versus Non-Bariatric Obese Pregnant Women. Obes Surg. 2019;29(10):3142-8.

27. Göbl CS, Bozkurt L, Tura A, Leutner M, Andrei L, Fahr L, et al. Assessment of glucose regulation in pregnancy after gastric bypass surgery. Diabetologia. 2017;60(12):2504-13.

28. Rottenstreich A, Elazary R, Ezra Y, Kleinstern G, Beglaibter N, Elchalal U. Hypoglycemia during oral glucose tolerance test among post-bariatric surgery pregnant patients: incidence and perinatal significance. Surg Obes Relat Dis. 2018;14(3):347-53.

29. Harreiter J, Schindler K, Bancher-Todesca D, Göbl C, Langer F, Prager G, et al. Management of Pregnant Women after Bariatric Surgery. J Obes. 2018;2018:4587064.

30. Chaichian S, Moazzami B, Fatemeh Jesmi, Pazouki A, Pishgahroudsari M, Mokhber S, Riazi s. The controversy of the proper time for pregnancy after bariatric surgery: A review of ten cases. Obstet Surg. 2016,26:1352-1356.
31. Abehain HÁ, Alrowaily N, Czozuj-Shulman N, Spence AR, Klam SL. Pregnancy outocomes in women with bariatric surgery as compared with morbidly obese women. Maternal-Fetal & Neonatal Medicine. 2016. DOI:10.3109?14767058.2016.1143927.
32. Xiao-Yan Yi, Qi-fu Li, Jun Zang, Zhi-hong Wang. A meta-analysis of maternal and fetal outcomes of pregnancy after bariatric surgery. International Gynecol Obstet. 2015, 130:3-9.
33. Galazis N, Docheva N, Simillis C, Nicolaides KH. Maternal and neonatal outcomes in women undergoing bariatric surgery: a systematic review and meta-analysis. Eur J Obstet Gynecol Reprod Biol. 2014;181:45-53.
34. Belogolovkin V, Salihu HM, Weldeselasse H, Biroscak BJ, August EM, Mbah AK, et al. Impact of prior bariatric surgery on maternal and fetal outcomes among obese and non-obese mothers. Arch Gynecol Obstet. 2012;285(5):1211-8.
35. Malik S, Teh JL, Lomanto D, Kim G, So JB, Shabbir A. Maternal and fetal outcomes of Asian pregnancies after bariatric surgery. Surg Obes Relat Dis. 2020;16(4):529-35.
36. Akhter Z, Rankin J, Ceulemans D, Ngongalah L, Ackroyd R, Devlieger R, et al. Pregnancy after bariatric surgery and adverse perinatal outcomes: A systematic review and meta-analysis. PLoS Med. 2019;16(8):e1002866.
37. Al-Nimr RI, Hakeem R, Moreschi JM, Gallo S, McDermid JM, Pari-Keener M, et al. Effects of Bariatric Surgery on Maternal and Infant Outcomes of Pregnancy-An Evidence Analysis Center Systematic Review. J Acad Nutr Diet. 2019;119(11):1921-43.
38. Ducarme G, Parisio L, Santulli P, Carbillon L, Mandelbrot L, Luton D. Neonatal outcomes in pregnancies after bariatric surgery: a retrospective multi-centric cohort study in three French referral centers. J Matern Fetal Neonatal Med. 2013;26(3):275-8.
39. Jans G, Devlieger R, De Preter V, Ameye L, Roelens K, Lannoo M, et al. Bariatric Surgery Does Not Appear to Affect Women's Breast-Milk Composition. J Nutr. 2018;148(7):1096-102.
40. Devlieger R, Guelinckx I, Jans G, Voets W, Vanholsbeke C, Vansant G. Micronutrient levels and supplement intake in pregnancy after bariatric surgery: a prospective cohort study. PLoS One. 2014;9(12):e114192.
41. Yska JP, Gertsen S, Flapper G, Emous M, Wilffert B, van Roon EN. NSAID Use after 'Bariatric Surgery: a Randomized Controlled Intervention Study. Obes Surg. 2016;26(12):2880-5.
42. Di Palma A, Liu B, Maeda A, Anvari M, Jackson T, Okrainec A. Marginal ulceration following Roux-en-Y gastric bypass: risk factors for ulcer development, recurrence and need for revisional surgery. Surg Endosc. 2021;35(5):2347-53.
43. 40 Karadağ C, Demircan S, Çalışkan E. Effects of laparoscopic sleeve gastrectomy on obstetric outcomes within 12 months after surgery. J Obstet Gynaecol Res. 2020;46(2):266-71.
44. Costa MM, Belo S, Souteiro P, Neves JS, Magalhães D, Silva RB, et al. Pregnancy after bariatric surgery: Maternal and fetal outcomes of 39 pregnancies and a literature review. J Obstet Gynaecol Res. 2018;44(4):681-90.

capítulo 46

Gestante atleta

▶ Marco Antonio Borges Lopes*

INTRODUÇÃO

A participação mais ativa e organizada das mulheres nos jogos olímpicos, principalmente a partir da década de 70 (Gráfico 1), culminou com o aumento do engajamento das mulheres em várias modalidades de atividade física e esportiva desde a infância, passando pela menacme e até na pós-menopausa. Destaca-se que, durante a menacme, o período gestacional também foi influenciado pelo desejo das mulheres que participavam de atividades físicas e esportivas de mantê-las durante e após o período gestacional.

Em 1985, o Colégio Americano de Obstetrícia e Ginecologia (ACOG), seguido por outras organizações da área em vários países, destacando-se o Canadá, referiu normas e parâmetros de segurança para a prática de atividade física na gravidez. Atualmente, a prática regular de atividade física na gravidez é encorajada mesmo em mulheres previamente sedentárias, estipulada em, no mínimo, 150 minutos por semana, pelo menos 3 dias por semana, divididos em atividades aeróbias e exercícios resistidos, para todas as gestantes sem contraindicações definidas[1-4].

A segurança e a influência da atividade física e esportiva na gravidez em atletas de alto desempenho ou de elite passaram a ser motivo de várias publicações clínicas e experimentais, embora estudos clínicos ainda sejam escassos.

---

* Professor Associado Faculdade de Medicina da USP.

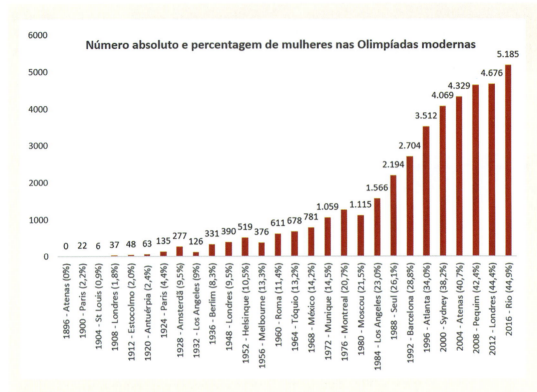

Gráfico 1 – Participação das mulheres nos jogos olímpicos
Fonte: Comitê Olímpico Internacional.

DIAGNÓSTICO

Definição de atletas na gravidez e intensidade de exercício

Entre as definições de atleta de elite está aquela que treina pelo menos 5 vezes por semana, com treinos de pelo menos duas horas, durante todo o ano, com a intensidade de no mínimo 6 unidades metabólicas (MET) ou 60 MET por semana[5]. Podem também ser definidas por mulheres que integram a seleção de seu país ou outros times e clubes associados a federações nacionais.

Outro aspecto importante a se considerar é definir a intensidade do exercício. Não se pode, por motivos éticos, testar o VO_2 máx até a "falência" durante a gestação. E, como já foi descrito que exercícios com intensidade acima de 90% da frequência cardíaca máxima causam bradicardia fetal transitória[6], a utilização de testes para determinar o VO_2 máx e atividade física acima de 90% do VO_2 máx não é recomendada na gravidez. A alternativa ao teste de VO_2 máx seria predizer a frequência cardíaca máxima pelo teste de pico do VO_2 ou a predição do VO_2 máx através de testes submáximos[7].

A frequência cardíaca alvo baseada na idade, descrita na literatura, é oriunda de gestantes condicionadas, com idade gestacional entre 16 e 20 semanas de gravidez, que apresentam pico do VO_2 > 27,2 ml/kg/min (idade entre 20 e 29 anos), > 26,1 ml/kg/min (idade entre 30 e 39 anos). As frequências cardíacas alvo pela idade estão descritas na Tabela 1[4]. Ressalte-se que o ideal seria avaliar individualmente a frequência cardíaca alvo, levando-se em consideração também o tipo de modalidade esportiva.

Tabela 1 – Frequência cardíaca alvo de acordo com 60 a 80% do pico de VO_2

Idade (anos)	Frequência cardíaca (bpm)
20-29	145-160
30-39	140-156

Fonte: Mottola et al., 2008.

A análise dos parâmetros ventilatórios, como o volume expiratório/VO_2, é utilizada para determinar a frequência cardíaca ideal no treinamento, sendo uma alternativa à frequência cardíaca submáxima.

TRATAMENTO
Aspectos pré-concepcionais

Deve-se considerar a melhor idade para engravidar também para as atletas. Recomenda-se para as mulheres, em geral, que a idade de 32 anos seria a ideal para quem quer ter 1 filho, 27 anos para aquelas que querem ter 2 filhos e 23 anos para aquelas que decidem por 3 filhos. Quando a opção é por fertilização in vitru (FIV), a gravidez pode ser adiada até 35 anos quando o planejamento for para 1 filho, 31 anos para 2 filhos e 28 para 3 filhos[8].

Há que se considerar que as idades descritas coincidem com o pico de melhor performance atlética. Além disso, por vezes, mulheres atletas de elite podem ser acometidas ao que se chama *Deficiência Energética relacionada ao Esporte* (sigla em inglês RED-S), a qual pode prejudicar vários aspectos fisiológicos, incluindo perfil metabólico, ciclos menstruais, saúde óssea, síntese de proteína e saúde imunológica e cardíaca. A repercussão a longo prazo do RED-S é motivo de muitos estudos, mas muitos são os fatores associados ao RED-S que podem prejudicar a fertilidade da mulher atleta[9].

Vários estudos referem que a prevalência de distúrbios alimentares em atletas é de 2% a 22%, maior que o relatado em não atletas (3% a 9%). Entre as fisiculturistas, chega a ser 42%, nas atletas de provas longas 24% e nas levantadoras de peso 30%. Não há dados publicados sobre a incidência de distúrbios alimentares em atletas grávidas[10]. As gestantes atletas com desordens alimentares, como anorexia e bulimia, devem ser seguidas mais amiúde por uma equipe multidisciplinar (obstetra, nutricionista, psiquiatra), pelo risco aumentado de sangramento vaginal, hipertensão arterial, prematuridade, restrição de crescimento, óbito fetal e baixos índices de APGAR ao nascimento. Assim, atletas grávidas com histórico prévio de distúrbios alimentares precisam ser identificadas pelo risco materno e fetal elevados.

Exercício e abortamento

A relação de exercício físico e abortamento é motivo de estudo na literatura que já demonstrou que exercício leve e moderado parece não ter relação com esse desfecho. Em relação ao exercício de intensidade vigorosa, há poucos relatos na literatura. Madsen et al.[11] descreveram que o risco de abortamento se eleva com o aumento intensidade da atividade física, risco 3,7 (95% IC 2,9 a 4,7) para mulheres que se exercitam por mais que 7 horas por semana, comparado ao grupo controle. Já foi descrito que o risco aumentado de perda gestacional é observado quando o exercício de alta intensidade é praticado do período pré-implantacional, 6-9 dias após a ovulação, não havendo qualquer relação entre abortamentos e a prática esportiva após 18 semanas de gravidez[12]. Esses estudos tinham níveis de evidência baixa a moderada. Vale ressaltar que mulheres que realizavam atividade física leve a moderada não apresentavam maior risco de abortamento; ao contrário, apresentavam menores índices em relação a mulheres sedentárias.

Exercícios extenuantes e bem-estar fetal

Vários trabalhos observacionais descrevem o impacto da vitalidade fetal em atividade física vigorosa (90% do VO_2 máx). Tais estudos citam a observação de bradicardia fetal persistente durante a atividade, bem como de aumento dos índices de Doppler na artéria umbilical, porém tais eventos parecem transitórios e sem consequência neonatal[6,13,14].

Exercícios extenuantes e prematuridade

Não há evidência científica robusta de que atividade física vigorosa esteja relacionada com prematuridade. Também em relação a atletas, a literatura é escassa, mas Clapp, em 1990, descreveu incidência de 9% de prematuridade em 87 gestantes atletas recreacionais que se exercitaram regularmente e 44 que pararam de se exercitar durante a gestação. Essa taxa se assemelha à da população geral. Mais estudos serão necessários para estabelecer associação ou não entre essas duas entidades.

Exercícios extenuantes e crescimento fetal

O impacto da atividade física no peso do recém-nascido ainda é motivo de discussão na literatura. O fluxo sanguíneo prioriza a vascularização musculoesquelética durante a prática esportiva, fato que é visto com atenção quando a mulher gestante pode temporariamente minimizar o aporte uterino. Entretanto, exercícios leves e moderados parecem diminuir o risco de bebês grandes ou pequenos para a idade gestacional, mantendo-os com menor taxa de gordura mas maior massa magra ao nascer. A atividade física, quando vigorosa, realizada por atletas ainda causa motivo de discussão, pois poucos trabalhos foram publicados sobre o tema e com casuística muito pequena e observacional.

Bell et al., em 1995[15], acompanharam 58 atletas olímpicas australianas, observando que 10% delas tiveram fetos de baixo peso contra 2% do grupo controle. Os autores referem que quanto maior a frequência da atividade física vigorosa, menor o peso fetal. Mais recentemente, Siebel et al.[16] descreveram que atividade física vigorosa no terceiro trimestre pode comprometer o peso fetal em aproximadamente 200 gramas. Esse efeito parece estar relacionado à perda de gordura fetal. Bisson et al.[17] concluíram em seu estudo que o aumento de 1 MET/hora/semana em atividade física no primeiro trimestre pode diminuir o peso fetal ao nascimento, porém sem apresentar restrição de crescimento fetal.

Por isso, as recomendações atuais para intensidade de exercícios durante a gestação preconizam a intensidade moderada, entre 60% e 80% da frequência cardíaca máxima prevista para a idade, ou utilizar a escala de percepção subjetiva de esforço – escala de BORG – entre 12 e 14[18,19].

A discussão sobre o tema permanece vinculada principalmente ao tipo, frequência e intensidade da atividade física, assunto ainda a ser intensamente estudado para uma conclusão definitiva.

Atletas e o parto

Não há estudo de trabalho de parto em atletas, porém é descrito que gestantes envolvidas em alguma atividade física em pelo menos 3 vezes na semana, por 1 hora, bem como maior VO_2 durante os testes entre 35 e 37 semanas, têm o primeiro estágio do trabalho mais curto, mas sem diferença no segundo período[20].

Lesões perineais no pós-parto em atletas

A avaliação por ressonância magnética observou que as atletas têm o músculo levantador do ânus mais largo que as não atletas, porém ainda não há nenhum estudo sobre a incidência de lesão perineal no parto nessa população[21].

Atletas e pós-parto

Os cuidados no pós-parto de atletas são semelhantes aos das não atletas, e o retorno às atividades físicas devem levar em conta o tipo de parto, as condições clínicas e o tipo de modalidade esportiva de atuação, sendo a individualização a melhor estratégia.

Nos partos vaginais e, principalmente, parto cirúrgico a fórcipe ou vácuo extrator, deve-se focar na avaliação de possíveis lesões perineais, sendo primordial os cuidados fisioterapêuticos, principalmente em modalidades que aumentam a pressão intra-abdominal. Nos partos cirúrgicos, principalmente na cesárea, o tempo de recuperação é maior, devendo ser avaliado caso a caso, respeitando o período de pelo menos 40 dias. A caminhada leve e exercícios resistidos são recomendados no pós-parto, com a volta aos exercícios mais vigorosos gradualmente após período de adaptação, iniciando com exercícios resistidos pela atrofia muscular. A fáscia abdominal recupera sua tensão original após cesárea 51% a 59% até 6 meses e 73%-93% entre 6 e 7 meses.

Os parâmetros cardiovasculares e de força anteriores à gravidez sofrem queda pela inatividade e permanecem assim até 6 semanas pós-parto. Parâmetros fisiológicos descritos em atletas militares, os chamados *Army Physical Fitness Test Scores,* descritos por Weina em 2006[22], podem servir de base para o conhecimento destas alterações. O autor descreve que as militares retornaram ao seu condicionamento físico em média 11 meses após o parto, variando entre 2 e 24 meses. Apenas 17% das militares acreditam que 6 semanas sejam suficientes para retornar ao condicionamento pré-gestacional e apenas 19% alcançaram resultados iguais ou superiores após 6 semanas pós-parto, mas isso depende também da modalidade praticada por cada uma das mulheres do estudo. Destaca-se que os testes foram impactados por complicações como ganho de peso, mastite, tireoidite, parto cirúrgico, hemorroidas, hipertensão arterial e a amamentação.

Apesar de Beilock et al.[23] sugerirem que atletas normalmente mantenham seus treinamentos durante o período gestacional e pós-parto, evitando os de grande impacto, Poteiger et al.[24] observaram que maratonistas conseguiram retornar ao treinamento intenso 4 semanas no pós-parto e Bo et al.[3] verificaram que entre 40 atletas de elite norueguesas, 77% voltaram a competir após 6 semanas do parto.

Amamentação

A amamentação é compatível com as atividades competitivas das atletas, sendo necessário que ocorram algumas adaptações como amamentar antes dos treinos para evitar o desconforto do engurgitamento mamário e o uso de roupa adequada para a sustentação das mamas. Alguns estudos sugerem que a presença de ácido lático pode alterar o paladar do leite e que a hidratação e nutrição da lactante devem ser sempre avaliadas[3]. Apesar disso, mesmo exercícios físicos intensos não parecem alterar a produção e a qualidade do leite[25].

CONSIDERAÇÕES FINAIS / CONCLUSÕES

A atividade física com intensidade de vigorosa a extenuante na gravidez é pouco estudada na literatura médica, sendo que os estudos existentes, na sua maioria, são somente observacionais.

O acompanhamento das gestantes atletas deve ser realizado por equipe multidisciplinar, monitorando-se seriadamente a intensidade e frequência da atividade física, o ganho de peso materno e o crescimento e vitalidade fetal.

REFERÊNCIAS BIBLIOGRÁFICAS

1. SYED H, SLAYMAN T, DUCHENE THOMA K. ACOG Committee Opinion No. 804: Physical Activity and Exercise During Pregnancy and the Postpartum Period. Obstet Gynecol 2021;137:375-76.
2. BØ K, ARTAL R, BARAKAT R, et al. Exercise and pregnancy in recreational and elite athletes: 2016 evidence summary from the IOC expert group meeting, Lausanne. Part 2-the effect of exercise on the fetus, labour and birth. Br J Sports Med 2016;50:1297-305.
3. BØ K, ARTAL R, BARAKAT R, et al. Exercise and pregnancy in recreational and elite athletes: 2016/17 evidence summary from the IOC Expert Group Meeting, Lausanne. Part 3 - exercise in the postpartum period. Br J Sports Med 2017;51:1516-25.
4. MOTTOLA MF, DAVENPORT MH, RUCHAT SM, et al. 2019 Canadian guideline for physical activity throughout pregnancy. Br J Sports Med 2018;52:1339-46.
5. PIVARNIK JM, SZYMANSKI LM, CONWAY MR. The Elite Athlete and Strenuous Exercise in Pregnancy. Clin Obstet Gynecol 2016;59:613-9.
6. SZYMANSKI LM, SATIN AJ. Strenuous exercise during pregnancy: is there a limit? Am J Obstet Gynecol 2012;207:179.e1-6.
7. ARTAL R, WISWELL R, ROMEM Y, DOREY F. Pulmonary responses to exercise in pregnancy. Am J Obstet Gynecol 1986;154:378-83.
8. HABBEMA JD, EIJKEMANS MJ, LERIDON H, TE VELDE ER. Realizing a desired family size: when should couples start? Hum Reprod 2015;30:2215-21.
9. MOUNTJOY M, SUNDGOT-BORGEN J, BURKE L, et al. The IOC consensus statement: beyond the Female Athlete Triad--Relative Energy Deficiency in Sport (RED-S). Br J Sports Med 2014;48:491-7.
10. SUNDGOT-BORGEN J, TORSTVEIT MK. Aspects of disordered eating continuum in elite high-intensity sports. Scand J Med Sci Sports 2010;20 Suppl 2:112-21.
11. MADSEN M, JØRGENSEN T, JENSEN ML, et al. Leisure time physical exercise during pregnancy and the risk of miscarriage: a study within the Danish National Birth Cohort. BJOG 2007;114:1419-26.
12. HJOLLUND NH, JENSEN TK, BONDE JP, et al. Spontaneous abortion and physical strain around implantation: a follow-up study of first-pregnancy planners. Epidemiology 2000;11:18-23.
13. CARPENTER MW, SADY SP, HOEGSBERG B, et al. Fetal heart rate response to maternal exertion. JAMA 1988;259:3006-9.
14. MORROW RJ, RITCHIE JW, BULL SB. Fetal and maternal hemodynamic responses to exercise in pregnancy assessed by Doppler ultrasonography. Am J Obstet Gynecol 1989;160:138-40.

15. CLAPP JF. The course of labor after endurance exercise during pregnancy. Am J Obstet Gynecol 1990;163:1799-805.
16. BELL RJ, PALMA SM, LUMLEY JM. The effect of vigorous exercise during pregnancy on birthweight. Aust N Z J Obstet Gynaecol 1995;35:46-51.
17. SIEBEL AL, CAREY AL, KINGWELL BA. Can exercise training rescue the adverse cardiometabolic effects of low birth weight and prematurity? Clin Exp Pharmacol Physiol 2012;39:944-57.
18. BISSON M, CROTEAU J, GUINHOUYA BC, et al. Physical activity during pregnancy and infant's birth weight: results from the 3D Birth Cohort. BMJ Open Sport Exerc Med 2017;3:e000242.
19. PERALES M, CALABRIA I, LOPEZ C, FRANCO E, COTERON J, BARAKAT R. Regular Exercise Throughout Pregnancy Is Associated With a Shorter First Stage of Labor. Am J Health Promot 2016;30:149-54.
20. SCHWERTNER-TIEPELMANN N, THAKAR R, SULTAN AH, TUNN R. Obstetric levator ani muscle injuries: current status. Ultrasound Obstet Gynecol 2012;39:372-83.
21. WEINA SU. Effects of pregnancy on the Army Physical Fitness Test. Mil Med 2006;171:534-7.
22. BEILOCK SL, FELTZ DL, PIVARNIK JM. Training patterns of athletes during pregnancy and postpartum. Res Q Exerc Sport 2001;72:39-46.
23. POTTEIGER JA, WELCH JC, BYRNE JC. From parturition to marathon: a 16-wk study of an elite runner. Med Sci Sports Exerc 1993;25:673-7.
24. LOVELADY CA, LONNERDAL B, DEWEY KG. Lactation performance of exercising women. Am J Clin Nutr 1990;52:103-9.

capítulo 47

Gestante com obesidade

▶ Karayna Gil Fernandes*
▶ Renato Teixeira Souza**
▶ Ricardo Porto Tedesco***

INTRODUÇÃO

A obesidade é hoje um dos problemas prioritários em saúde pública e sua prevalência vem crescendo a cada dia nas últimas décadas, tanto nos países em desenvolvimento quanto nos países desenvolvidos[1]. No Brasil, a obesidade entre pessoas com 20 anos ou mais passou de 12,2% para 26,8% entre 2002/2003 e 2019, segundo o IBGE[2]. Ainda, a prevalência de obesidade foi de 27,9% em mulheres entre 25 e 39 anos.

Mulheres com obesidade na gravidez apresentam risco aumentado para complicações maternas e fetais; quanto maior o grau da obesidade, maiores são os riscos[3,4], e essas complicações podem afetar a saúde da mulher e do feto, com repercussões negativas tanto na vida jovem quanto na vida adulta[5].

Mulheres com IMC pré-gestacional acima de 25 kg/m² e/ou com ganho de peso acima do adequado durante a gravidez podem apresentar risco aumentado de desenvolverem complicações, como hipertensão, diabetes, ruptura prematura de membranas no pré-termo, parto prematuro terapêutico e feto grande para idade gestacional[3].

---

* Professora Adjunta da Faculdade de Medicina de Jundiaí; Coordenadora do Programa de Residência Médica em Tocoginecologia da FMJ; Responsável pelos Ambulatórios de Gestação Múltipla e Gestação Ectópica e pelo Centro de Referência em Doença Trofoblástica Gestacional da FMJ; Mestrado em Ciências da Saúde – FMJ; Doutorado em Tocoginecologia – UNICAMP.

** Mestrado e Doutorado pela Universidade Estadual de Campinas – UNICAMP; Pesquisador Colaborador Voluntário e Professor da Pós-Graduação em Tocoginecologia da FCM-UNICAMP.

*** Professor Livre-docente pela UNICAMP; Professor Associado da Disciplina de Obstetrícia da Faculdade de Medicina de Jundiaí.

A Organização Mundial de Saúde (OMS) classifica a obesidade através do IMC (índice de massa corpórea)[6], utilizando o peso pré-gestacional (peso habitual da mulher) ou o peso gestacional precoce (inicial, ou seja, ainda no primeiro trimestre); quando a mulher não souber referir o peso habitual, veja a Tabela 1. Na ausência de uma comprovação do peso pré-gestacional ou aferição do peso precocemente na gravidez, é comum nos basearmos no peso referido pela mulher (autorreferido). Embora não seja o ideal e possa haver subestimação na estimativa, alguns estudos mostram que essa estimativa pode ser utilizada na prática clínica[7].

Tabela 1 – Classificação do peso/obesidade de acordo com IMC pré-gestacional[6]

IMC	CLASSIFICAÇÃO
25 a 29,9 kg/m²	Sobrepeso
30 a 34,9 kg/m²	Obesidade grau 1
35 a 39,9 kg/m²	Obesidade grau 2
40 a 49,9 kg/m²	Obesidade grau 3
≥ 50 kg/m²	Superobesidade

RISCOS E DESFECHOS GESTACIONAIS

Desfechos maternos

A mortalidade na gestação e periparto é 50% maior nas gestantes obesas quando comparadas com as gestantes com IMC normal. Quando avaliamos o IMC pré-concepcional, este tem associação direta com: diabetes mellitus gestacional, doenças hipertensivas e parto cesariana[8-11].

Quanto maior o IMC, maior o risco para morbidade materna grave (hemorragia com necessidade de transfusão, complicações cardíacas, respiratórias, cerebrovasculares e hematológicas graves; trombose venosa, embolia, sepse, choque (séptico, hemorrágico), insuficiência hepática e/ou renal, complicações relacionadas a anestesia e ruptura uterina)[4,12].

Ainda, mulheres com obesidade podem enfrentar com mais frequência problemas relacionados à saúde mental, como depressão, ansiedade e estresse[13].

Desfechos fetais e neonatais

A obesidade materna pré-gestacional também eleva os riscos de complicações fetais como macrossomia fetal, defeitos do tubo neural, espinha bífida, anomalias cardiovasculares, anomalias septais, hérnia diafragmática, fenda palatina, fenda labial e palatina, atresia anorretal, redução de membro e aborto espontâneo[14-16].

Um estudo mostrou que mesmo usando a dose recomendada de ácido fólico, as mulheres obesas não apresentaram redução de risco de defeitos do tubo neural, sugerindo assim que a dose de suplementação de ácido fólico nesse grupo pode ser maior que a usual[17].

DIAGNÓSTICO

Prevenção e cuidado multidimensional

As orientações pré-concepcionais são cruciais para um resultado materno e gestacional mais favorável em mulheres obesas. O Manual de assistência obstétrica para mulheres com sobrepeso e obesidade da FEBRASGO de 2018 recomenda[18]:

- Orientar dieta, exercícios físicos e avaliação de diabetes, dislipidemia, doença cardiovascular e hipertensão. A cirurgia bariátrica pode ser realizada quando houver indicação, devendo-se aguardar intervalo mínimo de dois anos para engravidar e fazer avaliação nutricional, de diabetes e dislipidemia

- Liberar para gravidez apenas quando estiver controlada com peso adequado ou em faixa de peso mais baixa que a inicial e, idealmente, sem comorbidades. Sabe-se que esta meta é difícil de alcançar, contudo deve ser tentada anticoncepção usando, de preferência, dispositivo intrauterino de cobre (DIU Tcu 380).

A gestante com obesidade requer um cuidado diferenciado, centrado em suas necessidades específicas, com empatia e ações individualizadas. A abordagem multidimensional e individualizada é que de fato vai ajudar a estabelecer as melhores estratégias de cuidado, que incluem mudança de hábitos de vida. A aderência a intervenções e confiança no profissional e equipe dependem de um bom vínculo e no entendimento dos anseios, inseguranças, dúvidas e frustrações que a mulher possa ter. Além disso, é fundamental expandir o olhar para as questões que se relacionam ao seu trabalho, família, relacionamento conjugal, pessoas que sejam consideradas pontos de apoio àquela gestante e possíveis situações de vulnerabilidade.

O advento de um estilo de vida com hábitos saudáveis e de um padrão ativo de atividade física são bem reconhecidos como sendo benéficos para saúde, sobretudo para prevenção de doenças crônico-degenerativas.

TRATAMENTO

Cuidados pré-natais

Quando recebemos uma gestante obesa para iniciar o pré-natal, devemos ficar atentos com alguns pontos:

- IMC pré gestacional e atual.

- Aferir pressão arterial com manguito adequado para a circunferência do braço desta gestante.

- Solicitar USG precoce para que essa gestação seja datada adequadamente.

- Revisar e conferir todas as medicações utilizadas por esta gestante, a fim de que sejam suspensas as medicações que não são seguras na gestação (por exemplo, substituir hipoglicemiante oral por insulina).

- Realizar rastreamento para diabetes, alterações da tireoide e deficiências de vitaminas e minerais.

Quadro 1 – Prevenção e cuidado multidimensional
Hábitos nutricionais
Promover a prática de alimentação balanceada com cereais, leguminosas, frutas, legumes, verduras e carnes
Encorajar que alimentos ultraprocessados sejam, na medida do possível, substituídos por alimentos frescos e *in natura*
As decisões sobre os alimentos que serão consumidos começam no mercado. A identificação de quem faz as compras da casa é importante e ajuda no empoderamento sobre essas decisões, o que é crucial
Estilo de vida
Mantenha-se ativo. Dica: procure evitar "falsos facilitadores" como o uso de elevador ou escada rolante para alcançar 1 andar
Utilize hábitos facilitadores, como deixar a roupa e o tênis da caminhada já prontos e separados no dia anterior, e encoraje atividades em grupo de amigos
Qualidade do sono
Relaxar durante 3 ou 2 horas antes de se deitar, diminuindo o número de afazeres e atividade físico-cognitiva
Evite manter celular ou outros eletrônicos à beira da cama
Tente manter o ambiente calmo e tranquilo, sem distrações luminosas ou sonoras
A manutenção de uma mesma rotina de horário e ritual de sono ajuda o organismo a melhorar a qualidade
Faça refeições leves à noite, evitando estimulantes como café, canela, pimentas e excesso de açúcar
Evite cochilos longos durante o dia

- Suplementação e tratamento de deficiência de vitaminas e minerais, principalmente nas pacientes pós-cirurgia bariátrica.

- Orientação sobre: ganho de peso, dieta adequada (acompanhamento com nutricionista), atividade física, riscos maternos e fetais.

- USG morfológico de primeiro e segundo trimestre – buscando malformações

- Profilaxia de pré-eclâmpsia.
- Avaliação do bem-estar e crescimento fetal no terceiro trimestre.

Ganho de peso na gestação

Segundo as recomendações do Instituto de Medicina dos Estados Unidos[19], para cada categoria de IMC ao início da gravidez há uma recomendação específica sobre o ganho de peso durante a gestação (Tabela 2). O ganho de peso durante a gestação é uma condição de saúde objetivamente mensurável e está associado com desfechos gestacionais e maternos. Dessa forma, seu monitoramento desde o início da gravidez é recomendado e pode ser ferramenta útil no acompanhamento da gestante. Embora o desenvolvimento dessas recomendações possa ser considerado muito oportuno, elas possuem algumas limitações que são importantes de serem discutidas. Essas recomendações foram baseadas no objetivo de prevenir a ocorrência de cinco desfechos principais, como cesariana, retenção de peso pós-parto, parto prematuro, recém-nascidos pequenos ou grandes para idade gestacional e obesidade infantil. Isso significa que ter um ganho de peso fora do recomendado pode se associar com maior risco para esses desfechos. Entretanto, a interpretação sobre o alvo do ganho de peso e sobre os resultados da gestante deve ser cautelosa.

Um ganho de peso excessivo deve ser considerado como um sinal de alerta sobre os hábitos de vida que essa mulher está tendo e o foco principal deve ser dado às diversas ações que possam melhorar a aderência da gestante e para promover sua saúde, mais do que propriamente à busca desenfreada do alvo de ganho de peso.

O ganho de peso deve ser visto como um "termômetro" e não "o fim" ou o resultado em si. Por exemplo, a busca por perda de peso em mulheres com excesso de ganho de peso tem resultados limitados, senão controversos. A perda de peso pode ser prejudicial e boa parte dos resultados adversos já seriam determinados por mecanismos presentes ao início da gravidez e não poderiam ser mais modificáveis para aquela gravidez[20]. Um grande estudo britânico realizou intervenções comportamentais sobre atividade física e dietética em aproximadamente 1.500 gestantes obesas em oito maternidades[21]. As intervenções não se mostraram efetivas para diminuir o risco de diabetes gestacional ou recém-nascidos grandes para idade gestacional quando comparadas com o cuidado pré-natal habitual. Por outro lado, o estudo mostrou benefício dessas intervenções em melhorar o perfil metabólico lipídico[22]. Outro grande estudo realizado na Austrália incluiu aproximadamente 600 gestantes obesas em 20 maternidades para avaliar o efeito de intervenções saudáveis durante a gravidez, utilizando-se de técnicas específicas sobre como realizar mudança de comportamento[23]. As intervenções não tiveram efeito benéfico na redução do IMC materno para nenhum dos períodos estudados (36 semanas de gestação, 6 semanas pós-parto) ou para o peso materno com 1 ano pós-parto. Isso enfatiza a importância de não avaliarmos os resultados de nossas intervenções embasados propriamente na redução do peso ou do IMC, mas sim nos benefícios indiretos na apropriação de hábitos que serão duradouros e impactantes para a saúde da mulher e seu filho. Uma interessante revisão sistemática mostrou que a exposição materna a certos sabores e alimentos durante a gravidez ou amamentação determinam a aceitação do recém-nascido a esses mesmos alimentos[24]. Isso significa que a dieta materna pode influenciar diretamente a dieta do filho, não apenas pelo exemplo que está sob a mesa, mas também pela influência biológica através da facilitação da aceitação que o filho terá a alimentos que a mãe tem o hábito de consumir.

Tabela 2 – Recomendações para ganho de peso durante a gestação

IMC ao início da gestação	Ganho de peso total em kg	Taxa de ganho de peso – 2º e 3º trimestres – média em kg/semana
BAIXO PESO (< 18,5 kg/m²)	12,5-18	0,51
PESO NORMAL (18,5-24,9 kg/m²)	11,5-16	0,42
SOBREPESO (25,0-29,9 kg/m²)	7-11,5	0,28
OBESO (≥ 30,0 kg/m²)	5-9	0,22

Adaptado do IOM, 2009[19].

Em resumo, recomendamos o uso das faixas de ganho de peso durante a gravidez para nortear o acompanhamento da gestante, sobretudo para avaliar aderência às práticas saudáveis de hábitos de vida, diminuir o risco para algumas complicações gestacionais e promover mudanças nessa importante janela de oportunidade que é a gestação. E que essas mudanças possam ser incorporadas à vida cotidiana da mulher a longo prazo.

Atividade física na gravidez

O American College of Obstetrician and Gynecologists (ACOG), desde a década de 90 recomenda que seja realizada atividade física na gestação: a prática de atividade física na gestação é segura[25]. As gestantes que praticavam atividade física antes de engravidar podem manter essa atividade, e as que não praticavam podem começar a praticar, e assim poderão controlar melhor o ganho de peso na gravidez e assim diminuir o risco para doenças associadas a obesidade[26,27].

Profilaxia de pré-eclâmpsia

Mulheres com IMC > 30 (pré-gestacional ou na primeira consulta de pré-natal) têm aumento do risco de pré-eclâmpsia, devem receber aspirina em baixa dose (100-150 mg) à noite, o mais precoce possível (ideal entre 12 e 16 semanas) e deve ser mantida até a 36ª semana de gestação, associada a suplementação de carbonato de cálcio 1 a 2 g dia ou citrato de cálcio 2 a 4 g dia (dividido em 3 doses diárias)[28].

CONSIDERAÇÕES FINAIS / CONCLUSÕES

Trabalho de parto e parto

As maternidades devem ter disponíveis material adequado para o parto de pacientes obesas. Fazem-se necessários vestimentas, macas e mesas cirúrgicas com capacidade adequada, instrumental cirúrgico, assim como agulhas de anestesia, laringoscópio e ambu adequado para pacientes obesos.

Por vezes se faz necessária a monitorização fetal através do ultrassom, devido a dificuldade de auscultar com o sonar ou até mesmo com a cardiotocografia.

Planejamento do parto com a equipe de anestesia, onde já se realiza a passagem de cateter de peridural antes do trabalho de parto, para se evitar complicações e necessidade de anestesias gerais em caso de parto de urgência[29].

Com o intuito de reduzir o risco de natimorto, aconselha-se realizar o parto das pacientes obesas sem outros fatores de risco entre 39+0 e 40+0 e a via de parto é obstétrica[30]. Um estudo mostra que o parto vaginal em mulheres obesas tem risco maior de hemorragia pós-parto, porém apresenta risco menor de infecção de ferida operatória quando comparado com as pacientes que tiveram parto cesárea planejado[31].

Caso seja parto cesárea, deve ser realizada profilaxia para tromboembolismo venoso, através tromboprofilaxia mecânica com compressão pneumática intermitente, quando possível no momento do parto e pós-parto, e farmacológica, além de estimular a deambulação precoce (Tabela 3)[32].

Profilaxia antibiótica

Não esquecer da profilaxia antibiótica, e a mesma deve ter sua dose corrigida conforme o peso materno[30]:

- Pacientes ≥ 120 kg: cefazolina 3 g por via intravenosa (IV) no pré-operatório;

- Pacientes < 120 kg: cefazolina 2 g IV no pré-operatório.

Pós-parto

No pós-parto, a paciente deve ser estimulada a deambulação precoce, amamentação, práticas de atividade física assim que possível e apoio psicológico, emocional e nutricional, para que ela consiga manter hábitos de vida saudáveis e assim manter seu filho saudável.

Planejamento familiar: deve-se dar preferência a métodos de longa duração, como DIU ou SIU, que se mostraram efetivos e seguros em pacientes com obesidade[30].

Tabela 3 – Dose de enoxaparina e deltaparina de acordo com o peso[33]

Peso kg	Enoxaparina	Deltaparina
< 50	20 mg/dia	2.500 UI/dia
50-89	40 mg/dia	5.000 UI/dia
90-130	60 mg/dia	7.500 UI/dia
131-170	80 mg/dia	10.000 UI/dia
> 170	0,6 mg/kg/dia	75 UI/kg/dia

REFERÊNCIAS BIBLIOGRÁFICAS

1. Caballero B. The global epidemic of obesity: An overview. Vol. 29, Epidemiologic Reviews. Epidemiol Rev; 2007. p. 1-5.
2. Roberto Nunes Guedes Secretário Especial de Fazenda Waldery Rodrigues Junior P, Susana Cordeiro Guerra Diretora-Executiva Marise Maria Ferreira P, Luiz Rios Neto EG, Renato Pereira Cotovio C, Danielle Lins Mendes Macedo C, Lucia França Pontes Vieira Presidente da República Jair Messias Bolsonaro M, et al. INSTITUTO BRASILEIRO DE GEOGRAFIA E ESTATÍSTICA-IBGE.
3. Santos S, Voerman E, Amiano P, Barros H, Beilin LJ, Bergström A, et al. Impact of maternal body mass index and gestational weight gain on pregnancy complications: an individual participant data meta-analysis of European, North American and Australian cohorts. BJOG: An International Journal of Obstetrics and Gynaecology. 2019 Jul 1;126(8):984-95.
4. Lisonkova S, Muraca GM, Potts J, Liauw J, Chan WS, Skoll A, et al. Association between prepregnancy body mass index and severe maternal morbidity. JAMA – Journal of the American Medical Association. 2017 Nov 14;318(18):1777-86.
5. The American College of Obstetricians and Gynecologists. Weight Gain During Pregnancy COMMITTEE OPINION [Internet]. 2013 [cited 2021 Jun 26]. Available from: http://www.nhlbisupport.com/bmi.
6. WHO. Consultation on Obesity (1999: Geneva, Switzerland) & World Health Organization. (2000). Obesity: preventing and managing the global epidemic: report of a WHO consultation. World Health Organization. [Internet]. 2020 [cited 2021 Jun 26]. Available from: https://apps.who.int/iris/handle/10665/42330.
7. Rangel Bousquet Carrilho T, M Rasmussen K, Rodrigues Farias D, Freitas Costa NC, Araújo Batalha M, E Reichenheim M, et al. Agreement between self-reported pre-pregnancy weight and measured first-trimester weight in Brazilian women. BMC pregnancy and childbirth. 2020 Nov 26;20(1):734.
8. Chu SY, Kim SY, Schmid CH, Dietz PM, Callaghan WM, Lau J, et al. Maternal obesity and risk of cesarean delivery: A meta-analysis. Obesity Reviews. 2007 Sep;8(5):385-94.
9. Sibai BM, Gordon T, Thom E, Caritis SN, Klebanoff M, McNellis D, et al. Risk factors for preeclampsia in healthy nulliparous women: A prospective multicenter study. American Journal of Obstetrics and Gynecology. 1995;172(2 PART 1):642-8.
10. Hedderson MM, Williams MA, Holt VL, Weiss NS, Ferrara A. Body mass index and weight gain prior to pregnancy and risk of gestational diabetes mellitus. American Journal of Obstetrics and Gynecology. 2008;198(4):409.e1-409.e7.
11. CMACE and CEMACH reports – HQIP [Internet]. [cited 2021 Jun 27]. Available from: https://www.hqip.org.uk/resource/cmace-and-cemach-reports/#.YNpFC5NKi3I.
12. McCall SJ, Li Z, Kurinczuk JJ, Sullivan E, Knight M. Maternal and perinatal outcomes in pregnant women with BMI >50: An international collaborative study. PLoS ONE. 2019 Feb 1;14(2).
13. Faria-Schützer DB, Surita FG, Nascimento SL, Vieira CM, Turato E. Psychological issues facing obese pregnant women: a systematic review. Vol. 30, Journal of Maternal-Fetal and Neonatal Medicine. Taylor and Francis Ltd; 2017. p. 88-95.
14. Jarvie E, Ramsay JE. Obstetric management of obesity in pregnancy. Seminars in Fetal and Neonatal Medicine. 2010 Apr;15(2):83-8.
15. Waller DK, Shaw GM, Rasmussen SA, Hobbs CA, Canfield MA, Siega-Riz AM, et al. Prepregnancy obesity as a risk factor for structural birth defects. Archives of

Pediatrics and Adolescent Medicine. 2007 Aug 1;161(8):745-50.

16. Stothard KJ, Tennant PWG, Bell R, Rankin J. Maternal overweight and obesity and the risk of congenital anomalies: A systematic review and meta-analysis. Vol. 301, JAMA – Journal of the American Medical Association. JAMA; 2009. p. 636-50.

17. Werler MM, Louik C, Shapiro S, Mitchell AA. Prepregnant weight in relation to risk of neural tube defects. JAMA [Internet]. 1996 Apr 10 [cited 2021 Jul 8];275(14):1089. Available from: https://pubmed.ncbi.nlm.nih.gov/8601927/.

18. Pereira BG LG, Lajos GJ. Sobrepeso e Obesidade: Assistência Obstétrica. Federação Brasileira das Associações de Ginecologia e Obstetrícia (FEBRASGO), editor. Vol. 48. São Paulo: (Protocolo FEBRASGO – Obstetrícia, no. 48/ Comissão Nacional Especializada em Hiperglecemia e Gestação); 2018. 1-12.

19. Kathleen M. Rasmussen, Ann L. Yaktine, editors. Weight Gain During Pregnancy. National Academy of Sciences, editor. Washington, D.C.: National Academies Press; 2009.

20. Elliott HR, Sharp GC, Relton CL, Lawlor DA. Epigenetics and gestational diabetes: a review of epigenetic epidemiology studies and their use to explore epigenetic mediation and improve prediction. Diabetologia 2019 62:12. 2019 Oct 17;62(12):2171-8.

21. Poston L, Bell R, Croker H, Flynn AC, Godfrey KM, Goff L, et al. Effect of a behavioural intervention in obese pregnant women (the UPBEAT study): a multicentre, randomised controlled trial. The Lancet Diabetes & Endocrinology. 2015 Oct 1;3(10):767–77.

22. Mills HL, Patel N, White SL, Pasupathy D, Briley AL, Santos Ferreira DL, et al. The effect of a lifestyle intervention in obese pregnant women on gestational metabolic profiles: findings from the UK Pregnancies Better Eating and Activity Trial (UPBEAT) randomised controlled trial.

23. Simpson SA, Coulman E, Gallagher D, Jewell K, Cohen D, Newcombe RG, et al. Healthy eating and lifestyle in pregnancy (HELP): a cluster randomised trial to evaluate the effectiveness of a weight management intervention for pregnant women with obesity on weight at 12 months postpartum. International Journal of Obesity 2021. 2021 May 21;1-12.

24. Spahn JM, Callahan EH, Spill MK, Wong YP, Benjamin-Neelon SE, Birch L, et al. Influence of maternal diet on flavor transfer to amniotic fluid and breast milk and children's responses: a systematic review. The American Journal of Clinical Nutrition. 2019 Mar 1;109(Supplement_1):1003S-1026S.

25. Physical Activity and Exercise During Pregnancy and the Postpartum Period | ACOG [Internet]. [cited 2021 Jul 8]. Available from: https://www.acog.org/clinical/clinical-guidance/committee-opinion/articles/2020/04/physical-activity-and-exercise-during-pregnancy-and-the-postpartum-period.

26. Benja Muktabhan, Pisake Lumbiganon, Chetta Ngamjarus, Therese Dowswell. Interventions for preventing excessive weight gain during pregnancy. The Cochrane database of systematic reviews. 2012 Apr 18;4(4).

27. Daly N, Farren M, McKeating A, O'Kelly R, Stapleton M, Turner MJ. A Medically Supervised Pregnancy Exercise Intervention in Obese Women: A Randomized Controlled Trial. Obstetrics and gynecology. 2017;130(5):1001-10.

28. Peraçoli C, Ramos JGL, et All. Pré-eclâmpsia/eclâmpsia – Protocolo no. 01 – Rede Brasileira de Estudos sobre Hipertensão e Gravidez (RBEHG). 2020.

29. Soens MA, Birnbach DJ, Ranasinghe JS, van Zundert A. Obstetric anesthesia for the obese and morbidly obese patient: an ounce of prevention is worth more than a pound of treatment. Acta anaesthesiologica Scandinavica. 2008 Jan;52(1):6-19.

30. Ramsey PS, Schenken RS. Obesity in pregnancy: Complications and maternal management [Internet]. [cited 2021 Jul 8]. Available from: https://www.uptodate.com/contents/obesity-in-pregnancy-complications-and-maternal-management?search=OBESIDADE%20NA%20GESTACAO&source=search_result&selectedTitle=5~150&usage_type=default&display_rank=5.

31. D'Souza r, Horyn I, Jacob CE, Zaffar N, Horn D, Maxwell C. Birth outcomes in women with body mass index of 40 kg/m2 or greater stratified by planned and actual mode of birth: a systematic review and meta-analysis. Acta obstetricia et gynecologica Scandinavica [Internet]. 2021 Feb 1 [cited 2021 Jul 8];100(2):200–9. Available from: https://pubmed.ncbi.nlm.nih.gov/32997801/.

32. ACOG Practice Bulletin No. 196 Summary: Thromboembolism in Pregnancy. Obstetrics and gynecology [Internet]. 2018 Jul 1 [cited 2021 Jul 8];132(1):243-8. Available from: https://pubmed.ncbi.nlm.nih.gov/29939933/.

33. Avaliação do Risco e Prevenção de Tromboembolismo no Pré-Natal [Internet]. [cited 2021 Jul 10]. Available from: https://www.febrasgo.org.br/pt/noticias/item/117-avaliacao-do-risco-e-prevencao-de-tromboembolismo-no-pre-natal.

capítulo 48

Gestante e as infecções virais emergentes

▶ Jacinta Pereira Matias*

INTRODUÇÃO

As doenças infecciosas emergentes e reemergentes podem ser determinadas por qualquer microrganismo, mas as viroses merecem maior atenção devido ao seu maior número e diversidade e pela característica de muitos vírus sofrerem mutações, gerando mudanças de comportamento, de intensidade e velocidade maiores que bactérias, protozoários ou fungos[1].

Vírus são a menor entidade biológica capaz de se replicar e para isso necessitam de uma célula vegetal ou animal. São constituídos de proteína e ácido nucleico, os maiores também de lípides, e tem vida intracelular obrigatória. A reprodução acontece pela invasão e apropriação do controle do mecanismo de autorregulação celular[2].

A passagem e adaptação dos vírus para a espécie humana não poderia levar à ocorrência de uma doença epidêmica se não se observassem mudanças na sociedade que viabilizassem isso. A febre amarela e a dengue, por exemplo, não seriam doenças epidêmicas se não fosse o surgimento das cidades e a adaptação de um vetor artrópode ao meio urbano. O modo como as sociedades se relacionam com a natureza é um determinante crítico no processo de emergência[1].

---

* Professora Adjunta do Departamento de Tocoginecologia, Faculdade de Medicina de Jundiaí (FMJ), SP. Graduação, Residência Médica e Pós-Graduação pela Faculdade de Ciências Médicas da Universidade Estadual de Campinas (FCM - UNICAMP).

O que se observa atualmente é que a mudança é muito mais quantitativa que qualitativa. As sociedades estão cada vez maiores, interagindo cada vez mais e mais rapidamente. A interação com a natureza é cada vez mais intensa e extensa e as perturbações ecológicas quase sempre estão na raiz dos processos que determinam a emergência de doenças virais[1].

Em nosso meio, algumas viroses emergentes ou reemergentes representam risco ao binômio materno fetal, sendo que há prevenção através da vacinação para a hepatite B e Influenza, prevenção pelo uso de repelentes para as viroses transmitidas por artrópodes (dengue, febre chikungunya e zika)[3] e protocolos eficazes já estabelecidos há mais de duas décadas para profilaxia da transmissão vertical do vírus da imunodeficiência humana (HIV)[4].

Atualmente, a virose emergente de maior importância é a Covid-19, doença respiratória causada pelo novo coronavírus Sars-CoV-2, que começou em Wuhan, na China, no final de 2019, e rapidamente se espalhou por todo o mundo, sendo classificada como pandemia em 11 de março de 2020 pela Organização Mundial de Saúde (OMS). Os primeiros casos foram relacionados a um mercado de animais vivos em Wuhan, sugerindo que a transmissão inicial tenha ocorrido de animais para seres humanos[5].

Os desfechos maternos e fetais globais pioraram durante a pandemia de Covid-19, com aumento das mortes maternas e de natimortos, e alguns destes resultados evidenciaram as desigualdades entre países com mais ou menos recursos assistenciais disponíveis para a assistência às mulheres no ciclo gravídico-puerperal[6].

A transmissão do SARS-CoV-2 ocorre pelo contato direto, indireto e próximo através da saliva e secreções respiratórias expelidas pela tosse, espirro, fala ou canto por pessoas infectadas[7].

A transmissão vertical é um evento possível, porém raro, e há segurança para manutenção do aleitamento materno. Até o momento, não se comprovou maior risco de malformações fetais causadas pela Covid-19. A prevenção da doença na gestação e puerpério é realizada com a implementação das mesmas medidas recomendadas à população em geral: distanciamento social, etiqueta respiratória, uso de máscara e higienização frequente das mãos[8].

DIAGNÓSTICO

Diagnóstico clínico

As manifestações clínicas em gestantes variam de completamente assintomáticas a casos graves e potencialmente fatais. O período de incubação varia de dois a catorze dias, sendo em média de cinco dias. O início dos sintomas corresponde ao período de replicação viral e se estende por até sete dias. Os sintomas mais comuns nessa fase são febre, tosse, dor de garganta, perda do olfato e diarreia, além de coriza, perda do paladar, mialgia, artralgia, cefaleia, dor abdominal e vômitos. A minoria evolui para a fase II, caracterizada por comprometimento pulmonar e dispneia, geralmente do sétimo ao décimo dia da doença, quando é imprescindível o monitoramento cuidadoso da gestante. As pacientes que evoluem para a fase III hiperinflamatória necessitarão de cuidados de terapia intensiva com elevada taxa de mortalidade[7].

O diagnóstico diferencial deverá ser feito com outras doenças respiratórias que também podem acometer as gestantes, tais como as causadas pelo vírus H1N1 e bactérias atípicas.

Classificação clínica da Covid-19 segundo a gravidade

Quadro 1[9].

É recomendada a utilização do Escore de Alerta Precoce (Quadro 2)[7,10] como

Quadro 1 – Classificação clínica da Covid-19 segundo a gravidade

	LEVE	MODERADO	GRAVE
CLASSIFICAÇÃO DOS SINAIS E SINTOMAS POR GRUPO GESTANTES E PUÉRPERAS	Síndrome gripal (SG): - tosse - dor de garganta ou coriza seguida ou não de: - perda de olfato (anosmia) - alteração do paladar (ageusia) - coriza - diarreia - dor abdominal - febre - calafrios - mialgia - fadiga - cefaleia	- tosse persistente + febre persistente diária OU - tosse persistente + piora progressiva de outro sintoma relacionado a Covid-19 (adinamia (falta de força física), prostração, hipotermia (baixa temperatura do corpo), diarreia) OU - pelo menos um dos sintomas acima + presença de fator de risco	Síndrome respiratória aguda grave (SRAG): - síndrome gripal que apresente: dispneia/desconforto respiratório OU pressão persistente no tórax OU saturação de O_2 menor que 95% em ar ambiente OU Coloração azulada de lábios ou rosto * Importante: em gestantes, observar hipotensão e oligúria

Fonte: Ministério da Saúde – 2020.

Quadro 2 – Escore de Alerta Obstétrico Modificado (MEOWS)			
PARÂMETRO	NORMAL	ALERTA AMARELO	ALERTA VERMELHO
Freq Resp (rpm)	11-19	20-24	< 10 ou > 25
Sat O_2 (%)*	96-100		< 95
Temp (°C)	36-37,4	35,1-35,9 37,5-37,9	< 35 ou > 38
Freq Card (bpm)	60-99	50-59 100-119	< 49 ou > 120
PA Sist (mmHg)	100-139	90-99 140-159	< 89 ou > 160
PA Diast (mmHg)	50-89	40-49 90-99	< 39 ou > 100
Sensório	Alerta		Qualquer alteração do nível de consciência

* Apenas para gestantes com frequência respiratória anormal ou dispneia
Fonte: Adaptado de Poon, Yang et al. 2020.

ferramenta de apoio à decisão para determinação da gravidade do quadro clínico da gestante.

Diagnóstico laboratorial

Podem ser utilizados testes de biologia molecular e sorológicos para confirmação diagnóstica de acordo com a fase clínica definida pelo início dos sintomas (Figura 1)[7,11,12,13].

Teste de Biologia Molecular

RT-qPCR (reação em cadeia da polimerase mediada pela transcriptase reversa):
Detecta fragmentos de RNA do SARS-CoV-2 em material coletado com swab da nasofaringe isoladamente ou em conjunto com material da orofaringe. O melhor desempenho do teste se dá quando a coleta é realizada entre o terceiro e o sétimo dia do início dos sintomas. A sensibilidade varia de 60% a 95% e a especificidade atinge 100%.

Testes sorológicos

Os exames sorológicos avaliam a resposta imune do organismo ao SARS-CoV-2 e detectam IgM (marcador de exposição recente) e/ou IgG (marcador de resposta mais tardia). A IgM é detectada após o sétimo dia do início dos sintomas, negativando em torno do vigésimo primeiro dia. A IgG torna-se detectável em média após o décimo quarto dia do início dos sintomas. A sensibilidade

capítulo 48 — Gestante e as infecções virais emergentes

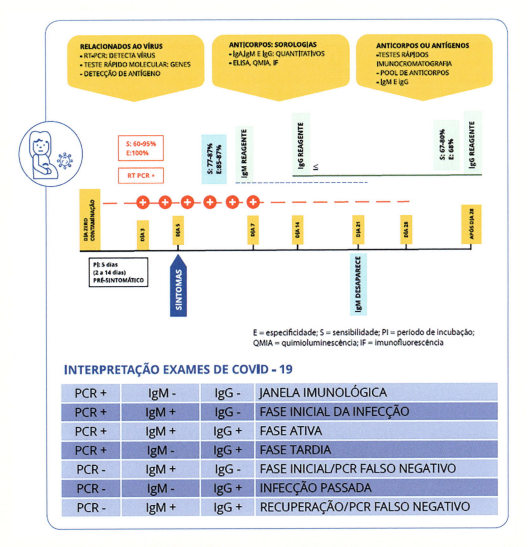

Figura 1 – Diagnóstico laboratorial infecção Covid-19: testes utilizados
Fonte: Adaptada de Chen et al., 2020; Quintana & Duarte, 2020; Tang et al., 2020.

dos testes sorológicos varia de 77% a 87% e a especificidade de 85% a 87%. A soroprevalência populacional é pesquisada através da detecção de IgG.

Testes para identificação de antígenos

Fornecem diagnóstico com maior rapidez nos primeiros cinco dias do início dos sintomas, quando já é possível detectar-se proteínas virais através de ELISA, imunofluorescência, imunocromatografia e testes rápidos. A dinâmica da produção e secreção dessas proteínas virais é variável, o que explica o desempenho pouco efetivo desses testes com grande frequência de falsos negativos.

Testes rápidos

Baseiam-se na resposta imune do organismo, seguindo os mesmos princípios das dosagens de anticorpos no soro ou no plasma. Os resultados são mais fidedignos se colhido o material entre o sétimo e o vigésimo primeiro dia de infecção. São úteis para avaliar a imunidade prévia ao vírus e/ou para auxiliar o diagnóstico a partir do oitavo dia do início dos sintomas.

Tendo em vista a linha do tempo dos exames de detecção do SARS-CoV-2 e a fim de reduzir a mortalidade materna por Covid-19, o Ministério da Saúde recomenda a realização do exame de RT-qPCR em gestantes ou puérperas de acordo com o Quadro 3[7].

A associação dos critérios clínicos e laboratoriais na avaliação dos casos de Covid-19 inicial em gestantes está proposta na Figura 2[9].

TRATAMENTO

Não existe até o momento tratamento específico para a Covid-19. Como medidas preventivas, além das comportamentais, estão à disposição da população vacinas desenvolvidas em tempo recorde utilizando plataformas virais inativadas, vetores virais não replicantes e engenharia genética.

Quadro 3

SINTOMÁTICAS	REALIZAR O TESTE RT-qPCR EM QUALQUER MOMENTO DO CICLO GRAVÍDICO PUERPERAL	
Assintomáticas	Localidade em que o Resultado RT-qPCR é possível em 2 a 7 dias	a) Na internação hospitalar: - Indicação obstétrica (abortamento, gravidez ectópica, mola hidatiforme, parto, entre outros) - Indicação cirúrgica (cerclagem, cesariana eletiva, entre outros) ou - Controle clínico de alguma doença associada b) Três dias antes de parto cesárea ou outro procedimento eletivo
	Localidade em que o Resultado qRT-PCR é obtido após 7 dias da coleta	Realizar teste entre 37 e 38 semanas no local de atendimento pré-natal (intenção de obter resultado previamente ao parto)

capítulo 48 — Gestante e as infecções virais emergentes

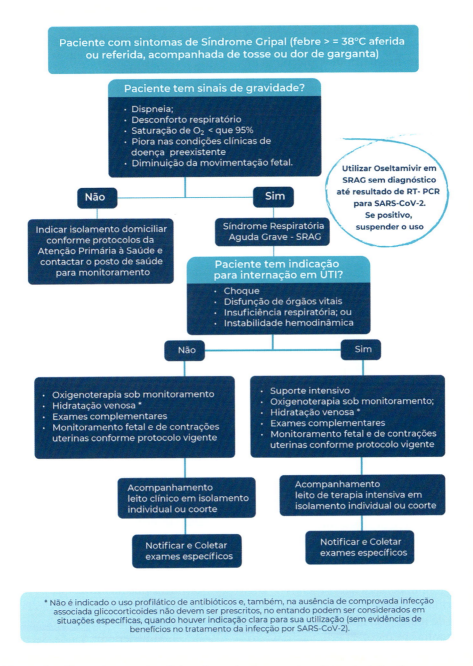

Figura 2 – Fluxo de manejo clínico de gestantes na atenção especializada

Fluxo adaptado do Protocolo de Tratamento de Influenza (BVS-MS 2017), baseado nas recomendações do consenso de especialistas no manejo clínico do COVID-19.

No Brasil, estão aprovadas pela Agência Nacional de Vigilância Sanitária (ANVISA) e recomendadas pelo Ministério da Saúde e pela Federação Brasileira de Ginecologia e Obstetrícia (FEBRASGO) para aplicação na gestação e puerpério as vacinas produzidas pela Sinovac/Butantan (Coronavac®), que utiliza plataforma viral inativada, e pela Pfizer/BioNTech (Comirnaty®), produzida a partir do RNA viral sintetizado por engenharia genética[14,15].

CONSIDERAÇÕES FINAIS / CONCLUSÕES

Mortalidade Materna

Em junho de 2021, o Observatório Covid-19 da Fundação Osvaldo Cruz (Fiocruz) publicou dados que revelam o aumento preocupante da mortalidade materna no Brasil em decorrência da Covid-19: o número de óbitos nas primeiras 20 semanas epidemiológicas de 2021 (911) superou o número total de óbitos ocorridos em 2020 (544), considerando as 45 semanas epidemiológicas daquele ano. A taxa de letalidade na gestação é de 7,2%, assustadoramente superior à da população geral, que é de 2,8%[6].

Esta situação reflete falhas crônicas no atendimento à mulher no ciclo gravídico-puerperal, que vão desde a dificuldade de acesso aos serviços de saúde, principalmente nas regiões mais remotas do país e nas periferias das grandes cidades, onde se concentra a população mais vulnerável do ponto de vista social e econômico, até a falta de leitos de alta complexidade e atenção especializada para os casos de maior gravidade.

A ampliação da oferta de vacinas, do acesso aos cuidados de saúde e do número de leitos de terapia intensiva especificamente para esta população de mulheres permanece como um dos grandes desafios no enfrentamento da pandemia de Covid-19 no Brasil.

REFERÊNCIAS BIBLIOGRÁFICAS

1. Silva LJ, Angerami RN. Viroses emergentes no Brasil [online]. Temas em Saúde collection. Rio de Janeiro: Editora FIOCRUZ, 2008. https://doi.org/10.7476/9788575413814.
2. Barth OM, Simões RSQ. Viroses emergentes e reemergentes. In: Simões RSQ, Virologia Humana e Veterinária. Thieme Revinter; 2020. p 317-324.
3. Duarte G, Moron AF, Timerman A, Fernandes CE, Neto CM, Filho GLA et al. Infecção do vírus Zika em gestantes e microcefalia. Rev Bras Ginecol Obstet 2017; 39:235–248.
4. Protocolo Clínico e Diretrizes Terapêuticas para Prevenção da Transmissão Vertical de HIV, Sífilis e Hepatites Virais. Secretaria de Vigilância em Saúde. Departamento de Doenças de Condições Crônicas e Infecções Sexualmente Transmissíveis. Brasília: Ministério da Saúde; 2019.
5. Croda JHR, Garcia LP. Resposta imediata da Vigilância em Saúde à epidemia da COVID-19. Epidemiologia e Serviços de Saúde [online]. v. 29, n. 1 [Acessado 30 Junho 2021]. Disponível em: https://doi.org/10.5123/S1679-49742020000100021.
6. Boletim Observatório Covid 19. Semanas epidemiológicas 20 e 21, de 16 a 29 de maio de 2021. [Acessado em junho de 2021] Disponível em https://agencia.fiocruz.br/sites/agencia.fiocruz.br/files/u34/boletim_covid_2021-semanas_20-21-red.pdf.
7. Manual de Recomendações para a Assistência à Gestante e Puérpera frente à Pandemia de Covid-19 [recurso eletrônico] / Ministério da Saúde, Secretaria de Atenção Primária à Saúde. – Brasília: Ministério da Saúde, 2020. Brasil. Ministério da Saúde. Secretaria de Atenção Primária à Saúde. Departamento de Ações Programáticas e Estratégicas. 64 p.: il. [Acessado em junho de 2021] Disponível em http://bvsms.saude.gov.br/bvs/publicacoes/manual_de_recomendações_para_a_as-

sistência_da_gestante_e_puerpera_frente_a_Pandemia_de_Covid19_v.1.pdf.

8. Melo, GC, Araújo KCGM. COVID-19 infection in pregnant women, preterm delivery, birth weight and vertical transmission: a systematic review and meta-analysis. Cadernos de Saúde Pública [online]. 2020, v. 36, n. 7 [Acessado em junho de 2021]. Disponível em https://doi.org/10.1590/0102-311X00087320.

9. Brasil. Ministério da Saúde. Orientações para manejo de pacientes com Covid-19. 2020. [Acessado em junho de 2021] Disponível em https://saude.gov.br/images/pdf/2020/June/17/Covid19-OrientaçõesManejoPacientes.pdf.

10. Poon LC, Yang H, Dumont S, Lee JCS, Copel JA, Danneels L et al. ISUOG Interim Guidance on coronavirus disease 2019 (COVID-19) during pregnancy and puerperium: information for healthcare professionals - an update. Ultrasound Obstet Gynecol. 2020. Jun;55(6):848-862. doi: 10.1002/uog.22061.

11. Chen N, Zhou M, Dong X, Qu J, Gong F, Han Y, Qiu Y, Wang J, Liu Y, Wei Y, Xia J, Yu T, Zhang X, Zhang L. Epidemiological and clinical characteristics of 99 cases of 2019 novel coronavirus Pneumonia in Wuhan, China: a descriptive study. Lancet 2020. 395 (10223): 507-513. doi:https://doi.org/10.1016/S0140-6736 (20)30211-7.

12. Quintana SM, Duarte G (2020). Infecção Covid no ciclo gravídico puerperal. Disponível em https://www.sogesp.com.br/noticias/infeccaocovid-19-no-ciclo-gravidico-puerperal/.

13. Tang YW, Schmitz JE, Persing DH, Stratton CW. Laboratory Diagnosis of COVID-19: Current Issues and Challenges. J Clin Microbiol. 2020. 58(6):e00512-20. Published 2020 May 26. doi:10.1128/JCM.00512-20.

14. Federação Brasileira de Ginecologia e Obstetrícia. Comunicado Febrasgo, 12 de maio de 2021. [Acessado em junho de 2021] Disponível em https://www.febrasgo.org.br/pt/noticias/item/1264-comunicado-febrasgo.

15. BRASIL. Ministério da Saúde. Secretaria de Vigilância em Saúde. Departamento de Imunização e Doenças Transmissíveis. Coordenação-Geral do Programa Nacional de Imunizações. Nota Técnica nº 651/2021-CGPNI/DEIDT/SVS/MS. Retificação à Nota Técnica nº 627/2021-CGPNI/DEIDT/SVS/MS referente à suspensão temporária da vacinação contra a covid-19 com a vacina AstraZeneca/Oxford em gestantes e puérperas; interrupção da vacinação contra a covid-19 em gestantes sem comorbidades e continuidade da vacinação contra a covid-19 em gestantes com comorbidades. 19 mai.2021. [Acessado em junho de 2021] Disponível em https://www.portaldeboaspraticas.iff.fiocruz.br/atencao-mulher/nota-tecnica-no-1-2021-dapes-saps-ms-administracao-de-vacinas-covid-19-em-gestantes-puerperas-e-lactantes/.

… 505
Seção 11
IMUNIZAÇÕES

49 Imunizações 505

IMUNIZAÇÕES

- Giuliane Jesus Lajos*
- Julio Cesar Teixeira**
- Cecilia Maria Roteli Martins***

As ações preventivas na assistência pré-natal são elementos fundamentais para a garantia de saúde materna, de seu concepto e do ambiente familiar. Neste sentido, a imunização das gestantes e puérperas sem dúvidas faz parte de um check-list que não pode faltar nesta fase da vida da mulher, digna de tantos cuidados.

Sabemos que as alterações fisiológicas e imunológicas na gestação tornam estas mulheres mais susceptíveis às infecções e, quando uma gestante adquire uma infecção, de maneira geral, o risco desta se estende ao feto[1,2]. Além disto, é evidente a transferência transplacentária dos anticorpos maternos ao seu concepto, oferecendo proteção vital até que este receba suas vacinas[1,3].

Diante disto, a imunização materna é particularmente importante quando nos referimos às doenças imunopreveníveis, sendo recomendadas de rotina as vacinas influenza, difteria-tétano-coqueluche acelular (dTpa) e hepatite B[4-6]. Há ainda vacinas indicadas em situações epidemiológicas específicas, como a vacina contra a febre amarela e contra a COVID-19, por exemplo, e outras indicadas especificamente devido a patologias maternas, como em algumas pneumopatias ou doenças imunológicas maternas[4-6].

Neste capítulo, trataremos de forma breve as principais recomendações de imunização da mulher no ciclo grávido-puerperal e as vacinas contraindicadas na gestação.

---

* Professora Assistente do Departamento de Tocoginecologia da FCM/UNICAMP pela Divisão de Obstetrícia; Responsável pelo Ambulatório de Pré-Natal Especializado em Infecções do CAISM/UNICAMP; Membro da CNE em Vacinas da FEBRASGO.
** Professor Livre-Docente do Departamento de Tocoginecologia da FCM/UNICAMP.
*** Doutora em Medicina pela UNICAMP; Pesquisadora da FMABC; Presidente da CNE Vacinas da FEBRASGO.

capítulo 49

Imunizações

- Giuliane Jesus Lajos*
- Julio Cesar Teixeira**
- Cecilia Maria Roteli Martins***

A IMPORTÂNCIA DA IMUNIZAÇÃO DURANTE A GESTAÇÃO E PUERPÉRIO

Durante a gestação, ocorrem mudanças fisiológicas e imunológicas, havendo associação de maior morbidade e mortalidade em diversas condições infecciosas neste período[1]. Alterações na imunidade celular, responsável por suprimir a replicação viral, ajudam a explicar evoluções mais graves em infeções nas gestantes, como é o caso da influenza[2,7]. Além disto, a redução da capacidade pulmonar residual, especialmente no terceiro trimestre, explica as evoluções mais rápidas e mais graves em infecções de vias aéreas durante a gestação.

Outro aspecto fundamental a ser considerado na imunização durante a assistência pré-natal, e que pode ser um grande argumento para o obstetra convencer a sua gestante a aderir às recomendações vacinais, é a capacidade da transferência de anticorpos IgG maternos através da placenta, sendo esta uma importante proteção do bebê, até que o mesmo receba seu esquema vacinal[8-11]. Considerando que a imunização primária nos bebês comece a ser completada a partir de seis meses, e que os anticorpos maternos, passados pela placenta e pelo leite durante a amamentação, podem protegê-los pelos primeiros quinze meses

---

* Professora Assistente do Departamento de Tocoginecologia da FCM/UNICAMP pela Divisão de Obstetrícia; Responsável pelo Ambulatório de Pré-Natal Especializado em Infecções do CAISM/UNICAMP; Membro da CNE em Vacinas da FEBRASGO.
** Professor Livre-Docente do Departamento de Tocoginecologia da FCM/UNICAMP.
*** Doutora em Medicina pela UNICAMP; Pesquisadora da FMABC; Presidente da CNE Vacinas da FEBRASGO.

de vida, a vacinação no período grávido-puerperal torna-se uma ferramenta essencial na redução da mortalidade infantil, especialmente nos primeiros seis meses de vida[8-11].

Um questionamento muito comum é se a taxa de soroconversão vacinal é adequada durante a gestação. Apesar de resultados diferentes em estudos que avaliam a imunogenicidade das vacinas administradas na gestação, não há evidências de redução da efetividade da vacinação realizada neste período, com taxas de soroconversão satisfatórias[3,7].

A imunização materna, portanto, representa uma ferramenta importante na redução da mortalidade materna e infantil por doenças infecciosas vacino-evitáveis, devendo ser abordada nas consultas de pré-natal, com orientação esclarecedora e motivacional e prescrição, aumentando a adesão a esta recomendação.

VACINAS RECOMENDÁVEIS NA GESTAÇÃO

As vacinas influenza inativada, vacina combinada difteria-tétano-coqueluche acelular do adulto (dTpa) e a vacina hepatite B são recomendadas para imunização materna de forma universal (Tabela 1)[4-6].

Influenza (Gripe)

Trata-se de vacina de vírus inativado, com eficácia e segurança demonstrada em diversos estudos, sendo segura na gravidez, puerpério e amamentação[4-7,12].

É uma das vacinas recomendadas para toda gestante, e a cada gravidez, idealmente antes ou durante o outono-inverno, com proteção aproximadamente de seis a doze meses. Deve ser prescrita para puérperas até 45 dias, que não foram vacinadas. A vacina tetravalente, se disponível, é preferível à vacina trivalente, por haver maior cobertura das cepas circulantes[4-7,12].

A recomendação desta vacina se justifica pelas evidências de evoluções para formas mais graves, com aumento de hospitalizações, maior morbidade e mortalidade nas infecções pelo vírus influenza em gestantes e puérperas, especialmente no período de outono-inverno e nas pandemias por este agente[12-14].

Tabela 1 – Vacinas recomendáveis de rotina na gestação[4-6]

VACINAS DE ROTINA	CONDUTA NA GRAVIDEZ	COMENTÁRIOS
dTpa Tríplice bacteriana acelular do tipo adulto (difteria, tétano e coqueluche)	• Uma dose a partir de **20 semanas** de idade gestacional	• Completar **dT**, totalizando 3 doses • Vacinar no **puerpério**, caso não tenha recebido na gestação
HEPATITE B	• Três doses (0-1-6 meses)	• Se vacinação completa: não precisa • Se vacinação incompleta: completar as doses • Vacinar no **puerpério**, caso não tenha recebido na gestação
INFLUENZA (Gripe)	• **Vacinação anual** (sazonal)	• Vacinar no **puerpério**, caso não tenha recebido na gestação

Difteria, Tétano e Coqueluche acelular (dTpa)

Trata-se de vacina com três componentes – difteria, tétano e coqueluche –, todos inativados, não havendo riscos potenciais na gestação e puerpério, podendo ser aplicada em qualquer momento. Para as gestantes com esquema prévio antitetânico completo e visando a prevenção da coqueluche neonatal, é recomendável a partir de 20 semanas de gravidez, e a cada gravidez, independente de vacinação prévia, a fim de proteger o atual concepto, além da gestante. Pode ser aplicada no puerpério daquelas não vacinadas[4-6].

O componente de coqueluche se justificou como recomendável na gestação e puerpério a partir de um surto de coqueluche ocorrido especialmente em 2012[15]. Mudanças epidemiológicas nos últimos anos vêm indicando a coqueluche como uma doença de todas as idades, apresentando muitas vezes quadro atípico nos adolescentes e adultos com tosse prolongada por mais de 14 dias, sendo subdiagnosticada e não tratada. Assim, estes passam a ser fontes de transmissão para bebês, especialmente os abaixo de seis meses, cuja vacinação não está completa, com pior evolução da doença[16-17].

O componente antitetânico é fundamental, considerando a possibilidade de desenvolvimento do tétano neonatal nos primeiros 28 dias de vida, através da contaminação do coto umbilical, em recém-nascidos de mães que não têm circulação suficiente de anticorpos para os proteger passivamente, pela passagem transplacentária. O tétano é uma doença aguda, frequentemente fatal, causada por uma exotoxina produzida pelo *Clostridium tetani*. São evidentes as curvas inversamente proporcionais de tétano neonatal e vacinação materna, com redução significativa em regiões com alta cobertura vacinal. Importante destacar aqui que o componente antitetânico deve ter contempladas três doses, sendo uma a dTpa, ou seja, o obstetra deve verificar o histórico de vacinação desta gestante e em caso de vacinação desconhecida ou doses incompletas de vacina antitetânica, esta deve ser acrescentada ao calendário durante a gestação (Tabela 1)[4-6,18,19].

A difteria, terceiro componente da vacina dTpa, é uma doença aguda do trato respiratório superior[18,19]. As complicações mais frequentes são obstrução respiratória, miocardite, neurite e alterações renais. Apresenta letalidade de 5 a 10% dos casos[18,19].

Hepatite B

Vacina recomendada em gestantes não vacinadas previamente, é segura em qualquer trimestre. O esquema vacinal é composto por três doses (0-1-6 meses), podendo se estender até o puerpério. Nos casos de vacinação prévia completa, não há necessidade de reforço vacinal e, nos casos de vacinação incompleta, recomenda-se completar as doses faltantes[4-6,20].

Esta vacina se justifica pelo fato de a hepatite B ser uma infecção prevalente mundialmente, cem vezes mais contagiosa que a AIDS[21]. Para bebês e crianças, as duas principais formas de infecção são a transmissão através de mães infectadas (vertical) ou através do convívio domiciliar com pessoas infectadas (horizontal). A vacinação durante a gestação protege o neonato de uma possível transmissão horizontal até que sua imunização após nascimento ocorra de forma completa[20,21]

VACINAS NA GESTAÇÃO – SITUAÇÕES ESPECIAIS

Trata-se de vacinas indicadas por situações epidemiológicas que oferecem risco à gestante/puérpera ou por doenças maternas com indicação de imunização específica (Tabela 2)[4-6].

Tabela 2 – Vacinas recomendadas em situações especiais na gestação		
SITUAÇÕES ESPECIAIS	CONDUTA NA GRAVIDEZ	COMENTÁRIOS
FEBRE AMARELA	• Contraindicada de maneira geral • **1 dose** SC, 15 dias antes de viagem para área endêmica/surto	• Se aplicada no puerpério, **suspender amamentação por 10 dias** • Vírus vivo atenuado
HEPATITE A	• **2 doses** – intervalo 6 meses • Exposição ao risco/viagem internacional	• Vírus inativado
PNEUMOCOCO	• **1 dose** SC ou IM • Na presença de doenças pulmonares crônicas, cardíacas, imunodeprimidas	• Vacina polissacarídeo
COVID-19	• **2 doses** – SINOVAC/Butantã ou Pfizer/Wyeth • A princípio: gestantes/puérperas com **comorbidades (PNI/FEBRASGO/MS)** • Recomendável: **TODAS gestantes/puérperas (SOGESP/Governo do Estado – SP)**	• Gestantes não foram incluídas nos estudos das vacinas COVID-19 disponíveis; estudos em animais foram favoráveis • As vacinas COVID-19 não são de vírus vivos (uso com segurança)
POLIOMIELITE	• **1 dose** oral – em não vacinadas (raro no Brasil)	• Vírus vivo atenuado

Hepatite A

Indicada em algumas situações em que o risco de exposição ao vírus (VHA) seja elevado – lugares com condições de saneamento inadequado ou mulheres que trabalham com manipulação de alimentos. Recomendam-se duas doses: 0 e 6 meses. Existem vacinas combinadas contra hepatites A e B: em menores de 16 anos, as doses são 0 e 6 meses e, a partir de 16 anos, 0, 1 e 6 meses[4-6].

Pneumocócica e Meningocócica

Para gestantes com risco de doença pneumocócica invasiva (DPI), recomendam-se vacinas pneumocócicas 13-valente e 23-valente; se risco para doença meningocócica ou situação de risco epidemiológico, deve-se indicar a vacina meningocócica – conforme Calendário de vacinação da SBIm[4].

Febre Amarela

Normalmente contraindicada na gestação, esta vacina deverá ser considerada quando o risco de adquirir a doença for maior que o risco potencial da vacinação[4-6]. Nesse caso, não há ainda consenso sobre a proteção conferida pela vacina durante a gestação, podendo ser considerada uma segunda dose da vacina (reforço). Em casos de viagens em que é exigido o Certificado Internacional de Vacinação e Profilaxia (CIVP), se o risco de contrair a doença não for elevado, a gestante poderá ser isenta pelo seu médico. Puérperas que estejam amamentando até o sexto mês devem armazenar o leite materno antes da vacinação contra febre amarela e suspender a amamentação por dez dias após a vacinação[4-6].

COVID-19

Sabe-se que as gestantes constituem grupo de risco para morbidade pela COVID-19, sendo este grupo elegível para receber vacinação contra COVID-19[22].

As vacinas contra COVID-19 ainda estão sendo estudadas e testadas em gestantes e lactantes, pois, em um primeiro momento, todos os estudos com vacinas para as quais os resultados da Fase III estão disponíveis, foram excluídas mulheres grávidas ou que estejam amamentando[22-24]. Embora não haja sinais de alerta ou mecanismos hipotéticos para danos potenciais associados à administração de uma vacina de RNAm durante a gravidez, até que mais dados estejam disponíveis, os riscos potenciais da vacina para a gestante e o feto permanecem desconhecidos[22-25]. As vacinas de vírus inativado têm tecnologia conhecida e usada em outras vacinas que já fazem parte do calendário das gestantes, como as vacinas do tétano, coqueluche e influenza[22-25].

Pela potencial segurança da vacina, e elevado risco da doença, as gestantes devem ser orientadas a se vacinarem em qualquer idade gestacional ou durante o puerpério/amamentação, devendo-se seguir o calendário regional de vacinação, assim como a disponibilidade de vacinas[22-25].

A decisão em ser vacinada deve ser baseada em escolha pessoal da gestante, uma vez devidamente esclarecida sobre os riscos e benefícios da vacinação versus doença.

Atualmente, no Brasil, estão disponíveis as vacinas SINOVAC/Butantan ou Pfizer/Wyeth, tomadas em 2 doses, porém outras vacinas estão sendo adquiridas no país. Recomenda-se que o ginecologista-obstetra esteja atento aos informes atualizados da SOGESP, FEBRASGO, PNI e Ministério da Saúde, pois como se trata de doença recente e com o conhecimento em construção, as recomendações podem mudar conforme as evidências científicas.

VACINAS CONTRAINDICADAS NA GESTAÇÃO

São vacinas contraindicadas na gestação pela composição a partir de bactérias ou vírus atenuados (exceto a de HPV) e, portanto, representam risco teórico de contaminação fetal pela vacina. São altamente recomendáveis no período puerperal, em que a mulher está sob cuidados médicos do ginecologista-obstetra, devendo este identificar a pendência vacinal e garantir a completude do calendário desta mulher[4-6].

São elas: tríplice viral (SCR), varicela e HPV, independente da amamentação[4-6].

Destacamos aqui a contraindicação da vacinação de Dengue, tanto na gravidez, como no puerpério[4-6].

CONSIDERAÇÕES FINAIS / CONCLUSÕES

Apesar de elevados níveis de evidência científica, de protocolos claros e da disponibilização das vacinas recomendadas às gestantes e puérperas, ainda há baixas taxas de adesão à vacinação no período gravídico-puerperal.

A falta de orientação sobre o potencial benefício que a vacinação materna pode proporcionar ao feto, a desinformação sobre a susceptibilidade e maior potencial de gravidade que algumas infecções podem acarretar à gestante, como é o caso da influenza e da COVID-19, além do receio de possíveis efeitos colaterais e prejudiciais ao feto por parte das gestantes, são motivos que justificam a vacinação ainda longe do ideal.

A imunização materna representa uma grande promessa na melhoria da saúde, uma vez que potencialmente previne ou combate a morbidade materna e infantil.

Cabe aos ginecologistas e obstetras um papel ativo na imunização de gestantes e puérperas e, para isso, algumas medidas são recomendáveis[27]:

- educar: fornecer o conhecimento às gestantes sobre as vantagens maternas e fetais da imunização e sua segurança;

- recomendar: o médico deve indicar, verbalmente e/ou de preferência por escrito, as vacinas durante as consultas pré-natais e de puerpério, incentivando a adesão da gestante;

- normatizar: adotar a vacinação como rotina nas consultas pré-natais;

- registrar: documentar no prontuário e no cartão pré-natal a recomendação das vacinas, sua realização e, em casos de recusa, a não realização das vacinas, sendo sempre importante a retomada do assunto em consultas subsequentes;

- melhorar a conveniência: à medida que possível, oferecer as vacinas no mesmo local e data em que são feitas as consultas pré-natal favorece a adesão ao programa de imunização.

Tabela 3 – Vacinas não recomendadas

VACINAS NÃO RECOMENDADAS	CONDUTA NA GRAVIDEZ	COMENTÁRIOS
SARAMPO	• Não vacinar	• Vacinar no **puerpério**, caso seja susceptível • Vírus vivo atenuado
RUBÉOLA	• Não vacinar	• Vacinar no **puerpério**, caso seja susceptível • Vírus vivo atenuado
CAXUMBA	• Não vacinar	• Vacinar no **puerpério**, caso seja susceptível • Vírus vivo atenuado
VARICELA	• Imunoglobulina específica – não previne infecção congênita	• Vacinar no **puerpério**, caso seja susceptível • Vírus vivo atenuado

REFERÊNCIAS BIBLIOGRÁFICAS

1. Robinson DP, Klein SL. Pregnancy and pregnancy-associated hormones alter immune responses and disease pathogenesis. Horm Behav. 2012;62(3):263-71.
2. Pazos M, Sperling RS, Moran TM, Kraus TA. The influence of pregnancy on systemic immunity. Immunol Res. 2012;54(1-3):254-61.
3. Omer SB. Maternal immunization. N Engl J Med. 2017;376(13):1256-67.
4. Sociedade Brasileira de Imunizações (SBIM). Calendário de Vacinação SBIm Gestante. Recomendações da Sociedade Brasileira de Imunizações (SBIm) – 2021/2022 [Internet]. São Paulo: SBIM; 2021. [acesso em 29 de JUNHO de 2021]. Disponível em: https://sbim.org.br/images/calendarios/calend-sbim-gestante.pdf.
5. Lajos GJ, Fialho SC, Robial R. Imunização na gravidez, puerpério e amamentação. In: Programa Vacinal para Mulheres. 2a ed. São Paulo: Federação Brasileira das Associações de Ginecologia e Obstetrícia (FEBRASGO); 2021. Cap.14, p. 157-72. (Serie Orientações e Recomendações FEBRASGO, no.1 / Comissão Nacional Especializada de Vacinas).
6. Brasil. Ministério da Saúde. Calendário Vacinal – Anexo IV: Calendário da gestante. Brasília (DF): Ministério da Saúde; 2020. [acesso em 29 de junho de 2021]. Disponível em: https://portalarquivos.saude.gov.br/images/pdf/2020/fevereiro/27/Calendario-Vacinao-gestante.pdf.
7. Bischoff AL, Folsgaard NV, Carson CG, Stokholm J, Pedersen L, Holmberg M, et al. Altered response to A(H1N1) pnd9 vaccination in pregnant women: a single blinded randomized controlled trial. PloS One. 2013;8(4): e56700.
8. Leader S, Perales PJ. Provision of primary-preventive health care services by obstetrician-gynecologists. Obstet Gynecol. 1995;85(3):391-5.
9. Englund JA, H Mbawuike IN, Hammill H, Holleman MC, Baxter BD, Glezen WP. Maternal immunization with influenza or tetanus toxoid vaccine for passive antibody protection in young infants. J Infect Dis.1993;168(3):647-56.
10. Edwards KM. Overview of pertussis: focus on epidemiology, sources of infection, and long-term protection after infant vaccination. Pediatr Infect Dis J. 2005;24(6 Suppl):S104-8.
11. The Millennium Development Goals Report 2015 [Internet]. New York: United Nations; 2015. [acesso em 29 de junho de 2021]. Disponível em: https://www.un.org/millenniumgoals/2015_MDG_Report/pdf/MDG%202015%20PR%20Global.pdf.
12. Jamieson DJ, Honein MA, Rasmussen SA, Williams JL, Swerdlow DL, Biggerstaff MS, et al.; Novel Influenza A (H1N1) Pregnancy Working Group. H1N1 2009 influenza virus infection during pregnancy in the USA. Lancet. 2009;374(9688):451-8.
13. Van Kerkhove MD, Vandermaele KA, Shinde V, Jaramillo-Gutierrez G, Koukounari A, Donnelly CA, et al.; WHO Working Group for Risk Factors for Severe H1N1pdm Infection. Risk factors for severe outcomes following 2009 influenza A (H1N1) infection: a global pooled analysis. PloS Med. 2011;8(7):e1001053.
14. Vaccines against influenza WHO position paper – November 2012. Wkly Epidemiol Rec. 2012;87(47):461-6.
15. Centers for Disease Control and Prevention (CDC). Updated recommendations for use of tetanus toxoid, reduced diphtheria toxoid, and acellular pertussis vaccine (Tdap) in pregnant women – Advisory Committee on Immunization Practices (ACIP), 2012. MMWR Morb Mortal Wkly Rep. 2013;62(7).131-5.
16. Baptista PN, Magalhães VS, Rodrigues LC. The role of adults in household outbreaks of pertussis. Int J Infect Dis. 2010;14(2):e111-4.

17. Wood N, Quinn HE, McIntyre P, Elliott E. Pertussis in infants: preventing deaths and hospitalizations in the very young. J Paediatr Child Health. 2008;44(4):161-5.
18. Amato Neto V. Atualizações, orientações e sugestões sobre imunizações. São Paulo: Segmento Farma; 2011. 594p.
19. Pimentel AM. Coqueluche. In: Ballalai I. Manual prático de imunizações. São Paulo: A.C. Farmacêutica; 2013. p.126-32.
20. Reddy PA, Gupta I, Ganguly NK. Hepatitis-B vaccination in pregnancy: safety and immunogenic response in mothers and antibody transfer to neonates. Asia Oceania J Obstet Gynaecol. 1994;20(4):361-5.
21. Hollinger FB, Liang T. Hepatitis B virus. In: Knipe DM, Howley PM, Griffin DE, Lamb RA, Martin MA editors. Fields virology. 4th ed. Philadelphia: Lippincott Williams & Willkins; 2001. p. 2971-3036.
22. Society of Obstetricians and Gynaecologists of Canada (SOGC). SOGC Statement on COVID-19 Vaccination in Pregnancy. [acesso em 29 de junho de 2021]. Disponível em: https://sogc.org/en/content/featured-news/SOGC_Statement_on_COVID-19_Vaccination_in_Pregnancy.aspx.
23. Cohn A, Mbaeyi S. What Clinicians Need to Know About the Pfizer-BioNTech COVID-19 Vaccine. Centers for Disease Control and Prevention (CDC). 2020.
24. Voysey M, Clemens SAC, Madhi SA, et al. Safety and efficacy of the ChAdOx1 nCov-19 vaccine (AZD1222) against Sars-Cov-2: An interim analysis of four randomized controlled trials in Brazil, South Africa, and the UK. Lancet. 2020. [acesso em 29 de junho de 2021]. Disponível em: https://www.ncbi.nlm.nih.gov/pubmed/33306989.
25. Royal College of Obstetricians and Gynaecologists. Updated advice on COVID-19 vaccination in pregnancy and women who are breastfeeding. [acesso em 29 de junho de 2021]. Disponível em: https://www.rcog.org.uk/en/guidelines-research-services/coronavirus-covid-19-pregnancy-and-womens-health/covid-19-vaccines-and-pregnancy/covid-19-vaccines-pregnancy-and-breastfeeding/.
26. Associação Médica Brasileira (AMB) – Boletim 011/2021: Gestantes e puérperas incluídas nos grupos prioritários para vacinas contra COVID-19 no Plano Nacional de Imunização. [acesso em 20 de julho de 2021]. Disponível em: https://amb.org.br/cem-covid/atualizacao-do-boletim-011-2021-gestantes-e-puerperas-incluidas-nos-grupos-prioritarios-para-vacinas-contra-covid-19-no-plano-nacional-de-imunizacoes/.
27. American College of Obstetricians and Gynecologists. ACOG Committee Opinion no. 772: Implementation Strategies for Obstetrician-Gynecologists. Obstet Gynecol. 2019;133(3):e254-9.

Índice remissivo

A

Abortamento Espontâneo
    definição, 78
Ácido tranexâmico profilático
    definição, 260
Acretismo
    uso da ultrassonografia e ressonância magnética, 168
Acretismo placentário
    balões intrauterinos, 195
    causas, 169
    definição, 178, 189
    diagnóstico, 191
    fatores de risco, 190
    fisiopatologia, 190
    perda sanguínea intraoperatória, 194
    ressonância magnética e a ultrassonografia 3D, 193
    sinais clínicos, 191
    tratamento, 194
    ultrassonografia, 192
Administração do corticoide em gestantes
    indicações, 434
Amniorrexe prematura
    antibioticoterapia profilática, 429
    conduta ativa, 429
    conduta expectante, 429
    corticoterapia anteparto, 429
    definição, 423
    prevenção primária, 430
    prevenção secundária, 430
    prevenção terciária, 430
    sulfato de magnésio, 430
    tocolíticos profiláticos, 430
    tratamento, 428

Anemia
    definição, 221
Anemia pós-parto
    definição, 222
    diagnóstico, 222
    tratamento, 223
Angiotomografia de Tórax (TC)
    indicação, 50
Anticoagulação
    contraindicações, 52
Anticoagulação terapêutica
    procedimentos na fase aguda, 29
    puerpério, 29
Assistência ao aborto inevitável
    orientação à paciente, 108
Assistência obstétrica
    bioética aplicada na solução de conflitos, 404
Assistência obstétrica centrada na mulher
    demandas judiciais com base na violência obstétrica, 403
    desafios da obstetrícia contemporânea, 404
    fisiologia do parto e cuidados com a mulher, 404
    modelo holístico de Floyd, 404
    modelo tecnocrático de medicina, 404
    promover o melhor cuidado, 403
    uso de tecnologias de saúde, 404
Assistência obstétrica no Brasil
    humanização da assistência ao parto, 402
    modelo centrado no médico, 404
    modelo colaborativo, 404
    questão de saúde pública, 402
Assistência pré-natal
    definição, 293
    funções inerentes, 450

graus de obesidade, sobrepeso e atletas, 450
gravidez precoce, 450
infecções virais emergentes, 451
Ausculta fetal qualificada
  cuidados com a gestante, 389
  monitorização eletrônica dos batimentos cardíacos fetais, 389
  padrões que devem ser reconhecidos, 389
  traçado cardiotocográfico categoria III, 389
Ausculta intermitente
  redução do risco de cesárea de emergência, 382
Avaliação ultrassonográfica com Doppler
  acretismo placentário, 193

B

Bacteriúria Assintomática (BA)
  caracterização, 282
  diagnóstico, 283
  manifestação clínica, 282
Bioética clínica
  definição, 404
Bioética da beira do leito
  definição, 405
  pentágono da beira do leito, 405

C

Candidíase recorrente
  definição, 319
Candidíase vulvovaginal
  definição, 319
  fatores predisponentes, 319
  medicamentos usados durante a gestação, 321
  quadro clínico, 320
  testes diagnósticos, 320
  tratamento, 320
Carboximaltose Férrica (CMF)
  indicações, 225
  vantagens, 225

Cardiotocografia
  alterações na frequência cardíaca fetal, 381
Casos assintomáticos em ITU
  cuidados, 284
Casos de RPM-PT
  indicação de corticoterapia, 434
Cesárea
  minimizar ao máximo a indicação de cesarianas em primigestas, 374
Cesariana
  risco de placentação anômala em gestações futuras, 373
Cetoacidose Diabética (CAD)
  achados laboratoriais, 130
  anamnese, 129
  balanço hidroeletrolítico e acidobásico, 135
  critérios de resolução da CAD, 137
  definição, 127
  diagnóstico, 129
  exame físico, 130
  fatores precipitantes, 129
  fisiopatologia, 128
  hipoalbuminemia, 131
  hiponatremia, 133
  identificação e tratamento dos fatores precipitantes, 135
  insulinoterapia e correção da glicemia, 135
  reposição de fluidos e correção da osmolaridade, 135
  reposição de potássio, 135
  sinais e sintomas, 130
  tratamento, 133
  vigilância materna e fetal, 133
Ciclo gravídico-puerperal
  hiperglicemia, 126
Cintilografia
  indicação, 50
Cirurgia bariátrica
  acompanhamento por nutricionistas, 469
  aleitamento materno, 467
  anticoncepção, 467
  anticoncepção oral, 470
  cirurgia disabortiva, 464
  cirurgia mista, 464
  cirurgia restritiva, 464

Índice remissivo

complicações cirúrgicas, 467
deficiência de ácido fólico durante a gravidez, 466
deficiência de micronutrientes, 466
diabetes mellitus, 467
ganho de peso durante a gestação, 465
hipertensão arterial e pré-eclâmpsia, 467
incentivo ao aleitamento materno, 470
indicações, 464
investigação da nutrição antes da gestação, 468
nutrição durante a gestação, 465
pré-natal da mulher com antecedente da cirurgia, 464
prevenção de pré-eclâmpsia, 470
principais técnicas de cirurgia bariátrica e suas complicações, 464
seguimento do crescimento e bem-estar fetal, 467
via de parto, 470
Citologia oncótica da gestante
neoplasias do colo do útero, 170
Citomegalovírus (CMV)
definição, 298
diagnóstico, 298
infecção congênita pelo CMV, 298
Clampeamento de cordão umbilical oportuno
recomendações, 259
vantagens, 260
Complicações hemorrágicas gestacionais e puerperais
causas, 189
Complicações maternas
outros riscos, 375
parto obstruído não resolvido, 376
síndromes hipertensivas, 375
Conduta cirúrgica na gestação inviável
uso do Misoprostol, 111
vantagens, 111
Conduta expectante
orientações às pacientes, 109
procedimentos, 109
riscos, 109
Conduta medicamentosa
gestação inviável, 110

procedimentos, 110
riscos de complicações, 110
Contraindicações, advertências e precauções do uso de ferro IV
índice de saturação da transferrina, 228
Coronavírus
definição, 331
variante ao longo da história, 331
Corticoide
efeitos, 434
função, 434
Covid-19
alta morbimortalidade no período puerperal, 333
cenário dos serviços hospitalares, 341
Cesárea Perimortem, 361
classificação clínica da Covid-19 segundo a gravidade, 495
Covid-19 e as mudanças da função cardiovascular, da função respiratória e da coagulação da gestante, 357
cuidados com a gestante e o feto durante a internação de UTI, 360
cuidados com hipoxemia em gestantes internadas, 354
diagnóstico, 334
diagnóstico laboratorial, 496
doenças relacionadas a morte materna, 333
em gestantes e puérperas, 332
Escore de Alerta Obstétrico Precoce Modificado (MEOWS), 349
evolução da Síndrome Respiratória Aguda Grave (SRAG) em gestantes, 357
evolução dos sintomas, 336
Gasometria, 350
gestante que apresenta piora da sua função respiratória, 359
gestantes com SRAG e os fatores que interferem no volume de líquido amniótico, 359
indicações de parto após 34 semanas, 361
indicações de parto até 34 semanas, 361
início da pandemia, 331
IOT em uma gestante na UTI, 359

515

mortalidade materna, 500
mortalidade materna provocada pelo não acesso ao atendimento, 376
oxigenoterapia, 353
parâmetros para a ventilação materna e impacto na vitalidade fetal, 359
particularidades das gestantes, 348
posição prona para gestantes internadas, 353
principais acometimentos nas gestantes, 347
resolução da gestação: indicação materna e indicação fetal, 360
SIVEP Gripe, 332
SRAG (Síndrome Respiratória Aguda Grave), 348
teste de biologia molecular, 496
testes para identificação de antígenos, 497
testes rápidos, 498
testes sorológicos, 496
tratamento, 498
tratamento da insuficiência respiratória hipoxêmica em gestantes, 351
tromboembolismo venoso, 28
uso da escala AVPU, 350
uso de tomografias na avaliação de gestantes com Covid-19, 351

Cuidado pós-cesárea eletiva
administração de uterotônicos, 242

Curetagem uterina
gravidez ectópica na cicatriz de cesariana, 101

Custo-minimização da carboximaltose férrica versus sacarato férrico, 227

D

Derisomaltose férrica
vantagens, 226

Descolamento Prematuro da Placenta (DPP)
causas, 169
definição, 168
diagnóstico, 169
urgência de atendimento, 169

Descolamento Prematuro de Placenta (DPP)
coagulação intravascular disseminada (CIVD), 205
cuidados, 211
definição, 205
diagnóstico, 206
diagnóstico diferencial, 206
estabilização materna, 207
fatores de risco, 206
hemorragias, 206
índice de choque, 206
metas laboratoriais, 208
morte fetal, 206
óbito fetal, 205
prevenção, 209
tratamento, 207
vias de parto, 209

Diabetes Mellitus (DM)
classificação, 149
definição, 126, 149

Diabetes Mellitus Gestacional (DMG)
associação com malformações, 150
definição, 150
desfechos perinatais indesejados, 157
hipoxia crônica, 158

Diagnóstico da placenta prévia e do acretismo placentário
uso da ultrassonografia e da ressonância magnética, 169

Diagnóstico de amniorrexe prematura
diagnóstico ultrassonográfico da RPPTM, 426
evitar o toque vaginal, 426
exame físico, 426

Diagnóstico de gestação inviável
opções de conduta, 107

Diagnóstico laboratorial das ITU
urocultura como padrão ouro, 284

Diminuição da mortalidade materna
importância da educação médica continuada, 244

E

Ecografia transvaginal com Doppler
    indicações, 173
    vasa prévia, 172
Embolia Pulmonar
    ocorrência, 34
    sintomas, 34
    tratamento, 34
Embolização da artéria uterina
    gravidez ectópica na cicatriz de cesariana, 101
Embolização seletiva
    uso no parto, 185
Embriopatia diabética
    etiologia, 150
Enoxaparina
    indicações, 40
Eritropoietina (EPO)
    óbito fetal, 158
Estatuto da Criança e do Adolescente (ECA)
    definição do adolescente, 454
Estímulo à amamentação
    liberação de ocitocina endógena, 261
Extração manual de placenta
    cuidados, 261

F

Fertilização assistida
    ponderação sobre as complicações de gestações múltiplas, 375
Feto hiperglicêmico
    definição, 159

G

Gestação após cirurgia bariátrica
    riscos associados, 464
Gestação ectópica
    definição, 117
Gestação inviável
    conduta cirúrgica, 111
    conduta expectante, 108
    conduta medicamentosa, 110
    tratamento, 108
Gestação Não Evolutiva
    critérios na ultrassonografia de seguimento, 85
    critérios para diagnóstico, 84
    definição, 81
    identificação técnica, 82
    uso do valor da progesterona, 87
    uso do valor do Beta-hCG, 86
Gestação tubária
    diagnóstico, 117
    tratamento expectante: critérios, 120
    tratamento medicamentoso: critérios, 118
    tratamentos, 117
Gestações múltiplas
    riscos para os conceptos, 375
Gestante adolescente
    anamenese, 458
    aprimoramento de políticas públicas, 453
    aspectos emocionais, 456
    atendimento psicológico, 457
    avaliação das extremidades, 459
    avaliação do risco gestacional, 457
    características da adolescência, 455
    consultas de pré-natal, 456
    consultas de retorno pré-natal, 458
    diagnóstico da gravidez, 456
    eletroforese de hemoglobina, 457
    elevação da pressão arterial, 458
    estabelecimento da relação médico-paciente, 459
    estatísticas preopantes, 454
    exame das mamas, 459
    exame físico, 458
    exame obstétrico, 459
    exame urogenital, 459
    grupo de adolescentes grávidas, 457
    Indicadores de maus resultados da gravidez em mães adolescentes, 454
    inspeção geral, 458
    intervenções e promoção de Saúde, 460
    mortalidade materna na adolescência, 459
    pensar sobre o desafio da gravidez na adolescência, 460

porcentagem de partos em adolescentes por regiões do Brasil - 2015-2019, 455
portas de entrada para a assistência da gestante adolescente, 456
primeira consulta de pré-natal, 457
riscos e consequências da gestação precoce, 459
solicitação de exames, 457

Gestante atleta
acompanhamento de equipe multidisciplinar, 480
amamentação, 479
aspectos pré-concepcionais, 477
atletas e o parto, 479
cuidados no pós-parto, 479
definição de atletas na gravidez e intensidade de exercício, 476
distúrbios alimentares em atletas, 477
exercício e abortamento, 477
exercícios extenuantes e bem-estar fetal, 478
exercícios extenuantes e crescimento fetal, 478
exercícios extenuantes e prematuridade, 478
histórico, 475
intensidade do exercício, 476
lesões perineais no pós-parto em atletas, 479

Gestante com obesidade
atividade física na gravidez, 488
complicações fetais e neonatais, 484
complicações maternas graves, 484
cuidado individualizado, 485
cuidados pré-natais, 485
faixas de ganho de peso, 488
ganho de peso excessivo, 487
ganho de peso na gestação, 487
mortalidade na gestação e periparto, 484
planejamento familiar, 489
pós-parto, 489
prevenção e cuidado multidimensional, 485
profilaxia antibiótica, 489
profilaxia de pré-eclâmpsia, 488
redução de risco de natimorto, 489

trabalho de parto e parto, 488

Gestantes e infecções virais
mutações do vírus, 493

Gravidez de Localização Desconhecida (GLD)
achados ultrassonográficos, 90
classificação, 90
definição, 89
diagnóstico, 91
modelos matemáticos de análise, 93
tratamento, 95
uso da cirurgia, 93
uso da progesterona, 92
uso da ultrassonografia, 89
uso do metotrexato, 94

Gravidez Ectópica
definição, 78
diagnóstico, 78
ocorrências, 78

Gravidez na cicatriz de cesariana
achados no ultrassom transvaginal, 100
cateter de Foley, 101
definição, 99
diagnóstico, 100
dilatação e curetagem (D&C), 101
excisão por histeroscopia, 102
excisão por laparotomia ou laparoscopia, 102
fatores de risco, 99
histerectomia cesárea, 101
incidência, 99
outros tratamentos, 103
placenta acreta, 101
riscos, 99, 101
riscos de continuidade da gravidez, 102
tipologia, 100
tratamento, 101
tratamento local com MTX, 103
tratamento não cirúrgicos, 104

H

HBPM - heparina de baixo peso molecular
programação do parto, 29
quando usar, 29

Hemorragia
    tratamento, 180
Hemorragia na segunda metade da gravidez
    causa desconhecida, 170
    causas, 168
    descolamento prematuro da placenta, 169
    diagnóstico e manejo, 169
    placenta prévia, 169
    vasa prévia, 170
Hemorragia no ciclo gravídico puerperal
    incidência de placenta prévia, 168
    na segunda metade da gravidez, 168
Hemorragia obstétrica
    radiologia intervencionista, 199
    Radiologia intervencionista, 168
Hemorragia pós-parto
    principais causas, 229
Hemorragia pós-parto (HPP)
    administração de drogas procoagulantes e uterotônicas, 217
    definição, 214
    diagnóstico, 215
    estabelecimento da causa do sangramento, 216
    estimativa da perda sanguínea, 217
    fatores de risco, 214
    manejo inicial, 217
    ocitocina endovenosa, 217
    prevenção, 215
    procedimentos cirúrgicos, 217
    reconhecimento da hemorragia pós-parto, 215
Hemorragia Pós-Parto (HPP)
    ácido tranexâmico, 234
    atonia uterina, 250
    cuidados no terceiro e quarto período do trabalho de parto, 258
    definição, 249
    derivados do Ergot, 234
    desvascularização pélvica, 253
    diagnóstico, 233, 248
    estabelecimento da causa do sangramento, 249
    fatores predisponentes, 247
    histerectomia puerperal, 254
    manejo inicial, 250
    medidas preventivas, 248
    misoprostol, 234
    sequenciamento para assistência a HPP por atonia, 250
    sutura uterina hemostática, 252
    tamponamento uterino, 250
    tratamento, 234, 250
    tratamento da inversão uterina aguda, 254
    tratamento da retenção placentária, 254
    tratamento das lacerações, 254
    uso de uterotônicos, 258
Hemorragia Pós-Parto (HPP) por Atonia
    uso da ocitocina, 234
Hemorragia Pós-Parto (HPP) Tardia
    atonia uterina por infiltração do miométrio, 242
    cesárea eletiva com paciente com grande sangramento, 242
    definição, 239
    diagnóstico, 239, 240
    possíveis causas, 240
    principais causas, 239
    tratamento, 241
Heparina
    indicação, 29, 52
Heparina não fracionada (HNF)
    indicações, 42
Hepatite B
    caracterização, 267
    diagnóstico, 269
    transmissão, 268
    tratamento, 275
Hepatite B (HBV)
    definição, 296
Hepatite C
    caracterização, 268
    definição, 296
    diagnóstico, 274
    transmissão vertical, 268
    tratamento, 275
Hepatites
    definição, 296
    detecção do HBsAg, 296
Hiperglicemia
    risco de malformações, 150

519

Hiperglicemia fetal
consequências, 151
Hipoglicemia
contraindicações, 143
definição, 139
diagnóstico, 143
fatores de risco, 142
gestantes de alto risco, 143
hipoglicemia durante a gravidez, 142
prevenção da hipoglicemia hospitalar, 144
prevenção de hipoglicemia durante a fase ativa do trabalho de parto, 146
prevenção de hipoglicemia no puerpério imediato, 146
prevenção de hipoglicemia relacionada à prática de atividades físicas, 144
resposta fisiológica à hipoglicemia, 140
sintomas, 140
tratamento, 143
Hipoglicemia iatrogênica
definição, 140
Hipoxia fetal
sinais no cuidado pré-natal, 158
Histerectomia
gravidez ectópica na cicatriz de cesariana, 101
hemorragia pós-parto (HPP) tardia, 242
parto na placenta acreta, 183
útero de Couvelaire, 206
HIV
diagnóstico, 294
terapia antirretroviral (TARV), 294
testagem para o HIV na gestação, 294

I

Idade gestacional menor que 20 semanas
cuidados, 443
Imunização de gestantes e puérperas
durante o pré-natal, 504
Imunização durante a assistência pré-natal
redução da mortalidade materna e infantil, 506
vacinas recomendáveis na gestação, 506

Imunização materna
recomendação de vacinas, 504
Incidência de placenta prévia
aumento dos partos cesáreos, 168
Infecção do Trato Urinário (ITU)
bacteriúria assintomática (BA), 282
cistite, 283
complicações maternas diretas, 281
complicações perinatais, 282
controle de tratamento da ITU, 287
definição, 281
diagnóstico, 282
diagnóstico clínico da ITU, 282
diagnóstico laboratorial da ITU, 283
ITU alta, 283
ITU baixa, 283
pielonefrite, 283
profilaxia de ITU, 287
tipos de ITU, 282
tratamento, 285
tratamento da bacteriúria assintomática, 285
tratamento das ITU sintomáticas, 285
uretrite, 283
Infecções no pré-natal
rastreamento, 266
Inserção do balão de Bakri
como proceder, 250
Intervenções médicas
princípio primum non nocere, 366

J

Judicialização da assistência obstétrica
definição, 402
direito à saúde, 403

L

Lacunas placentárias
definição, 192
Laudo anatomopatológico
presença ou ausência de malformações, 443
Lesões do colo do útero
lesão cervical, 170

M

Malformações congênitas
  mortalidade perinatal, 150
Malformações fetais em gestantes diabéticas
  rastreamento, 155
  tratamento, 154
Malformações fetais nos fetos das gestantes diabéticas
  diagnóstico, 151
Malformações secundárias à hiperglicemia
  sistema nervoso central e musculoesquelético, 152
Manejo de gestações e recém-nascidos nascidos nos limites da viabilidade
  preocupação de obstetras e neonatologistas, 438
Manifestações clínicas da sífilis na gestação, 295
Manual de Assistência Obstétrica FEBRASGO
  recomendações, 485
Metotrexato (MTX)
  contraindicações, 118
  definição, 118
  gestação tubária, 119
  toxicidade, 118
  tratamento, 119
Modelos de assistência obstétrica
  modelos de humanização na assistência ao parto, 403
  modelos preconizados por Davis-Floyd, 403
Morbidade Materna Grave
  protocolos clínicos, 71
  tratamento, 71
Morbimortalidade Materna
  tromboembolismo venoso (TEV), 31
Mortalidade materna
  acesso ao serviço de saúde, 369
  causas importantes, 374
  Comitês de Vigilância à Mortalidade Materna e Infantil, 344
  consequências da ruptura na estrutura familiar, 328
  definição, 370
  embolia pulmonar, 39
  foco dos Objetivos de Desenvolvimento Sustentável (ODS), 341
  fóruns de discussões, 343
  Fóruns de Discussões e manejo do Ciclo Gravídico puerperal distribuídos ao longo dos anos de 2020 e 2021, 343
  Grupo de Enfrentamento à Morte Materna e Infantil, 343
  intervenções diretas, 340
  mapeamento da rede de serviços, 342
  pandemia de Covid-19, 328
  Plano Estadual de Saúde 2020-2023, 342
  Playlist Saúde Materna Infantil e Fetal no Estado de São Paulo, 344
  problema de saúde pública, 340
  Razão de Morte Materna (RMM), 371
  Rede Cegonha, 340
  trabalho de acompanhamento da mulher, 342
Mortalidade Materna
  causas, 28
Mortalidade materna e do neonatal
  importância da prevenção quaternária, 376
Mortalidade materna na adolescência
  causas, 459
Mortalidade neonatal
  coeficiente de mortalidade neonatal, 371
  definição, 371

N

Nascimento periviável
  condutas e procedimentos, 438
  definição, 438
Near Miss Materno
  definição, 65
  diagnóstico, 66
  fatores de risco, 66
  fatores de risco para óbito fetal, 68
  tromboembolismo venoso (TEV), 73
Necessidade da analgesia
  limiar da dor da paciente, 384

O

Obesidade
 classificação OMS, 484
Obesidade materna pré-gestacional
 elevação de riscos maternos e fetais, 484
Obesidade na gravidez
 riscos para complicações maternas e fetais, 483
Óbito fetal
 cardiotocografia anteparto, 160
 complicações tardias, 159
 contagem de movimentos fetais, 160
 deslocamento prematuro de placenta (DPP), 205
 diagnóstico, 160
 dopplervelocimetria de artérias umbilicais indicação, 161
 fatores de risco, 158, 163
 fisiopatologia, 158
 medição de hipóxia e acidemia fetal, 162
 ocorrência, 168
 ocorrências, 158
 perfil biofísico fetal, 160
 protocolos de vigilância fetal, 162
 rotura de vasa prévia, 168
 situações de risco de insuficiência placentária, 161
 sofrimento fetal, 158
 Teoria de Pedersen, 159
 ultrassonografia obstétrica, 161
 vigilância fetal no diabetes, 161
Ocitocina
 down regulation nos receptores, 259
Ocitocina de manutenção
 uso de bomba de infusão, 258
Opções de corticoides
 betametasona, 434
 dexametasona, 434

P

Pandemia de Covid-19
 piora dos desfechos materno e fetais, 494
Parto vaginal operatório

vácuo extrator fetal, 420
Pentágono da beira do leito
 cinco aspectos, 405
Perda da interface útero-placentária
 definição, 192
Perda gestacional
 definição, 107
Perda gestacional precoce
 definição, 107
Perfil biofísico fetal
 parâmetros de referência de normalidade, 160
Período expulsivo
 definição, 388
Pielonefrite
 diagnóstico, 286
 tratamento, 286
Placenta accreta
 planejamento do parto, 183
Placenta Accreta Spectrum (PAS)
 acretismo, 168
 cuidados do obstetra, 168
 diagnóstico, 178
 necessidade de equipe multidisciplinar, 183
 planejamento do parto, 183
 sintomatologia, 178
Placenta acreta
 definição, 190
Placenta de inserção baixa
 diagnóstico, 177
Placenta prévia
 aspectos agravantes, 179
 definição, 169
 diagnóstico, 177, 179
 incisão abdominal tipo Pfannenstiel, 186
 local da inserção placentária, 169
 ocorrências, 177
 parto cesáreo, 186
 planejamento do parto, 186
 possibilidade de sangramento volumoso, 186
 quantificação do volume de sangue perdido, 186
 sintomatologia, 178

uso da ressonância magnética, 179
Planejamento do parto
　esclarecimentos à gestante e família, 183
Pressão fúndica uterina
　cuidados, 393
Prevenção da HPP
　uso da ocitocina, 258
Prevenção de danos
　cuidados, 393
　definição, 392
Prevenção de danos no 3º período do parto
　conduta ativa, 398
　conduta expectante, 398
　definição, 397
　desfechos maternos, 398
　desfechos perinatais, 398
　manobra de Brandt, 398
　tipos de conduta, 397
　uso de drogas uterotônicas, 398
Prevenção de danos no 4º período do parto
　cuidados após dequitação, 400
　cuidados para evitar traumas perineais, 399
　definição, 399
　dequitação, 399
　observação e monitorização da mulher no pós-parto, 399
　suturas e cicatrização, 399
　traumas perineais, 399
Prevenção quaternária
　alocação de recursos, 375
　causas obstétricas que permanecem há anos, 371
　cesariana e riscos da cirurgia, 372
　cuidados com a medicalização excessiva, 370
　definição, 370, 387, 401
　disparidades raciais na mortalidade materna, 376
　fertilização assistida e complicações no parto de gestações múltiplas, 375
　fundamental para promover melhorias na assistência obstétrica, 403
　gestações múltiplas e cesáreas, 375
　manejo ativo e o monitoramento da puérpera, 367
　Marc Jamoulle, 370, 401
　médico belga Marc Jamoulle, 366
　minimização de conflitos, 403
　modelo holístico de Floyd, 404
　modelos de assistência obstétrica, 403
　morte materna e neonatal e prevenção quaternária, 371
　óbitos neonatais por sífilis congênita, 376
　o excesso de cesarianas, 374
　papel do tocólogo, 367
　procedimentos desnecessários na assistência ao parto, 374
　riscos ao prescrever antibióticos, 375
　transição obstétrica, 366, 387
　uso indiscriminado de medicamentos, 375
Principais contraindicações, advertências e precauções com o uso de ferro IV, 228
Prolongamento do segundo período do trabalho de parto
　cuidados, 392
Protocolo de Hemorragia
　planejamento do parto, 183

R

Radiologia intervencionista
　embolização, 168
　hemorragia obstétrica, 199
　indicações, 168
　oclusão temporária, 168
Radiologia vascular intervencionista
　definição, 199
　indicações, 200
　oclusão arterial temporária (OT) e definitiva (OD), 200
　tratamento, 200
Rastreamento das infecções na gestação
　definição, 266
Reposição de ferro por via intravenosa
　advertências, precauções e recomendações com o ferro IV, 228
　compostos, 224
　contraindicações, 228
　cuidados durante a gestação, 229

estratégias no tratamento com ferro IV, 228
indicações, 223
objetivos, 224
sacarato férrico, 224
tratamento da anemia no puerpério pós-hemorragia, 229
vantagens, 223
Resolução CFM nº 1.779/2005
obrigatoriedade da emissão da declaração de óbito, 443
Respiração de Kussmaul
definição, 130
Retenção placentária
definição, 254
diagnóstico, 254
Rotura Prematura de Membranas Ovulares Pré-Termo (RPMOPT)
conduta expectante, 411
cuidados com a histerotomia, 418
cuidados durante a realização da tocólise, 418
definição, 408
depressão respiratória nos fetos prematuros, 420
diagnóstico de amniorrexe prematura, 425
etiologia, 424
fatores de risco, 424
fisiopatologia, 424
história clínica, 424
infecções sistêmicas, 424
manejo expectante, 411
monitoramento do feto prematuro, 418
prevenção da hemorragia pós-parto, 420
sangramento genital, 425
secundamento na prematuridade, 420
sequelas da prematuridade, 416
sludge do líquido amniótico, 427
susceptibilidade do feto prematuro, 418
tabagismo, 425
tratamento adequado, 416
Rubéola
definição, 298
síndrome da rubéola congênita, 299

S

Sacarato férrico
desvantagens, 225
Sacarato férrico IV
indicações, 224
posologia, 224
Salpingostomia
gestação tubária, 117
SARS-CoV-2
diagnóstico clínico, 494
transmissão, 494
SARS e MERS
nas gestantes, 332
Seguimento pré-natal
obesidade, 463
Segundo período do trabalho de parto
acompanhamento com uma doula, 391
amniotomia artificial, 391
ausculta fetal qualificada, 389
conforto da mulher, 392
cuidado com o uso da episiotomia, 391
definição, 388
exaustão materna, 390
indicação de cesariana, 392
intervenções benéficas, 391
preservação do bem-estar materno, 390
prevenção da laceração perineal, 392
prevenção de danos, 388, 390
rotação manual, 392
Spinning Babies, 392
tempos de duração do período expulsivo, 388
toque vaginal - cuidados, 388
vitalidade fetal, 389
Sífilis
abordagem com algoritmo reverso, 307
adequada assistência pré-natal, 311
definição, 303
diagnóstico, 294, 295
diagnóstico clínico, 305
diagnóstico laboratorial, 306
eficácia da penicilina, 308
gestante infectada, 305
investigação do recém-nascido, 309
testes não treponêmicos, 306

transmissão vertical, 305
tratamento da sífilis na gestação, 308
tratamento do parceiro sexual, 308
Treponema pallidum, 306
uso da penicilina, 303
Sífilis latente
    diagnóstico, 306
Sífilis na gestação, 295
Sífilis primária
    definição, 305
Sífilis secundária
    definição, 306
Sífilis terciária
    definição, 306
Síndrome Antifosfolípede
    trombose, 52
Síndrome de regressão caudal
    definição, 152
Síndrome de Virchow
    componentes da síndrome, 68
Síndrome pós-flebítica, 29
Sistema de Coagulação da Gestante
    funcionamento, 56
Sofrimento fetal
    vigilância do bem-estar fetal, 160

T

Tamponamento uterino
    balão BT-Cath, 250
    balão de Bakri, 250
    balão esofágico (Sengstaken Blakemore), 250
Termo de Consentimento Livre e Esclarecido
    parto com idade gestacional muito precoce, 442
Testagem para sífilis no pré-natal, 295
Testes para Sífilis
    ELISA, 306
    FTA-ABS, 306
    MHA-TP, 306
    RPR, 306
    TPHA, 306
    VDRL, 306

Tocólise
    indicações, 433
Toques vaginais no trabalho de parto
    risco de morbidade infecciosa materna, 420
Toque vaginal
    desconforto feminino e invasão de privacidade, 389
Toxoplasmose
    contaminação durante a gestação, 297
    definição, 297
Trabalho de parto
    acompanhamento adequado do trabalho de parto, 380
    admissão hospitalar da parturiente, 380
    alterações de vitalidade fetal, 382
    alterações na frequência cardíaca fetal, 381
    amniotomia, 381
    atuação do obstetra, 379
    avaliação do líquido amniótico, 380
    desproporção cefalopélvica, 381
    distocia funcional, 382
    estratégias de prevenção de danos, 380
    mudanças no perfil das pacientes e na prática dos obstetras, 382
    os três períodos, 379
    uso da ocitocina e a amniotomia, 383
Tração controlada do cordão umbilical
    complicações, 259
    definição, 259
Transição obstétrica
    cenário da obstetrícia no Brasil, 370
Tratamento da inversão uterina aguda
    administração de medicamentos, 254
    cirurgia de Haultain, 254
    cirurgia de Huntington, 254
    histerectomia puerperal, 254
Tríade de Whipple
    hipoglicemia, 143
Tríade letal das hemorragias
    acidose, coagulopatia e hipotermia, 234
Tricomoníase
    definição, 321
    diagnóstico, 321
    durante a gestação, 321
    mulheres que amamentam, 322

quadro clínico, 321
tratamento, 322
tratamento do parceiro, 322
Tricomoníase assintomática
diagnóstico, 322
Tromboembolismo Pulmonar (TEP)
diagnóstico, 50
mortalidade materna, 69
Tromboembolismo Venoso (TEV)
avaliação de riscos, 42
diagnóstico, 28
histórico familiar, 73
influência da Covid-19, 28
letalidade, 28
mortalidade materna, 39
mortes maternas, 39
prevenção, 71
protocolos de prevenção, 40
redução da mortalidade materna, 69
riscos na gestação, 28, 31, 32
tratamento, 29, 42, 51
tratamento anticoagulante, 29, 40
trombofilias, 57
Trombofilias
diagnóstico, 55, 57, 59
etiologia, 55
tipologia, 57
Tromboflebite Superficial (TS)
sintomatologia, 34
Tromboprofilaxia
indicações, 31
Tromboprofilaxia farmacológica
indicações, 73
Tromboprofilaxia não farmacológica
indicações, 71
Trombose
cuidados no pré-natal, 52
pacientes com história prévia, 52
Trombose da Microcirculação
riscos, 57
Trombose Venosa Profunda (TVP)
diagnóstico, 33, 49, 69
sintomatologia, 69
tratamento, 34
vigilância fetal, 35

U

Ultrassonografia
diagnóstico da placenta prévia e do acretismo placentário, 169
diagnóstico de placenta prévia e placenta de inserção baixa, 179
gestação não evolutiva, 84
Ultrassonografia obstétrica
avaliação do crescimento fetal, 161
Uso da antibioticoterapia na RPMOPT
benefícios a curto prazo, 413
discussão do real benefício, 412
eritromicina x azitromicina, 412
estudos realizados, 412
Uso de ocitocina
taquissistolia, 383
Uso de uterotônicos
ausência de ocitocina, 259
hemorragia pós-parto, 233

V

Vacinas na gestação
contraindicações da vacina da dengue, 509
recomendações aos ginecologistas e obstetras, 510
vacinas contraindicadas na gestação, 509
Vacinas recomendáveis na gestação
difteria, tétano e coqueluche acelular (dTpa), 507
hepatite B, 507
influenza, 506
situações especiais, 507
situações especiais - Covid-19, 509
situações especiais - febre amarela, 509
situações especiais - hepatite A, 508
situações especiais - meningocócica, 508
situações especiais - pneumocócica, 508
Vaginose Bacteriana (VB)
definição, 316
na gestação, 317
tratamento durante a amamentação, 319
Vasa prévia
causas, 170

definição, 171
diagnóstico, 170
diagnóstico após a ruptura de vasa prévia, 171
diagnóstico durante a gestação, antes do terceiro trimestre, 172
diagnóstico incidental de vasa prévia íntegra durante o trabalho de parto, 172
fatores de risco, 170
geleia de Warthon, 171
indicação, 170
tratamento, 173
via de parto, 170

Viabilidade fetal e RPMPT
acompanhamento domiciliar, 443
adoção de termo de consentimento, 441
a importância de individualizar o atendimento, 441
critérios para avaliação da possibilidade do acompanhamento ambulatorial, 445
declaração de nascido vivo, 443
definição, 437
demais riscos envolvendo o nascimento abaixo de 23 semanas, 440
diagnóstico, 438
dilemas éticos e aspectos legais, 442
direito à licença-maternidade de 120 dias, 443
gestação até 23 semanas e consequências para o desenvolvimento, 442
internação hospitalar, 443
nascimento abaixo de 23 semanas, 440
período de latência, 439
recém-nascidos até 23 semanas e o apoio médico, 442
revisões sistemáticas, 440
riscos de corioamnionite, 440
riscos maternos, 440
riscos potenciais e benefícios do manejo ambulatorial em gestantes com rotura prematura de membranas no período pré-termo, 444

rotura de membranas na periviabilidade (RPM-p), 439
tempo para tomada de decisões, 441
tratamento, 439

Vigilância do tônus uterino pós-parto
definição, 260
vantagens, 260

Vigilância fetal no diabetes
dosagem da eritropoetina (EPO) no líquido amniótico, 161
espectrometria por ressonância magnética (RM), 161
métodos de imagem para a estimativa não invasiva de marcadores de maturação pulmonar e de produtos de metabolismo anaeróbio, 162

Viroses emergentes ou reemergentes
risco materno-fetal, 494

Vírus
Covid-19, 494
definição, 493

Vulvovaginite
aferição do pH vaginal, 316
anamnese e o exame ginecológico, 316
critérios de Amsel, 317
critérios diagnósticos, 317
desequilíbrio da flora vaginal, 317
diagnóstico, 317
escore de Nugent, 317
procedimentos na consulta pré-natal, 315
quadro clínico, 317
teste de Whiff ou teste das aminas, 316
testes diagnósticos, 317
tipos de bacterioscopias, 316
tratamento, 318

Vulvovaginites
classificação, 315
definição, 315